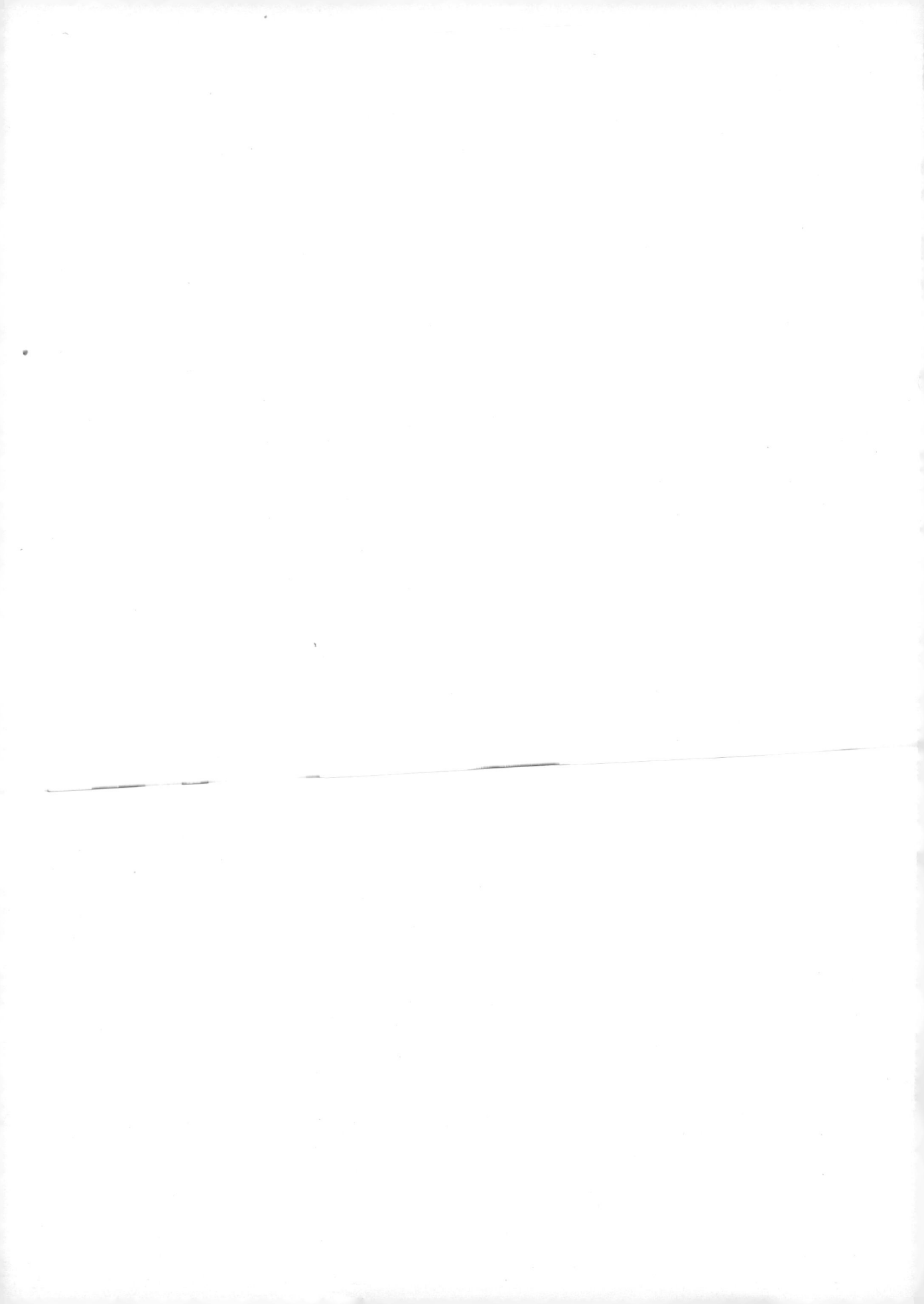

历代疫病
医案评析

主审 仝小林

主编 程海波

全国百佳图书出版单位

中国中医药出版社

·北 京·

图书在版编目（CIP）数据

历代疫病医案评析 / 程海波主编 . -- 北京：中国
中医药出版社，2025. 4.
ISBN 978-7-5132-9373-0

Ⅰ . R254.3

中国国家版本馆 CIP 数据核字第 202543X22Z 号

中国中医药出版社出版

北京经济技术开发区科创十三街 31 号院二区 8 号楼
邮政编码　100176
传真　010-64405721
河北品睿印刷有限公司印刷
各地新华书店经销

开本 787×1092　1/16　印张 44.75　字数 868 千字
2025 年 4 月第 1 版　2025 年 4 月第 1 次印刷
书号　ISBN 978 - 7 - 5132 - 9373 - 0

定价　198.00 元
网址　www.cptcm.com

服 务 热 线　010-64405510
购 书 热 线　010-89535836
维 权 打 假　010-64405753

微信服务号　zgzyycbs
微商城网址　https://kdt.im/LIdUGr
官 方 微 博　http://e.weibo.com/cptcm
天猫旗舰店网址　https://zgzyycbs.tmall.com

如有印装质量问题请与本社出版部联系（010-64405510）

《历代疫病医案评析》编委会

前　言

　　疫病，即通俗所谓的"瘟疫"，对人民群众的生命安全造成了严重的威胁。在应对疫病的历史长河中，历代医家不断总结经验，形成了一套较为完整的中医药疫病防治体系。清末民国以来，在西学东渐的背景下，受西医学的影响，中医学的理论和地位一度受到了质疑和冲击。中医药防治疫病的能力和优势逐渐淹没，成为民众眼中调理慢性疾病的选择，或面对疑难杂病束手无策时的最后尝试。新中国成立以来，在党和政府的大力支持下，在历次流行性乙型脑炎、流行性出血热、严重急性呼吸综合征、甲型流感、新型冠状病毒肺炎等疫病防治过程中，中医药抗疫都发挥了重要的作用。由此，民众对于中医药的认知也逐渐开始了转变，中医药防治疫病的能力也得到了相关部门的高度重视。整理中医药古代文献，发掘古人诊疗疫病的经验一时间成为学者们的研究热点，《中医疫病学》《历代疫病中医防治试效方》《中医疫病防治史略》等成果不断出炉，丰富了中医药防治疫病的历史和经验。

　　中医药对于疫病的认知可以追溯到先秦时期，早在殷商时期的甲骨文中就有"疾年"的记载。在秦汉时期，《黄帝内经》《神农本草经》《难经》就将瘟疫归属热病范围，初步构建了疫病理论框架，《伤寒杂病论》则形成了针对伤寒致病为主的六经辨治体系。晋唐宋元时期，葛洪、孙思邈、刘完素、李东垣等医家将疫病理论与临床进一步深化。明清时期以江苏叶天士、薛雪、吴鞠通及浙江王孟英温病四大家为代表，形成了温病学派，吴又可《温疫论》首倡温疫学说，叶天士提出的卫气营血辨证及吴鞠通提出的三焦辨证，系统构建了温病学辨治体系，涌现出《温热经纬》《温病条辨》《温热论》等疫病相关专著，总结出许多有效方药。至此，中医防治疫病的理法方药体系趋于完善，更为准确的说法应当是中医药形成了一套较为完整的包括疫病学在内的温病学学术体系。

　　诚然，在此期间，不同时代、不同医家对于疫病的理解并不相同，其争议点主要由疫病与伤寒、温病、时病的异同及疫病是否具有传染性、流行性等不同认识而引起。到今天，学界对于疫病内涵的认识仍有争议，但较为统一的认识是疫病是一类能够造成较大伤亡的传染性和流行性疾病。但是面对古代文献，我们时常困惑于古人笔下的疾病是否是传染病或流行病，即其所记载的疾病是否是当今所认为的疫病。因此，我们关注到在对待中医疫病相关的古籍文献时应当避免以今律古，而应从古人的视角出发才能更好地整理和发掘中医疫病诊疗经验。

医案是医家诊疗疾病的真实记载，涵盖了医家对疾病的认知及理法方药的运用，是我们学习医家诊疗经验最宝贵的材料。因此，本书通过搜集古代医家的医案文献，从宋代到民国时期的古籍文献中选择了 700 余例疫病医案，针对每例医案进行评析，分析医家的诊疗思路和遣方用药特色，为读者理解和掌握医家诊治疫病时选方用药的思路提供参考。受时代和认知所限，古人对疫病的论述多融于伤寒、温病之中，其对疫病的诊治仍难独立于伤寒、温病之外。故古人所载的很多伤寒、温病、时病类医案实际上就是疫病医案，而部分疫病医案实则是伤寒、温病、时病类医案，时常难以完全区分。因此，本书所选的部分疫病医案可能存在争议，即所选医案所治的疾病是否为疫病存在不同的认识，可能仅是温病、伤寒而非疫病，望读者见谅。本书旨在通过整理古代医家的疫病医案，从中获取古代医家对疫病的诊疗经验，为当代疫病的防治提供理论和实践参考。

本书编委会
2024 年 6 月 8 日

目 录

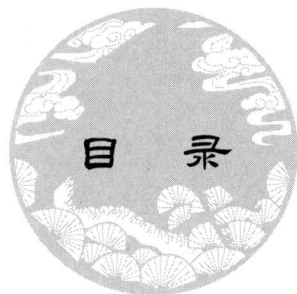

第一章 宋金元医家医案

第二章　明代医家医案

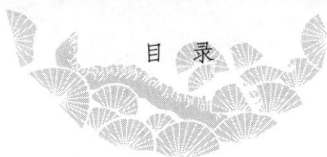

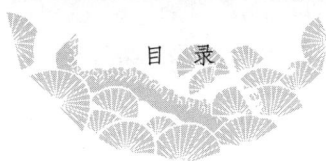

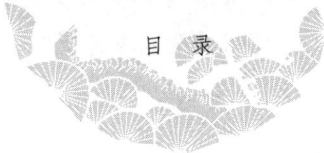

第三章 清代医家医案

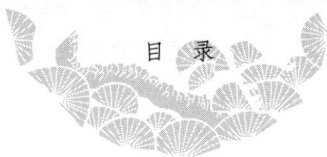

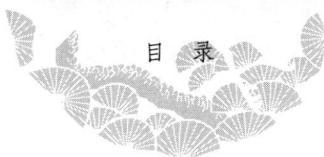

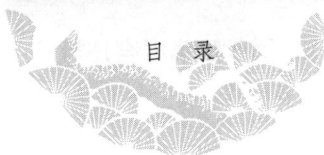

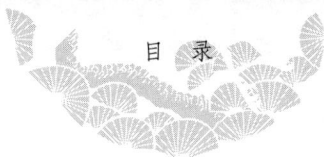

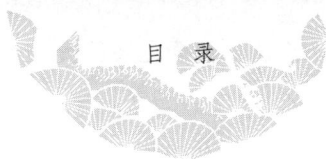

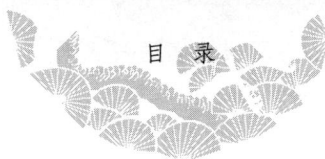

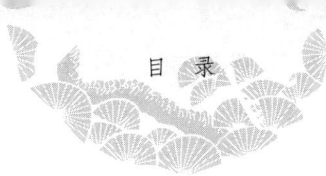

第四章　民国医家医案

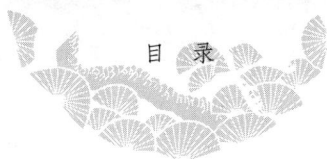

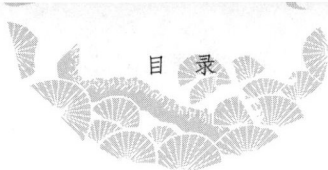

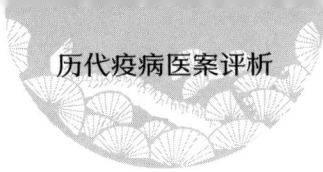

第一章

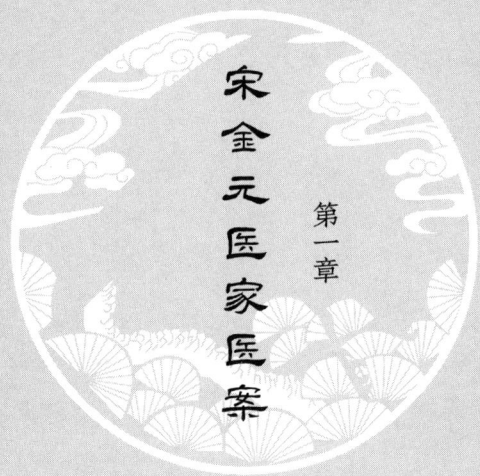

宋金元医家医案

第一节　许叔微医案

一、伤寒无汗而烦案

【医案原文】

何保义从王太尉军中，得伤寒，脉浮涩而紧，烦躁。予曰：若头痛、发热、恶风、无汗，则麻黄证也；烦躁，则青龙汤证也。何曰：今烦躁甚。予投以大青龙汤，三投汗解。

论曰：桂枝、麻黄、青龙，皆表证发汗药。而桂枝治汗出、恶风；麻黄治无汗、恶寒；青龙治无汗而烦。三者皆欲微汗解。若汗多亡阳为虚，则烦躁不眠也。

（《伤寒九十论·大青龙汤证第五》）

【评析】

本案患者脉浮涩而紧、烦躁，为太阳伤寒表实兼内热证，据理还当有剧烈头痛、发热及无汗等症。脉象浮紧带涩，显示表气严重不通。患者烦躁异常，为内热显著，还常伴有口干舌燥等症状，符合大青龙汤证。大青龙汤专为伤寒表实且烦躁内热者设。此烦躁源于表气太实，肺气完全不得旁达，止气在内郁而化热；又或素体阳盛内热，今又感寒，表为寒邪所束。大青龙汤，乃仲景发汗之峻剂，由麻黄、桂枝、杏仁、炙甘草、生姜、大枣、石膏组成，可视为麻黄汤与桂枝汤合方的化裁。外以麻黄、桂枝强力发汗；辅以生姜、大枣建胃气增助汗源；去桂枝汤之芍药不用，是防其阴柔掣肘，制约发汗力量；伍入石膏清解内热，诸药配合，可起到表里双解、汗出邪去的效果。使用时须注意中病即止，表气畅即转方，避免过度发汗。如出汗过多，应立即采取温粉扑身等救逆措施。同时，麻黄与石膏的配比在治疗中起重要作用。原方重用麻黄以取汗，但若在实际运用时石膏的用量过多，麻黄的用量过少，便违背方剂的原意，无法起到发汗的治疗效果。因此，在调配麻黄与石膏的比例时，必须谨慎而准确，恰合病情，以确保方剂的疗效能够得以充分发挥。

二、老叟阳明热结案

【医案原文】

一武弁李姓，在宣化作警，伤寒五六日矣。病者年逾七十。镇无医，抵郡召予。予诊视之曰：脉洪大而长，大便不通，身热，无汗。予曰：此阳明证也，须下。病家曰：病者年逾七十，恐不可下。予曰：热邪毒气并蓄于阳明，况阳明经络多血少气，不问老壮，当下。不尔，别请医治。主病者曰：审可下，一听所治。予以大承气汤，半日，殊未知。诊其病，察其证，宛然在。予曰：药曾尽否？主者曰：恐气弱不禁，但服其半耳。予曰：再作一服。亲视饮之，不半时间，索溺器，先下燥粪十数枚。次溏泄一行，秽不可近。未离，已中汗矣，漐然周身。一时顷汗止身凉，诸苦遂除。次日，予自镇归，病人索补剂。予曰：服大承气汤得差，不宜服补剂，补则热仍复，自此但食粥，旬日可也。故予治此疾终身，止大承气一服而愈，未有若此之捷。

论曰：老壮者，形气也；寒热者，病邪也。脏有热毒，虽衰年亦可下，脏有寒邪，虽壮年亦可温，要之与病相当耳。失此是致速毙也，谨之。

（《伤寒九十论·阳明可下证第六》）

【评析】

本案历经曲折，充分验证了药物与病证相对应的原理。患者虽年事已高，但脉象宏大且长、大便秘结、身体发热，这些都是阳明里实热证的表现。按理当采用泻下通腑的治疗方法，正如《素问·标本病传论》所言："小大不利治其标，小大利治其本。"尽管老年患者多体虚，但外感病邪对其损害更甚。因此，在此案中，泻下治疗旨在保存阴液、祛除病邪，从而间接扶助正气。

起初家属因畏惧药物而仅让患者服用半剂，导致疗效不佳。在许叔微的督促下，患者才完整服药并取得疗效。这充分体现了医术之精妙，对于急症治疗，丝毫不能有差池。如果此案因患者年老体弱而不敢采用泻下法，那么后果将不堪设想。

需要强调的是，本案患者虚象不显，实象突出，故许叔微选用大承气汤以峻下热结。然同为阳明里实热证，若实象未至如此显著，或正气已显虚损，则须审慎权衡下法之轻重，不可一概施用大承气汤。

三、阳明病大便不通案

【医案原文】

庚戌仲春，艾道先染伤寒近旬日，热而自汗，大便不通，小便如常，神昏多睡，诊其脉，长大而虚。予曰：阳明证也。乃兄景先曰：舍弟全似李大夫证，又属阳明，莫可行承气否？予曰：虽为阳明，此证不可下。仲景阳明自汗，小便利者，为津液内竭，虽坚不可攻，宜蜜兑导之。作三剂，三易之，先下燥粪，次泄溏，已而汗解。

（《伤寒九十论·阳明蜜兑证第七》）

【评析】

本案症状与上案同为大便不通、身热，但汗出、小便自利多日，脉象见虚，为津液已伤，不耐峻剂攻伐。许氏以仲景蜜兑法治之而愈，可为临证参考。蜜兑方赵本《伤寒论》原文曰："食蜜七合，上一味，于铜器内，微火煎，当须凝如饴状，搅之勿令焦著，欲可丸，并手捻作挺，令头锐，大如指，长二寸许。当热时急作，冷则硬。以内谷道中，以手急抱，欲大便时乃去之。"蜂蜜药性平和，且本能补益，润肠通便，借其塑形纳入谷道内，为天然的灌肠引导之法。

四、阴毒肾虚阳脱案

【医案原文】

朱保义抚辰，庚戌春权监务。予一日就务谒之，见拥炉忍痛，若不禁状。予问所苦？小肠气痛，求予诊之。六脉虚浮而紧。予曰：六脉虚浮而紧，非但小肠气，恐别生他疾。越数日再往，卧病已五日矣。入其室，见一市医孙尚者供药。予诊之曰：此阴毒证，肾虚阳脱，脉无根蒂，独见于皮肤，黄帝所谓悬绝，仲景所谓瞥如羹上肥也。早晚喘急，未几而息已高矣。孙生尚与术附汤，灸脐下。予曰：虽卢扁之妙无及矣。是夕死。故论伤寒以真气为主。

论曰：伤寒不拘阴证阳证、阴毒阳毒，要之真气强壮者易治，真气不守，受邪才重，便有必死之道。何也？阳证宜下，真气弱，则下之便脱；阴证宜温，真阴弱，温之则客热便生。故医者难于用药，非病不可治也，主本无力也。经曰：阳胜则身热，腠理闭，喘粗为之俯仰，汗不出而热，齿干以烦冤，腹满死。阴胜则身寒，寒则厥，厥则腹满死。帝曰：调此二者奈何？岐伯曰：女子二七天癸至，七七止。男子二八精气溢，八八止。妇人月事以时下，故七欲损也。男子精欲满，不欲竭，故八欲益也。如此则男妇身常无病，无病精气常固，虽有寒邪，易于调治，故曰二者可调。是知伤寒，真气壮者易治也。

（《伤寒九十论·肾虚阳脱证第八》）

【评析】

《金匮要略·百合狐惑阴阳毒病脉证治》云："阴毒之为病，面目青，身痛如被杖，咽喉痛。五日可治，七日不可治。"本案患者腹痛本质与"身痛如被杖"相同，为阴毒所致。其六脉虚浮兼紧，为肾阳虚衰、阴寒内盛之象。且脉无根蒂，独见于皮肤，以至悬绝，故病情发展迅速，很快出现气逼、呼吸急促、张口抬肩等阳气上脱、阴阳离绝之恶候。因患者真气将绝，已非药力所能挽救，故孙医运用术附汤、温灸脐下等治疗方法皆未能起效。《素问·上古天真论》曰："夫病已成而后药之，乱已成而后治之，譬犹渴而穿井，斗而铸锥，不亦晚乎？"对于正气虚弱、阴阳虚损之人，平时就应注重摄生调养，保养真气。

五、阳明急下存阴案

【医案原文】

乡里豪子得伤寒，身热，目痛，鼻干，不眠，大便不通，尺寸俱大，已数日矣。自昨夕，汗大出。予曰：速以大柴胡下之。众医骇然，曰：阳明自汗，津液已竭，当用蜜兑，何故用大柴胡药？予曰：此仲景不传妙处，诸公安知之？予力争，竟用大柴胡，两服而愈。

论曰：仲景论阳明云：阳明病，多汗者，急下之。人多谓已自汗，若更下之，岂不表里俱虚也。论少阴云：少阴病一二日，口干燥者，急下之。人多谓病发于阴，得之日浅，但见干燥，若更下之，岂不阴气愈盛也。世人罕读，予以为不然，仲景称急下之者，亦犹急当救表，急当救里。凡称急者，急下之有三处。才觉汗出多，未至津液干燥，速下之，则为径捷，免致用蜜兑也。盖用蜜兑，已是失下，出于不得已耳。若胸中识得了了，何疑殆之有哉。

（《伤寒九十论·阳明急下证第十四》）

【评析】

此案为阳明病之急下存阴证，须借大黄之力以涤荡内热。仲景《伤寒论》中，关于急下的条文有五，分别针对不同病情而定。本案虽未出现腹胀满痛等阳明腑实之典型表现，但医者根据患者自汗淋漓、大便不通等症状，判断为阳明燥热已盛，阴液有耗竭之虞，当急下以存阴。赵本《伤寒论》252条有云："伤寒六七日，目中不了了，睛不和，无表里证，大便难，身微热者，此为实也，急下之，宜大承气汤。"本案患者目痛与条文中"目中不了了，睛不和"相仿，为内热甚上炎头目所致。至患者突然大汗出，为阳明内热甚，逼迫津液外泄之象，与《伤寒论》253条"阳明病，发热汗多者，急下之，宜大承气汤"所述相符。因患者未见大实大满，许氏并未选用大承气汤峻下，而是根据患者具体病情，灵活变通，选用大柴胡汤和解通下。此举既遵循了仲景急下存阴之旨，又避免了过下伤正之弊。

六、伤寒阴盛阳弱案

【医案原文】

闽人李宗古得疾，口中气热，唇干，屈体卧，足冷，舌上有苔。予诊之，尺寸俱紧。或者谓：气热口干，疑其阳胜；蜷足卧、足冷，疑其阴胜；而又阴阳俱紧，是诚可疑也。若不熟读仲景方法，何能治？予曰：尺寸俱紧，是寒邪胜也。仲景云：阴阳俱紧，法当清邪中于下焦。又云：阴阳俱紧，口中气出，唇干舌燥，蜷卧足冷，鼻中涕出，舌上苔滑，勿妄治也。到七日以来，其人发热，手足温者，此为欲解。盖以上证候，皆是阴盛阳弱，故仲景云勿妄治者，诚恐后人之疑也。故予以抑阴助阳温剂与之，紧脉渐退，四体和，不汗而自解矣。

（《伤寒九十论·伤寒自解证第十五》）

【评析】

本案为阴寒重症，格阳于外。患者屈体卧，足冷为寒象；口中气热，唇干为热象；为难辨之证，必参之舌脉，以求病本。许氏后文引仲景文"舌上苔滑"，故本案患者有可能也为水滑苔，水滑苔为寒象，而脉尺寸俱紧，更为寒邪凝滞之有力证据，故本案为阴寒重症。阴寒之邪透达内外，而阳气无力抗邪，龟缩于内不得伸展，故郁而化热炎上，热气上冲而见口中气热，唇干。此时不可治热，若再用寒凉药戕害阳气，则病情必然危笃。此时当回阳救逆，以破阴霾，药如通脉四逆汤之类，方可力挽狂澜。

七、伤寒热入血室案

【医案原文】

辛亥二月，毗陵学官王仲景妹，始伤寒，七八日，昏塞，喉中涎响如锯，目瞑不知人，病势极矣。予诊之，询其未昏塞以前证，母在侧曰：初病四五日，夜间谵语，如见鬼状。予曰：得病之初，正值经候来否？答曰：经水方来，因身热病作而自止。予曰：此热入血室也。仲景云：妇人中风发热，经水适来，昼日明了，夜则谵语，发作有时，此为热入血室。医者不晓，例以热药补之，遂致胸膈不利，三焦不通，涎潮上脘，喘急息高。予曰：病热极矣。先当化其涎，后当除其热，无汗而自解矣。予急以一呷散投之，两时间，涎定得睡，是日遂省人事。自次日，以小柴胡汤加生地黄，三投热除，无汗而解。

（《伤寒九十论·热入血室证第十六》）

【评析】

本案始感寒发病，当为风寒表证，因恰逢月事，血室空虚，"邪之所凑，其气必虚"，在表之邪因之内陷血室，抟结血分，瘀阻脉络，经水故断。人身之阳气，随自然界之阳气升降出入，夜晚深入于阴分、体内，而血分属阴，阳气重加其中，触动抟结之瘀热，故入暮则谵语。前医未识此证，误用温补，以致热邪郁堵更甚，三焦不通而水液不得正化为人体津液，反异化为痰水邪气，夹热上冲，而见涎潮上脘、喘急息高、蒙蔽清窍、昏不识人等症。治疗热入血室证，常用小柴胡汤加减。许氏未直接使用此方，而是审时度势，根据患者当前病情的主要矛盾，急则治标，先以一呷散豁痰醒神，待患者神识清楚后，再用小柴胡汤加减治疗热入血室，从而痊愈。《周易》曰："知所先后，则近道矣。"许氏处理本案病情，次序井然，真正做到了治病求本。

八、巴豆丸误下案

【医案原文】

乡人李生，病伤寒，身热，大便不通，烦渴，郁冒。一医以巴豆丸下之，虽得溏利，而病宛然如旧。予视之曰：阳明热结在里，非大柴胡、承气不可，巴豆止去寒积，岂能荡涤邪热温毒耶？亟进大柴胡，三服而溏利止，中夜汗解。

论曰：仲景一百十三方，丸者有五，理中、陷胸、抵当、麻仁、乌梅也。理中、陷胸、抵当皆大弹丸，煮化而服之，与汤散无异。至于麻仁治脾约、乌梅治湿量，故须小丸达下部。其他皆入经络，逐邪毒、破坚癖、导血、润燥屎之类，必凭汤剂也。未闻巴豆小丸以下邪毒，且如巴豆性热大毒，而病热人服之，非徒无益，而为害不小矣。李生误服不死，其大幸欤！

（《伤寒九十论·阳明当下证第十八》）

【评析】

本案患者初患伤寒，后呈现身热、大便不通、烦渴、郁冒等症状，病已由太阳传入阳明、少阳。对于此类病证，大柴胡汤为首选，因其能和解少阳，内泄热结。前医误用巴豆丸泻下，但病情未得到丝毫缓解，这是由于巴豆性热，对于热邪内盛的病证并不适用，反而会加重病情。幸运的是，许氏及时改用大柴胡汤，患者成功康复。本案患者病情与诊疗经过与赵本《伤寒论》第104条相仿，曰："伤寒十三日，不解，胸胁满而呕，日晡所发潮热，已而微利，此本柴胡证，下之以不得利，今反利者，知医以丸药下之，此非其治也。潮热者，实也，先服小柴胡汤以解外，后以柴胡加芒硝汤主之。"许氏深谙经典，长期钻研仲景的医学理论，故能在临床实践中运用自如，准确施治。

九、伤寒背强案

【医案原文】

庚戌，建康徐南强得伤寒，背强，汗出，恶风。予曰：桂枝加葛根汤证。病家曰：他医用此方，尽二剂而病如旧，汗出愈加。予曰：得非仲景三方乎？曰：然。予曰：误矣。是方有麻黄，服则愈见汗多，林亿谓止于桂枝加葛根汤也。予令去而服之，微汗而解。

（《伤寒九十论·桂枝加葛根汤证第十九》）

【评析】

本案为太阳中风表虚兼背部经气不舒之证。项背为足太阳经脉循行部位，风寒侵袭致经脉不畅，致背强。桂枝加葛根汤原为对证，但前医误用麻黄，致汗出加剧。麻黄旨在发汗散寒，而此案病在表虚，故麻黄不宜。桂枝加葛根汤一方，宋本《伤寒论》中的组成为桂枝汤加麻黄、葛根，林亿等校订者据仲景原文及桂枝汤、麻黄汤使用规律，推断原方并不含麻黄，甚得后世认可。许氏遵从此说，去麻黄，仅用桂枝汤加葛根，调和营卫、解肌舒筋，病愈。此案表明医者须明辨病证虚实，熟悉药性，才能精准施治。对于临床用药，即使是微小的差异，如麻黄的有无，也可能导致治疗效果的天壤之别。医者不仅需要对药物有深入的了解，还需要根据患者的具体症状灵活调整处方。这种精准和灵活的治疗方式体现了中医学的独特魅力和深邃智慧。

十、承气汤治刚痉案

【医案原文】

宣和戊戌，表兄秦云老病伤寒。身热，足寒，颈项瘰疬。医作中风治，见其口噤故也。予诊其脉实而有力，而又脚挛啮齿，大便不利，身燥无汗。予曰：此刚痉也。先以承气汤下之，次以续命汤调之，愈矣。

论曰：《五常政大论》曰赫曦之纪，上羽与正徵同，其收齐，其病痉。盖戊太阳寒水羽也。戊火运，正徵也。太过之火，上见太阳，则天气且刚，故其收齐，而人病痉者，过气然耳。火木遇，故年病，此证多刚痉。

（《伤寒九十论·刚痉证第二十一》）

【评析】

本案为项背强直、口噤不开的刚痉病证。《金匮要略·痉湿暍病脉证治》有云："太阳病，发热无汗，反恶寒者，名曰刚痉。"在此案中，患者身热足寒，颈项瘰疬，口噤牙紧，大便秘结，身体无汗，脉象实而有力，显然与中风有异。前医因牙关紧闭而误诊为中风，疗效不显。

深究病源，此案为伤寒失治，风寒入里化热，内传阳明所致。阳明热炽，津液被灼，筋脉失养，发为刚痉。此种证候，须急下存阴，《金匮要略·痉湿病暍脉证并治》云："胸满口噤，卧不着席，脚挛急，必断齿，可与大承气汤。"许氏宗仲景之旨，先投以承气汤通腑泄热。患者服后，大便通利，热邪有出路，病情随即缓解。继以续命汤调治善后，患者痉愈。本案续命汤盖出《金匮要略·中风历节病脉证并治》，言："《古今录验》续命汤，治中风痱，身体不能自收，口不能言，冒昧不知痛处，或拘急不得转侧。"药物组成为麻黄、桂枝、当归、人参、石膏、干姜、甘草、川芎、杏仁等。服用此药后当出小汗，须忌当风。

十一、理中丸治太阴证

【医案原文】

曹生初病伤寒，六七日，腹满而吐，食不下，身温，手足热，自利，腹中痛呕恶心。脉细而沉。医者谓之阳多，尚疑其手足热，恐热蓄于胃中而吐呕，或见吐利而为霍乱。请予诊，其脉细而沉，质之曰：太阴证也。太阴之为病，腹满而吐，食不下，自利益甚，时腹自痛。予止以理中丸，用仲景云如鸡子黄大，昼夜投五六枚，继以五积散，数日愈。

论曰：予见世医论伤寒，但称阴证阳证。盖仲景有三阴三阳，就一证中，又有偏胜多寡，须是分明辨质，在何经络，方与证候相应，用药有准。且如太阴、少阴，就阴证中自有补泻，岂可止谓之阴证也哉！

（《伤寒九十论·太阴证第二十三》）

【评析】

本案为伤寒并发太阴病。起初为伤寒表证，由于治疗不当，外邪深入太阴，患者出现腹满、呕吐、食欲不振、自利腹痛、脉细沉等太阴病典型表现。但表证也未完全解除，仍伴有身温、手足热等症状。因患者病情已陷入阴证太阴，里证急于表证，当先救里，故许氏首先使用理中丸治疗太阴病，有效缓解了太阴脾寒的症状。随后，针对表证仍未解的情况，采用五积散进行后续治疗。五积散由麻黄、白芷、干姜、肉桂、苍术、厚朴、半夏、陈皮、茯苓、当归、川芎、芍药、桔梗、枳壳、甘草15味药组成。方中麻黄、白芷发散表寒；干姜、肉桂温里祛寒；苍术、厚朴燥湿健脾；半夏、陈皮、茯苓化痰和胃；当归、川芎、芍药活血止痛；桔梗与枳壳升降气机，调和气血；甘草调和诸药。全方既能散寒解表，又能温里除湿，化痰消积，兼顾表里，正适用于本案患者的病情。本案治疗成功，强调了辨证施治的重要性，只有明确病变的性质、部位，才能用药有准，取得好的治疗效果。正如许氏在论中所言"须是分明辨质，在何经络，方与证候相应，用药有准"。

十二、瞪目直视心肾俱绝案

【医案原文】

田仲容，得伤寒数日，身热，手足时厥，腹满，瞪目直视，狂言不识人。予诊之曰：不可治也，心肾俱绝矣。夜死。

论曰：仲景云直视摇头，此为心绝也。又曰狂言，反目直视，此为肾绝也。目者，五脏精华之所聚，今直视而不眴，则知五脏有死绝矣，故不治。

（《伤寒九十论·瞪目直视证第二十六》）

【评析】

本案属心肾俱绝之危候。伤寒数日后，病情急转直下，身热、腹满显露阳明燥热之盛，狂言不识人则显热扰心神、神识已乱。手足时厥，为内热深重、阳气郁闭之兆。最危者，瞪目直视，此内热灼伤真阴、五脏精气欲绝之征。《内经》云："五脏六腑之精气，皆上注于目。"目之灵动，脏腑精气之所聚也。今患者目光呆滞，直视不转，乃精气耗竭，不能上荣于目。仲景论"直视摇头，此为心绝也""狂言，反目直视，此为肾绝也"。本案症状与之相符。心主神，肾藏志，心肾绝则神志散乱，生命垂危。许氏凭仲景之学与《内经》之理，洞悉病情，预后判断精准，再证中医经典之实践价值与独特优势。

十三、厥阴病舌卷囊缩案

【医案原文】

句容县豪子李姓，初得伤寒，手足冷，气上冲心，饥不欲食，脉紧而弦。予诊曰：厥阴悉具，脉有刑克，最忌舌卷囊缩。翌日，卷舌而死。

论曰：《内经》云厥阴者肝也，肝者筋合之。筋者聚于阴器，络于舌本。厥阴之气绝，故舌卷而囊缩也。

（《伤寒九十论·舌卷囊缩证第二十七》）

【评析】

本案为厥阴病重症。患者初得伤寒，即出现手足冷、气上冲心、饥不欲食等症状，为厥阴病典型表现。但厥阴病阳气虚衰，脉当沉微，今脉象紧而弦，为实证脉象，脉证不符，此为大虚有盛候之象，提示病情深重，预后不良。故许氏指出，厥阴病最忌舌卷囊缩，因肝主筋，筋聚于阴器，络于舌本，厥阴之气绝，则筋失所养，见舌卷而囊缩。本案患者次日即出现舌卷症状，终因厥阴病重而不治身亡，足见许氏对该病证的深刻认识和准确判断。伤寒厥阴病以其病情复杂多变、治疗难度大而著称。在诊治过程中，医生需要尽早采取积极有效的治疗措施，并密切观察病情变化，及时调整治疗方案，以期取得最佳疗效。对于本案的治疗，尽管可以采取内服温阳散寒之剂，外用温灸关元、气海等穴以回阳救逆的措施，但考虑到病情的严重性和复杂性，其疗效亦不容乐观。

十四、少阴病伏气病疑似案

【医案原文】

有人病伤寒数日，自汗，咽喉肿痛，上吐下利。其脉三部俱紧。医作伏气。予诊之曰：此证可疑，似是之非，乃少阴也。其脉三部俱紧，安得谓之伏气？伏气脉必浮弱，谓非时寒冷，着人肌肤，咽喉先痛，次下利者是也。近虽有寒冷不时，然当以脉证为主，若误用药，其毙可待。予先以吴茱萸汤救之，次调之以诸药而愈。

论曰：仲景论伏气之病，其脉微弱，喉中痛，似伤寒，非喉痹也，实咽中痛，今复下利。仲景少阴云：病人手足俱紧，反汗出者，亡阳也，此属少阴证，法当咽痛而复吐利。此证见少阴篇。今人三部脉俱紧，而又自汗咽痛下利，与伏气异。然毫厘之差，千里之谬，须讲熟此书，精详分别，庶免疑惑矣。

（《伤寒九十论·少阴证第三十二》）

【评析】

本案为伤寒少阴病，阴寒内盛，格阳于外之证。阴寒内盛，波及太阴，中焦虚寒，故见上吐下利。虚阳为阴寒所格，不得内守，炎于上而浮于表，上炎咽喉，故见咽喉肿痛，外浮肌表，故见自汗。紧脉主寒，其脉三部俱紧，为寒证有力证据。赵开美本《伤寒论》第283条载"病人脉阴阳俱紧，反汗出者，亡阳也，此属少阴，法当咽痛而复吐利"，正是此证。许氏先以吴茱萸汤破其阴寒，继以他药调治而愈。吴茱萸汤善治虚寒呕利，药物组成为吴茱萸、人参、生姜、大枣。方中吴茱萸味辛苦而性热，可祛寒暖肝胃，并降呕逆，生姜温胃散寒，为止呕要药，并化寒水；人参补益正气，仲景常用于治疗中焦虚弱的痞满、下利，可健脾胃以生津液；大枣甘平，可调中健脾，柔和药效。四药配合用于本案，共奏破阴寒、止呕逆之效。赵本《伤寒论》第309条"少阴病，吐利，手足逆冷，烦躁欲死者，吴茱萸汤主之"与本案运用场景相似。

本案之难点在于与"伏气"病相鉴别。"伏气"病在各个时期、各个医家的论述中含义不尽相同。成无己在《注解伤寒论》里有言："冬时感寒，伏藏于经中，不即发者，谓之伏气。"伏气发病被后世温病学派所重视，并有所发展，如王孟英将温病分为外感温病与伏气温病两大类。但许氏之学多本仲景，本案所述伏气，当以仲景医籍中为准，仲景医籍对伏气学说论述较少，《伤寒论·平脉法》中有云："师曰：伏气之病，以意候之。今月之内，欲有伏气，假令旧有伏气，当须脉之。若脉微弱者，当喉中痛似伤，非喉痹也。病人云：实咽中痛。虽尔，今复欲下利。"许氏对伏气病的认识即从此处发展而来。一者，许氏认为伏气发病脉必浮弱，而本案为伤寒发病，脉紧；二者，许氏认为伏气发病为感受非时邪气发病，当先咽痛而后下利，而本案为阴寒内盛，格阳于外，故当先见虚寒吐利，后见虚阳外越所致之咽喉肿痛、汗出。故两病的病理性质与传播途径皆有不同。若本案识病不清，错判阴阳，用寒治寒，则病必危笃。

十五、少阳病误治案

【医案原文】

市人周姓者，同里俱病，头痛发热，耳聋目赤，胸中满闷。医中见外证胸满，遂吐之。既吐后，病宛然在。又见其目赤，发热，复利之，病不除，惴惴然恂栗。予诊视之，曰：少阳误吐下之过也。仲景云：少阳中风，两耳无闻，目赤，胸满而烦者，不可吐下，吐下则惊而悸，此当用小柴胡汤，今误吐下，遂成坏证矣。乃以牡蛎四逆汤调于前，继之以桂枝柴胡各半汤，旬日差。

论曰：仲景虽云三阳受病，未入于脏者可汗。然少阳脉弦细，则不可汗，将入少阴经也。若误吐下之，是逆之，且当以救逆，先待惊悸定，后治余证，此所谓急其所当先也。

(《伤寒九十论·少阳证第三十三》)

【评析】

本案为少阳病误治导致的变证。患者头痛发热、耳聋目赤、胸中满闷，均为少阳经受邪、风火上扰之症，治疗当以小柴胡汤和解少阳。前医误用吐下之法，不仅未除病根，反而消耗大量正气，导致内传少阴，引发恐惧战栗等严重变证。许氏先以四逆汤回阳救逆，并加用牡蛎以重镇安神，以救其急。再以柴胡桂枝汤和解少阳、调和营卫，患者逐渐康复。在病情复杂多变的情况下，医者必须抓住主要矛盾，明辨缓急先后，优先处理最危及生命的证候。本案中，患者因误治导致惊悸等危重证候，许氏果断采用救逆之法，先稳定病情，再逐步治疗其余证候，最终使患者得以痊愈。

十六、伤寒两感案

【医案原文】

族弟初得病，头痛，口干烦渴。第三日，予往视之，则已耳聋囊缩，昏冒不知人，厥逆，水浆不下矣。予曰：速治后事，是谓两感证，不可治矣。越三日死。

论曰：仲景论伤寒两感云：凡伤于寒，热虽甚不死。若两感于寒而病者，必死。又曰：两感病俱作，治有先后，发表攻里，本自不同。既云必死，又云治有先后，何也？大抵此病，表里双传，脏腑俱病，患此者十无一生，故云必死。然仲景岂以己见而重诬后人哉？故有发表攻里之说，以勉后人，恐万世后遇大圣而得之，不欲绝望于后人，仲景之心仁矣。

（《伤寒九十论·两感证第三十四》）

【评析】

伤寒两感，病情多危重。此病名首见于《素问·热论》，曰："人之伤于寒也，则为病热，热虽甚不死；其两感于寒而病者，必不免于死。"此言指的是，当人体同时受到相互表里的两经及其所属脏腑的寒邪侵袭时，起病时两经症状会同时出现，传变时表里两经亦会同时受影响，导致脏腑同病，病情危重。《素问·热论》又详细描述了伤寒两感的病程演变，言："两感于寒者，病一日则巨阳与少阴俱病，则头痛口干而烦满；二日则阳明与太阴俱病，则腹满身热，不欲食，谵语；三日则少阳与厥阴俱病，则耳聋囊缩而厥，水浆不入，不知人，六日死。"本案患者，在起病之初即出现头痛、口干烦渴等症状，这正是太阳与少阴两经同时受邪的表现，与《素问·热论》所述"两感于寒者，病一日则巨阳与少阴俱病"之情况完全吻合。随着病情发展，三日后，病邪传至少阳与厥阴两经，症状急剧加重，出现耳聋、阴囊收缩、神昏及四肢厥逆等危重表现，这正符合《素问·热论》所言"三日则少阳与厥阴俱病"的病情。伤寒两感在临床上较为罕见，此案实证了两感证的危重性。同时，也彰显了中医经典理论在临床实践中的指导作用。

十七、湿家发黄案

【医案原文】

人病身体疼痛，面黄喘满，头痛，自能饮食，大小便如常。脉大而虚，鼻塞且烦。或者多以茵陈五苓散与之。予诊其脉曰：大而虚，鼻塞且烦，其证如前，则非湿热与宿谷相搏，乃头中寒湿。仲景云：疼痛发热，面黄而喘，头痛，鼻塞而烦，其脉大，自能饮食，腹中和无病，病在头中寒湿，故鼻塞，纳药鼻中则愈。而仲景无药方，其方见《外台·删繁》，证云：治天行热毒，通贯脏腑，沉鼓骨髓之间，或为黄疸，须瓜蒂散。瓜蒂二七枚，赤小豆、秫米各二七枚，为末，如大豆许，内鼻中，搐鼻当出黄水。慎不可吹入鼻中深处。

（《伤寒九十论·湿家发黄证第四十七》）

【评析】

本案患者面色发黄，与常见的湿热发黄症状颇为相似，然其饮食如常，二便通调，脉象大而虚浮，显然并非湿热内蕴所引发的黄疸。许氏深谙医理，引用《金匮要略》之论，洞悉本证实乃头中寒湿作祟。寒湿邪气侵袭肌表，致使阳气郁遏，身休疼痛不已；寒湿之邪困于头部，则令头痛难耐；肺气因表邪所困而失其宣发之能，故见鼻塞喘满等症状。在治疗此证时，《金匮要略》虽提及"内药鼻中则愈"的治疗原则，却未明示具体方剂。许氏博采众长，参考《外台秘要》之方，选用瓜蒂散搐鼻治之。此法旨在借鼻腔给药之便，直攻上焦及在表之寒湿，使邪气随黄水而排出，肺气得以宣通，诸症自可缓解。然须指出，搐鼻法在当今临床实践中已较少采用，其疗效尚待进一步验证与探究。有学者提出，或可尝试以辛香开窍之药作为嗅剂治疗此类疾患。上法皆符合医学原理，可在临床中加以尝试与验证。

十八、先汗后下案

【医案原文】

己酉夏，一时官病伤寒，身热，头痛，无汗，大便不通，已五日矣。腹不满，别无所苦。予适自外邑归城，访之，见医者治大黄、芒硝辈，将下之矣。予曰：

子姑少待，予适为诊视。视之脉缓而浮，卧密室中，自称恶风。予曰：病人表证如此，虽大便闭，腹且不满，别无所苦，何遽便下？于仲景法，须表证罢方可下。不尔，邪毒乘虚而入内，不为结胸，必为协热利也。予作桂枝麻黄各半汤，继之以小柴胡汤，漐漐然汗出，大便通，数日愈。

论曰：仲景云伤寒病多从风寒得之，始表中风寒，入里则不消矣。拟欲攻之，当先解表，方可下之。若表已解，而内不消，大满大坚，实有燥屎，方可议下。若不宜下而遽攻之，诸变不可胜数，轻者必笃，重者必死。

（《伤寒九十论·先汗后下证第四十九》）

【评析】

本案患者伤寒初起，症见身热头痛、无汗，伴有脉浮缓、恶风，呈现麻黄汤与桂枝汤的复合证候。考虑到病已五日，表邪渐微，峻汗发表恐伤正气，故选用桂枝麻黄各半汤，取其轻剂发汗，调和营卫。该方既含桂枝汤的调和之意，又有麻黄汤的疏达之力，刚柔相济，于本案恰到好处。患者服后小汗而解，避免了过汗伤正的弊端。许氏再施以小柴胡汤，使上焦得通，津液得下，胃气和顺，大便自通。许氏深谙仲景学说，对病情审察入微，避免了将表证误认为里实热证而误用下法的风险。本案若误下，恐表邪内陷，引发结胸、协热下利等变证。故临床医师须深研经典，才能准确辨证，用药恰到好处。

十九、太阳瘀血证

【医案原文】

仇景莫子仪，病伤寒七八日，脉微而沉，身黄发狂，小腹胀满，脐下如冰，小便反利。医见发狂，以为热毒蓄伏心经，以铁粉、牛黄等药，欲止其狂躁。予诊之曰：非其治也，此瘀血证尔。仲景云：阳病身黄，脉沉纬又小腹硬，小便不利，为无面；小便自利，其人如狂者，血证也，可用抵当汤。再投而下血几数升，狂止，得汗而解。经云：血在下则狂，在上则忘。太阳，膀胱经也，随经而蓄于膀胱，故脐下胀，自阑门渗入大肠，若大便黑者，此其验也。

（《伤寒九十论·太阳瘀血证第五十》）

【评析】

本案为太阳蓄血证。此证为太阳表邪内陷，与体内素有之瘀血相结，形成瘀热互结于下焦的复杂局面。患者脉微而沉，是气血被瘀血所阻，不能充盈脉道的表现，而非一般意义上的虚弱脉象。身黄则是瘀血阻滞，新血不生，肌肤失养所致。发狂乃瘀热上扰心神，神明失守的结果。小腹胀满，则是瘀热结于下焦，气机不畅的直接体现。小便反利，说明病在血分，尚未影响膀胱的气化功能。

在鉴别诊断上，本案须与太阳蓄水证相区分。蓄水证以小便不利、水液停蓄为主要表现，而本案患者小便自利，说明非水液停蓄，而是瘀血内结。同时，发狂等神志症状的出现，也进一步提示了本案病在血分，而非气分。在治疗上，当以破血逐瘀为要务。许氏选用抵当汤，正是针对瘀热互结的病机而设。若不辨瘀血与蓄水之别，或一见发狂便用清心安神之法，无异于隔靴搔痒，难以取效。本案的成功治疗，再次彰显了中医辨证论治的重要性。

二十、阴病见阳脉案

【医案原文】

刘中道初得病，四肢逆冷，脐中筑痛，身痛如被杖。盖阴证也。急投金液来复之类，其脉得沉而滑。

盖沉者阴证也，滑者阳脉也。病虽阴而是阳脉，仲景所谓阴证见阳脉生也。于是再灸脐下丹田百壮，谓手足温，阳回体热而汗解。

或问：滑脉之状如何？曰：仲景云翕奄沉名曰滑。古人论滑脉，虽云往来前却流利，转替替，然与数相似，曾未若仲景三语而足也。翕合也，言张而复合也，故云翕为正阳。沉言脉降而下也，故曰沉为纯阴。方翕而合，俄降而下。奄谓奄忽之间复降也。仲景论滑脉，方为谛当也。

（《伤寒九十论·阴病阳脉证第五十一》）

【评析】

本案为阳气虚衰，阴寒凝滞的重症。患者四肢逆冷，脐中筑痛，身痛如被杖击，为阳气不能温煦四肢、阴寒内盛所致。此时病情已至深重，急须温阳散寒以救逆。许氏投以金液丹、来复丹等破阴回阳之剂，以期力挽狂澜。药后，患者脉象由沉转滑，这是阳气恢复、阴证见阳脉的吉兆，说明治疗有效，病情开始向好转化。再灸丹田，以温阳散寒，通经活络。患者阳气回苏，手足温，体热汗出，病情得以解除。

二十一、少阴脉紧案

【医案原文】

玄华得伤寒六七日，烦，昏睡，多吐呕，小便白色，自汗出，予诊其脉，寸口尺中俱紧。谓曰寒中少阴经中，是以脉紧，当作少阴治也。仲景云：病人脉紧反汗出，亡阳也，属少阴证，当咽痛而复吐利，盖谓此也。

有难者曰：《脉诀》以紧为七表，仲景以紧为少阴，紧脉为阴耶？予曰：仲景云：寸口脉俱紧者，口中气出，唇口干燥，蜷卧足冷，鼻中涕出，舌上白苔，勿妄治也。又云：紧则为寒。又云：曾为人所难，紧脉从何而来？师曰：假令亡汗，若吐，以肺里寒，故令脉紧。又曰：寸口脉微，尺中紧，其人虚损多汗。由是观之，则是寒邪入经络所致，皆虚寒之脉也。其在阳经则浮而紧，在阴经则沉而紧。故仲景云：浮紧者，名为伤寒。又云：阳明脉浮而紧者，必潮湿。此在阳则脉浮而紧者。仲景又云：病人脉阴阳俱紧者，属少阴。又云：寸口脉微，尺脉紧，其人虚损多汗，则阴常在，绝不见阳。又云：少阴脉紧，至七八日，自下利，脉暴微，手足反温，脉紧反去者，此欲解也。此在阴沉而紧也。仲景孝，浮为在表，沉为在里，数为在腑，迟为在脏。欲知表里脏腑，先以浮沉迟数为定，然后兼余脉而定阴阳也，若于《脉诀》而言则疏矣。故予尝谓伤寒脉者，当以仲景脉为准法。

（《伤寒九十论·辨少阴脉紧证第五十二》）

【评析】

本案为阴证伤寒，病在少阴。患者小便色白，脉寸口尺中俱紧，为寒证的有力证据。紧脉指绷急弹指，状如牵绳转索的一种脉象，在伤寒病中多主寒证。寒性收引，寒邪侵犯人体，郁遏阳气，经脉失于温养，脉道收缩拘急，而成紧脉。但阴证伤寒与阳证伤寒都可出现紧脉，须进一步辨证。赵本《伤寒论》第281条"少阴之为病，脉微细，但欲寐也"，为少阴病之纲领，本案之昏睡，与条文中但欲寐成因相仿，为阳气不足于脑，以致神机失用，故患者非"体痛、呕逆、脉阴阳俱紧"的阳证太阳伤寒病，此为本案辨证难点之一。阴证伤寒，由于气津虚少，一般无汗，而本案"自汗出"，为阴寒内盛，格阳于外的征象，此为本案辨证难点之二。

二十二、青筋牵引案

【医案原文】

吴德甫戊申春病伤寒，先寒后热，项筋强急，脚蜷缩不得伸。医者欲以麻黄辈除其颈强，又欲桂枝加附除其足缩。予曰：皆非治也，此时行疫气，病为青筋牵引，投以柴胡地黄汤，三服而病已。

论曰：庞安常论四时受乖气而成脏腑阴阳湿毒者，春名青筋牵，夏曰赤脉攒，秋名白气狸，冬名黑骨温毒，四季中十八日名黄肉随。春气在头项，使人青筋牵急，故先寒后热，脚缩不得伸，盖谓此。夫天行之病，大则流毒天下，小则方次一乡，亦有遍着一家者。悉由气运郁结，变成乖戾之气，人命遭之所成病者，能调护将理，庶可免耳。

（《伤寒九十论·青筋牵引证第五十三》）

【评析】

本案所涉病患，乃因春季时行疫气侵袭所致，归属于脏腑阴阳湿毒中的"青筋牵引证"。湿毒之邪潜入经脉，与体内卫阳之气交争，导致患者呈现先寒后热的征象。《素问·生气通天论》云："湿热不攘，大筋软短，小筋弛长，软短为拘，弛长为痿。"与本案病状恰相吻合。湿毒之邪蕴结于经脉之中，使项部筋脉强硬拘急，脚部筋脉挛缩难以舒展。若医者未能全面剖析病情，仅凭表面症状施治，如见项强便投以麻黄汤，或见脚缩便用桂枝加附子汤，均难以取得预期疗效。许氏基于对疫气病机的深刻理解，结合时令特点，选用柴胡地黄汤以清热利湿、解毒舒筋。该方剂针对病机而设，药证相符，故患者服用三剂后病愈。此案不仅彰显了疫病治疗的复杂性，也凸显了因时制宜在中医治疗中的重要性。医者必须全面深入地分析病情，准确辨识病机，方能制定出切实有效的治疗方案。

二十三、下利脓血案

【医案原文】

远族人患伤寒，他医以阴证治之，硫黄、附子相继而进，旬日大胀，下脓血，或如赤豆汁。医尚作少阴证治，复下桃花汤治之。予因诊视曰：所误多矣，表里虚，热气乘虚入肠胃，而又投以燥药，是以下脓血也。遂投梅煎散，数剂愈。

（《伤寒九十论·下脓血证第五十四》）

【评析】

本案患者初患伤寒，但前医未能准确辨证，误用硫黄、附子等温燥药物，导致热邪内盛，灼伤血络。后又误用桃花汤温涩固脱，更使热邪下迫大肠，损伤肠络，出现下脓血便的严重症状。幸得许氏及时诊治，改用梅煎散清热凉血止痢，方得痊愈。本案梅煎散出处不详，据主治与药物组成推测，明代《普济方·孩下痢门》中梅煎散可能与此方同，具体为"赤芍药、黄连、甘草（各一两），罂粟壳（三两）。上为细末。三岁一钱，水半盏，乌梅一个，煎三分去滓，食前服"。其中，赤芍清热凉血，散瘀止痛；黄连清热燥湿，泻火解毒；甘草可以调和诸药，缓急止痛；罂粟壳含有鸦片成分，可涩肠止泻、止痛；并用涩肠止泻之乌梅煎汤送服，诸药共同发挥清热止痢的功效。

本案的教训在于，临证时必须仔细辨证。对于下脓血便的治疗，也须辨清寒热虚实。若伴有里急后重、肛门灼热、舌红苔黄、脉弦滑数等实热之象，应使用清热燥湿、凉血解毒的药物；若伴有腹痛绵绵、喜温喜按、舌淡苔白、脉虚沉迟等虚寒之象，则应使用温中散寒、涩肠固脱的药物。

二十四、伤寒耳聋案

【医案原文】

戊申年，类试山阳，一时官病伤寒八九日，耳聋而无闻。两手脉弱而无力，多汗惊悸。楚医少阳治，意谓仲景称少阳受病，则胁痛而耳聋也。予诊之曰：两手脉弱而无力，非少阳证也。若少阳则渴饮水，心烦，但寐，咽痛，今俱无此证，但多汗惊悸，必汗过多所致也。仲景云：未持脉时，令病人咳而不咳者，两耳聋无所闻也。所以然者，因重发汗，虚故如此。病家曰：医者尝大发汗矣。遂投以真武、白术、附子汤辈，数日，耳有闻而愈。

（《伤寒九十论·伤寒耳聋证第五十九》）

【评析】

伤寒所致耳聋，病机多样，须细致辨证。少阳经之耳聋，多因风火相扰，多兼口苦、咽干、目眩等症，且脉象常弦数。但观此案，患者脉弱无力，显然与少阳证不符。探究其因，盖由太阳伤寒过汗，伤及心阳。心主血脉，汗血同源，心阳不振，心阴受损，则耳窍失养，致聋疾，正如《素问·金匮真言论》所述"南方赤色，入通于心，开窍于耳，藏精于心"。同时，心主神明，阳虚不能温养心神，故见惊悸。许氏治以真武、白术、附子等汤，诸药合力，阳气渐复，病乃告愈。

二十五、麻黄汤汗证案

【医案原文】

己酉，王仲贤患伤寒，发热，头痛，不恶风，身无汗，烦闷，脉浮而紧，八九日不退。予诊之曰：麻黄证也。所感多热，是以烦躁，遂投以麻黄汤三服。至暮，烦愈甚，手足躁乱，扬踯不止。或以为发狂，须用寒药。予争之曰：此汗证也，幸勿忧，切忌乱服药。守个时须稍定，比寐少时，申汗出矣。仲景云：至六七日，三部大、手足躁乱者，欲解也，盖谓此耳。若行寒剂，定是医杀。

（《伤寒九十论·扬手踯足证第六十》）

【评析】

本案患者体质壮实，外感风寒之邪且郁闭较重，虽病程已八九日，然表证依然明显。风寒束表，阳气被遏，故见发热、头痛、无汗、脉浮而紧等麻黄汤证的典型症状。患者不恶风，但烦闷一症明显，此乃阳郁不得宣泄所致，与表寒里热之大青龙汤证的烦躁有所不同，更非风寒化热入里之候。投以麻黄汤，旨在发汗解表，驱邪外出。

药后患者出现烦躁加剧、手足躁乱之象，似为病情加剧，实则是药力助正气与邪相争之兆。正如仲景所言："太阳病，脉浮紧，无汗发热，身疼痛，八九日不解，表证仍在，此当发其汗，服药已微除，其人发烦目瞑，剧者必衄，衄乃解。所以然者阳气重故也。麻黄汤主之。"本案患者药后之反应，正与仲景所述"发烦目瞑"机理一致，说明药已中病，阳气开始宣通，邪气有外出之势。麻黄汤发汗解表，使阳气得宣，邪气得散，则病自愈。此时若医者不明病机，见烦躁即用寒凉之品，则必致表邪内陷，变生他证。许氏坚守病机，明辨寒热，未被假象所惑，待药力渐布，正胜邪退，患者稍定后汗出而解。

二十六、阳明衄血案

【医案原文】

睢阳张士美，病伤寒七八日，口燥饮水而不咽入，俄而衄血，脉浮紧，身热。医者云：伤寒，脉浮紧，不发汗，因致衄血者，属麻黄汤。予曰：不可，古人虽云当汗不汗，热化为血，此证亦有不可汗者。仲景云：阳明病，口燥，但欲饮水而不咽者，必发衄。又云：衄家不可发汗，发汗则额上陷，不得眠，不能眴。此止可用犀角汤、地黄汤，若当时行麻黄，必额上陷，直视不眠也。

（《伤寒九十论·衄血证第六十三》）

【评析】

本案伤寒患者，七八日后见口燥饮水难咽、衄血之症，显示病情已由太阳传入阳明，且深入血分。患者虽初起脉浮紧，似属麻黄汤证，然其病程已长，且见口燥不欲咽饮，显然非单纯表寒未解。此时若仍执麻黄汤以发汗，恐重伤阴血，引发变证。盖太阳风寒，失治后易化热入里，本案即风寒之邪化热传入阳明血分。血分热盛，灼伤阳络，故见衄血；营血被蒸，故口燥，营血属阴，热在血分，营气尚能输布，故口渴不甚，欲漱水而不咽。治当清热养阴，凉血散瘀，使邪去正安，犀角汤、地黄汤正合病情。

二十七、温毒发斑案

【医案原文】

族有乳媪，患伤寒七八日发斑，肌体如火，脉洪数而牢，心中烦满不快，俄而变赤黑斑，其家甚惊惶。予曰：此温毒也。温毒为病最重，而年齿为迈，是诚可忧也。仲景云：伤寒脉洪数，阴脉实大，更遇湿热，变成温毒。温毒最重也，故斑疹生，心下不快，痞闷。遂以升麻玄参汤与之。日夜四五服，斑退而愈。

论曰：华佗云伤寒五日在腹，六日在胃，入胃则可下也。若热毒未入于胃，而先下之者，其热乘虚入胃，则胃烂。然热入胃，要须复下之，不得留在胃中也。胃若实为致此病，三死一生。其热微者赤斑出，剧者黑斑出。赤斑出者五死一生；黑斑出者十死一生，但看人有强弱耳。病者至日，不以时下之，热不得泄，亦胃烂斑出，盖此是恶候。若下之早，则热乘虚入胃；或下迟，则热入不得泄。须是乘机，不可失时，庶几轻可也。

（《伤寒九十论·发斑证第六十六》）

【评析】

本案为温毒发斑证。患者初起伤寒，而后湿热之邪交织，郁而化热，成为温毒。毒邪肆虐，焚烧营血，导致患者全身肌肤灼热如焚，斑疹由赤转黑，心中烦满，成一派热毒燔灼之象。且患者年事已高，正气较虚，病情堪忧。许氏选用升麻玄参汤治疗。方中升麻升阳解毒，黄连、黄芩苦寒直折火势，牡丹皮、芍药凉血散瘀，玄参养阴生津以救被焚之液。诸药合用，共奏清热解毒、凉血化斑、养阴生津之功。患者日夜服用后，热毒得以清解，斑疹随之消退，病情终得转机。

二十八、大柴胡汤治阳结证

【医案原文】

豫章刘商人，伤寒发热，口苦咽干，腹满能食，大便闭。脉数，身无汗。医作阳明治。召予视，同坐。予问医曰：何以见证属阳明？医曰：仲景云：阳明中风，口苦咽干，腹满。又云：阳明病若能食，名曰中风；不能食，名曰伤寒。又曰：少阳阳明者，胃中烦，大便难。是审兹三者，全是阳明证也。予曰：阳明之脉长而实，中风者必自汗。今证虽阳明，然脉反见数，而身无汗，果可作阳明治否？医无以应。予曰：以仆观之，所谓阳结也。今计其日已十六日矣，来日当病剧，当与公治之。其家疑而不决，来日病果大作，亟召。予曰：是阳结证也。仲景云：脉有阴结阳结，何以别之？答曰：其脉浮而数，能食禾不大便，此为实，名阳结也，期十七日当剧。其脉沉而迟，不能食，身体重，大便反硬，名曰阴结，期十四日当剧。今病者十七日而剧者，是其候也。乃投以大柴胡，两啜而病除矣。

论曰：仲景云脉来霭霭如车盖者，名曰阳结。脉来累累如循长竿者，名曰阴结。霭霭如车盖，则是浮是数之状，仲景所谓善取象矣。然则阳结何以十七日当剧？阴结何以十四日当剧？盖十七日，老阳少阳之数。十四日，老阴少阴之数也。老阳之数九，少阳之数七，七九计十六，更进一数，阳之数而其道常饶，又阳数奇故也。老阴之数六，少阴之数八，八六计十四日，不进者，阴主静，而其道常乏，又阴数偶也。如此盈虚消长，不能逃乎时数。

（《伤寒九十论·阳结证第六十八》）

【评析】

阳结证与阳明腑实证均可见大便不通，但其病机本质不同。阳明腑实证之大便不通，为入里化热之邪与燥湿抟结、阻滞气机所致，正邪斗争于内，故脉象多沉实有力。本案阳结证之本质是外出抗邪之阳气受邪气阻滞而凝结于上，不得畅行，人体津液亦随阳气而上不得顺利回转，致下部肠中津液不足，故便难。正邪斗争在上，故脉可见浮数。《伤寒论》230条言："阳明病，胁下鞭满，不大便而呕，舌上白胎者，可与小柴胡汤。上焦得通，津液得下，胃气因和，身濈然而汗出解也。"与本案情况相仿。本案发热、口苦、咽干为少阳证，腹满、能食、大便难波及阳明，故许氏以大柴胡汤治疗而痊愈。若本案错用峻下热结之法，则可致变证。因阳明病内热盛，多汗，本案病位虽波及肠腑，但并非热屎燥结于内的阳明腑实证。

二十九、伤寒协热下利案

【医案原文】

庚戌四月，乡妇吴氏病伤寒，头痛身热，下利不止。众医多以附子、理中、金液治之，烦躁而利愈甚。予视之曰：脉迟而沉，脐下热。若脐下热，则协热利也。投三黄熟艾汤，三服而利止渴除。渐投以解肌汗药，而得汗差。

（《伤寒九十论·伤寒协热利证第六十九》）

【评析】

本案初病伤寒而见头痛、身热，同时伴下利不止，此乃协热下利之典型表现。协热下利，即表证发热而下利，多因太阳病外证未解，误用下法所致。属表里同病，又有或寒或热之异，治疗须辨明寒热表里，抓住主要矛盾，因证设立治法。本案患者虽头痛、身热，但其脉沉而迟，脉沉主里，脉迟主寒，脐下发热为热，说明正邪斗争主要在里，且此下利有寒热错杂的特点。故许氏先用三黄熟艾汤寒温并用以治里，此方以黄芩、黄连、黄柏清热燥湿，熟艾温中散寒。服后利止渴除，继以解肌发汗药以解外，终获痊愈。

本案治疗的成功也提示我们在临床实践中，对于复杂病证，应详细询问病史，仔细查体，全面收集四诊信息，综合分析判断，避免误治。如本案前医误用附子、理中、金液等温补之剂，不但未能奏效，反增烦躁，且下利愈甚。这提示药不对证，误用温补，使里热更炽。作为后来医者，则可引以为鉴，作出更正确的诊断。

三十、霍乱转筋案

【医案原文】

夏，钟离德全，一夕病上吐下泻，身冷，汗出如洗，心烦躁。予以香薷饮与服之。翌日遂定，进理中等调之瘥。

论曰：仲景云病发热头痛，身疼恶寒吐利者，此属何病？答曰：此名霍乱。自吐下又利止而复作，更发热也。此病多由暑热，阴阳不和，清浊相干，饮食过伤，三焦混乱，腹中撮痛，烦渴不止，两足转筋，杀人颇急，不可缓也。

（《伤寒九十论·霍乱转筋证第七十一》）

【评析】

本案发病正值夏季，其病状骤发，上吐下泻，身冷汗出，烦躁不安，与霍乱之症相符。此病常因外感湿热，内伤饮食不当而诱发，致使肠胃功能紊乱，清浊之气相混，升降失常。吐泻之后，患者不仅体液大量流失，更导致气随津脱。阳气不足则无以化生与运化津液，津液不升则无以濡养筋脉，故而出现口渴、转筋等症状。许氏先以香薷饮解暑化湿，以期迅速缓解吐泻之急。待病情稳定后，再予理中汤复阳建中，以恢复肠胃功能，促进津液生成与健运，从而解除口渴、转筋之症。

此案治疗中，许氏注重"急则治标""治病求本"的治疗原则。在缓解急性症状的同时，不忘调理脾胃之本，以达到根治的目的。此外，对于霍乱引起的口渴、转筋等症状，单纯补水反而进一步损伤脾阳，加重人体运化水液的负担，许氏从温阳化水入手，使津液自生，筋脉自养，体现了中医治疗的独特思路和优势。

三十一、伤寒下利案

【医案原文】

吕商得伤寒，自利腹满，不烦不渴，呕吐头痛。予诊趺阳脉大而紧。曰：太阴证也。若少阴下利必渴，今不渴，故知太阴证。仲景云：自利不渴属太阴。调治数日愈。

论曰：或问伤寒何以诊趺阳？予曰：仲景称趺阳脉大而紧者，当即下利。《脉经》云：下利脉大为未止，脉微细者，今自愈。仲景论趺阳脉凡十一处，皆因脾胃而设也。且如称趺阳脉滑而紧，则曰滑乃胃实，紧乃脾弱。趺阳脉浮而涩，则曰浮为吐逆，水谷不化，涩则食不得入。趺阳脉紧而浮，浮则腹满，紧则绞痛。趺阳脉不出，则曰脾虚，上下身冷肤硬。则皆脾胃之设可知矣。大抵外证腹满自利，呕恶吐逆之类，审是病在脾胃，而又参决以趺阳之脉，则无失矣。其脉见于足趺之阳，故曰趺阳。仲景讥世人握手而不及足。

（《伤寒九十论·伤寒下利证第七十六》）

【评析】

本案为伤寒下利，患者自利腹满、呕吐头痛，但无烦渴之症，符合太阴病证的特点。趺阳脉大而紧，脉大为邪气盛、下利未止，脉紧为有寒邪，进一步印证了太阴病的诊断。因少阴下利必渴，今不渴，故排除少阴证。经过数日调治，患者病情得以痊愈。此案充分展示了许氏运用仲景学说，结合脉诊及外证，精准辨证施治的高明医术。同时，通过引用《脉经》，许氏强调了趺阳脉在脾胃病诊断中的关键作用，对于提高临床疗效具有积极意义。

三十二、失汗衄血案

【医案原文】

里人秦氏子得伤寒，发热身疼，骨节疼痛，恶风无汗。或者劝其不须服药，待其自安。如是半月矣而病不除，不得已召医治之。医至问日数，又不审其脉与外证，但云已过期矣，不可汗下矣，且与调气药以正气。复延予，予诊其脉，浮涩而紧大。衄血。此麻黄证无疑者。但恐当汗不汗，化为衄血，必有是证。言未已，衄血作。予急以麻黄汤与之，继之以犀角地黄汤，血止汗解愈。

论曰：仲景云凡作汤药，不可避晨夜，觉病须臾，即宜便治，不等早晚，则易愈。或稍迟，病即传变，虽欲除，必难为力。今医不究根源，执以死法，必汗之于四日之前，下之于四日之后，殊不知此惑也。又云：病不服药，犹得中医，此为无医而设也。若大小便不通，必待其自差乎？盖前后不得溲，必下部腹胀，数日死矣。又况结胸、蓄血、发狂、发斑之类，未有勿药而愈者。智者知变，愚者执迷，以取祸也。须是随病浅深，在表在里，或阴或阳，早为治疗，如救火及溺然，庶易差。《素问》云：邪风之至，疾如风雨。故善治者治皮毛，其次治肌肤，其次治筋脉，其次治六腑，其次治五脏。治五脏者，半死半生也。扁鹊望齐侯而逃，其斯之谓欤！

（《伤寒九十论·失汗衄血证第八十一》）

【评析】

本案患者发病之初伤寒，发热身痛，骨节疼痛，恶风无汗，为太阳伤寒表实证，病机为寒邪侵袭肌表、邪正相争剧烈，卫气被遏，营阴郁滞，当以麻黄汤发散达表，散外邪、伸郁阳。许氏诊疗之时，病患虽经迁延、误治之苦，但其脉仍为"浮涩而紧大"之表实之脉，浮紧为太阳伤寒表实证本脉，是卫气与寒邪斗争于体表的脉象，其兼涩者，原因有二，一者为表气郁滞严重，气机极度不畅，二者为疾病迁延日久，气血有所损伤。但整体而言，依然为太阳伤寒表实证，仍为麻黄汤证。鼻衄者，为机体在表在上郁滞之阳气久不得畅通，压迫损伤脉道而成，仲景《伤寒论》有言"伤寒脉浮紧，不发汗，因致衄者，麻黄汤主之"，就是这种情形。但须注意，衄血也可以起到通阳的作用，若衄血后脉静身凉，说明病已解，不可再服用麻黄汤。若衄血过多，骨节疼痛、脉浮紧等消失，转为恶风、脉浮缓，说明表实已解，表虚显现，有运用桂枝汤继续治疗的机会。若衄血后身热不退，舌红绛苔燥，脉数，说明病邪可能深入血分，又当因证立法。

本案还须注意病家与医家的错误。病家囿于"病不服药，犹得中医"之说，迁延时日，以致病情拖延半月未得到治疗，是一误也。须知烈性传染病损伤正气、耗伤津液的速度很快，速治犹嫌迟缓，岂可再行拖延。幸运的是此案病势较缓，又得许氏正确医治，患者生命方得保全。前医囿于"汗之于四日之前，下之于四日之后"之成见，胡乱医治，是又一误。慢性内伤杂病，方证稍有失误，还有转方机会。若急危重病，处方不当，往往使病情雪上加霜，以致不救，此正可谓"病不服药，犹得中医"。孙真人在《备急千金要方》中有言"世有愚者，读方三年，便谓天下无病可治；治病三年，乃知天下无方可用"。我等医者，须知医道精微，以古今良医为师，不断深入钻研，方能不负病家期盼。

三十三、小承气汤治下利案

【医案原文】

客有病伤寒，下利身热，神昏多困，谵语不得眠。或者见其下利，以谵语为郑声，皆阴虚证也。予诊其脉曰：此承气汤证也。众皆愕然曰：下利服承气，仲景法乎？答曰：仲景云下利而谵语者，有燥屎也，属小承气汤。乃投以小承气，得利止而下燥屎十二枚，俄得汗解。

论曰：《内经》云微者逆之，甚者从之，逆者正治，从者反治，从少从多，观其事也。帝曰：何谓反治？岐伯曰：寒因寒用，通因通用。王冰以为大热内结，注泻不止，热宜寒疗，结伏须除，以寒下之，结散利止，此寒因寒用也。小承气止利，正合此理。

（《伤寒九十论·下利服承气汤证第八十七》）

【评析】

本案伤寒后下利，伴谵语身热，非虚寒证，而是热结旁流之征。许氏投以小承气汤，攻下燥实，使邪热随之下行，下利自止，深合《内经》"通因通用"之旨。小承气汤由大黄、枳实、厚朴组成，泄热通便，消滞除满，正治本案肠中燥屎内结、邪热逼迫之证。此案辨证精准，用药果敢，效如桴鼓，足见许氏伤寒功底之深厚，临证思维之灵活。

第二节 苏韬光医案

夺命散治时疫案

【医案原文】

苏韬光侍郎云：予作清流县宰，县申屠行父之子妇患时疫，三十余日，已成坏症。予令服夺命散，又名复脉汤。人参一两，水二钟，紧火煎一钟，以井水浸冷服之。少顷，鼻梁有汗出，脉复立瘥。凡伤寒时疫，不问阴阳老幼，误服药饵，困重垂危，脉沉伏，不省人事，七日以后，皆可服之，百不失一。

《续名医类案·卷五·疫》

【评析】

本案首见于南宋王璆《是斋百一选方》卷七"破证夺命丹"，所用夺命散，又称复脉汤，即后世的独参汤，方选人参一两，以井水浸冷，以防药物格拒，乃热药冷服。本方主治元气大亏，阳气暴脱证，凡伤寒时疫，不问男女老幼，误服药饵，困重垂危，脉沉伏，不省人事者皆可服用。苏韬光用此方治疗妇人染时疫三十余日之坏证，疗效明显。

第三节　朱丹溪医案

妇人孕期患疟案

【医案原文】

妇人，患疟而产，腹痛，盖女胎有积血，以疟药调活血药。半夏一钱，人参、白术各半两，没药、木通、苍术、青皮各三钱，黄芩半钱，陈皮、甘草各五钱，上分四帖，姜三片，煎八分，调下四味药末。

（《丹溪医按·疟疾五》）

【评析】

妇人患疟，疟邪阻气血运行，血凝气滞，故腹痛而生积血。病家有孕，治疟时当兼顾护其胎。方用二陈配苍术燥湿化痰，青皮疏肝破气，没药活血化瘀，木通清热通经，治气滞血瘀之癥瘕积聚，久疟痞块。脾胃为后天之本，气血生化之源。疟邪伤正，则脾运不健，气血无所以生，血虚难以养胎也。方用人参、甘草补益元气，健运脾胃；白术配以黄芩，共奏健脾益气、清热安胎之功，脾健气旺则胎儿得养，此安胎圣药也。

第四节　罗谦甫医案

一、针药并用治大头瘟案

【医案原文】

罗谦甫治中书右丞姚公茂。六旬有七，宿有时毒，至元戊辰春，因酒再发，头面耳肿而疼，耳前后肿尤甚，胸中烦闷，咽嗌不利，身半以下皆寒，足胫尤甚。由是以床相接作炕，身半以上卧于床，身半以下卧于炕，饮食减少，精神困倦而体弱。命罗治之，诊得脉浮数，按之弦细，上热下寒明矣。《内经》云：热胜则肿。又曰：春气者病在头。《难经》云：蓄则肿热，砭射之也。盖取其易散故也。遂于肿上，约五十余刺，其血紫黑，如露珠之状，顷时肿痛消散。又于气海中，大艾炷炎百壮，乃助下焦阳虚，退其阴寒，次三里二穴，各灸三七壮，治足胻冷，亦引导热气下行故也。遂处一方，名曰既济解毒汤。

（《增订叶评伤暑全书·卷下·疫证治案·普济消毒饮》）

【评析】

中书右丞姚公茂因饮酒引发伏邪，风热疫毒壅于上焦，发于头面，有"胸中烦闷，咽嗌不利"等上热之象。兼以足胫寒，神疲体倦之下寒证，脉象浮数，按之弦细，为上热下寒。春气者病在头，而热壅头面，血气壅盛致肿，需要散火清火，故刺络放血，清散火热之邪。复灸气海、足三里，助生下焦元气，引火下行。复以既济解毒汤泻火解毒，导热下行。

二、湿温坏证案

【医案原文】

中山王知府次子薛里，年十三岁，六月暴雨，池水泛溢，因而戏水，衣服尽湿，其母责之。至晚觉精神昏聩，急惰嗜卧，次日病头痛身热，腿脚沉重。一医用发散药，闭户覆衾，以致苦热不禁，遂发狂言，欲去其衾而不得去，是夜汗至四更，湿透其衾。明日寻衣撮空，又以承气汤下之。后语言渐不出，四肢不能收持，有时项强，手足瘛疭搐急而挛，目左视而白睛多，口唇肌肉蠕动，饮食减少，形体顿瘦。延罗谦甫视之，具说前由，盖伤湿而失于过汗也。夫人之元气，起于脐下肾间动气，周流一身，通行百脉。今盛暑之时，大发其汗，汗多则亡阳，百脉行涩，故三焦之气不能上荣心肺，心火旺而肺气焦。况因惊恐内蓄，《内经》曰：恐则气下。阳主声，阳既亡而声不出也。阳气者，精则养神，柔则养筋。今发汗过多，气血俱衰，筋无所养，其病为痉，则项强手足瘛疭搐急而挛。目通于肝，肝者筋之合也，筋既燥而无润，故目左视而白睛多。肌肉者脾也，脾热则肌肉蠕动，故唇蠕动有时而作。《经》云：肉痿者，得之湿地也。脾热者，肌肉不仁，发为肉痿。痿者，痿弱无力。今气欲竭，热留于脾，故四肢不用，此伤湿过汗而成坏证明矣。当治时之热，益水之源，救其逆，补其上升生发之气。《内经》曰：热淫所胜，治以甘寒，以酸收之。人参、黄芪之甘温，补其不足之气而缓其急搐，故以为君。肾恶燥，急食辛以润之，生甘草甘微寒，黄柏苦辛寒，以救肾水而生津液，故以为臣。当归辛温和血脉，橘皮苦辛，白术苦甘，炙甘草甘温，以益脾胃，进饮食。肺欲收，急食酸以收之，白芍药之酸微寒，以收耗散之气而补肺金，故以为佐。升麻、柴胡苦平，上升生发不足之气，故以为使，乃从阴引阳之谓也。早晚各投一服，三日后，语声渐出，少能行步，四肢柔和，食饮渐进，因志其方曰人参益气汤。

（《古今医案按·卷二·湿》）

【评析】

本医案中，罗谦甫辨证审因，四诊合参，以人参益气汤治湿温过汗，阴衰阳竭之坏证。宿按云："古人治湿病案，殊无高论奇方，故仅选此条以为辨证处方之模范。今临证指南佳案甚多，良足私淑。"从中引申出湿温为病的多种变化及治法，将用药规律归纳如下。

除气分之湿，用滑石、白蔻、杏仁、半夏、厚朴、瓜蒌皮为主。有热则加竹叶、连翘、芦根等，全取轻清之品，走气道以除湿。若湿热甚而舌白目黄，口渴尿赤，用桂枝、猪苓、泽泻、滑石、茯苓皮、寒水石、生白术、茵陈，从桂苓甘露饮加减。湿热作痞，神识如蒙，用人参、黄芩、黄连、枳实、生干姜、生白芍，此从泻心汤加减。若脘中阻痛，大便不爽，用豆豉、枳实、川连、姜汁、茯苓、半夏，热轻则去川连，加郁金、橘红、薏苡仁、杏仁，此湿伤气痹治法。热甚则用川连、生白术、厚朴、橘白、淡生姜渣、酒煨大黄，水法丸服，此治气阻不爽，治腑宜通法。湿伤脾阳腹膨，用五苓散、二术膏。湿热横渍，脉膜腹满，用小温中丸，脘痞便溏用苓桂术甘汤，吞酸形寒用苓姜术桂汤。虽皆古人成法，而信手拈来，无不吻合。湿温身热神昏，用犀角、玄参、连翘心、石菖蒲、金银花、野赤豆皮，煎送至宝丹，乃清热通窍、芳香逐秽法。湿温之头胀耳聋，呃逆鼻衄，舌色淡白，咽喉欲闭，谓邪阻上窍空虚之所，非苦寒直入胃中可治，而用连翘、牛蒡、金银花、马勃、射干、金汁。不食不寐，腹痛便窒，脉迟小涩，谓由平素嗜酒少谷，湿结伤阳，寒湿浊阴，凝聚为痛，而用炒黑生附子、炒黑川椒、生淡干姜、葱白，调入猪胆汁，此加味白通汤。更有嗜酒人，胸满不饥，三焦皆闭，二便不通，用半硫丸。又有病中啖厚味者，肠胃滞，虽下，而留湿未解，肛门坠痛，胃不喜食，舌上白腐，用平胃散去甘草加人参、炮姜、炒黑生附子。至如阳伤痿弱，有湿麻痹，虽痔血而用姜、附、伏苓、生术。舌白身痛，足跗浮肿，太溪穴水流如注，谓湿邪伏于足少阴，而用鹿茸、淡附子、草果、茯苓、菟丝子，以温蒸阳气。湿久脾阳消乏，肾阴亦惫，中年未育子，用茯苓、菟丝子、苍术、韭子、大茴香、鹿茸、附子、葫芦巴、补骨脂、赤石脂，仿安肾丸法，治病调元化为合璧。

三、中暑霍乱案

【医案原文】

罗谦甫治一人，年近八十。六月，中暑霍乱，吐泻昏冒，终日不省人事。时夜半，请罗治，脉七八至，洪大有力。头热如火，足冷如冰，半身不遂，牙关紧急。盖年高气弱，当暑气极盛，阳明得令之际，中暑明矣。用桂苓甘露饮，甘辛大寒，泄热补气，加茯苓以分阴阳，约一两，水调灌之，渐渐省事。三日后，诸症悉去，换人参补中汤，以意增减，十日后平复。

（《古今医案按·卷二·霍乱》）

【评析】

《丹溪心法》云："内有所积，外有所感，致成吐泻，就为之霍乱。"饮食不洁，积滞于内，或感受了暑热秽浊之邪，引起急性呕吐腹泻，变为霍乱。感暑邪而发则为中暑霍乱。

本案中，时值六月，阳明得令，暑热之气盛极。叶天士在《三时伏气外感》中有"夏暑发自阳明""暑必夹湿"的观点。暑湿秽浊之气侵袭，初起即见壮热、烦渴、汗多、脉洪大的阳明气分热盛证候，传遍迅速，容易伤津耗气，更多有闭窍动风之变。患者脉七八至，洪大有力，头热如火，犹是气分热盛。但年事已高，中气不足，吐泻、高热、大汗内蒸外迫，更伤津液，气随液脱，精气脱绝，热闭心包，故而神昏，不省人事，半身不遂，牙关紧急，下身冰冷。治当急用辛寒清气、涤暑泄热之剂除暑热，佐以甘寒之剂清热生津。

桂苓甘露饮出自《医学启源》，正是甘辛大寒之剂，具有祛湿润燥，宣通气液，解暑毒，兼利小便之功效。主治饮便不消，呕吐泻利，水肿腹胀，泄泻不能止者；兼治霍乱吐泻，下利赤白，烦渴。本方即五苓散加甘草、寒水石、滑石而成。方以五苓散健脾利湿，化气行水；滑石、寒水石清热利湿；甘草调和诸药。再以人参补中汤补脾健胃，生血养阴。

四、暑热霍乱案

【医案原文】

又治蒙古百户昔良海。于戊午春，攻襄阳回，住夏曹州界，因食酒肉，多饮潼乳，得霍乱吐泻证。从朝至午，精神昏聩，已困急，来告。罗视之，脉皆浮数，按之无力，所伤之物已出矣。即以新汲水，调桂苓白术散，徐徐服之，稍得安静。又于墙阴掘地约二尺许，贮新水在内，搅动，待一时，澄定，用清者一杯，再调服之，吐泻渐止。至夜安卧，翌日微烦渴，遂煎钱氏白术散，时时服，良愈。或问用地浆者，何也？曰：坤属土，土平日静顺，感至阴之气，又于墙阴贮新汲水，以收重阴之气。阴中之阴，能泻诸阳中之阳。霍乱由暑热内伤所得，故用地浆而愈。

（《古今医案按·卷二·霍乱》）

【评析】

震按：此案重在所伤之物已出，故其用药全不以多食酒肉过饮潼乳为治也。

《丹溪心法》云："内有所积，外有所感，致成吐泻，就为之霍乱。"饮食不洁，积滞于内，或感受暑热秽浊之邪，引起急性呕吐腹泻，变为霍乱。本案因暑天食酒肉，多饮潼乳，得霍乱吐泻证。但脉浮数，按之无力，食积已随吐泻去，而暑热犹在。故应用辛寒清气、涤暑泄热之剂除暑热。

桂苓白术散出自《医学启源》。具有清热利湿、行气健脾之功效。主治冒暑、饮食所伤转甚，湿热内甚，霍乱吐泻，转筋急痛，腹满痛闷；小儿吐泻、惊风。新汲水，意为清早从井里第一次汲出来的水，能通窍解热，治疗消渴反胃，热痢热淋，小便赤涩，祛邪调中，下热气。两者合用，清热利湿，霍乱得平。患者翌日微烦渴，是气津两亏，虚热内扰，用钱氏白术散补元阳生津液，健脾益气。

地浆为黄泥浆水。《宋史》云："半天河、地浆，皆水也。"李时珍《本草纲目》释名引陶弘景曰："此掘黄土地作坎，深三尺，以新汲水沃入搅浊，少顷取清用之，故曰地浆，亦曰土浆。"有清热解毒之效，治中暑烦渴，伤食吐泻，脘腹胀痛，痢疾，食物中毒。因而称地浆与新汲水同用为阴中之阴，治疗由暑热和食积化热导致的阳中之阳，有奇效。

第二章

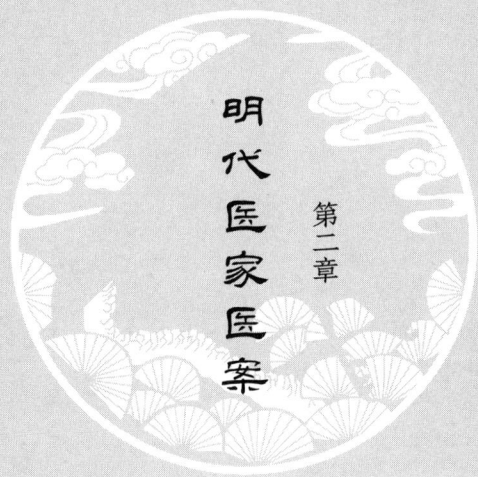

明代医家医案

第一节　汪机医案

一、疫兼两感案

【医案原文】

一人年弱冠时，房劳后忽洒洒恶寒，自汗发热，头背胃脘皆痛，唇赤、舌强、呕吐，眼胞青色。医投补中益气，午后谵语，恶热，小便长。初日脉皆细弱而数，次日脉则浮弦而数，医以手按脐下痛。议欲下之，遣书来问。

予曰：疫也。疫兼两感，内伤重，外感轻耳。脐下痛者，肾水亏也。若用利药，是杀之也。古人云疫有补、有降、有散，兹宜合补降二法以治。别清暑益气汤，除苍术、泽泻、五味，加生地、黄芩、石膏，服十余帖而安。

（《石山医案·卷之上·疫》）

【评析】

《论语》言"少之时，血气未定，戒之在色"，弱冠之年，房劳后寒热者，此肾精先亏，卫气失固。疫以口鼻直入肺胃，壅聚上焦，则头背胃脘皆痛。上焦之气不宣，中焦之气不降，胃气逆则呕吐。疫邪在肺，有逆传心包之势，故唇赤舌强。以补中益气汤投之，更助邪火，入心包则谵语。未投药前，以外感轻，故不见浮脉。内伤重，气热壅，故脉细弱而数。投药后，气热更盛，则脉浮弦而数。证兼两感，故药则合补降二法，拟选李东垣清暑益气汤化裁。恐方中苍术、泽泻燥湿渗利而伤阴助热，又恐五味子酸敛邪热，故皆去之，加生地黄、黄芩清心火，石膏清气分热，服之自安。

二、疟病迁延失治案

【医案原文】

一人年近三十，形瘦淡紫，八月间病疟。予诊之，左脉颇和而驶，右脉弱而无力。令用清暑益气汤加减。服之觉胸膈痞闷，遂畏人参，更医作疟治。而疟或进或退，服截药病稍增。延至十月，复邀予诊。脉皆浮小而濡带数，右则尤近不足。

曰：正气久虚，邪留不出，疟尚不止也。宜用十全大补汤减桂，加芩倍参，服之渐愈。

（《石山医案·卷之上·疟》）

【评析】

驶者，《增韵》言："马行疾也。"在脉则为虚热。左脉主血，右脉主气，此血热气虚之象。清暑益气汤理固当愈。不愈者，盖血热者多，气虚者少，人参补气太过，则服之胸膈痞闷。截药者，专药也。迁延两月不愈，邪气久缠，空耗气血。十全大补汤减桂加芩不助邪火，倍参乃复元气。

三、心脾两伤劳疟案

【医案原文】

邑人汪大尹，年七十。形色苍白，劳倦病疟。疟止，胸膈痞闷，心恶痰多，不思饮食，懒倦，口苦头痛，夜梦纷纭，两腿时痒。予为诊之，脉皆浮濡无力，且过于缓。

医书云，脉缓无力者，气虚也。又云，劳则气耗。又云，劳倦伤脾。脾伤不能运化精微以养心，故心神为之不安，宜仿归脾汤例治之。人参二钱，麦门冬、白术各一钱，归身、酸枣仁、茯神各八分，黄芩、陈皮各六分，枳实、甘草各五分，川芎七分，煎服二帖，夜卧颇安。但药后觉嘈，食则吞酸口淡。减去枳实，加山楂七分、吴茱萸二分服之，仍用参、术、归、芎、山栀、山楂，丸服而愈。

（《石山医案·卷之上·疟》）

【评析】

此为病患劳疟，疟疾止后之证。患者年七十，精亏而神少。气虚血弱，形苍而色白。再经劳倦，复感疟邪，势必为病。及其止后疟去，而精血本弱，脾气已亏。《内经》言："夏伤于暑，秋必痎疟。"夏气通心，逆之则伤。治之在心与脾。脾不健气，而胸膈痞闷，乏燥湿之力以致痰多。心不藏神，而夜梦纷纭，少濡养之功以致火动。中气不转，脾阳之清气不上，胃阴之浊气不下，上干清窍以致头痛，又兼心火则见口苦。气血弱而不达四肢，两腿时瘁。观其脉者，下有气血之亏，缓而无力。上有心神动扰，气见浮濡，治宜调心脾。以人参、麦冬、白术健脾气；归身、酸枣仁、茯神养心血，黄芩清内火，川芎行气血，陈皮理气机，枳实破胸膈结气，甘草以调和诸药。服后唯腹内嘈杂，口淡吞酸。此补而未消之故。枳实破气之功著，弱质之体，用不宜久，故而当减。以山楂化食消积，吴茱萸温中降逆。仍以前药，服之则愈。

四、脾虚气弱劳疟案

【医案原文】

一人年逾四十，形瘦色紫淡，素劳伤脾。予令常服参苓白术散获安。住药一年，复劳饮冷酒不爽，是夜头又被湿，遂致身冷不安，早起面目俱黄。医用零筋草根酒煎服之，吐泻大作。又加姜煎，则心热膈壅，不进饮食，大便秘结，疟作，胸膈痞塞，粥饮不入，食此汤则嗳此气，呕逆吐涎，意向甚恶。予诊左脉浮濡无力，肝脉颇弦，右脉肺部濡散，脾部浮微，二部脉皆似有似无，或呼吸相引，又觉应指。

曰：此脾虚之极也。初因劳热饮冷，头又被湿，内热因郁，故发为黄。若用搐药以泄上焦湿热，则黄自退。乃用草药酒煎，湿热虽行，而脾气存也几希。且勿治疟，当用补脾为急。用人参五钱，橘红一钱，时时煎汤呷之，令其旦暮食粥，以回胃气。彼如所言，旬余乃愈。

（《石山医案·卷之上·疟》）

【评析】

患者形瘦色紫淡，素为阴虚气弱之体。参苓白术散常健脾气，服药虽一年，不能恢复其体质。劳作不时，又弱气血；饮食不节，湿邪弥添。当夜更兼头湿、身冷。内外湿邪逼仄，脾之运化受阻，则见面目俱黄。后医家以零筋草根（凝为牛筋草）治之，虽行湿热，更伤脾气。后加姜，欲温中止呕，而脾气虚极，姜不得救，徒增郁热。脾虚而饮食少，内热而大便结。前者用药之误，以致寒热互结，阴阳错乱，疟疾遂作。脾虚已极，则右关浮微。土虚木乘，则左关颇弦。土弱不能生金，脾不得升，肺不得降，故右寸濡散。辨其标本，判其先后，此当先补脾。以人参大补脾气，橘红理气燥湿，食粥以养胃气。

五、气血两虚劳疟案

【医案原文】

一人年逾四十，不肥不瘦，形色苍白，季秋久疟，医用丹剂一丸止之，呕吐不休，粒米不入，大便或泻，面赤，妄语，身热。予诊脉皆浮而欲绝。

仲景云：阳病得阴脉者死。今面赤、身热、妄语，其证属阳；而脉微欲绝，则阴脉矣，此一危也。经曰：得谷者昌，失谷者亡。今粒米不入，此二危也。又曰泄而热不去者死。今数泄泻，而面赤、身热不除，此三危也。以理论之，法在不治。古人云治而不愈者有也，未有不治而愈者也。今用人参五钱，白术二钱，御米一钱，橘红八分，煎服四帖，渐有生意。

（《石山医案·卷之上·疟》）

【评析】

患者形色苍白，气血不至。后疟疾作，用药得止。医家误治，致使中气大伤，脾不生清而泄泻，胃不降浊而呕逆。其面赤、身热，乃虚阳外浮之象。又兼妄语，乃神机错乱、阴阳离决之兆。故而脉微欲绝。以人参大补元气，罂粟籽培土养胃，白术、橘红健脾燥湿。

六、久疟伤脾案

【医案原文】

一人年逾三十，形瘦色苍，八月间病疟。或用截药，或用符水，延缠不愈，胸膈痞满，饮食少进，大肠痔血，小便短赤，疟发于夜，寒少热多，自汗。予诊左脉濡小而缓，右脉濡弱无力。

曰：此久疟伤脾也。用人参二钱，白术、归身、茯苓各一钱，芍药八分，黄芩七分，枳实五分，陈皮六分，甘草四分煎服。后因痔血未止，吞槐角丸而血愈多，仍服前方而血减矣。

(《石山医案·卷之上·疟》)

【评析】

截药力专攻邪，符水未必祛病。而患者形瘦色苍，气血虚弱，虚实夹杂，截药、符水非其治宜。久致病势缠绵，中气阻滞，脾虚不固，故大肠痔血，病久积热而小便短赤。疟发于夜，邪伏阴分，血虚则左脉濡缓，气弱则右脉濡弱。以人参大补元气，白术、茯苓健脾利气，归身、芍药养阴补血，枳实除胸满，陈皮理气机，黄芩清久缠邪热，甘草调诸药之性。槐角丸凉血止血，而其证非血热，实乃元气本虚，失于固摄，统血无方，以致下血不止。寒凉之药，伤伐阳气，气一日未足，则血一日不固，于是服之血反愈多矣。唯视其根本，以前方之药，扶正祛邪为宜。

七、疟邪内伏案

【医案原文】

一妇面色淡紫，年逾四十，九月病疟。夜发渴多汗，呕吐，粒食不进数日。予诊脉皆浮濡而缓，按之无力。

遂用人参五钱，橘红八分，甘草七分，白术一钱，煎服十余帖，疟止食进，渐有生意，但大便二十日不通。再诊，右脉浮小无力，左脉沉弱无力。前方加归身一钱，火麻仁钱半，如旧煎服，病除。

(《石山医案·卷之上·疟》)

【评析】

妇人面色淡紫，渴而多汗，是疟邪伏内，邪热而气虚。脾胃升降失常，则上气呕吐而食不能进。热邪伏内，耗伤津液则渴。更兼气耗，卫表不固则汗出。初诊其脉，浮、濡、缓而无力。患者疟邪深伏，久病气血俱亏。《内经》曰："阳在外，阴之使也。阴在内，阳之守也。"阴液损则阳气浮走而不系，故见此脉。以四君子汤复脾胃之气鼓邪外出，故而能食。然患者气血俱弱，阴液不足，大便不通。气虽得补而阴血不足，依然浮动而无所依凭，故右脉浮小无力。阴血不足，脉道不充，则左脉沉弱无力。故加当归身养血补血，火麻仁润肠通便，气血恢复则病愈。

八、产后气血两虚劳疟案

【医案原文】

一妇年逾三十，瘦长淡紫，六月产，八月疟。疟止胸膈痞闷，才劳气喘咳血，身热脚冷。予诊左脉濡弱，右脉肺部颇洪，关尺二部亦弱。

以生地黄、白芍、麦门冬、白术各一钱，阿胶、归身、牡丹皮各七分，人参八分，陈皮五分，煎服一帖，再令热服。泻止膈快，但盗汗而脚软。前方加黄芪钱半，黄柏七分，依前煎服而安。

（《石山医案·卷之上·疟》）

【评析】

妇人体型瘦长，气有余而血不足。血虚则色淡，瘀热则色紫。六月产胎，正当暑令。《内经》曰："夏伤于暑，秋必痎疟。"产后少血少气，疟邪伏藏。邪气阻滞气机，故胸膈痞闷。气弱不能上续，劳则气喘。脾肺气弱而失固摄敛藏之功，故见咳血。邪热郁结则身热，闭阻气机则阳气不达肢末而脚冷。阴血素虚，左脉濡弱。邪气壅塞，右脉颇洪。产后体弱，冲任不足，肝肾阴亏，故关尺二部亦弱。患者气血虚弱，疟邪伏阴。以生地黄滋阴凉血，当归身活血补血，阿胶补血止血，白术健脾，牡丹皮清热化瘀，人参大补元气，陈皮行气散结。脾气恢复则泻止膈快。血分藏有余邪，则盗汗。阳气尚未通达，故脚冷。黄柏滋阴清热以除余邪，黄芪补气固表渐复阳气。服之则愈。

九、感热劳疟案

【医案原文】

一人年三十，形色苍白，因劳感热，九月尽病疟。头痛，口渴，呕吐，胸膈痞塞，不进饮食，自汗倦怠，热多寒少。医用截药，病增。过饮水，吐甚。予诊脉皆浮大而濡，颇弦。

曰：此劳倦伤脾，热伤气之疟也。令用人参三钱，黄芪钱半，白术、麦门冬各一钱，枳实五分，山楂七分，归身、黄柏、知母各七分，干姜、甘草各三分，煎服三帖病减。复劳病作，前方人参加作四钱，服之向安。

（《石山医案·卷之上·疟》）

【评析】

患者形色苍白，气血虚弱。再经劳累，体虚病疟，疟邪犯表。正邪相持而身发热，卫阳不固而恶寒、自汗。疟邪入里，化热伤阴而口渴。病邪阻滞脾胃气机，升降失常，故胸痞、呕吐，不欲进食。用截疟专药不得其治，以患者病证虚实夹杂之故，截药势强而力专，伐邪克正，服之脾胃正气更伤，胃气不降，呕吐更甚。患者疟邪在表渐有入里之势，故脉见浮大。以人参、黄芪补气，干姜温补脾阳，白术健脾固表，麦冬养胃阴益胃气，枳壳行气化滞，通达气机。当归身、山楂养血活血，黄柏、知母滋阴清热。复劳再发，其体质本虚，更不耐邪，重用人参大补元气，恢复气血。

十、久疟正虚案

【医案原文】

一人年三十，久疟。医用补中益气汤，或止或作，延及半年，因解发结，劳伤咳嗽。医用前方加半夏、五味，遂致喉痛声哑，夜不能寝。邀予视之，右脉浮濡，左脉小弱。

曰：经云"阴火之动，发为喉痹"是也。此必色欲不谨，久服参芪，徒增肺中伏火耳。令以甘桔汤加鼠粘子、蜜炙黄柏，煎服二帖，喉痛除而声出。继服保和汤五帖而安。

（《石山医案·卷之上·疟》）

【评析】

患者疟邪久缠，以补中益气汤补益中气，正气盛、邪气衰则疟止，邪气盛、正气衰则疟复。遂迁延不愈。解发，起解发送之义。患者因解发途中病势加重。补中益气汤大补中土之气，土气养金，故使肺气有余，火炽伤阴，而发咳嗽。半夏降肺胃之气逆，不能清肺火之有余，五味子敛肺胃之阴伤，不能益肺胃之津亏。故半夏、五味子非其治宜。阴血虚弱，故左脉小弱。阳气亢动，故右脉浮濡。以甘桔汤清泻肺火，加牛蒡子清肺利咽，黄柏滋阴清热，消除阴火。阴火得安，养护脾胃，缓复正气。

十一、体虚劳疟案

【医案原文】

一妇形色脆白，年五十余，忧劳，六月背疮。艾灸百余壮，疮散病疟。身热，自汗，口渴，头晕，呕吐，泄泻，不进饮食，寒少热多。自用清暑益气汤，病甚。予诊左脉浮微，似有似无，右脉浮小，按之不足。

曰：病须属疟，当作虚治。依方而用清暑益气，固与病宜，但邪重剂轻，病不去耳。令以参、术加作五钱，芪三钱，茯苓一钱，陈皮七分，甘草五分，煎服病退。

（《石山医案·卷之上·疟》）

【评析】

患者年老体衰，素体虚弱，气血失荣，故形色脆白。又因内忧外劳共同致病。《内经》曰："夏伤于暑，秋必痎疟。"时逢六月，患者不明缘由突发背疮，以艾灸温经通脉，使气血得以温养充和，遂脱疮而愈。疟邪初感，经艾灸温热之性调动正气鼓邪，遂使疟邪无伏潜之机，于当月发作。正邪争持而发热汗出，邪热伤津而口渴。损伤脾胃之气而不欲食，升降失常而呕吐、泄泻，不能温养头部而头晕。病患邪气非轻，清暑益气汤尚不足以复其正气，病不能去。患者艾灸后阳气升浮，故双手脉浮，又因其气血虚弱，故左脉浮而微，右脉浮而小。以清暑益气汤益气养阴，重用参、术补脾气，加黄芪补气固表，陈皮理气，茯苓健脾利水，甘草调和中气。正气复则病愈。

十二、妊娠患疟案

【医案原文】

一妇常患咳嗽，加以疟疾，因仍左胁有块。疟止有孕，嗽尚不宁，咳干痰少，或时呕出顽痰钟许方止，夜亦如是，常觉热盛，胸膈壅满，背心亦胀，常要打摩。妊已六月。夜半如厕，身忽寒战厚覆，少顷乃愈。越二日，夜半又发，寒热如疟，肢节痛，上身微汗，口中觉吐冷气，胸喉如有物碍，心前虚肿，按之即痛，头痛气喘，坐卧不宁。医作伤寒发散，又作痰症而用二陈，不效。予往视之，脉皆濡而近滑。

曰：胃虚血热也。先以四君子汤加黄芩、枳壳、麦门冬，煎服二三帖，以保胃气。继以四物汤加槟榔、枳壳、麻仁、大黄，三服下之。遂滞下后重，虚坐努责，怠倦不食，时或昏闷乱叫，食则胀，不食饥，四肢痛，脚肿。予曰：胃虚，非汤药所宜。令合枳术丸加人参、当归、黄芩，服月余，诸证悉除，胎亦无损。

（《石山医案·卷之上·疟》）

【评析】

患者素体虚弱，肺气虚衰，常患咳嗽、疟疾。久则疟邪深入，气血亏损，瘀血结于胁下，发为疟母。故左胁有块。疟邪乘时而发，亦乘时而藏。恰逢有孕，其体气血本亏，又将供养冲任，则更易受邪。其肺气虚弱，又疟邪久缠，邪火伏藏，上逆气机，肺气不敛，咳嗽不止。脾者生痰之源，肺者贮痰之器。土者金之母。此病损肺及脾，子病及母也。中气受损，脾运化之功少，肺布津之力弱，更有邪热炼液，于是为痰。中气不转，辛金不敛，戊土不降，上逆作呕。疟母之邪久在阴分，故夜作更甚。气机流转阻滞，故胸膈壅满，背心亦胀，故常欲按摩拍打以散郁气。病患妊娠，已有六月，忽然于夜中疟作，卫气随身流转，夜晚入于营阴，恰逢疟作，邪正所争，故内热外寒。卫阳郁阻，不达四肢，故肢节疼痛。肺卫不敛，邪热郁内，故汗出。因内热而气上，外寒而自觉口吐冷气。胸者气海也，中气内郁，故胸喉如碍，心前虚肿。气不通则按之作痛。气上逆而头痛气喘。有医者视为伤寒以发散表邪，则误治矣。此正邪相持于内而非在表，发之必不得出。又用二陈除痰，只知其标，未知其本，故无效。阴液亏耗，阳亦不盛，故脉濡。痰气阻内，故脉滑。石山以四君子汤健脾补中，枳壳理气宽中除胀，麦冬滋阴养液护胃。后用四物汤补血活血，加麻仁滋阴润燥，大黄槟榔清热除疟。此法操之过急，病患气血未复而加用攻邪之药，麻仁、大黄使在下之气血凉滞，故滞下后重，虚坐努责。此时正气又损，气血于体内凉遏，故昏闷乱叫。脾胃又伤，故食则胀，不食饥。气血不达于肢体，故四肢痛、脚肿。后改换治法，以枳术丸加人参、当归补益气血，黄芩凉血安胎。服数月而正复邪安。而其左胁乃疟母所积，《内经》曰："阳化气，阴成形。"盖有形之邪非破血温经之药不得去除，料此积块尚存而邪气暂安，一旦体弱，或有再发之机，石山无后论之言，未知如何。

十三、体虚腹痛热疟案

【医案原文】

一人形瘦色脆，年几三十。正德十年四月腹痛，惟觉气转左边，五日而止。次年四月亦然。八月病疟，间日一发，寒少热多，十余日止。第三年四月八月如旧，腹痛疟作。四年五年四月八月亦然，但疟作腹痛，疟止痛止。旬余疟除，又泻痢十余日。泻止疟又作，但不腹痛，五日疟瘥。仲冬感寒，头痛发热，腹及右胁胀痛，气喘溏泻，内黑外红，日夜五六次，内热不减，饮食难进。医用三乙承气汤三帖，继用木香枳术丸，诸症稍定。午后内热愈炽，遇食愈胀，得泻略宽，头痛不减。诣予诊治，脉皆浮濡近驶。

曰：气属阳当升，虚则下陷矣，又屡服消克攻下之剂，所谓虚其虚也，安得不胀而瀕泻乎？经云下者举之，其治此病之谓欤！或曰：胀满者，气有余也；积块者，气固结也。经云结者散之，有余者损之。今有余而补固结，而益何谓？

予曰：人身之气，犹天之风，风性刚劲，扬砂走石，孰能御之？孟子曰"至大至刚"是也。馁则为物障蔽，反以为病。若能补养，以复其刚大之性，则冲突排荡，又何胀满不散、积块不行？经曰"壮者气行则愈，怯者著而成病"是也。盖气之强壮者，则流动充满。或有积滞，亦被冲突而行散矣，何病之有？气之怯弱，则力小迟钝，一有积滞，不免因仍承袭，积著成病。故此病法当升阳益胃。遂以参苓白术散煎升麻汤，调服月余，仍令丸服一料而愈。

（《石山医案·卷之上·疟》）

【评析】

患者而立之年，而气血虚弱，形瘦色脆。四月体虚疟入，故腹痛，疟邪深伏，八月始作。四月孟夏，八月仲秋，即合《内经》"夏伤于暑，秋必痎疟"。疟邪发作有时，患者体弱而邪气深藏，正气不足鼓邪外出，故卫气虽昼夜环周，犹不足以作疟。唯八月疟动，正邪始可争持，故而疟作。邪正相争无所出则气滞于胸腹，上为头痛发热，下为便溏泄泻，一旦得泻止则气不行，气不行则病势又剧。此虽气滞胸腹，却由体虚所致，乃因气虚而滞留不行。须慎辨思之。医家审慎之误，犯虚虚实实之戒，三乙承气汤通腑泄热，木香枳术丸行气消积，破耗正气，于是气虚更甚。其脉浮濡近驶。驶者，《增韵》言"马行疾也"，在脉则为虚热。遂以参苓白术散煎升麻汤益气升阳，扶正祛邪而愈。

十四、气血两虚疟入厥阴案

【医案原文】

一人形瘦色脆，年三十余。八月因劳病疟。寒少热多，自汗体倦，头痛胸痞，略咳而渴，恶食，大便或秘或溏，发于寅申巳亥夜。医议欲从丹溪，用血药引出阳分之例治之。予诊其脉，濡弱近驶稍弦。

曰：察形观色参脉，乃属气血两虚，疟已深入厥阴矣。专用血药，不免损胃又损肺也。淹延岁月，久疟成痨，何也？自汗嗽渴，而苍术、白芷岂宜例用？恶食胸痞，而血药岂能独理？古人用药立例，指引迷途耳。因例达变，在后人推广之也。遂以补中益气汤，加川芎、黄柏、枳实、神曲、麦门冬，倍用参、芪、术。煎服三十余帖，诸症稍除，疟犹未止。乃语之曰：今当冬气沉潜，疟气亦因之以沉潜，难使浮达，况汗孔亦因以闭塞。经曰疟以汗解。当此闭藏之时，安得违天时以汗之乎？且以参、术、枳实、陈皮、归身、黄芩丸服。胃气既壮，来年二月，疟当随其春气而发泄矣。果如期而安。

（《石山医案·卷之上·疟》）

【评析】

患者而立之年，而气血虚弱，形瘦色脆。《内经》云"夏伤于暑，秋必痎疟"。患者八月患疟，邪气深伏，卫气所行，正邪交持，卫表失固则自汗出，气机阻滞则头痛胸痞。久而化热，肺胃津亏，脾气受损，故而大便黄秘或溏。气虚有热，故而脉濡弱近驶稍弦。故以补中益气汤补脾益气，川芎、黄柏行气清热，枳实、神曲宽胸消痞，麦冬益胃润肺，倍参、术、芪大补元气。气血恢复，则邪气自除。如石山所言，时当冬令，疟气沉潜伏藏，而阳气收敛，正气尚不足鼓邪外出，须顺时令，待脾胃恢复，正气补足时，借天地一阳来复之气，驱邪而出则安矣。

十五、气血劳伤外感热疟案

【医案原文】

一人年三十，形色颇实。初因舟行过劳受热，咳嗽不已，续又病疟，素有热淋。求医服药，或作或辍。回家，予为诊之。脉皆濡弱近缓，左尺略驶。

曰：此热伤气也。肺为气主。气伤，肺亦伤矣，故发咳嗽。其疟亦因热而作。令用人参钱半，白术、麦门冬、茯苓各一钱，归身、知母各七分，青皮、黄柏、甘草各五分，煎服而安。九月复舟行过劳感热，其疟复作。或一日一发，或二日一发，或三日一发，或连发二日。回家，医作疟治不效。仍用前方煎服，遂安。

（《石山医案·卷之上·疟》）

【评析】

患者而立之年，形色颇实，气血充盛。但因劳伤气血，复感热邪，遂上气作咳。疟邪乘隙而入。脉皆濡弱近缓，气血亏虚之象，左尺略驶者，肾虚热浮也。以人参、白术、茯苓、甘草健脾补气，麦冬润肺滋阴，知母、黄柏清热坚阴，当归活血，青皮行气。

十六、劳伤外感寒疟案

【医案原文】

一人年三十，六月因劳取凉，梦遗，遂觉恶寒，连日惨惨而不爽，三日后头痛躁闷。家人诊之，惊曰脉绝矣。议作阴症，欲进附子汤。未决，邀予往治。

曰：阴症无头痛。今病如是，恐风暑乘虚入于阴分，故脉伏耳，非脉绝也。若进附子汤，是以火济火，安能复生？姑待以观其变，然后议药。次日，未末申初果病。寒少热多，头痛躁渴，痞闷呕食，自汗，大便或泻或结，脉皆濡小而驶，脾部兼弦。此非寻常驱疟燥烈劫剂所能治。遂用清暑益气汤减苍术、升麻，加柴胡、知母、厚朴、川芎，以人参加作二钱，黄芪钱半，白术、当归各一钱，煎服二十余帖而愈。

（《石山医案·卷之上·疟》）

【评析】

患者而立之年劳伤感寒，六月暑热之气乘虚而入，外有寒邪，内藏伏暑。邪热扰动阳气而梦遗。暑邪伏阴内困，气机留滞不畅，故而头痛躁闷。因正虚不足鼓邪外出，暑邪伏而阳气亦伏，故而一派阴证之象。附子汤以火济火，当然延误病情。次日未末申初，疟邪发作，正邪交争，故而发热，卫表不固而恶寒自汗，气滞不行而痞闷，阻滞脾胃气机而呕食。邪气伤脾，又兼肝郁，故而大便溏结不调。脾部脉亦见弦。法当疏肝健脾，理气清热。以清暑益气汤清热益气，柴胡疏肝，知母滋阴清热，厚朴宽胸除痞，人参、黄芪、白术补元气，川芎、当归行气活血。

十七、酒湿内蕴复感疟案

【医案原文】

侍御程公，形色清脆，年逾四十，素善饮，形色苍热。病头痛，恶食泄泻，小便短少，午后恶寒发热。医用二陈、平胃、五苓共一服，治不退，反增腰腹拘急。邀予诊视。脉皆濡弱颇弦而驶。

曰：耗血伤胃，惟酒为甚。复加以时热，外伤其气。内外两伤，法当从补。若用草果、槟榔、常山、半夏躁烈之剂，譬犹抱薪救火，宁不益其病耶？遂以人参二钱，黄芪钱半，以益皮毛，不令汗泄；白术、茯苓、石膏、麦冬各一钱，以导湿热，不使伤胃；知母、青皮、神曲、黄芩、归身、川芎、柴胡各七分，以消积滞而和表里，少加甘草三分，煎服十余帖，疟止。后以参苓白术散常服，收功。

（《石山医案·卷之上·疟》）

【评析】

患者形色清脆，善饮酒，酒气熏蒸，易酿湿热而内耗气血。故而形色苍热。湿热碍脾，中气不转，则恶食泄泻。气机留滞不行，头部失于濡养则头痛，湿热阻滞下焦，伤津而小便少。湿热互结，除其湿则结热不去，清其热而湿滞难除。唯有清热利湿方可利道湿热而去。故而二陈、平胃、五苓散类，燥湿痰而利水气，而热与湿互结在内必不能除。湿欲去而热欲留，来去不得，出入不能，纵可使湿稍去，热随湿走，所过之处，必伤气血，故见腰腹拘急。诊其脉象，气血已伤，湿热留余，故脉象濡弱颇弦而驶。治之之法，如石山用药，唯益气健脾、清热利湿方可愈病。

十八、气实血虚劳疟案

【医案原文】

一人年三十余，八月因劳病疟。诣予诊治。脉皆六至而数无力。

曰：古人云形瘦色黑者，气实血虚也。又云脉数无力者，血虚也。间日发于午后，亦血分病也。以色脉论之，当从血治。但今汗多，乃阳虚表失所卫；消谷善饥，乃胃虚火乘其土，皆阳虚也。仲景法有凭症不凭脉者，兹当凭症作阳虚治。以参、芪各三钱，白术、白芍、麦门冬各一钱，归身、生地、甘草各七分，黄柏、知母、陈皮各五分，煎服二十余帖而安。若用寻常驱疟劫剂，宁免后难？

（《石山医案·卷之上·疟》）

【评析】

《内经》曰："夏伤于暑，秋必痎疟。"患者而立之年，气血盛而劳伤获病，盖夏月受暑，后又劳伤，伏暑内动故而秋月病疟。暑热在内，耗气伤血，故而脉数无力。法当益气血，利湿热。石山以人参、黄芪补气，白术、陈皮健脾燥湿，白芍、归身养血活血，黄柏、知母、生地黄、麦冬滋阴清热，甘草清热调中，于是病愈。

十九、形衰体弱暑疟案

【医案原文】

予年逾六十，形质近弱。八九月酷热时，往来休歇，外有药剂之劳，内有病者之忧，内外弗宁，昼夜不静。至十月初旬，疟作三日，午后一发，寒不甚寒，热不甚热，喜热恶寒，寒去热来则爽快矣。口干微渴，临发昏倦嗜卧。左脉沉小而数，右脉浮濡无力，亦近于数，独脾部弦而颇洪，疟去则脉大小浮沉相等，惟觉缓弱而已。

初服补中益气汤十余帖，病无加减，夜苦盗汗。继服当归六黄汤，黄芪每帖四钱，五帖汗止，疟如旧。再服白虎汤，人参四钱，石膏三钱，知母一钱，甘草六分，米一撮，煎服十余帖而疟止矣。

（《石山医案·卷之上·疟》）

【评析】

患者耳顺之年，形体衰而气血弱，八九月受热而病。气机阻滞，清阳不升，则头昏。脾气不足则劳倦嗜卧。左脉沉小而数，则血热；右脉浮濡无力，则气虚。初以补中益气汤，虽补益中气，但血热未除，病亦不愈。故而盗汗夜苦，继服当归六黄汤滋阴敛汗，而邪热犹存，故再以白虎汤清邪热而愈。

二十、久疟吐泻气血两伤案

【医案原文】

一人瘦长脆白，年三十余。久疟后盗汗自汗过多，加以伤食，吐泻大作，吐止而泻，四日不住，筋惕肉𥆧，惊悸梦遗，小便不禁。予诊脉皆缓弱，右略弦而涩。

曰：此下多亡阴，汗多亡阳，气血虚也。遂以参、芪为君，白术为臣，山栀、麦门冬、牡蛎为佐，酸枣、归身、山楂为使，加以薄桂，煎服旬余，诸证稍退。

半年之间，常觉脐下内热一团，烘烘不散，时或梦遗。浮梁孙医议作热郁，固欲下之。予曰：此非有余之热，乃阴虚生内热耳。若欲下之，是杀之耳。宜以前方加黄柏，热当自退，果验。

（《石山医案·卷之上·疟》）

【评析】

患者身形瘦长脆白，年虽三十而气虚血弱。久疟耗血伤气，故而盗汗自汗。更有食伤脾胃，故而吐泻。吐泻后津亏，失于濡养而筋惕肉𥆧。气血大亏，心神扰动而惊悸梦遗。以人参、黄芪大补元气，白术健脾益气，山栀清心除烦，麦冬滋阴益胃，酸枣仁养血安神，当归身养血活血，山楂消食益胃，牡蛎滋阴潜阳，薄桂引火归元，益气补血，养心调肾故而病退。而半年后，患者脐下内热不散，时而梦遗，故知是下焦虚热所致。以前方加黄柏滋阴清热，故而热退病愈。

二十一、因饥感寒疟后腹痛案

【医案原文】

一人年十七八，时因读书饥感寒得疟，延缠三年疟愈，寒气，脐左触痛，热熨而散，仍或发或止。后因新娶，往县复受饥寒，似病伤寒，吐二日夜不止。接服理中汤、补中益气汤、固本丸、补阴丸、猪肚丸，其吐或作或止，饮食或进或不进。续后受饥劳倦，食则饱闷，子至午前，睡安略爽，食稍进，午后气升，便觉胀闷，胸膈辘辘水响，四肢微厥，吐水或酸或苦，亦有间日吐者，大便燥结，小便赤短，身体瘦弱，不能起止。

予曰：须不见脉见症，必是禀赋素弱，不耐饥寒，宜作饮食劳倦为主，而感冒一节，且置诸度外。夫气升胀闷触痛者，脾虚不能健运，以致气郁而然。胸膈辘辘水声，谓之留饮。乃用独参汤补养其气血，加姜以安其呕吐，黄柏以降其逆气。初服三帖，脐左痛除，吐止。将人参加作一两，吐又复作。此由补塞太过，而无行散佐使故也。人参减作七钱，附五分，炮姜七分，半夏八分，苍术七分，厚朴七分，茯苓一钱。服至二十余帖，吐止食进，余病皆减，颇喜肉味。以手揉擦其肚，尚有水声汩汩。微感寒，腹中气犹微动，或时鼻衄数点。近来忽泻，二日而自止。才住前药，又觉不爽。前方加黄芪四钱，山栀七分，减黄柏，如旧煎服。

或曰：吐水或酸或苦，大便闭燥，小便赤短，诸书皆以为热。凡病昼轻夜重，诸书皆为血病，今用姜附何也？

予曰：吐水酸苦，由脾虚不能行湿，湿郁为热，而水作酸苦也。姜附性热辛散，湿逢热则收，郁逢热则散，湿收郁散，酸苦自除。大便燥结者，由吐多而亡津液也。小便短少，由气虚不能运化也。兹用人参以养血气，则血润燥除，气运溺通矣。若用苦寒之药，则苦伤血，寒伤气，宁不愈益其病哉？日轻夜重为血病者，道其常也。此则不然，须似血病而实气病也。医作血病，而用固本补阴等药反不解，非血病可知。所以日轻者，日则阳得其位而气旺，故病减；夜则阳失其位而气衰，故病重，经曰"至于所生而持，自得其位而起"是也。故病则有常有变，而医不可不达其变也。病将愈，犹或鼻衄数点者，此浮溜之火也。加山栀气味薄者以潜伏之，久当自愈。后闻食母猪肉，前病复作。予曰：藏府习熟于药，病亦见化于药，再无如之何矣。

（《石山医案·卷之上·疟》）

【评析】

患者因饥感寒得疟，延缠三年，气血虚弱，所服理中汤、补中益气汤、固本丸、补阴丸、猪肚丸，皆不愈，而胸膈胀闷水响，四肢微厥，吐水酸苦，大便燥结，小便赤短。此皆邪伏藏不得出而致矣。此乃脾虚不运，留饮内停，并兼虚热所致，石山以独参汤加黄柏、生姜，补气太过而邪未尽除，故而气上呕吐，减人参，加附子、炮姜温中化饮，白术、茯苓燥湿化痰，半夏、厚朴燥湿行气，吐止食进，病势好转。而以手揉擦其肚，尚有水声，则留饮仍在，感寒后鼻衄泄泻，皆因脾虚不摄气血，不运津液所致。故而以前方加黄芪培补元气，加山栀清心除烦，并减黄柏清热之力，如旧煎服。

第二节 虞抟医案

一、疟发于昼夜案

【医案原文】

予壮年过杭，同舟有二男子，皆年逾四十，已各得痎疟三年矣，俱发于寅申巳亥日，一人昼发于巳而退于申，一人夜发于亥而退于寅。予曰：但到杭，可买药俱与瘥可。昼发者，乃阴中之阳病，宜补气解表，与小柴胡汤倍柴胡、人参，加白术、川芎、葛根、陈皮、青皮、苍术。夜发者，为阴中之阴病，宜补血疏肝，用小柴胡合四物，加青皮。各与十帖，教其加姜、枣煎，于未发前二时服，每日一帖。服至八帖，同日得大汗而愈，永不再发。

（《医学正传·卷之二·疟证》）

【评析】

疟已三年，当属阴证。昼则阳在外，为阴之所使，故昼发者为阴中之阳；夜则阳入于阴中，发病则为阴中之阴。治用小柴胡汤和解表里，柴胡、生姜以左升；黄芩、半夏以右降；人参、甘草以补益元气，固护中焦。昼发者，补气解表为宜。故倍柴胡、人参，合葛根升阳，白术补脾益气，川芎行一身之气，青皮、陈皮、苍术右降，祛痰截疟。夜发者，病久伤于阴血，故合四物汤以补血疏肝。

二、染疫结胸案

【医案原文】

东阳李文会内子陈氏，年二十九，三月间得瘟疫证，病三日经水适来，发热愈甚，至七八日病剧，胸中气筑作痛，莫能卧。众医技穷辞去，黑夜来迎予诊治。

病者以棉花袋盛托背而坐于床，令婢摩胸不息，手六脉俱微，数极而无伦次，又若虾游状。予问曰：恐下早成结胸耳？主人曰：未曾下。予再思之，三日而经水适来，致中气虚，与下同。用黄龙汤、四物汤、小陷胸汤共合一剂，加姜、枣煎服。主人曰：此药何名？予曰：三合汤也。一服而诸病悉减，遂能卧。再服，热退而病全安。愈后，又因食粥太多而病复热，又作内伤处治，而用补中益气汤出入加减调理而愈。

（《医学正传·卷之二·瘟疫（附：大头天行病　虾蟆瘟）》）

【评析】

瘟疫适逢月事来潮，若下之，致气血俱虚。病呈结胸状，"胸中气筑作痛，莫能卧"，当从结胸论治。病逾七八日，六脉俱微而作虾游状，是孤阳无依之候，必有热结在里致虚阳浮越。治用三合汤，小陷胸汤以宽胸散结，四物汤以复其气血，黄龙汤攻补兼施，泄其里热。此方推陈出新，一剂而愈。后又因食粥太多郁热又起，以补中益气汤加减，甘温除热，益气升阳则调理而愈。

三、久痢脱肛案

【医案原文】

一子年将五十，夏秋间得痢疾，月余服药而少愈，秽积已，但尽糟粕，不食，昼夜五六次入厕，兼脱肛不安，又半月诸药不效。予记祖传一方，用池塘中鳖一个，如法修事，多用生姜米糒作羹，入砂糖一小块，不用盐酱熟煮，吃一二碗，三日不登厕，大肠自此实矣，肛门亦收而不脱。夫此证盖因脾土受虚，致肺与大肠俱失化源之所滋养，是故大肠不行收令也，此母能令子虚耳。鳖乃介虫属金，而有土性温，能补脾肺。又况肺恶寒，先得芩、连等寒凉之味已多，今用生姜之辛以补肺金，用砂糖之甘以补脾土，肺气既实，其大肠亦随而实，故得以行收令也，故其功效如是之验焉。

（《医学正传·卷之三·痢》）

【评析】

痢疾迁延日久，脾胃乃伤，又母能令子虚，致使大肠不行收令而脱肛不安。治用鳖煮熟，药食同源。塘中之鳖，得土性之深厚以温补肺脾；米糯色白入肺，实中焦以补脾胃；生姜辛散以暖中焦，补肺金；砂糖味甘引入脾经。诸药共用，方能效如桴鼓。

第三节　韩懋医案

五瘟丹治瘟疫案

【医案原文】

戊年楚春瘟，人不相吊，予以五瘟丹投泉水，率童子分给，日起数百人。五瘟丹（此方自制，冬至日修合）。

黄芩（乙庚之年为君）　黄山栀（丁壬年君）　黄柏（丙辛年君）　黄连（戊癸年君）　甘草（甲己年君）

此五味，各随运气为君者，多用一倍也。余四味又与香附子、紫苏为臣者，减半也。

上七味，皆生用，为细末，用锦纹大黄三倍，煎浓汤，去渣，熬膏，和丸如鸡子大，用朱砂、雄黄等分为衣，贴金。每用一丸，取泉水浸七碗，可服七人。凡天行瘟病去处，有力之家，合以施给，阴德无量。

（《韩氏医通·卷下·悬壶医案章第六》）

【评析】

《素问·天元纪大论》曰："戊癸之岁，火运统之"。五瘟丹用治瘟疫首创于韩懋的《韩氏医通》，后世万全、马印麟等医家均对此方有所发挥，如万全认为甘草宜用粪制，香附宜用童便浸炒，加强其清热解毒之力。马印麟认为服用此方应忌腥辛辣，油腻煎炒及厚味之物。观其药味，三黄和山栀清热解毒败火气，甘草调和诸药，香附和紫苏有香苏散宽中解表之意，再依年岁运气不同而调整配伍比例。因其效用与药味简易而成为明清时期重要的治疫方剂，风靡于民间。

第四节　楼英医案

十枣汤丸剂治疟案

【医案原文】

一妇身材小，味厚，痰疟月余，间日发于申酉，头与身痛，寒多喜极热辣汤，脉伏面惨晦，作实热治之，以十枣汤为末，粥丸，黍米大，服十粒，津咽，日三次，令淡饭，半月大汗愈。

（《医学纲目·卷之六·阴阳脏腑部·久疟》）

【评析】

该妇患疟间日发，身小味厚知平素痰涎壅盛。寒多当为寒疟，喜食热辣汤而脉伏面惨晦当知痰与热结在里，阳气郁而不得发，故当作实热治之。方用十枣汤，本为峻下逐水之剂，今反令频频作服，日三次，半月乃愈，何也？此例十枣汤去性存用，大枣米粥顾护中焦以养其胃气，甘遂、大戟、芫花为末，徐徐而图。为末和粥为黍米大丸，丸者缓也，不取其汤涤荡之性，而缓逐其积久之痰涎，痰去则疟自除也。

第五节 陆养愚医案

一、热疟诊治三番案

【医案原文】

崔盐院，八月间按临嘉兴，患疟，每日一发，彼处医家治疗，十日不愈，盐院有意督责之。各官进问安，盐院曰：敝处每有此病，或煎药一二剂，或丸药一服，未有不止者，今服药一二十剂，而病发转剧，何此处医之无良也？嘉兴府尊召医者言之，医者得此意，进诊间禀曰：老爷前日内外之邪尚重，未敢即截，截则恐复发，今邪已去，可以截矣。因进丸药一服，服后呕恶一番，而明日果不发矣。然疟虽愈，而饮食无味，口每干苦，勉强竣事。九月中旬到湖甫三日，而疟复陡发，两县各延医送看，乌程送邵，归安送予。盐院吩咐，各先呈方，后取药。邵先到进诊，已呈方矣。予后至进诊，正值疟发寒战，床帏俱动，面赤戴阳，汗泄不止，身热如火，其脉洪数无伦而沉按则驶。予思此症乃热疟也，以三黄石膏汤呈进。盐院以邵方在嘉兴服过无效，予方又疟条不载，俱不取药，竟差人到嘉兴医家，仍取丸药一服，五更服之，呕吐不止，至巳午时，疟发更甚，热竟日不退。捕官传报道府，道尊及府尊进问，随召邵与予同进。诊视后，盐院要两人押一状，限几日内好，邵逡巡不敢押，予即书二日内可减，三日可愈。道尊曰：汝既能任，留在里边调治。予思两番丸药，胃气重伤，且脉较前数日更弱，不可纯作实热治，因以白虎汤合建中、生脉之半投之，一夜二剂，呕吐即止，明日疟已不发矣，无俟三日，后以清气养荣汤调理之。一时院道、府县及衙门中人无不称神医云。

卢绍庵曰：崔公之疟，想初起原是热症，丸药亦必是热剂，以热攻热，愈后之发必烈。若崔公俯心下问，俾先生得伸其用三黄石膏之意，何至狼狈如此？陆稦阳曰：经云：热极则动。寒战而至于床帏俱动，其为热也极矣。又云：战不因汗解者，热也。今汗泄不止，而热竟日不退，其为热也又明矣。此正东垣所谓大争寒热，三阳合病之疟。识症既确，原拟三黄石膏汤主治，后以脉弱胃伤兼补，尤见治疗之活法。至其决瘥于二三日之间，非有大识，安能有此大胆？况愈又不待三日，一时名冠三吴，曷足怪哉？

（《陆氏三世医验·卷一·热疟吐呕清补一》）

【评析】

初诊呕恶一番，疟愈而口干渴，当知余热未清。二诊寒战汗出不止俱是热象，脉洪数，沉按则驶，此时胃气尚存，先生以三黄石膏汤立意，宣透三焦里热，则疟无所留止，后手可略施调补则病去身安。然又用丸药呕恶一番，热势不退，胃气已然大伤。当此再治，唯徐徐图之，因用白虎汤、合建中汤、生脉饮，待热退疟止以清气养荣汤调补则愈。

二、五积散治痢疾案

【医案原文】

归安李县尊令岳初到，路途感冒，至署头常微痛，身体微热，然饮食如故，不以为意，数日后，患水泄，小便赤涩，此公自谓知医，令人在药铺取胃苓汤二剂，服之，泄不止。后又见积，又剉芩、连、白芍、木香、槟榔辈二剂，服之，竟不效。李公令人邀予诊视之。两手浮弦，沉按涩数。曰：此因表气不舒，致令里气亦不顺。偶值脾胃不调而作泄也。乃以五积散，微加白蔻仁、木香二剂，大汗而诸症悉愈。

卢绍庵曰：长途未免劳顿，感冒又有表邪，继而饮食，业已成痢，世俗之见论之，惟投痢疾之药，人事之常也。先生以五积散双解表里之邪，得汗而诸症如失，痢因汗愈，非有真知灼见，孰敢如斯。

（《陆氏三世医验·卷一·痢疾发散七》）

【评析】

此病初起，轻疏表气则可；然为水泄，频服胃苓汤消胀行水则见留积，故脉沉按涩数，浮弦则表邪为去，及用五积散，表里双解，略加蔻仁、木香温中，宣畅三焦气机，故能大汗而诸症悉愈。

三、补中通下疗疟疾案

【医案原文】

窗友朱远斋，与予同行浙、直间，而辨论更为悬河，三吴医家遇之，无不慑服。归安县尊新任未几，闻其名，屡召不赴，借事系之狱。湖郡乡先生如潘、如董、如闵，无有不与吾两人莫逆者，远斋被系之日，归安宾馆，黄盖者七，青盖者五，县主怒，竟不释，谓其衙役曰：即诏书来，决不轻放。意欲毙之杖下，会按院将巡湖，县主事体忙迫，未几问决。远斋尊嫂，日夜在余家号哭，有时拜求，有时怒詈，谓：平日不啻同胞，今日如此看冷，真所谓患难之时一个无也。余如坐针毡，百计无从解释。适按院省中动身之日，陡发疟疾，北方人极忌此症，即于省中延名医陈姓者，带至湖，虽欲闭门静养，而各官参调，自多一番劳顿，次日觉剧，数日间，日甚一日。道尊问安，甚至有办后事之语。夏初，道尊患伤寒症，予调治而愈，因令人召予，曰：我素知汝术甚神，意欲送汝进看按爷，第关系极大，不可轻举，今病势危迫，万一不讳，我及府县，俱有干系，汝自量能任否？予正欲得便以救远斋之厄，岂复顾利害？对曰：医生进看，可救，用药；若不可救，不用药，决不敢误。明日，道尊禀过，即命捕官来召。余进谒诊视，其脉两寸关浮数微弦，按之极弱，两尺沉按紧小。其症不发时，亦懒于动作，身体常热有汗，腹中极饥而痞闷不敢食，且小腹更为胀急，大便欲行而不行者，已七八日；发时战栗而身体极热，烦渴、躁扰、喘急甚为难忍。及审陈医所用之药，初则发表，后以痞闷用二陈、青皮、草果燥热之品，常山亦私用而不效；及审饮食，平日大餐，且喜厚味，自病后，肥甘不敢沾唇，且北人从不吃粥，病剧又不能啖面食，日啖干糕数块以为养。夫滋润之物，既已断绝，复重以风热燥削之药，肠胃安得不干涸，而痞满燥结所自来矣。予思此症乃是肠实而胃虚，若以丸剂通其下结，以煎剂补其中虚，病可立已，然必徐为之，方可为远斋地。出复道尊及府尊、各县尊，曰：按爷之恙，大事无害，第势正猖獗，必数日，方可衰其半，十日，则全愈矣。道尊大喜，急促予药，俟服而去。予曰：此时，疟将发矣。《内经》曰：无刺熇熇之热，无刺浑浑之脉，无刺漉漉之汗，为其病逆，未可治也。俟医生再细审按爷病情，而后投药，方为万全。各官俱出，至未申时，按院疟止。予以清气养荣汤进服之，薄暮，索糕饼为膳。予曰：糕饼甘而且燥，恐不可吃。按台曰：我素不好此，因粥味口淡，不得不藉此耳。予曰：少以腥味为菜，自不淡也。按台曰：陈医谓此症极忌腥味。予曰：少用，无甚害。遂以火肉，进粥二碗。黄昏，欲解而不解，予以蜜导之，出燥屎数枚，是夜，甚安卧。明早，各官进问，按台曰：服陆医生药，颇觉清爽，第未知发时何如耳？及疟发，比前减十分之三。晚间，各官进问，按台大喜，曰：今日差有生意矣。是日夜，予进前汤二剂，病减十之六七。按院以陈医治疗无状，有罪之之意，予极力周旋，得不失体面而去。又三日，诸症尚未脱然，予乘间禀曰：老爷症减，而脉似未减，所以余邪未尽，且恐后日有变，医生有师兄朱如玉，术高医生百倍，若得此人商治，百无一失。按院即欲令人召之，予跪禀曰：适得罪归安太爷在监。按台欲行牌去取，予曰：若如此，则医生之罪大矣。按台因吩咐捕官，着归安县请医生朱如玉。县尊知予故，谓远斋曰：陆岳在按爷处，我晓得人情极大，汝今日且去，若我县间事体，少有差池，多是汝两人之故。远斋进见诊视后，细谈按台病情，无不如见，按台极为称赏，恨相见之晚。因用润字丸药三钱先服之，随以予所用之汤方，加生脉散投之。是夜，解宿垢极多，明日，精神爽健，疟即止矣。远斋拉予，以县尊之言，禀明按台，按台示之风旨。后，县尊与我两人，反成相知。

卢绍庵曰：朱陆二位，行道当时，声名不相上下，而文理以先生为优。朱君不知何故触怒县尊，虽众乡绅莫能解，偶值按院染病，先生居间调停，以解朱君倒悬。二位起按院之病，按院救朱君之命，非按院之幸，乃朱君之幸也。县尊盛怒之下，闻先生所为，意殊不怪，迨后怒解，敬先生之谊，更相莫逆。先生此举，明知触犯县公，欲全交好而不顾其害，与后推让臧舜田之谢仪，曲尽人情而不私其利，避害趋利，人事之常，先生则否，此等作为，良有上古之风，而非俗世之人所能及也。

（《陆氏三世医验·卷一·疟由肠实胃虚补中通下二十》）

【评析】

此案甚妙，非止于医，人情周旋之处亦可细品。疟者，伏于半表半里，出入进退而生寒热。其脉上浮下紧之象可见一斑。按台之疟，陈医恐误之甚多，先则解表，又用二陈实其中焦，风热燥削，则大便干而难下；私用常山，苦寒伤中，则胃失腐熟之职。幸得良医，徐徐而图，用清气养荣汤滋润燥势。清气养荣归地附，地榆泽苓连心萸。此方滋阴清热利水，于是证甚和。后朱医所用润字丸及汤方均出自陆氏之手笔，陆又恐按台问责为陈医周旋，使不失体面，其为人处世之道，医技医德于是案中，让人读来如沐春风。

四、清升并用疗小儿疳痢案

【医案原文】

姚明水，暮年生子，甫止一岁，其母无乳，乃以饼糕枣子哺之，遂患疳积痢。上则口舌时常腐烂，下则脓血相杂，儿医治疗，自春徂秋，肉削如柴，饮食少进。明水忧烦过度，身不爽快，邀予诊视，适值儿医先进，看毕出，复明水曰：令郎似不可救，上疳下痢，睡不闭目，肛门如竹筒，手指纹已过命关，如之奈何？明水曰：自家也顾不得，是亦数也。为之垂泪，儿医遂别。予谓明水曰：何不令予视之？答曰：因老先生非小儿科，故不敢劳耳。急令人引视。予看此儿，有死形而无死神，以一指按其脉，上浮数而微，下沉微而数，及看其肛门，似外脱而非竹筒也，谓明水曰：令郎上越者不降，下陷者不升，若升其元阳而降其邪火，犹可疗也。明水曰：若救得小儿，恩胜于救不才百倍。予先令灌补中益气汤二盏，以提其不足之阳；又浓煎生脉散，俟冷，时时以匙挑灌之；间以孩儿茶、冰片、青黛、人中白吹之。二日而减，旬日而愈。

卢绍庵曰：婴儿全借乳哺，勉强啖以糕饼，脾胃柔脆，致成内伤，是以上为口糜，而下成泻痢。幼科止据现症而言，断为不治，而不能探其本。偶然父子俱病，先生保全其子，即可以保全其父。方脉虽分大小，乃能旁通治验，先生其圣于医者欤？

（《陆氏三世医验·卷一·小儿疳痢清升并用三三》）

【评析】

犹闻子病及母，今知子病亦能及父，老来得子，为儿劳心乃至忧烦过度。叶天士于《本草经解》曾言"人乳气平，禀天秋金之平气，入手太阴肺经；味甘咸无毒，得地中北土水之味，入足太阴脾经、足少阴肾经。气味降多于升，阴也"。由此观之，婴儿娇弱，五脏未实，得母乳充实肺、脾、肾三脏，尔后易以糜粥、饭食则无碍矣。今以其母无乳，遂以糕饼枣子为替，则脾难运化而热充于中，疳积难化，卫气难御外邪，久则下痢脓血而消瘦如柴，成上疳下痢、上下不通之症。料想及其病初起，寻一乳母得乳汁为养，则无药亦可保其全生。今病日久，上下不通，脉见上浮数而微，下沉微而数，是上欲越而下欲脱，法当降邪火而升元阳。陆氏取补中益气，升阳举陷，升脾胃之清阳。生脉散益气清心，降其邪火；再入孩儿茶、冰片、青黛、人中白诸味清凉开散去其久积之火，乃能药到病除，旬日而愈。

五、虚热清补疗时病案

【医案原文】

费西村，患时疾，头痛，身热如燔炭，口渴，气喘，下半日热潮更甚。他医以藿香正气散投之，烦躁特甚，舌心焦黑，谵语发斑。又医以柴苓汤服之，更加呕哕，且自汗不止。举家危之。予诊其脉，浮数而微，曰：此少阳阳明合病之虚热也。用白虎汤加人参、黄芪、葛根、柴胡、灯心、竹叶煎服之，而热减十分之七，汗亦稍止。后以人参、麦冬、五味、黄芩、山栀、甘草二剂，斑亦渐退。

卢绍庵曰：谚云："是病不是病，一帖藿香正。"此讥庸工拘执死方，以药试病，而不能变通也。况伤寒合病界二三之间，最难辨识，先生一视而知，语曰："医精机入道，药当妙通神。"先生有焉。

（《陆氏三世医验·卷一·时症清热虚补三九》）

【评析】

此病发急，起初即见身热如燔炭、口渴、气喘等一派热象。医用藿香正气散，四时不正之气由口鼻吸入，与邪伤经络者不同，故不用大汗以解表，只用芳香理气之品驱其邪气，仍从口鼻而出也。然治此病热甚之症不相吻合，以阳明之证而服藿香正气，力微而难去其热，反气塞中焦，烦热更甚。舌心焦黑，已然谵语，法当立去其热而又医以柴苓汤治之，柴胡和解表里则未为太过，四苓入膀胱利小便则去之更远，虚热未除更添呕哕，故脉见浮数而微，已到死生存亡之际，幸遇陆医以白虎加减清虚热而益气阴，终是斑退汗止而愈。

六、清热疗疫病案

【医案原文】

陈好古，患两太阳痛，左胁作疼，口渴，大便泻水，小便短赤，面色如尘。予诊其脉，滑大而数，右关为甚，时正春末夏初，曰：此疫症也。好古曰：据公说，是瘟病了？见其词色有怒意，予辞而退。更一医以胃苓汤投之，烦渴异常，语言错乱。其家复来延，予意不欲往，而恳之者再。复诊之，其脉仍前症，似危急，然细参其色脉症候，不过热郁之极，故烦乱沉昏耳，其泻者，因表气不舒，故里气不固也。用白虎合解肌汤疗之，二剂而神思便清，又二剂而起，且饮食矣。后，好古枉顾负荆。

卢绍庵曰：疫疠之行，大则一方，次则一乡，又次则一家，俗称瘟病，虽至亲不相问遗往来。先生一看决之，奈愚人讳疾忌医，舍先生而他适，驯至药误病深，又复相求，先生不以小嫌介意而往起之，斯诚仁者之心。

（《陆氏三世医验·卷一·疫症清热四十》）

【评析】

古语常言"医不叩门"，及病者不信于医，先生乃辞而退；诚心复来延，仁诚相接，二剂而愈。但观其症，右关为脾所主，滑大而数，时值春夏之交，正应脾为四时主，从脾入手亦可也。然前医但投胃苓汤，健脾和中、利水化湿则可治，不见两太阳痛、小便短赤之热象，但顾口渴、泄泻，得此失彼，未明病之机要。及陆氏延治，白虎汤以清其里热，解肌汤辛凉解表，驱散疫气，则泻水便赤亦不治而愈也。

七、温补法治阴斑案

【医案原文】

王野溪，病伤寒六七日，已发表矣，忽身热烦躁，口渴咽干，大小便利，而不任风寒。一医用凉膈散疗之，反于胸前见斑数十点，色微红，乃以消斑青黛饮投之，又发谵语，手足厥逆，医者曰：此热深之故也。拟用承气下之。病家疑畏，不敢服，求决于予。予诊其脉，浮数六七至，按之而空，曰：此阴盛格阳症也，下之立毙。《内经》云：病有脉从而病反者，何也？岐伯曰：脉至而从，按之不鼓，诸阳皆然。今脉浮之而数，沉之而空，正阳虚为阴所拒，不能内入，而与阴交。身热烦躁，口渴咽干，浮阳外越之故也。畏风，恶寒，阳气不足也。发斑者，因寒药拔之，不能引火归元，致无根失守之火聚于胸中，上熏于肺，传之皮肤而为之耳，非内热发斑例也。谵语者，神不守舍也。手足厥逆者，阳将竭也，若冷至肘膝，则无及矣。此与李东垣治冯内翰之侄目赤、烦渴，王海藏之治侯辅之发斑、谵语同例，一用真武，一用理中，此先哲已试之成验，医者不知取法耳。急用大剂参、术，峻以补之；干姜、附子，引以回之；麦冬、五味，敛而收之；甘草、芍药，调而和之，浓煎，俟冷，徐徐服，一日一夜，令药相续不断。自此，三日夜，而病势始减，旬日后，少加减之，月余而后得起。

卢绍庵曰：外症身热，口渴烦躁，发斑谵语，显是热症，他医欲清凉，先生反投温补，以其脉虽浮数，按之不鼓故也，非先生精于脉理，孰敢担当？

（《陆氏三世医验·卷一·阴斑温补二六》）

【评析】

阴斑一言，道尽此病之机也。非为邪火之甚而外出为斑，点点微红，虚热之势已可见一斑也。伤寒发表太过而伤其元阳，初见之时，稍与温补，元阳自复，及凉膈散、消斑青黛饮频频服下，里非有实热而以苦寒伐之，元阳不固而谵语神昏、手足厥逆。观其脉象，浮数六七至，重按为空，表里不一，知是阴盛格阳也。再欲承气下之则死矣。参、术峻补，姜、附回阳，益以麦冬、五味收敛，甘、芍调和，对症治之，不为假象所迷，则病可除。

八、运气决时症案

【医案原文】

周两峰，自省中归，头痛身热，舟由前山漾过，偶风波大作，几覆其舟，比至家，胁大痛，耳聋，烦渴，谵语，急延一医诊治。值医来时，忽吐血盆许，医者进看，见满地皆血，喘息不定，气已为病者所夺矣，诊脉后，谓病家曰：两尺不起，寸关弦紧，烦渴谵语，是阳症也。弦乃阴脉，仲景《伤寒论》曰：阳病见阴脉者死。况两尺属肾，乃人之根蒂，今尺脉不起，根蒂已绝，孤阳上越，逼血妄行，症固危险，脉又相应，断为不治。病家哭拜，恳求用药，不敢投而去。延予决之，备述前医之言。及予诊视，吐血以止，喘息已定。诊其脉，两寸关弦而微，两尺果沉而不起。病家问曰：脉果弦否？予曰：虽弦，却亦无害，盖弦数乃少阳本脉，今胁痛、耳聋，亦少阳之症，脉症相应，何为就死？又问：两尺果绝否？予曰：两尺不起，亦自有故。《内经》曰：南政之岁，少阴在泉，则两尺不应。今岁己酉，己乃是南政，酉为阳明燥金司天，少阴君火在泉，故不应耳。吐血者，因舟中惊恐，血菀而神慑，为热所搏也。谵语者，三阳表症已尽，将传三阴也。兹且以小柴胡和之，俟实坚而下之，旬日当愈矣。因付二剂，明日，胁痛稍愈，耳聋微闻，但仍谵语，胸膈满闷，舌上薄黄胎，仍以小柴胡加枳、桔、黄连，日服一剂，二日胸膈少宽。黑胎有刺，大便不行，约七日矣，方以润字丸三钱，煎汤送下，至夜，更衣，身凉，诸症转失。后去枳、桔，加归、芍，调理旬日而起。

卢绍庵曰：先正云：不识十二经络，开口动手便错，不明五运六气，遍检方书何济？五行以土为尊，故运气之中，以土为君位，为南政，其余金木水火为臣位，为北政。君之所临，则其脉伏而不应，司天在上，在泉在下，司天应寸，在泉应尺。今南政之岁，君火在泉，故两尺不应，症有余而脉不足，便断以为死，庸庸者流，乌知所谓阴阳五行、五运六气者哉？丹溪曰：不知易者，不足以言太医。今以此症论之，先生之学问渊源，已令人景仰靡已矣。

（《陆氏三世医验·卷一·少阴在泉两尺不应二五》）

【评析】

南政者，土运之岁也。"南政之岁，天气热，阳气浮，因此三阴司天时，尺脉沉细难得，三阴在泉时，寸脉沉细难得。"天时在上，与人身相应，故尺脉为肾所主，当是岁，为土所刑克，不应为常，不可以常理揣之。"少阳之为病，口苦，咽干，目眩也。"观是人之症，正相合也。谵语烦躁，为热之甚，乃至血越上关吐喘不定。热之甚，断经在少阳必转入阴分，当是时，病仍在少阳，故用小柴胡稍与加减，更衣身凉，自然诸症皆退。

九、疫病梦遗案

【医案原文】

丁程川其宠，患时疫而死，其家染而死者，亦屡屡矣。月后，程川自染，头痛，身热，口渴，烦躁。柴春泉以小柴胡汤疗之，忽夜梦与亡宠交欢，惊而觉，精已泄矣，汗出如雨，而身体不能转侧，神昏谵语。五更时，叩予门来迎，予向知彼家患疫，且天未明，力辞不赴，少顷，其子在门外大哭，以头触予门而拜，予不得已，披发缨冠，往视之。其脉沉微如丝，面色如泥，四肢厥冷，幸未过肘膝，而阳物尚翘然。予令剪其亡宠旧棍裆烧灰，以附子理中汤调灌，两剂而神醒，阳物亦柔。后以人参、麦冬、五味、白芍、黄连、枣仁、知母、黄柏，调理而安。

卢绍庵曰：家多病人，重丧相继，主人翁自然烦劳忧苦，复失宠姬，悲哀思慕，时刻在心，形诸梦寐，宛若生平。妄想虽起于心，泻精实出于肾，假事而成真病。先生乃以伤寒门阴阳易法治之，烧裈散送以附子理中汤。亡姬遗衣，能拯良人危急，非先生之高见，孰能临危取胜？

(《陆氏三世医验·卷一·疫症梦遗同阴阳易五一》)

【评析】

虽患时疫，不以时方处之。但观此例，初见身热、烦躁等诸般热象，小柴胡服之定有效用，然梦与亡姬交，心火炽盛，肾精不固，阳气更伤。幸未过肘膝，阳物翘然，乃元阳未失，急于附子理中回阳救逆。烧裈散出《伤寒论》，言"伤寒阴阳易之为病，其人身体重，少气，少腹里急，或引阴中拘挛，热上冲胸，头重不欲举，眼中生花，膝胫拘急者，烧裈散主之"。阳强欲举，从此方引其邪火从阴处出也，暗合两气交感之道。及其神清，阳物亦柔，元阳已复，再稍与诸药敛阴，则大病得安。

十、疫气作劳头晕案

【医案原文】

陈巽源夫人，向有头眩之症，不曾服药，少顷亦止。八月中旬，因日间作劳烦闷，饮酒数杯，坐月中更余，方就寝，比卧，便觉身体微热、不安，至清晨，已栉沐矣，第未早膳，忽眼黑头旋，且微痛，如在风云中，发比平时剧甚。因延一医诊治，不告以日间作劳及夜坐月下之故，但以平日头晕片时即止，不甚为害，此番一日夜矣，且更痛闷难忍，欲急疗之。医谓脉得浮数，此热极生风也，遂用芩、连、山栀辈以清之，二剂，眩晕不减，头痛如破，上半体如火之热而欲厚覆。医以无痰不作眩，再以清火之药合二陈汤，投二剂，亦不效。予诊其脉，左手浮弦而紧，右手浮数而弱，且寸强尺微。右脉乃正气之虚，左脉乃邪气之实，尺微小强，邪在上也，此必乘虚感邪，中于上焦所致，因细询之，始得所以发病之由。予曰：《灵枢经》云筋骨血气之精而与脉并为目系，上属于脑，后出于项中，故邪中其项，因逢其人之虚，其入深，则随眼系以入于脑，入于脑则脑转，脑转则目系急，目系急则目眩以转矣。今夫人作劳，以致烦闷，可不谓虚乎？月下坐至更余，头项之间，能不为雾露之阴邪所中乎？法当驱上焦之邪，补中焦之气，而徐议消痰清火，则自愈矣。因先用参苏饮加藁本，二剂，头痛顿止，眩晕亦少差，再以补中益气佐以二陈、芩、连，数剂而安。

卢绍庵曰：头眩是旧病，感冒是新病，《内经》云：先受病为本，后受病为标，急则治其标，缓则治其本。不解表而清火，宜其病之益剧。因其体虚误药，先生乃以参苏饮攻补兼施，继用补中益气汤培植其源，前后次序，井井有条，可为后学之式。

（《陆氏三世医验·卷一·头晕先散后补五三》）

【评析】

寻医问药，望闻问切，次第可施。但问诊一门，须医者细细来询，明察于秋毫之间，不可马虎丝毫。然病者亦当托诸医者，不得些许隐瞒，以致延误病情。此例素患头晕，及其作劳饮酒，且于月夜之下，感雾露疫气，邪更易乘虚而入，缠绵病所。尺微寸强，中焦尚有力抗邪，邪伏上焦未及变化，仍从上焦入手，安未受邪之中焦。参苏饮为气虚外感之代表方，虚人感邪，法当如此。苏叶发散表邪，行气宽中；葛根解肌发汗；人参益气健脾，扶正托邪；半夏、柴胡、桔梗宣降肺气兼能化痰；木香、枳壳、陈皮宽胸理气，宣畅中焦气机；茯苓渗湿健脾以消痰；甘草、生姜、大枣安中兼和诸药。更添一藁本引诸药上行，升阳散风湿，直达颠顶。如此如此，新病既去，再图宿积之痰涎，二陈合补中益气汤，次第之施，章法了了。

十一、阴肿尿血与时症异案

【医案原文】

费右塘尊正，性极执拗，时常恼怒，春末夏初，忽小水不利，阴中肿痛，且又尿血，身体发热。时正疫疠盛行，一医以为时症，用解肌发表之药治之，不效。予诊其脉，左关沉弦而数，右寸浮数而短，曰：非时症也，此因心事太重，心火原旺，时又火旺之令，肺金受伤，失其降下之令，故小水不利。足厥阴肝脉，合篡间，绕篡后，则阴器正厥阴肝经所络之地，木寡于畏，肝气有余，故壅肿而痛。用人参、麦冬、知母、五味，滋肺金而还其输布之职，黄连、柴胡、白芍、滑石、青皮、牡丹皮、青黛，泻肝火而决其壅滞之气，数剂而诸症顿失。

卢绍庵曰：按《内经》云，肺者，脏之长也，主持诸气。膀胱之溺，由于气化而出。肺属金，性惟畏火，郁怒火炎，肺失清肃降下之令而溲为之不利，昔贤谓譬如滴水之器，上窍闭，则下窍不通，先生得此玄机，不治下而治上，药进病退矣。

（《陆氏三世医验·卷一·阴肿尿血泻肝补肺六三》）

【评析】

春夏交接，正值火令当旺之时，心为君主之官，为诸事劳烦更引心火上行焦灼肺金，木火同气，火气之余，从肝经络阴器壅肿作痛。肺金失于输布，上下不通，肾亦受其累，故小便不通而尿血。身虽发热，无时症之表象，疫气从其机体顺逆为害，助心火而壅肝络，从其本而治之，但滋肺金，稍利小便，有提壶揭盖之妙用。医法万千，治则不可违于天时，亦不可为其所束。虽疫疠盛行，然辨证论治亦当因人而异。

十二、温补法治赤痢腹痛案

【医案原文】

总捕鞠二府尊，九月间患赤痢，腹痛，里急后重，令人延予，予偶在长兴，其公子视为病势平常，故不追予，另召一医治之，彼医极其谨慎，用苓、连、芍药、滑石、槟榔、厚朴等，逐味呈看，撮成二剂，二府煎服服一帖而痛觉增，二帖而痛更甚，连夜至长兴促予。是夜，鞠公痛不可忍，谓彼医曰：吾见医书有云：通则不痛，汝为我用大黄下之。彼医曰：唯唯。其公子力争不可。及予到时，日已午矣。公子谓予曰：语云度日如年，昨夜候公，几于度刻如年矣。乞进诊看。予进视之，见公俯伏床褥，有呻吟难忍之状，而面赤戴阳，唇若涂朱，舌白滑无胎，令人细视垢桶，有泥血如豆大者数十枚，余淡黄而溏。诊其脉，浮按微数而大，沉按迟而无力。谓公子曰：此痛乃寒也，当以温热解之。公子备述昨夜欲用大黄，力争之故。予曰：幸未服，服则事不可知矣。彼医在坐，曰：用大黄原非我意，第公欲用温热，恐血痢脉大，未必是虚寒耳。予曰：脉大为热，而脉大无力者，为虚寒也。痢赤为热，而色晦便溏者，为虚寒也。因用白芍五钱醇酒炒数次，姜炭二钱，炙甘草、肉桂、附子各一钱，木香五分，枣二枚，一帖而痛减，能仰卧，二帖而痛止，改加升麻、人参、黄芪，数帖而后重、泻痢并除矣。

陆暗生曰：《难经》云望而知之谓之神。先生见鞠公俯伏床褥，已知病因于寒。及验色之晦，脉之无力，而其为寒也，更无疑矣。即面赤唇红，亦由中寒，火不下降，正阴盛格阳之症也。姜、附一投，而寒瘤自愈。

（《陆氏三世医验·卷一·赤痢腹痛温补二》）

【评析】

赤痢脓血便看似一派热象，而真寒假热必有其反常之处，面赤戴阳，唇若涂朱，一派热象，细观舌脉则白滑无苔又沉迟无力，知是前医寒药之后损伤元阳所致。陆氏用药精简之处，全在一派热药回阳之时佐以酒炒白芍，酸收之性得酒之辛散布散周身，非止回阳，亦如一呼一吸回阳而急敛其阴，痛止易方，人参、黄芪大补中焦元气，而升麻一味取其升阳举陷之妙用，阳气得以升提，泻痢、后重不复存在。

十三、湿肿误汗成痉案

【医案原文】

鞠公令孙，年十一岁，向因水土不服，肚腹作泻，身体瘦弱，四月中旬，天气蒸热，淫雨不止，忽患头面大肿，手足、身体微肿，延儿科治之，认为风热，用苏叶、羌、防、柴、葛、升麻等发散之，汗大泄，继而痰涌吐逆，语言不伦，身体僵直，手足振掉，儿科又认为急惊风，用抱龙、镇心等丸药，不效。公延予商之。诊其脉，浮缓而弱，因询所以致病之由，公备述病情，及儿科之治疗。予曰：此病初起，原因脾虚不能制湿，偶值淫雨连绵，湿气盛行，内湿与外湿相感而发肿，此时宜以健脾渗湿之药疗之，乃为正治，而反发其汗，升动其脏腑之痰涎，疏泄其经络之津液，宜其谵妄、吐涌而振掉、僵直也。因用六君子汤加归、芍投之，一剂而涌吐即息，数剂而身体柔和、手足定，又数剂，精神始爽。后加泽泻，倍茯苓，数十剂而肿消泄止。

陆暗生曰：阳气者，精则养神，柔则养筋。误汗亡阳，语言不伦，无以养其神也，痉症角弓反张，无以养其筋也。先生始终以六君子为主，先回其阳气，少佐归、芍，亦无阴则独阳不生之意，气血既充，而后徐议渗湿。标本俱治，法则井然。

（《陆氏三世医验·卷一·湿肿误汗成痉三》）

【评析】

疫气致病，天地不正之气久久不去，人身不受，发则为病。但观此例，本就水土不服，脾虚湿甚作泄，天时四月，淫雨不断，内外湿气交感，作而发肿。初发从脾入手，但利水健脾消肿则可，今误发汗，津液大伤，肝木无赖水以滋润，故拘急而振掉。抱龙、镇心皆涤痰醒神之品，用之自然不效。方用六君子，其中四君子健脾和胃，脾胃健运则痰湿自除，陈皮、半夏标本同治。治病求本，先生之妙手也。

十四、疟病后变痢案

【医案原文】

王笠云，八月间患疟，服药已愈，后则饮食不调，大便泻而变痢，一日一夜，约一二十行，皆积滞无粪，腹痛，后重，身热，夜不安卧，彼处医家以芩、连、木香、槟榔等药投之，痢益甚。予诊其脉，左手浮弦而弱，右手沉数而微，予曰：此疟之余邪也，当清解经络中邪热，则大便自固，今但治痢，宜其难愈。乃以《机要》防风芍药黄芩汤，加柴胡，二帖而腹痛、身热顿止。后服调气养荣汤，数帖而精神如故。

陆暗生曰：《经》云病发而不足，标而本之。王公之症，疟为本，痢为标。浮数之脉，虽有邪热，而微弱乃是不足。先生治病之本，而标亦愈。

（《陆氏三世医验·卷一·疟后变痢五》）

【评析】

陆氏诊脉查色于微妙之间，病家之脉，浮弦但弱，沉数而微，此疟未全去，表里同病，邪热与体虚并存也。前医以热痢疗之，又增伤体虚几分。用方精简，防风为治风通用之品，祛表邪，升清阳而止泻，兼能统领周身气机；芍药收敛止痢，缓解腹痛；黄芩清热燥湿解毒；柴胡入少阳截疟。虽只四药，但条理有序，面面俱到。后服调气养荣汤以充养机体，正气存内自然邪祟难干。

十五、辨声哑与瘵异案

【医案原文】

范肖麓令郎，厚味奉养，而酒量极高，性尤偏嗜，每夜沉酣，且多怒气。初患吐血，医者以犀角地黄汤等剂投之，月余不愈，更增尿血、咳嗽。一日忽然声哑，然肌肉如故，饮食守禁忌而未尝减，屡更医者，俱以为瘵，用药大同小异，从无一效。祭酒屏麓公，素重先君，再四邀予往诊，备述病状，及医药罔效，且曰：此等病症，令先尊治疗必多，谅有秘而传之兄者。予曰：先君治病，随症用药，未尝执方，岂有秘而私传乎？第审症治病之法，不肖略得一二耳。乃令视脉，诊得左关洪大而弦，右关滑大而数。予曰：令孙乃有余之火症，非不足之瘵症也。此因厚味生痰，胃家素不清涤，兼之好酒，酒性属火，火炎痰涌，壅滞肺中，所以声哑。其血上下行者，怒则伤肝，肝脉挟舌本而络阴器，龙雷之火一动，血随之而上逆下泄矣。法宜清热、降气、化痰，导血归原，十日可愈。若认为瘵，而以地黄、二冬等滋润之药投之，无论肺气不得清，即肝气亦不得平亦。祭酒大喜曰：聆兄绪论，令尊可谓不死矣。乞求处方，因用霞天曲、山楂肉理胃家湿痰为君；杏仁、橘红利肺窍，桃仁、郁金行肝气为臣；山栀、生甘草清上焦为佐；滑石、车前清下焦为使，又用茅根煎汤代水煎药，数剂而血止声清，不十日诸症如失。祭酒称曰：世济其美。

陆暗生曰：金空则声鸣，肺属金而主声，痰滞肺窍，金不空矣，声何不哑？木盛则气逆，肝属木而藏血，怒动肝火，木不平矣，血何不动？此症俱宜责诸饮食，而七情当为末减。盖贫贱人之怒，以不得发而成郁，其受病深，富贵人之怒，以易逞志而过恣，其受病浅。至厚味酒醴，每多中于富贵之人，故先生虽分释病因，而用药以清肺胃为多也。

（《陆氏三世医验·卷一·辨声哑非瘵八》）

【评析】

《内经》无痨瘵之名，而有痨瘵之因。"凡外感六淫，内伤七情，其邪辗转乘与五脏，遂至大骨枯槁，大肉陷下，各见所合衰惫之症，真脏脉见则有死期。"沈金鳌于《杂病源流犀烛》中提到"五脏之气，一有损伤，积久成痨，甚而为瘵"。论前医之误，错诊此病为今日的慢性传染性疾病、肺结核之类。只见其音哑、咳嗽、吐血，不及细查便因循守旧、生搬硬套。单论痨瘵，必是虚损之人所得，其人脉象洪大弦滑，肌肉如故，且平素厚味酒食，尊荣享受，有余也。故治病之法，于其人，消、导、清、肃而已。

十六、补塞治痢案

【医案原文】

吴南垢老先生，八月间醉饱后有使内之事，明日患痢，一日夜百余次，赤白相间，状如烂肉，腹中温温作痛，四肢厥冷，诊其脉，缓大无力，两尺尤弱。予曰：

此症即宜补塞。处方先书人参、肉果两味，其诸公子见之，大骇，曰：无积不成痢，岂有一二日就用补塞者乎？乞老先生再详之。予不得已，姑以调气养荣汤与之，不进不退。明日又诊视，予曰：还宜急为补塞。诸郎又力争，仍以前汤加人参，而彼竟不加，亦无进退。予适为渠族中延去，诸郎又另延一医，投以芩、连、槟榔、木香等药，腹痛如割，足厥如冰，冷汗时吊，气乏不足以息，所食之物，即从大便而出，色竟不变。半夜令人迎予，备述病剧景状，而不用人参与服别药，竟隐而不言。予曰：固知尊公之病未愈，第以前方加人参服之，何至势剧乃尔？此必不加人参或服别药之故。方始承服。予曰：此真不可为矣。欲辞去，诸公子跪拜备至，而夫人亦出堂欲拜，不得已，进而诊视。身体不能转侧，大便如流，势甚危险，而脉与神气尚未绝。因用大料人参附子理中汤，加肉桂、肉果投之，一帖而腹痛少减，数帖而足温、泄少止。后用人参二斤始起，须发尽落。

陆暗生曰：病有反治，有正治，有常治，有变治。痢而通因通用者，反治也；通久用塞者，正治也；然初起用通者，常治也；初起即塞者，变治也。知反知正，尤宜知常知变，方为大医。吴南邱诸公子，执无积不成痢之常，而不识尊君脉症之虚，若非神手，几败乃公事矣。

（《陆氏三世医验·卷一·痢用补塞十》）

【评析】

料想信者为医，固执己见，几误病情。醉饱入房，竭精耗神，当是时之治则，虚体原无大碍，补气温中可矣。先生但书人参、肉果二药，人参大补元气，挽虚体于顷刻之间；肉果者，肉豆蔻也，虚泻冷痢、脘腹冷痛、呕吐者最宜。本药对其症，服之即可无碍，诸郎照本宣科，妨碍病情许久。芩、连一下，虚体更虚。所幸先生妙手得安，其实也无甚加减，为诸儿郎更添附子理中辈。

十七、伤暑吐血案

【医案原文】

三妻兄费光宇，七月间堂考，薄暮归家，饮酒数杯，心口便觉不快，随即作吐，吐后，出痰沫盆许，继之以血，亦有碗许，随头眩眼黑，遍身汗出如雨，身体渐热，但可静卧，稍动即呕吐，呕吐即有血，故口极渴，而汤饮不敢进。时予适他往，势急不能待，先接柴方泉看之，投药一剂，服时作吐，血亦相继而涌，勉强进药，亦随吐出。方泉见此光景，骇走，曰：脉大血涌，汤药不进，恐不可挽回矣。五鼓，予适至，诊其脉，数大无伦，按之则虚，面如烟尘，予曰：不必甚忧，此劳心之极而兼伤暑热也，血因吐涌，吐因动发。令勿动，以井水调辰砂益元散，卧而以匙，徐挑灌之，约水一碗，药八九钱，即合眼睡，至午时方醒，人事极其清爽，热退吐止，但倦怠之极，以生脉散调理数日而愈。

（《陆氏三世医验·卷一·伤暑吐血十四》）

【评析】

暑热伤心，堂考劳心，薄暮饮酒，心口更添不快。酒者辛温行滞，性甚悍烈，本就暑热迫于心胸，湿邪难去而痰随血去，继则头旋眼黑，再观现状，但可静卧不可稍动，体虚而余热未去也。陆氏取辰砂益元煎，辰砂者，朱砂也，主身体五脏百毒，养精神，安魂魄，降心火于肾间，重镇而止惊悸；滑石性寒，禀天冬寒之水气，利小便，导去积滞，甘以益气，寒以清暑，所以能主此病；甘草甘缓中和，又能解毒，充实中焦以安五脏；井水为阴水，不见天日，于七月酷热之时，败除心火，上佳。四药合用，热退但身尚虚，以生脉散补益气阴。

十八、截疟吐泻不治案

【医案原文】

沈俊庵，年五十岁，七月间患疟，每日一发或两发，服药不愈，用丸药截之，服后呕泻竟日，次早疟不作矣，然饮食无味，因之日减，身体倦怠嗜卧。至八月中，复发寒热一二日，复以丸药截之。服后吐泻，数日不止，饮食不思，而亦不能食，强灌汤水，尽皆吐出，身热戴阳，语多谵妄。延一医与予商治，一医先诊，拟用二陈五苓。予诊其脉，浮而微细如丝。予出，私谓彼医曰：事不可为矣，兄之药恐缓不济事，今当用附子理中汤，以冀万一。彼意不然，述之病家，病家见说附子，大骇。予解其意，托故而去，彼医后言曰：家传盛名，何出此言？疗治两日不救。

陆暗生曰：仲景谓：阳症见阴脉者死。虽言伤寒，亦可通之杂症也。今面赤戴阳，身热谵语，皆阳症也，而脉细如丝，已犯仲景之忌矣，况泻痢绝谷，死症不一而足。彼医乃敢谤议，正《内经》云：粗工嘻嘻，以为知医者也。

（《陆氏三世医验·卷一·截疟吐泻不治证验十六》）

【评析】

《活人书》曰：阳证见阴脉者，死；阴证见阳脉者，生。故诀云：大凡阴证阳证之程途，只诊脉之沉数洪微，便可消息矣。此人年老患疟，时日迁延，疟止而吐泻不止，元气本已大伤，不思饮食，胃气更无水谷得养，命垂一线矣。当是时，虚阳浮越，孤阴存内，故现戴阳谵妄，当急复其阳而后徐徐图缓胃气、止泄痢也，二陈五苓，诚然，缓不济事。

十九、久疟峻补用人参案

【医案原文】

陈振宇令爱，年二十七，产后患间日疟，已月余，寒热虽轻，而身体倦怠，饮食减少。予诊其脉，左手平和，右手弱而无力。予以补中益气汤与之二剂，觉胸膈饱闷，遂归咎于人参。更医，仍用清脾饮、二陈汤等药，寒热反剧，用截药，或止几日复发。延至数月，肉削骨立。予复诊其脉，微弱之极，予曰：前服人参两许可愈，今非至斤，不能奏功矣。用十全大补汤二剂，仍觉饱闷微，为予言之，予曰：直服到不饱闷，自愈矣。更倍人参，投之十剂，不惟不饱，而饮食日增。后服数十剂而瘳。

陆暗生曰：予观本草人参主治条中有云：宽痞胀，破坚积。余始疑之，盖气主于调，积主于消，然气虚之人，有益调益消而痞积益甚者，非健其气以运之不可，则补之正所以消而调之也。木香、豆蔻，乃先生家传必用之药，此症似宜调气，而剂用纯补，诚识症用药之妙诀也。

（《陆氏三世医验·卷一·久疟峻补十七》）

【评析】

《素问·疟论》曰："间日发者，由邪气内薄于五藏，横连募原也。其道远，其气深，其行迟，不能与卫气俱行，不得皆出，故间日而作也。"产后虚体，又患疟疾，堪堪将止，先生予补中益气复其生机，亦是缓图虚证。服药后胸膈满闷，料想是虚体难化人参之气，郁于胸中，正气日盛一分，饱闷之感当日消一分。而竟更医再用截法，使虚体更虚。清脾饮、二陈汤对疟疾痰饮，而患者左手平和，右手弱而无力，当峻补而已，后易人参至斤果愈。

二十、湿热疟浊案

【医案原文】

吴南邱公子患疟，初起寒热大作，后稍解㑊，凡发表、消导、清脾饮之类投之屡矣，将及半年不愈，且发时兼之咳嗽，近又有白浊、茎中痛之患。或投滋阴清火之药，而寒热更甚，或投补中益气汤，而咳嗽更甚。发之半日，饮食不能进，发过后，尚不甚减，大便溏而色焦黄。予诊其脉，浮之而缓，沉之而数。予曰：外邪已解，特湿热居于下焦，不得清耳。热夹湿邪，侮其肾水，所以浊痛与便糜俱发。肾水受制，不能上交于心，火无所制，刑其肺金，故发时咳嗽也。此不可急治，因用苍术米泔浸炒，黄柏盐水炒，为末，蜜丸，即二妙散也，每食远服五钱，日三服。十日而浊止便实，又十日而疟嗽亦愈。二妙散能治疟，一时传为奇异。

陆暗生曰：《内经》云肠中热，则泻黄糜。今便溏者，湿也；色焦者，热也；即浊，亦湿也；茎中痛者，亦热也。湿热居于二府，疟无常候，随人之症，以为进退。有此下焦湿热之患，所以疟亦迁延不止，湿热除，则疟自愈。至嗽，亦湿热所蒸，故疟止而嗽亦止。

（《陆氏三世医验·卷一·疟浊属湿热十八》）

【评析】

陆生所言甚是，"疟无常候，随人之症，以为进退"。然回望前因，半年未愈，发表、消导剂频频而服，余邪未尽，各随方药而上下。发表走皮毛为肺所主，消导走下焦从前后二阴而出。于是咳嗽、白浊、茎中痛各现其象。

二十一、痰结作痢案

【医案原文】

吴逊斋老夫人，年已六十外，素有脾泄之症。三月间，忽咳嗽吐血，痰多而咳之不易出，日晡潮热，胸膈支结，不能就枕，虽天气温和，畏风畏寒，不能去帏帐。初延一医诊治，以脉数吐红，身热咳嗽，皆血虚火旺之所为也，投以养血清凉之药，痰血之新疾不减，泄泻之宿疾更甚，饮食不进。更一医，以年高久泻，岂宜清凉？用六君子汤投之，泻未已而痰壅殊甚。两医初相矛盾，后逊斋同延商治，一以吐血不宜身热脉大，一以泄泻不宜身热脉大，两人所见不同，其不可治均也。适南垢公子字敬之者问安，力举接予，因延诊治。其脉左寸关浮洪，右寸关滑数，两尺弱，予曰：老夫人之脉，似表邪太重，不知曾有感冒否？逊斋曰：十日前，老妻自小庄返舍，漾内风大觉惊，然归来不觉所苦，隔数日而后病发，况今病势危急，岂是外邪之小疾？因备述前二医言。予曰：人迎脉浮，明是表邪。气口滑疾，明是痰火。尺弱，乃高年之常。见血，特表气之郁。脾泻宿疾，有何死症而为此危谈？我可一二日内起此病也。逊斋见说，心甚疑虑，计无别法，姑任予治。因用炒黑麻黄、苏叶、前胡解表为君，杏仁、苏子、陈皮利气为臣，桑皮、片芩、天花粉、石膏清热为佐，甘草、桔梗散膈和中为使。连进二剂，是夜五更微汗，痰嗽顿减，熟睡一二时，醒即进粥二碗，日晡不热，而痰中无血矣。因去麻黄、苏叶、石膏，加白芍药、茯苓，又二剂，而诸症如失。后制一丸方，以治其脾泻，人参、白术为君，白芍药、霞天曲为臣，炙甘草、干姜、缩砂为佐，枣肉、神曲糊为丸以为使。服之数旬，痰去身安。

陆暗生曰：凡病脉流利者生，弦涩者死。脉既带滑，即吐血泄泻，犹未必死，况得之表邪者乎？盖血有阴虚火动之血，亦有经络遏抑所动之血；热有阴虚火动之潮鸯春热，亦有邪在阳明少阳之潮热。毫厘之差，遂成千里之谬。

（《陆氏三世医验·卷一·痰结解痫二十》）

【评析】

《素问·至真要大论》曰："太阴之胜，湿化乃见，善注泄。"《难经·五十七难》曰："脾泄者，腹胀满，泄注，食即呕吐逆。"《丹溪心法·泄泻》指出："老人奉养太过，饮食伤脾。"左寸关浮洪应受惊感风邪，右寸关滑数应饮食伤脾作泄素积之痰火，尺弱应年老之常。陆氏寥寥数药，章法明了。此病因外感得，从表开解，兼顺气消痰。待外感病解，再图宿积，健运中焦，消痰健中使得痰去身安。

二十二、高年误汗用补案

【医案原文】

陆南洋方伯公，年近古稀，十一月间，天气有非时之热，人多患时风咳嗽，而南洋公偶理其旧日书卷，觉劳倦，因亦传染。医以芎苏散汗之，汗出不止，咳嗽连绵不绝，饮食不进，昏瞆经旬，高年病势如此，举家惊惶。予诊其脉，浮大无力，以五十动脉法按之，二三十动，间觉常有止意。诊毕，谓其子伯南曰：老先生因时气发嗽，原无甚表气，况高年劳倦，即有微邪，止宜扶正气以胜之，岂可妄汗令人昏瞆、喘急？事势诚危，然予尚能调治，第寿算恐不能出三年外耳。伯南曰：今日之不讳十有八九，若得过明年，家君徼福多矣。因用补气养荣汤，加酸枣仁，助参、术以敛汗，又加枇杷叶、桑白皮、苏子、石斛，以降气定喘。二剂汗止，四剂汗已减矣，服至五十剂而安。后接讣至，果不出三年。

陆暗生曰：《内经》云：冬三月，为闭藏，无扰乎阳，无泄皮肤，使气亟夺。高年作劳，既已扰乎其阳，而复汗之，以泄其皮肤，病有不剧乎？误汗之失，此亦易知，喘嗽之定，此亦易辨，独其决大限于一诊之间，如鼓应桴，真所谓造化在手矣。

（《陆氏三世医验·卷一·高年误汗用补二四》）

【评析】

芎苏散出自《太平惠民和剂局方》，明言症对"非时感冒，发热恶寒，头痛身痛"。感时气之热，虽在冬月，人皆患之，料想汗之无妨，然年近古稀，汗法大伤元阴元阳，得明医补法挽于危急，寿元亦难堪三年。五十动脉法出自《灵枢·根结》，曰："持其脉口，数其至也，五十动而不一代者，五脏皆受气。"

二十三、热病清解案

【医案原文】

史洞庭尊正，乃一庵唐老先生孙女，四月间，患头痛发热。予诊其脉，洪数见于气口，用清解药二剂，大约柴、葛、栀、芩之类。未服，而病者之兄唐承尊延一医来，诊毕，取予药视之，曰：头痛身热，乃太阳症，而遽用柴、葛，不引邪入阳明、少阳乎？汗未得，而遽用栀、芩寒凉之品，表邪何由而解，不将传里乎？用大青龙汤二剂，病家止服一剂，夜间遍身如煅，口渴咽干，已有谵语矣。明日，唐复延其看，又以非伤寒乃痛风也，用羌独活、何首乌、牛膝等二剂，乃登高而歌，弃衣而走，骂詈不避亲疏。史家复延予，唐承尊犹曰：不用某药，万一死，吾必讼之。予至，闻欲裸而出，令数妇人持之，予谓洞庭曰：此阳症也，扰动之益剧，宜婉言谕之。果如予言而止。因先用糖水法灌之，其势便缓；随以白虎，加元明粉、芩、连、蒌仁、犀角，数帖，而骂詈始止。然犹或妄言，知大便久不去也，以润字丸三钱投之，夜出燥屎一二十枚，而谵语犹未全止。复进前汤，又以丸药二钱投之，出燥屎数枚，溏便少许。又三日方思粥饮，以清气养荣汤调理之。

陆暗生曰：洪数见于气口，此病从内出，而非外得，正所谓"至春变为温，至夏变为热"也。本宜清解，而反用辛温发散，其误甚矣。

（《陆氏三世医验·卷一·热病清解二四》）

【评析】

"阳月时有患热病，以致眼赤，舌焦或黑，或狂烦不宁，疑似之间者，宜先以此水饮之，即继用调气血之药与服，邪自解矣。用生薄荷叶、生紫苏叶，捣取汁一酒钟，砂糖、酸梅浆各一盏，和新汲井水三四碗，令匀，徐徐与之。若难寻生薄荷、紫苏、酸梅浆者，只用糖水亦可。"冬时中于寒邪，不即病者，寒毒藏于肌肤，至春变为温病，至夏变为热病。原感时气，郁于内而蛰伏不出，渐变热象，感春夏之气变化而各作其形而出。天阳渐升，必变化作热。不宜发散，宜凉润透出里邪。待发散后病向阳明，只宜清热下之。

二十四、疫久用补案

【医案原文】

南关一屠户沈姓者，四月间，患疫未起床，其妻以服侍劳倦，亦相传染，月余而身热、谵语不清，生理久废，资本又尽于祀神，裸体闭门，奄奄待毙而已。其邻邵南桥，年高行善，常令小奚饮酒食蒜，以粥饲其夫，又在诸邻敛银两许，以为此妇殡殓之资，偶遇予，道时疫之多，并述其事。予曰：近来时症颇多可救，予试往看。南桥先令小奚通知其夫，即与予同往。其夫强起，掩覆其妻。予进诊视，面赤唇焦，气促厥冷，身热如火，其脉，浮之数大而散，沉之细涩而微。予出谓南桥曰：若以殡殓之资半易人参，此妇尚可生也。南桥即同予赎人参五钱，予以白虎合生脉二剂与之，嘱曰：若有好处，明日再为诊看。服后，人事顿爽，热已半减，手足温和。南桥喜甚，来拉予往看，其脉稍敛有神，予以前方加白芍，人参止用一钱，付四剂。十日，其夫卧床未起，而此妇已能行走矣。

陆暗生曰：瘟疫之症，云能传染，虽至亲不相往来。沈屠劳力营生，即四体健旺，恒苦衣食不给，何况经卧病月余？此则阖门待毙，亦势所无如何也。而所可尚者，邵君之不避俗忌，贿恤百端，而先生偶闻其事，自许往治，又复施药以拯其命，此不独为先生之治验也，而两人之乐善，诚足为世俗风矣。

（《陆氏三世医验·卷一·疫久用补三七》）

【评析】

"生理久废，资本又尽于祀神。"每读至于兹，感良医难觅，徒寄信念于虚空，无所安放，待毙而已。大蒜气性悍烈，杀诸虫，辟疫气。酒性剽悍，辛温四散，故小奚常食酒蒜而疫气不侵。观其脉象，浮大而散，沉细而微，热甚而体虚，白虎加参合生脉，清里热兼益气阴，所以二剂而愈。

二十五、繁劳伤风案

【医案原文】

浙省绣衣，五载不至，案牍堆积，杭州府理刑陈公，于天启二年八月，奉宪檄查盘绍兴。九月，查盘湖州，殚精竭虑，以襄公务，劳繁伤风，犹然力疾支持。初至湖城公馆，召龙，先告所患，而后诊脉。外症头痛、鼻塞、咳嗽，胸膈不舒，咽干身热，行动便有微汗，有痰不能咯出。两寸浮弦而数，右关弦紧，右关弦滑，两尺平和。有议者曰：劳顿之后，即宜清心养血为主。余先用疏解利气之药二剂，继加入养血药二剂，诸症二三日间顿愈。其书办沈姓者，随巡两府，劳碌之后，感冒成疟，因循不药，负病书写，勉啖饮食，变作内伤间疟。头痛身热，眼眶、骨节俱痛，胸膈痞满，不思饮食，恶心呕吐，有长虫数条；晡时先寒后热，黄昏蒸蒸大热，天明方解；五六日不大便，病势颇剧。彼欲试医，勉强栉沐，若无病状，予诊之，悉其病情，不爽毫发，同事者俱以为神，争求诊脉，予各悉其病状，无不曲中。沈病以疏表宽中二剂与之，症减十之七八，后以宽气养荣汤调理而安。

陆祖愚曰：陈公贤劳王事，繁冗过度，仅有外感，却无内伤，是以投剂辄效。其沈书办，劳伤感冒，有病而不遑息肩，加之勉强饮食，病剧方能就枕。迨予诊视，衣冠济楚，因一人以及其余，罔不奇中，于是众口啧啧，称以为神。坡仙曰：吾求疾愈而已，岂以困医为事哉？诸人未尝觏及此言，幸予亦不为所困。

（《陆氏三世医验·卷一·繁劳伤风一》）

【评析】

劳顿之后，为何总以养血清心为要，盖心主血，藏神明，琐事劳心，神灵不得清明，心血亦为之耗伤，所以为陈公立方之要，解表兼养血也。书办沈姓者，劳而不用药，勉强饮食，日久内伤成疟，时日已久，急当从表解。待更衣之后，宽气养荣补其内虚之体可矣。

二十六、疟渴呕吐案

【医案原文】

朱明宇，万历甲辰年，患伤寒间疟，其病起于盛暑饮水过多，生意忙迫，饮食失节，甚至彻夜不得眠。又于友人处赴酌，露坐感寒，头痛身热，胸膈不快，自用葱姜表汗，转成疟疾，间日一发。乃尊朱敬轩，有同窗业医二位，正在盛名之下，延视，俱云：疟重，兼有内伤。用槟榔、草果、青皮、柴胡、干葛、羌活之类，投之即吐，及疟发，呻吟烦躁，二鼓方解。此时，予尚弱冠，虽承祖父之传，徒然虚度，却与明宇比邻而居，日日迎医，从不相及，迨治疗日久，病势危迫，计出无聊，商之亲友曰：陆祖愚祖父盛名，或有所传，何不接来，与我一看？人皆以为可笑，然不敢拂病者之意，姑来相招，而嘱予曰：我病已重，兄认得真，用药，认不真，不可将我尝试。予唯唯。及诊其脉，气口沉实有力，脐之上下，手不可按，六七日不大便，口干烦渴，极欲西瓜、冷水。予曰：君之病，我力能起之。因思投其所喜，用嫩苏叶、薄荷捣汁，和匀井水中，与饮，不惟不吐，而反有微汗，甚觉爽快，随以润字丸四钱投之，渴则以前水饮之。薄暮，昏沉思睡，至四鼓而醒，腹中声响，微微作痛，举家惊惶，扣门问予，答曰：痛者，气运行也，必将大解矣。言未几，即解燥屎七八块，继而连解三次，稠腻之物甚多。是日，微微发热，身体懈怠，乃用归、芍、茯苓、知母、贝母、前胡、天花粉、人参、甘草等味，调理数日即起矣。前两名家，原与祖父至交，深喜曰：陆养愚有后人矣。予术之行，实起于此。

陆祖愚曰：劳烦过度，内伤外感相兼，便秘不通，邪火冲逆而上，闻药气即呕，不得下膈，虽高医竟难措手。明宇计出无奈，慕予祖父盛名，而欲招予，亲友咸曰：有名老先生尚且如此，何况幼学？问之奚益？明宇曰：试与商之。邀予诊视，谆属云云，斯明宇之慎重，而恐予之不胜其任也。天时酷热，病久烦渴，予思投其所喜，乃以紫苏、薄荷馨香之品，开胃止呕，然后润其大便，食去痰消，病魔退避，向之窃笑者，咸加礼敬云。

（《陆氏三世医验·卷一·疟渴呕吐五》）

【评析】

因时用药，对症治法，此例显矣。先则因繁劳患疟，葱姜表汗，而邪未尽得汗解，后得二医用截法，暑气热蒸于外，邪热盛于内，两气相感，搏结燥屎而作痛烦躁，日久，恐为阳明之变。祖愚初行医，牛刀小试，用糖水法轻疏其症，待大便解后调养其气阴，手法清灵，得祖父之妙传。

二十七、斑疑痘症案

【医案原文】

朱明宇令子室，年二十岁，未出痘疹，患痰证类伤寒，延杨复元同予诊视。右手气口洪滑而数，左三部沉实，蒸蒸内热，五六日不大便，腹满气喘。议用黄连、枳实、山楂、厚朴、花粉、前胡、桔梗、瓜蒌、生姜，二剂后，通身发斑。有一老姬曰：近来出痘疹者甚多，不可误治。遂延幼科商之。一云疹子，一云石痘，总宜疏发。乃用炒黑麻黄、柴胡、干葛、荆芥、防风、甘草、牛蒡子、蝉蜕、黄芩、薄荷等味，服后，即刻痰声如锯，气不转舒，谵语发狂，不时昏晕。又用姜汁、竹沥、牛黄、通关散探嚏，吐浓痰数口方醒，复灌前药，又复昏晕。如是三日，细斑转而成片，呕血数碗。予悉其病状，往谓复元曰：明是风热痰饮实火所致，何竟以痘疹治之？复元曰：病既任之幼科，我两人置之不问可也。予适他往，两幼科不知复用何药，及余归，闻已死矣，虽未入殓，而凶器悉具。予因邻谊，乃往唁之。身虽冷而脉未绝，取牛黄丸以竹沥灌下，少顷，手足微动，又灌一丸，有呻吟声，四肢微温，两额红色，脉大起，反觉洪数而滑。予想此时，不宜纯攻纯补，用人参、瓜蒌、枳实、黄连、黄芩、大黄、元明粉，徐徐温服，用炒麸皮熨腹上，约两时，腹痛异常，即解燥屎十余块，继而白痰稠积齐出，遂用独参汤灌下，以防其脱。六脉弱甚，四肢厥冷，胸中虽舒畅，而口未能言，精神恍惚。用参、附、归、芍、苓、术之类，元气转，饮食进，调理月余，依然如旧，邻人甚奇之。五年后，予至闽中，此病复发，呕血数番，莫能委曲调摄，以致不救。

陆祖愚曰：颗粒分明，先稀后稠，乃是痘也。一齐涌出，粒粒可数，乃是疹也。成片现形，或稀或密，或痒或不痒，以手抚摩，平坦而无头粒，乃是斑也。斯医家识病要诀，却乃昧此，而抱薪救火，几殒其生，缘予初出行道，病家不之信从，驯至属纩，而任予所为，死而复生。予每思之，业此术，而司人之命，生死虽有大数，误药实担罪孽。

（《陆氏三世医验·卷一·斑疑痘症六》）

【评析】

有病病当之，无病身受之，此例也。原是风火痰热，服药后热从皮肤蒸透显热斑，仍须服药，待痰热尽去则斑自然无所显。而作痘疹医治，用疏发之品，迫其元阳外越，日久吐血者，阴随阳脱也。未及入殓之时，病入膏肓，大虚大实之状，只宜攻补兼施。《日华子本草》载麸子"润皮肤，养心肺，解热毒"。熨腹上，在体之外，引热下行而助其更衣也。然五年后亦陨，元气大伤，寿元不固，非人力之所能为。

二十八、误吞疟丹案

【医案原文】

朱襟湖老先生，六旬之外，肩上忽生疖毒，社友唐思山调治，解表敷药，以致感冒，变为疟疾。其脉浮虚，予与唐君商议补气血药中加疏表之味，数剂后，毒正溃浓，精神愈愈，遂加参芪两许，六七日后，疟虽轻而未止。有一人云：斩鬼丹之妙，不可胜言。次早，水吞一服，少顷，寒热愈炽，呕吐不止，昏晕异常，喘气不定，举家惊惶。予用甘草为君，黄连为臣，佐之以金银花、藿香等药开胃解毒，不晕不吐；乃用大剂人参、何首乌数服，疟止；继用养血补托、收敛生肌，肿毒平而精神复矣。

陆祖愚曰：富贵之体柔脆，况溃脓之余，气血更加衰弱，岂堪此猛悍酷烈之药乎？后之患疟者，慎勿轻试。

（《陆氏三世医验·卷一·误吞疟丹十六》）

【评析】

年高之人，其体必虚，解表须思扶正。发表伤其正气，以至为疟。毒溃之时，正气托邪之时也，只宜扶正而复其正气，不宜再用攻伐。斩鬼丹一方用吴茱萸、川乌、秦艽、柴胡、白僵蚕用治鬼胎，出《串雅内外编》；又一方出《古今录验方》，为八毒赤丸别名，方用雄黄、真珠、礜石、牡丹皮、巴豆、附子、藜芦、蜈蚣。具有杀鬼气、逐尸疰的功效。主治五尸症积，及恶心痛、蛊疰、鬼气、鬼疰病。思其组成，均非时宜，且药性悍烈，故后方用大剂甘草为君，和前方之悍烈，截病进又扶正气，气血和疟乃止。

二十九、食复误补案

【医案原文】

表兄费台简，为闽中参宪时，乃万历丁巳春也，三令郎年及垂髫，患疟后痢，昼夜百余度，彼处医家调治二月才愈，继而复伤饮食，蒸蒸内热，大便欲解而不解，虽数至圊而实未尝便。医家诊视，复问便之次数，病家对以至圊几次，而不提便之有无，医家以久病初愈，复一日数行，其为脾虚滑脱无疑，遂以参术补剂投之。伤食而投补，正《内经》所谓"益其胜而赞其复"，病能不剧乎？服后，身热益甚，烦躁咽干。医家进视，以六脉浮洪，相顾骇愕，谓：久痢身热脉大，决非吉候，急宜禀明。表兄聆二医之言，与夫人说之，相对泣下。适予友人远宦入闽，长途恐有风霜水土之患，拉予陪往，乘便进谒，正在惶急间，闻报予至，表兄喜曰：此来若有神使，儿其有复生之机耶。亟出见，叙问后，备述其故，予即诊视之。六脉洪盛有力，胸腹手不可按，绝无虚脱景状，予对表兄曰：脉症俱实，且又相应，何必如此惊慌？但久痢之后，津液枯竭。因处一方，用当归、生地、白芍、黄连，倍枳实、山楂，从傍有议者曰：久痢之后，脾气大弱，不可用芩、连、枳实；脾气未清，不可用当归、芍药。表兄犹豫未决。又间一日，病势更迫，才用予方。进药一剂，少顷，便觉腹中运动，服第二剂，即转矢气，未几，去燥屎十余块。一日之中，连解三四次，共去垢污若干，脉静身凉，神清气爽。复用生津补脾之药，调理半月而获愈。

陆祖愚曰：医家临病，望闻问切，四者兼施，而问之一字，最为吃紧，其饮食便溺，尤为问之吃紧。表兄虽极谦厚，而医家压于宪台之尊，不便细问，况重于家人之误对？宜其以实为虚，而轻反增剧也。予忝至亲，得其详细，对病发药，易如反掌，未可竟责前医之误也。

（《陆氏三世医验·卷一·食复误补十九》）

【评析】

问诊之要，不可不详。饮食伤脾，蒸蒸内热欲便不得而反用补，壅热更无去处。

祖愚之方清灵，枳实助山楂消导，归、芍、连、地清热逐瘀生新，症治小儿，无往而不利。

三十、久病缓治案

【医案原文】

姚可仪令祖母，即仲开郁老先生之令岳母也，年七十而精力过人，勤劳不倦。忽于夏月怒气之后，感冒风凉，兼伤饮食，头痛骨痛，寒热似疟。寒发，覆盖棉被三四条，热发，即掀揭，渴饮冷水，热至次日晡时又寒战。一医以其年高病重，乃用攻补兼施之药，服之，腹痛、谵语、烦躁。延予诊之，两手脉洪弦而紧。予曰：高年不宜如是之脉，病正进矣，须当双解表里之邪。前医曰：年高人须带些补，不可纯是削伐。予曰：有病则病受之，虽高年何害？遂用柴、葛、紫苏、陈皮、半夏、枳、桔、黄芩、山楂、厚朴加生姜，二剂，表症稍减，腹痛如故。忽欲大便，解出红白之积，次日，里急后重，一日夜去积三十余次，六脉未减。此时可仪尚幼，予告仲开曰：令岳母疟后转痢，脉症俱可畏，非第一人所能任也。仲开曰：已知之，速备后事矣，但可含药而死，不忍坐视其毙，老兄可为我放心调理，断不求别朋友。予辱重托，乃用润字丸一钱，香连丸一钱，和服，日夜进三服。六服之后，心口爽快，移于脐之上下痞满，其痢日夜尚有十五六次，又用槟榔、青皮、泽泻、木通、黄芩、黄连、木香、滑石之类，投五六剂，方得燥屎与积同出。病减十之六七，然胃弱，怕服煎药，仍用香连丸，日进二服，约有四钱。数日后，积除痢止，然后敢投大补气血之药，调理月余而愈。今已八旬余矣，迩因令媳延予诊视，出谢曰：老身前者死里逃生，今日幸得目击孙游黉序，婿捷南宫，皆先生之力也。

陆祖愚曰：疟后成痢，中气已亏，年高病重，难施峻剂，香连、润字二丸相间而服，正昔贤所谓"新病猛除，久病宽治"之例也。

（《陆氏三世医验·卷一·久病缓治二二》）

【评析】

前医之用补，反成病气之资，此例年高而素健，表里双解可矣。香连丸出自《太平惠民和剂局方》，黄连苦寒，清热化湿，而解肠中热毒，治湿热成痢之本，与吴茱萸同炒，乃取吴茱萸辛热开郁之力，使气机通达，郁结得散，并制黄连苦寒，清热燥湿而无凉遏之弊。润字丸乃陆氏家传之方，开结润肠，通痰去垢。二方合用，挽老夫人于危急。

三十一、衰年虚脱案

【医案原文】

孝丰吴翱元，林下安适，年近七旬，秋初患痢，起于醉饱房劳，自料虚弱，不吝所费，能愈者酬谢百金，嘉兴一医独力担当，吴之亲翁李江州邀予至彼。视其容颜暗滞，六脉弦紧，余云：形症不足，脉候有余，明是阳亢阴微，须用参附挽回，否则不出三日。满座哄然，嘉医从而和之，又增嘉医折席三十金，投以顶（原作"鼎"，通"顶"）串之药，烧𦱊草头，令病者闻吸，以开胃气。次早，痢果减十之六七，渐进薄粥，谈笑做诗，大有起色，举家钦仰嘉医是仙人，而指斥余为庸医。时余即欲辞归，奈伊族侄吴淑止邀视尊阃之病，再四款留，明言有屈三日，以视二君等差。两日间，族众咸对淑止云：似此庸医，留之何用？淑止乃携榼拉余暨幼科王景仰，往玉华山一览，淑止谓余曰：寒族山野，卤莽冲撞，心实不安，明早五鼓相送登程。坐席未暖，报讣者至矣。仙人之称，其阖族即移之于余云。

陆祖愚曰：予初对病诊视，自谓审察不谬，心地清凉，苦被淑止羁留，至聆众喙喧嚣，颜怩恧而心躁热。淑止携榼登山，温言宽慰，余亦幸鸡鸣潜度，讵意席未终，而讣遽闻。欲遁者未遁，仙人反先遁矣。非敢自夸，聊佐谈林一噱。

（《陆氏三世医验·卷一·衰年虚脱三三》）

【评析】

顶串之药出赵学敏《串雅内外编》，言："语药上行者曰顶，下行者曰串，故顶药多吐，串药多泻。顶、串而外，则曰截。截，绝也，使病截然而至。"草头当为苜蓿，孟诜《食疗本草》云："利五脏，轻身。洗去脾胃间邪气，诸恶热毒。"服嘉医之药，残阳复明，三日回光，终难竟日。

三十二、白浊误补案

【医案原文】

韩舜臣，年近三旬，夏月远归，连宵多事，复卧风凉，致成疟疾，间日一发。自以为虚，而投参附，每加人参二钱、三钱、五钱者，数十剂。一医用参一两，附三钱，又八剂。服过人参约及二斤，其病寒轻而热在，偶然不发之日，晡时静坐，觉阳物微湿，以纸拭视，似浆糊一点，白而光亮，心中惊惕，以为滑精渗漏若此，无怪乎大剂滋补而难奏效，决死无疑，谆嘱后事，夫妻相向而哭，其侄慌张，暮夜来邀予看。正当悲哀之后，面赤如妆，六脉洪滑而数，予曰：脉候无事，不必惊慌，明早还兄分晓。令其将溺器涤净，以俟宵来小解。次早，诊其脉，略和而仍然滑大。予令将溺器轻轻倾泻，后来有白腻稠黏，另倾在一边，约有半碗。予曰：夏月昼长夜短，昼阳夜阴，阳动阴静，一夜之去，有如许之多，则从朝至暮，自当加倍，此是白浊而非滑精也。试思少壮之时，每临真实境界，输泄之精，能有几何？病者言下大悟，愁颜变喜。乃用萆薢分清饮，川草薢、石菖蒲、益智、乌药、茯苓、甘草，四剂而症减半。又以陈皮、半夏、茯苓、甘草、升麻、柴胡、苍术、白术，十余剂，浊净而疟亦止。

（《陆氏三世医验·卷一·白浊误补三四》）

【评析】

《医学心悟》云："湿热者，导湿之中必兼理脾。盖土旺则能胜湿，且土坚凝则水自澄清也。补肾，菟丝子丸主之。导湿，萆薢分清饮主之。"火神派郑钦安云："予细推此症，总缘二气不调，中宫运化机关失职。所以然者，先天赖后天以生，水谷之精气生血，水谷之悍气生精，血入于营，精行于卫，皆从中焦转输，转输失权，或精或血，流注阑门，阑门乃泌精别浊之所，从此渗入膀胱，渗入者赤，溺便赤，渗入者白，溺便白，非膀胱自能为赤白也。"此症疟疾而误补，湿热留结不去而中焦气化失职，所以先用萆薢分清饮清其湿热而利其小便。后方二陈加二术去其久积之瘀浊，柴胡、升麻升举阳气而止疟，章法明了。

三十三、暑误为寒案

【医案原文】

李丹山令子室，自来元气不足，产后六七日，正当酷暑，卧房在于楼上，忽头痛，气喘，昏闷，体若燔炭，沉沉晕去。一医以为伤寒，令门窗尽闭，帐幔重围，用二陈、羌、防、川、芎、苏一剂，口干唇裂，喘急尤甚，几于欲死。予诊得六脉浮洪而散，楼上且又重叠遮护，知冒暑而非感寒，宜凉解而不宜温散。主人尽以蓦然起病，必是鬼祟，予则曰：非也。急令移病人于楼下地上，洒以新汲井水，用芦席铺好，抬病者卧之。又急取予家中煎就香薷饮，灌下，得周身微汗，半夜即醒。人皆为井水可以济人，无不奇之。后用清暑益气汤，四剂而愈。

陆祖愚曰：暑气伤人，不胜酷烈，与伤寒迥乎不同。谚云"寒暑莫登楼"，此指无病者调摄而言，何况产妇失血过多，元气虚脱？际此酷热炎蒸，自然伤暑，奈何庸工，热病而投热药，火上添油，又加之以门窗帏帐，密不通风，若再迟一二个时辰，决死无疑。识病大纲尚且昏昧，而欲勉强行医，罹其患害者，不知若干人，伤哉。

（《陆氏三世医验·卷一·伤暑误寒三八》）

【评析】

二陈、羌、防、川、芎、苏尽皆温燥之品，门窗帏帐，更添热势。幸得明医出手解围。井水为阴水，遍散地上，借蒸腾之暑气，凉润患者之心肺，再得香薷饮、清暑益气汤，自然手到擒来，而后当稍调补气血，复新产之元气。

三十四、疟初误补案

【医案原文】

吴抑之，少年禀弱，劳繁患疟，间日一发。一医峻以参、术大补，家中与人参粥食之，胸中痞闷发狂，烦躁不眠，寒热往来，邀予诊视。脉左三部弦细而数，右寸关浮弦，按之有力，右尺似有似无，固知其气血两不足，而风寒饮食为祟矣。遂用柴胡、干葛、黄芩、山楂、厚朴、青皮、陈皮、半夏等，一剂，胸膈略舒，连服数剂，谵妄、烦躁悉除。疟发在于阳分，然鼻干、唇裂、不眠，腹中硬块作痛，皆阳明胃家未清也，转用枳实、熟大黄、山楂、甘草，加铁锈水，一服，即刻去宿垢十数块，诸症顿减。但真元衰弱，疟疾一时未除，用归、芍、人参、白术、茯苓、甘草、柴、芩、麦冬、二母，数剂，疟不截而自止。

陆祖愚曰：疟疾之始，固宜发散，若邪未解而骤补，是闭门逐盗也，纵元气虚弱，亦当补散并行，庶几邪退正复。吴兄误补增剧，势甚猖獗，亲友莫不凛然，几致危殆。后之病疟者，何可草率孟浪？

（《陆氏三世医验·卷一·疟初误补四十》）

【评析】

吴谦于《医宗金鉴》注曰："阳明经，内以候胃，外以候肌。言阳明之为病，由太阳之邪，传于其经，则为阳明病外症；由太阳之邪，传入胃府，则为胃家实也。"鼻干、唇裂，外应于肌肤，内热躁烦，则应于失眠。铁锈水，依陶华所言"铁锈水调和药服用，性沉重，最能坠热开结，有神效"。故能助药下热垢。后用四君加减，元气乃复则疟不截而解。

三十五、大便燥结案

【医案原文】

邻友邱彦昭，禀赋薄弱，常有梦遗，每日爱食燥炒饭，大便二三日一度。万历乙卯年，将弱冠，感受风寒，仍吃燥饭，甚至一日四餐，身体觉不爽快，而病未甚发，旬日间，饮食如旧，而大便竟不行。忽一日寒热交作，头痛，身热不止，间一日寒热一番，医家咸以疟疾治之，不效，蒸蒸内热，晡时更甚，将及二十多日矣。延予诊视，左手浮弦，气口沉实而滑，知其风邪、饮食俱未消散，而饮食偏重，虽寒热往来，乃是伤寒间疟，而非瘴疟也。遂用葛根、柴胡、山楂、厚朴、瓜蒌仁、黄芩、陈皮、半夏之类，腹中气运，头痛止，寒热轻。忽面目、身体俱发黄，前方去半夏、陈皮、厚朴，加茵陈、天花粉、木通、枳实、黄连，二剂，转而为斑，斑色纯红。前方加犀角、升麻，去茵陈、木通，煎送润字丸二钱五分，良久，去燥屎七八块，斑即消，身微凉。然而胸口尚不可按，前方去犀角、升麻，倍黄连、枳实，服六剂，垢不能行，小腹微满。说者谓病有月余，可以议下，予见其禀弱，小腹虽微满，而胸口尚未舒，不敢大推荡，又用润字丸二钱五分，姜汤送下，少顷，又去大便七八块，虽解二次，而胸中如故，就以前方每日服一剂，间三日，投润字丸二钱，去大便一次。病至七十多日，服润字丸有五两许，疟虽自愈，而胸口尚未清，盖病来日久，肌肉削尽，况向有梦遗症者？至此，再不敢消导矣。要用人参少许，攻补兼施，乃堂闻知，不允，遂邀卢绍庵同议。绍庵之见，不约而同，故用枳实二钱，山楂二钱，人参六分，附子四分，连进三剂，不催而大便自来，日解一次。人参渐加，枳实渐减，数剂后，方得垢尽胃开，能进谷食，病起。至此共计有八十多日也，服参半斤，始得复元。

陆祖愚曰：手太阳小肠经，手阳明大肠经，肠与胃上下相联，受盛传送，其气相通。邱兄向患梦遗，系是热证，其便二三日一行，燥而不润之征。语曰：胃中常留谷二斗，水一斗五升。喜食炒饭，谷干则水少，胃家渐燥矣。人身以脾胃为主，脾胃属土，太湿则淖，太干则燥，燥极则万物焦槁。经曰：上焦主纳，不纳则病，下焦主出，不出则病。善啖饮食，上焦能纳，大便秘结，下焦难出。小便通利，无形之水液虽行而有形之糟粕未去，壅积之久，宜其发病之奇。八十余日，不进米谷，恒苦腹满、便硬，导滞通幽，每次必去燥屎数块。始也，上能纳而下少出；今也，上不纳而下多出。似此症候，方书不载，姑记之，以补昔人之未备。

（《陆氏三世医验·卷一·大便燥结四三》）

【评析】

《素问·疟论》曰："但热而不寒者，阴气先绝，阳气独发，则少气烦冤，手足热而欲呕，名曰瘅疟。"又言："间日发者，由邪气内薄于五脏，横连募原也。其道远，其气深，其行迟，不能与卫气俱行，不得皆出，故间日而作也。"其症之要在平素纳多，燥火久积而难化，禀赋不足，藏垢良久而感疠气，病遂发。虽发为疟，仍要以去积为要，围绕虚体如何消导进行展开。

三十六、湿忌大汗案

【医案原文】

陈雅仲，万历戊午四月初之闽，过仙霞岭，陡遇狂风骤雨，虽有雨具，不能遮蔽，遍身俱湿，宿店又无火焙，长途劳顿，水土不服，饮食又不便，遂患疟疾。闽中医家用药与我浙竟不相同，即柴胡一味，从来以前胡代之，故名前胡为香柴胡。陈君延医治疗，发散为主，得汗而病愈甚。适予在表兄廉宪费台简衙中，陈君致书于表兄以邀予，表兄与陈君亦曾相与，奈三表侄病势正剧，不克赴，及陈君三次遣人恳求，表兄乃命中军官陪予往视。面色枯槁而黑，自汗神昏，懒于言语、疲惫之极，诊得左手弦细而滑，气口缓弱，知其劳顿之后又加发散，乃用养血健脾、宽中和解之剂，去病犹如反掌。后与予同归，一路调摄抵家，精神益旺。

陆祖愚曰：雅仲，安佚之体，长途劳顿，未尝经惯，感受风湿，致成疟疾。仲景方法，湿家宜微微发汗，若表散太过，则风气去而湿气在，反增别病，闽医昧此，而犯前贤之戒，宜其病之益剧也。

（《陆氏三世医验·卷一·湿忌大汗四四》）

【评析】

黄元御于《玉楸药解》中分析前胡与柴胡药性区别时言："前胡：味苦，微寒，入手太阴肺经。清肺化痰，降逆止嗽。前胡清金泻火，治气滞痰阻，咳逆喘促之证。""柴胡：味苦，微寒，入足少阳胆经。清胆经之郁火，泄心家之烦热，行经于表里阴阳之间，奏效于寒热往来之会，上头目而止眩晕，下胸胁而消硬满，口苦咽干最效，眼红耳热甚灵。降肝胆之逆，升肝脾之陷，胃口痞痛之良剂，血室郁热之神丹。"由此观之，外有风气，内有湿邪，久而成疟，非柴胡不能截，而误用前胡，了无收益。药性、药名之别，医家从业之本，不可自误误人。

三十七、疟痢拟补案

【医案原文】

延年大令郎，初患咳嗽，缠绵多月，至七月患疟，复变痢，疟尚未止。闵观吾丈以尺脉短涩，已用养阴清补之药，至二十三日，予同社长兄卢绍庵诊视，拟用参附，闵观吾亦极以为然。自此，社兄金阆风、杨澹如以及韦微台、臧玉涵，虽易数君，总不出温补止塞中出入加减。人参服至六十两，病势虽减，而元气犹未如故。

陆祖愚曰：陆暗生曰医家说玄说妙，总无益于病人，惟于虚实寒热四字，认得分晓，方不夭人性命。此二症虽有首尾半途之别，其为用参发始一也。屡易名公，总不能外参为调治，而祖愚实为之前茅矣。

（《陆氏三世医验·卷一·疟痢拟补五一》）

【评析】

疟疾初起，宜发宜截，然患者体虚，患疟转为痢，虚体可知，祖愚用参调养，深谙病情病势也。

三十八、截疟成痢案

【医案原文】

张登之令郎，年十四岁，患疟，截早变为痢疾。腹中痞满，晡时发热，眼皮上下俱红肿而痛，所下积，红白相间，昼夜三四十次。医家有极重其积者，有温补下元者，有敛涩者，纷纷投剂，病势转剧，邀予诊视。左手弦数，右关沉实，右寸尺浮滑，乃曰：此疟疾失表，内伤饮食，风热泊于肠胃，而为此病也。先用山楂、枳实、黄芩、木通、泽泻、柴胡、甘草煎汤，送香连丸。服丸药两许，煎药四剂，积遂稍减，胃气亦开，每日进粥三餐，共有八九盏。又调理旬日，一日之中，不过去淡白色积一二次，又调理四五日，大便已结实矣。忽一日仍不思饮食，每日去宿屎二三次，十余日粒食不进，共去大便数十度，人甚奇之，询予。予曰：右关沉实，是内伤饮食也，不信予言，连日恣意食粥，是伤而复伤也，故近日不食。痢疾，古人谓之滞下，肠有积滞，阑门气阻，传送之令不行，故宿垢不得出。今积滞已尽，肠中润利，宿垢得行，夫何怪焉？十日之中，乃用当归、白芍药、青皮、黄芩、陈皮、茯苓、柴胡、麦冬、知母、山楂之类，养血健脾，润肠利气，果燥屎出尽，胃气仍开。后以前方去青皮、黄芩，加白术、人参、甘草，调理月余复旧。

陆祖愚曰：邪未解而截之早，乃闭户逐盗，俾之徘徊瞻顾于堂奥间，奚免傍损暗伤之患？是以中气衰微，缠绵难已，误药之过也。

（《陆氏三世医验·卷一·截疟成痢五三》）

【评析】

《时病论》曰："但截疟之法，不宜早用。否则易膨胀或成疟母。宜分虚实治之。"此例延医数位，各施其法，得成如此。幸得祖愚于诸乱象中分辨病机，消导健中，养胃气排燥屎，宿疾得愈。

三十九、误截增重案

【医案原文】

万历壬子六月，杨以培醉后乘凉，卧于露天，黎明即头痛、口渴、身重，先寒后热；至未时，汗出身凉，头亦不痛，口亦不渴，能进饮食；次早黎明，诸症复发，如是三度矣。一友云：此疟也，用丸药一丸，五更向东，井花水吞下，此病立止。服后果尔，但见风寒，其头项与左耳前后拘急不快，杜门三四日，仍在露天夜酌，多食凉冷，至次早恶心，吐出宿食酸水痰涎二三碗，寒后发热，较前更甚。此友又将丸药一服，投下之，连泻四五次，身体困倦，头痛等症具在。邀予，诊得左三部浮弦而细数，右三部沉滑而细数。乃曰：浮为风，弦为寒，数为热，滑为痰，沉细为湿，是风寒、湿热、痰饮为祟也。用陈皮、半夏、青皮、山楂、厚朴、柴胡、黄芩、羌活、防风、木通，加生姜，连服二剂，遍身有汗，以后惟晡时潮热、口渴，余症俱减。前方去羌活、防风、木通，加葛根，服四帖，大解二三次，仍（疑为乃）能进谷食。因予往雄城，竟不调理，胃气方开，饮食生冷，恣意而啖，变为泄泻。一友消导兼分利，药之愈甚，四肢浮肿，厥冷，面色萎黄，肠鸣，精神疲散，完谷不化，自以为必不救矣。予归，往候，但见形容如是，两手脉虚脱之极，问其所服药，则曰某某，予曰：久病之人，岂得复行消导？乃用人参、白术、熟附子、升麻、茯苓、木香、陈皮、炙甘草、泽泻、苡仁，连服五六剂，才得泻止肢温。前方去附子、木香、泽泻，加酒炒白芍药、土炒当归，调理月余而复原。

陆祖愚曰：截疟丹丸，最能误人，医家以此而逞长技，病家藉此以求速效，此世俗之通弊也。杨若负病在身，不善调摄，濒于危困，急用参附培补，幸得挽回，书此以为卫生者戒。

（《陆氏三世医验·卷一·误截增重五七》）

【评析】

此例夏季夜间感风寒，平素饮酒，湿热、痰饮内积，当表里双解。后不善饮食变为泄泻，完谷不化，岂可更行消导，温中健脾利湿为要。医者当精其艺，病者亦当顾惜身命，服药之间而不摒弃习气，纵有回春妙手亦难有所施展。此番医治，杨氏之幸乎？杨氏之哀乎？

第六节　钱国宾医案

一、羊毛瘟案

【医案原文】

钱国宾治管船王元暴病，头痛身热，倦卧懒动，不恶寒，只畏热，舌红肌黄，二便不利，六脉浮洪。视其症脉，瘟病也。用清凉发散之剂，八日罔效。再四审之，心胸腹胁，俱无他症，口渴饮水，欲向外卧。令人移出，解衣视其前后心间，有黑点数十，如疙蚤斑，知为羊毛瘟也。用小针于黑处一挖即出毛一茎，凡取数百茎，乃少安。日食西瓜十一个，数日乃愈。

《续名医类案·卷五·疫》

【评析】

钱国宾，字君颖，明代医家，钱塘（今浙江杭州）人，著有《女科百病问答》《寿世堂医案》等书，临证多有奇效。羊毛瘟是瘟疫的一种，出自《羊毛瘟论》。本案患者症见头痛身热，蜷卧懒动，六脉浮洪，据其症脉，乃瘟病。然而用清凉之剂发散八日无效，遂解其衣带发现有数十黑点，如疙蚤斑，知为羊毛瘟。用针挖出数百茎毛，令食西瓜，数日痊愈。

二、补血法治天性时疫案

【医案原文】

癸亥冬，山海关天行时疫，病者头痛发热，恶心口渴，神昏欲寐，四肢不举，其肉推之则一堆，平之则如故。医有作伤寒者，有作时气者，投以发散药，无不加重，死者数百。时督师阁部孙及赞画各伤一仆。至乙丑春，钱之关门谒太师，谈次问及，曰：此症天行时疫，名肉行也。人肉属土，土燥则崩，土湿则流，其邪感于血脉肌肉，不比伤寒所治也。古今医集不载，止于官邸便方见此异症一款。因人血枯，而感天时不正之气，当大补血。用首乌、枸杞、归、地等味，少加羌活风药，足以应病矣。若经发散，立死无疑。

《寿世堂医案》

【评析】

本案患者症见头痛发热，恶心口渴，神昏欲寐，四肢不举，名曰天行时疫，又称"肉行"，多为血枯而感受天时不正之气所致的疫病。钱氏认为此病不能以伤寒之法论治，当大补血，用何首乌、枸杞子、当归、熟地黄等药，加羌活等风药，如果一味发散，必死无疑。

第七节 江瓘医案

一、大头瘟危重症案

【医案原文】

泰和二年四月，民多疫疠，初觉憎寒，壮热体重，次传头面肿盛，目不能开，上喘，咽喉不利，症凶极。舌干口燥。俗云大头伤寒，诸药难治，莫能愈，渐至笃。东垣曰：身半以上，天之气也。邪热客于心肺之间，上攻头面而为肿耳。乃以芩、连各半两酒炒，人参、陈皮、甘草、元参各二钱，连翘、板蓝根败毒行瘀、马勃、鼠黏子各一钱，白僵蚕炒、升麻各七分，柴胡五分，桔梗三分，配方之妙，非后贤所自拟议。为细末，半用汤调，时时服之，心肺为近，小制则服。半用蜜丸嚼化，服法妙。服尽良愈，活者甚众，时人皆口天方，谓天仙所制也。或加防风、川芎、薄荷、归身，细切五钱，水煎，时时稍热服之。如大便燥结，加酒蒸大黄一二钱以利之；肿势甚者，砭针刺。

（《名医类案》）

【评析】

此症俗名大头瘟，乃风热疫毒壅于上焦，发于头面所致。此案所载之方，正是普济消毒饮，出自《东垣试效方》，至今应用甚广，疗效显著。方中黄连、黄芩为君药，苦寒之性，清热泻火解毒，善清中上焦之热。李杲在《东垣试效方》中对本方的方义有述："用黄芩、黄连味苦寒，泄心肺间热，以为君；橘红苦平，玄参苦寒，生甘草甘寒，泻火补气，以为臣；连翘、黍黏子、薄荷叶苦辛平，板蓝根味苦寒，马勃、白僵蚕味苦平，散肿消毒定喘，以为佐；新升麻、柴胡苦平，行少阳、阳明二经不得伸；桔梗味辛温，为舟楫，不令下行。"本案用东垣之方，甚验，而能因症化裁，时人以为用。

二、败毒散治大头瘟案

【医案原文】

橘泉翁治一人，病头面项喉俱肿大，恶寒，医疑有异疮。翁曰：非也。此所谓时毒似伤寒者，丹溪曰五日不治杀人。急和败毒散加连翘、牛蒡子、大黄下之，三日愈。

（《名医类案》）

【评析】

此案之例似大头瘟，吴鞠通《温病条辨》中述："温毒咽痛喉肿，耳前耳后肿，颊肿，面正赤，或喉不痛，但外肿，甚则耳年，俗名大头瘟、虾蟆瘟者。"其主要临床表现为头面肿大，恶寒，壮热面赤，咽喉不利等。治当疏风清热解毒。败毒散，原名人参败毒散，出自《太平惠民和剂局方》，为益气解表之常用方。连翘、牛蒡子、大黄性皆苦寒，添疏散风热、清热解毒利咽之力。合用，对此案之证，疗效显著。

三、三黄石膏汤治疫案

【医案原文】

江应宿治陈氏子，年十七岁，患疫，大渴大热，头痛如破，泄泻频数，六脉洪大。与三黄石膏汤，日进三服，石膏加至一两，三日而愈。

（《名医类案》）

【评析】

温热疫毒传入气分，阳明炽热，固见大渴大热、六脉洪大等。三黄石膏汤中石膏用量独重，善清气分实热证，清热泻火，除烦止渴。黄连、黄芩、黄柏更添泻火解毒之力，奏效迅捷。

第八节　楼英医案

疟病邪实若虚案

【医案原文】

治一妇病疟，三日一发，食少，经不行已三月，脉无，时冬寒，议作虚寒治，疑误。再诊见其梳洗言动如常，知果误也。经不行，非无血，为痰所碍。脉无，非血气虚，及积痰生热，结伏其脉而不见耳。当作实热治，与三花丸，旬日后食进脉出，带微弦，谓胃气既全，虽不药，疟当自愈而经行也，令淡滋味，果应。

（《医学纲目·卷之六·阴阳脏腑部·久疟》）

【评析】

妇人痰湿，侵入胞宫，故经行不畅。积痰日久，聚而生热，邪气内伏，脉气不通，故不见其脉。方用三花丸，大戟、甘遂、芫花，伍以牵牛，泻水逐饮，化痰散结，共逐伏内之痰饮；大黄清热泻火，清痰积之实热。伏邪既出，脉道自通，则其脉可见。脾胃气血生化之源，胃气既盛，机体正气抗邪，则病疟不药而愈。

第九节 张凤逵医案

一、竹叶石膏汤治暑疫案

【医案原文】

张凤逵万历丁未三月间寓京师，吏部刘蒲亭病剧求治，已备后事，谵语抹衣，不寐者七八日矣。御医院吴思泉，名医也，偕数医治之。张诊脉，只关脉洪大，其余皆伏，乃书方竹叶石膏汤。咸惊曰：吴等已煎附子理中汤，何冰炭如是？张诘之。吴曰：阳症阴脉，故用附子。张曰：两关洪大，此阳脉也。其余经为火所伏，非阴脉也。一剂，谵语抹衣即止，熟寐片时。再诊之，洪者平而伏者起矣。又用辛凉药调理全愈。

（《续名医类案·卷五·疫》）

【评析】

本案的要点为"真热假寒，火郁脉伏"。御医院吴思泉误用附子理中汤加重热势，是由于误将患者"关脉洪大，其余皆伏"的脉象视为单纯的伏脉，作真寒假热治之。而张凤逵辨其证为"两关洪大，此阳脉也。其余经为火所伏，非阴脉也"，关脉洪为热盛之相，其余脉伏乃火热壅滞，热伏经脉。加之患者"谵语抹衣，不寐者七八日"，亦属于阳证。脉证合参，为暑病，气分邪热壅盛，热扰心神，气津两伤。故投竹叶石膏汤，清热生津，益气和胃，宁心安神。一剂而"谵语抹衣即止，熟寐片时"，脉"洪者平而伏者起"，再用辛凉药宣散余热。

此医案展示了张凤逵治疗暑病的一贯主张：暑热为患当以寒凉为治。由于当时温病学方兴未艾，伤暑说则更少论述，多通以麻黄汤、桂枝汤治温热病误人良多。张凤逵率先提出"伤寒""暑病"当两治之，有"暑证不分表里，一味清内，得寒凉而解，苦酸而收，不必用下""治法皆以清内火为主，而解表兼之"等划时代的见解，对暑证治疗具有普遍性指导价值，比较符合暑热的病变规律。

二、益元散治暑证案

【医案原文】

予诸生时，万历戊子夏患兹证，势极气索，瞀然自聩，庸医以为脾胃内伤，或以为劳役中折，几不自持，徽医汪韫石适在旁，蹙然曰：心烦面垢，此暑证也。何多指，闻之皆骇其名，予于瞀中微解依之，服益元散二剂而苏，仍调以加味香薷饮数剂而愈。

（《增订叶评伤暑全书·原序》）

【评析】

张凤逵患暑证，热盛气滞，邪热扰神而"瞀然自聩"，庸医误辨为脾胃内伤，或劳役中折，治以补气健脾之法而每况愈下。徽医汪韫石见其"心烦面垢"，"心烦"乃暑热之邪扰动心神，"面垢"乃暑热秽浊之气上浮于面，故辨证为暑证。暑热之邪多炎热升散，夹杂湿浊，故治以益元散。方中滑石为君药，其味甘淡性寒，质重而滑，淡能渗湿，寒能清热，滑能利窍，既能清心解暑热，又能渗湿利小便。甘草味甘性平，能益气和中泻火，与滑石配伍，使小便利而津液不伤，且可防滑石之寒滑重坠以伐胃。朱砂甘寒，有毒，归心经，寒能清热，重能镇怯，镇心安神。三药配用，共奏清暑利湿之功。复以加味香薷饮芳香化湿清热，去除余毒。

三、饮水滋源治疫疠案

【医案原文】

成化二十一年，新野疫疠大作，死者无虚日，邻人樊滋夫妇，卧床数日矣。余自学来，闻其家人，如杀羊声，不眠去衣巾，急往视之。见数人，用绵被覆其妇，床下致火一盆，令出汗，其妇面赤声哑几绝。余叱曰：急放手，不然死矣。众犹不从，乃强拽去被，其妇跃起，倚壁坐，口不能言。问曰：饮凉水否？颔之。与水一碗，一饮而尽，始能言，又索水，仍与之，饮毕，汗出如洗，明日愈。或问其故曰：彼发热数日，且不饮食，肠中枯涸矣。以火蒸之，速死而已，何得有汗？今因热极，投之以水，所谓水火既济也，得无汗乎！观以火然枯鼎虽赤，而气不升，注之以水，则气自来矣。遇此等证者，不可不知。

（《增订叶评伤暑全书·卷下·疫证治案·既济解毒汤》）

【评析】

此案中，患妇外感疫疠，发热数天，不进水米，是故津液耗伤，脾胃生化乏源，无源生汗。时治疗温病多遵照伤寒，以发汗为主。旁人以火盆、棉被助汗，忽视津液耗伤，汗出乏源，因而加剧了亡津之势，导致患妇"倚壁坐，口不能言"，是津伤生内燥，燥伤肺络，金破不鸣。张凤逵一贯主张以寒凉治暑热疫疠，故此番予凉水，清补津液，以滋汗源，清解火毒。津液得到补足，便可以化生汗液，为热毒所驱，乃生淋漓大汗，所谓"水火既济也，得无汗乎"。由此可见，张凤逵已经认识到温病中后期易于耗伤阴津的问题，治疗疫病时开始注重滋阴生津。

四、人参败毒散治瘟热案

【医案原文】

嘉靖己未，五六七月间，江南淮北，在处患时行瘟热病，沿门阖境，传染相似，用人参败毒散，倍人参，去前胡、独活，服皆尽效，全无过失。

万历戊子己丑年，时疫盛行，凡服人参败毒散发表者，无不全活。

崇祯壬午癸未，时疫盛行，道殣相藉，各处医者，发汗和中药，内唯用人参者，多以活人。

（《增订叶评伤暑全书·卷下·疫证治案·既济解毒汤》）

【评析】

此案之例具体症状不详，但为时行毒疫，传染性强，症状相似。人参败毒散，出自《太平惠民和剂局方》，为益气解表之常用方。连翘、牛蒡子、大黄性皆苦寒，添疏散风热、清热解毒利咽之力。以方测证，此案应为温热瘟疫。倍人参增强扶正祛邪、补气生津之效，去前胡、独活而缓枯燥之弊端。强调了温病易于耗伤津液的特点，治疗中需要格外注重补益津液，不可沿袭伤寒病治法，一味发汗。

五、补中益气汤治瘟疫案

【医案原文】

万历十六年，南都大疫，死者甚众。余寓鸡鸣僧舍，主僧患疫，十余日，更数医，皆云禁饮食，虽米饮不容下咽。病者饥甚，哀苦索食。余曰：夺食则愈，虽有是说，此指内伤饮食者言耳！谚云：饿不死伤寒，乃邪热不杀谷，虽不饮食，亦不致死。经云：安谷则生，况病夹内伤不足之症，禁食不与，是虚其虚，安得不死？虽与稀粥，但不使充量，进补中益气汤而愈。若此类者甚众，余未尝禁饮食，而活者不少，每见都城诸公，但说风寒二字，不辨有无内伤虚实，一例禁绝饮食，有二十余日，邪气已尽，米饮尚不容入口，而饿死者有限，表而出之，以为习俗之戒。

（《增订叶评伤暑全书·卷下·疫证治案·既济解毒汤》）

【评析】

此案着重于驳斥时医治疗瘟疫时照本宣科，拘于伤寒禁食之说。张凤逵认为，禁食在内伤饮食、脾失健运的情况下是必要的。因为此时肠腑已有积滞，生化无力，非推陈不能出新，妄自饮食只会加重积滞，内生实邪。而一般认为"饿不死伤寒"的俗语源于伤寒类疾病多为寒邪侵袭肌表皮毛，导致卫表气机不畅，一身之气不得宣发，郁于内而生热，肠腑之气亦随之不利。多食容易发生食积不运，加重内外气机阻滞不通，食积化热还会使伤寒患者热势更甚，因此需要少吃甚至禁食。张凤逵同时提出了伤寒热邪不过分消耗人体水谷之气的看法，认为"饿不死伤寒"是指伤寒虽不饮食，亦不至于害命。

然而温病，尤其是瘟疫之属，往往起病快，热势高，症状重，严重耗伤人体的气血津液，损害正气，在短时间内造成人体正虚邪盛。张凤逵认为，此时已有虚象，再禁饮食，气血生化乏源，津液不得补充，人体正气更虚，更加无力抗邪，导致病情拖延，乃至于不得好转，一命呜呼。因而治疗温病，绝不该盲目禁食，而该适当饮食。

六、童便治天行时疫案

【医案原文】

何氏仆患天行时疫，目不识人，狂言妄语，投以地浆，童子小便浸白头颈蚯蚓，捣细，新汲井花水，滤下清汁，任服一二碗，即知人，三日愈。

（《增订叶评伤暑全书·卷下·疫证治案·既济解毒汤》）

【评析】

此案中，天行时疫热入血分，扰动心神，故目不识人，狂言妄语，急须凉血散血，滋阴清火。地浆即为黄泥浆水，《宋史》云："半天河、地浆，皆水也。"《本草纲目》释名引陶弘景曰："此掘黄土地作坎，深三尺，以新汲水沃入搅浊，少顷取清用之，故曰地浆，亦曰土浆。"地浆有清热解毒之效，治中暑烦渴，伤食吐泻，脘腹胀痛，痢疾，食物中毒。童子小便性寒，能滋阴降火、凉血散瘀。童便最是滋阴降火妙品，故为血证要药。蚯蚓，味咸，气寒，有小毒，颈白者佳，盐水洗用。治温病大热狂言，疗伤寒伏热谵语。《本草新编》云："盖地浆取北方至阴之气，泻阳明至阳之气也。且蚯蚓得土而性安，毒以攻热，而不毒以生毒，相制以成奇功也。"点出地龙与地浆合用之妙。井花水意为清晨从井里第一次汲出来的水，通窍解热，治疗消渴反胃，热痢热淋，小便赤涩，祛邪调中，下热气。诸药共奏清热凉血、镇心安神之效。

七、童便治暑热头痛案

【医案原文】

张绍甫治一人，暑热患头痛，身热昏睡，大渴引饮。众以感冒治，不效。诊之，脉大而虚，曰：此暑疾也。即令撤幔开窗，前后左右各置凉水，顿觉清爽。仍令二童食以西瓜，取其便，连饮四五钟即愈。

（《续名医类案·卷四·暑》）

【评析】

此案中，患者病暑热。暑邪主升，热盛则气血壅聚不行，阻滞脑窍，不通则痛。暑多夹湿，湿性重浊黏腻。故患者头痛，身热昏睡。热在气分，伤津耗气，患者意欲饮水自救，故大渴引饮。脉大为气分热盛，虚为津气两虚。若当感冒，易麻桂剂治之，则热越重，故不效。张绍甫治暑邪惯用清热养阴之法，因此先降温以散热，再用轻灵之药。

西瓜，味甘，性寒，归心、胃、膀胱经，具有清热利尿、解暑生津的功效，主治暑热烦渴、热盛伤津、小便不利、喉痹、口疮等证，由此得名寒瓜。此外，王孟英在《随息居饮食谱》中提出西瓜可清肺胃，解暑热，除烦止渴，醒酒凉营，因暑火所致的霍乱痢疾可服用西瓜汁。用瓜瓤煨猪肉,可解油腻;瓜肉爆干腌之或者酱渍,食用可治目赤口疮;西瓜子生食可化痰涤垢,下气清营,浓煎还可治疗吐血久嗽之证,故有天生白虎汤之说。童子小便性寒,能滋阴降火、凉血散瘀。童便最是滋阴降火妙品,张绍甫令童子食西瓜后取童便,是兼用两药,别具一格,体现了他丰富的医疗经验。此清热解暑滋阴之剂下,暑热自消。

第十节 江应宿医案

疫病泄泻案

【医案原文】

江应宿治陈氏子，年十七岁，患疫，大渴大热，头痛如破，泄泻频数，六脉洪大，与三黄石膏汤，日进三服，石膏加至一两，三日而愈。

（《增订叶评伤暑全书·卷下·疫证治案·既济解毒汤》）

【评析】

本案脉洪大，大热大渴，为气分大热，三焦邪热亢盛。热盛气血壅滞逆乱，不通则痛，是故头痛如破。邪热内迫肠腑，因而热泄频数。此病为温病表证未解，里热炽盛，治宜清里与解表兼顾。三黄石膏汤出自《伤寒六书》，为表里双解剂，具有清热解毒、发汗解表之功效。主治里热已炽，表证未解证。方中石膏辛甘大寒，清热生津除烦；麻黄、豆豉发汗解表，使在表之邪从外而解；黄芩、黄连、黄柏、栀子苦寒，清热泻火解毒，使三焦之火从里而泻；生姜、大枣、细茶调和营卫，益气和中。诸药相合，实为治疗表里俱热、三焦火盛之良剂。

第十一节　壶仙翁医案

凉膈散治风温案

【医案原文】

壶仙翁治文学张薇伯，病风热不解，时瘟疫大行，他医诊其脉，两手俱伏，曰：此阳证见阴，不治。欲用阳毒升麻汤升提之，翁曰：此风热之极，火盛则伏，非阴脉也，升之则死矣，卒投连翘凉膈之剂，一服而解。

（《增订叶评伤暑全书·卷下·疫证治案·既济解毒汤》）

【评析】

本案中张微伯患风温，热势不退，热盛气血郁伏，故而两手都为伏脉。是病热入胸膈，气血不行，但未入血。当下的病机在气分不在血分，妄投阳毒升麻汤类凉血解毒之剂，则气分之热得不到外透，反而用了血分药阻遏了势欲外出的气机。即便要养阴，亦须等到余邪几清后，方可使用。用连翘、凉膈散之剂，则可透热转气，清热解毒，清上泄下，实为对症之剂。

第十二节 橘泉翁医案

败毒散治大头瘟案

【医案原文】

橘泉翁治一人，病头面项喉俱肿大恶寒，医疑有异疮，翁曰：非也，此所谓时毒似伤寒者。丹溪曰：五日不治杀人。急和败毒散，加连翘、牛蒡子、大黄下之，三日愈。

（《增订叶评伤暑全书·卷下·疫证治案·既济解毒汤》）

【评析】

此案乃大头瘟。大头瘟感风热时毒而发，初起邪犯卫气，卫表不利，故恶寒。继而气分热毒迫蒸肺胃，邪毒攻窜头面，故"病头面项喉俱肿"，为典型的大头瘟临床特点。当疏风清热、解毒散结、内外合治。败毒散发汗解表，散风祛湿，加连翘、牛蒡子、大黄共奏清热解毒凉血之功。

第十三节　江篁南医案

一、大头瘟案

【医案原文】

江篁南治给事中游让溪，嘉靖壬子正月，忽感大头风症，始自颈肿，时师以为外感，而误表之。继以为内伤，而误补之。面发赤，三阳俱肿，头顶如裂，身多汗，寐则谵语，绵延三日，喘咳势急，其亲汪子际，以竹茹橘皮汤，继以川芎茶调散，合白虎汤，去人参服一剂而减，次日用前方，去寒峻药，至晚渐定。目轮发水疱数个，余肿渐消，独耳后及左颊，久而不散。又次日以当归六黄汤为主，加散毒之药，延及两旬，顶巅有块如鸡子大，突起未平，及面颊余肿未消，有时头痛，大便稀溏。时二月中旬，江至诊得左脉浮小而驶，右脉大近快，有勃勃之势，江按脉症，当从火治。以生黄芪八分，白术、薏苡各一钱半，茯苓、片芩各八分，生甘草三分，煎加童便服，次日脉稍平，然两颊尚赤，早间或觉头痛，盖余火未全杀也。黄芪加作一钱二分，薏苡加作二钱，顶块渐消，以后加生芪二钱，更饮绿豆汤、童溲，五剂而愈。

（《增订叶评伤暑全书·卷下·疫证治案·既济解毒汤》）

【评析】

此案乃大头瘟，患者突感风热时毒，气分热毒迫蒸肺胃，邪毒攻窜头面，故"颈肿"，为典型的大头瘟临床特点。不见发热恶寒等表证，故解表发汗则助其热势。亦无虚象，误用补法则助其邪气。"面发赤，太阳俱肿，头顶如裂，身多汗，寐则谵语，绵延三日，喘咳势急"为邪入营血，热扰心神，亦体现出温毒致病后发展迅速。

此患者"三阳俱肿"，可见太阳、阳明、少阳三经皆为热壅。后世《针灸逢源》有云："大头瘟者，足阳明邪热太甚，恣实少阳相火而为之炽，多在少阳，或在阳明，或传太阳，视其肿势在何部分……假令少阳阳明为病，少阳为邪出于耳前后也。"宿按："阳明邪热，兼少阳相火为病，视其病势在何部？随经处治。当缓弗令重剂，过其病所，阳明为邪，首大肿，少阳为邪，出于耳前后，予每治此症，初用凉膈散，继以消毒饮，无不立愈。"

大头瘟治当疏风清热、解毒散结、内外合治。本案所用竹茹橘皮汤益气清热，扶正祛邪，复以川芎茶调散，合白虎汤去人参，清透气分热毒，益气生津。待其症稍瘥，去寒峻药，减清热之力，以免损伤正气。然血分余毒犹在，故症见"目轮发水疱数个，余肿渐消，独耳后及左颊，久而不散"。治以六味地黄丸入血分滋阴清热，加以散毒之药，尤且病重药轻。患者病情迁延，20 天后见"顶巅有块""面颊余肿未消"之症，是为火毒壅盛，气血壅滞，不通则痛，故头痛，热扰中焦则泄泻。左脉浮小而驶，右脉大近快，有勃勃之势，为阳脉，当疗热以寒，从火治。

后世《古今名医荟萃》有云："况头部受邪，见于无形之处，至高之分，当先缓而后急。先缓者，谓邪气在上，着无形之部分。既着无形，所传无定，若有重剂大泻之，则其邪不去，反过其病矣。虽用缓药，若又急服之，或食前，或顿服，咸失缓体，则药不能除疾矣。当徐徐服，渍无形之邪。或药性味形体，据象服饵，皆须不离缓体。及寒药，或酒炒浸之类，皆是也。"本案病势迁延，当从缓治。

本案以白术、生薏苡仁为君，薏苡仁清热解毒散结，白术益气健脾燥湿。生黄芪为臣，助白术益气健脾，助薏苡仁利水消肿。茯苓健脾渗湿，生甘草为佐使，调和诸药，清热解毒。煎加童便，滋阴降火，止血消瘀。"两颊尚赤，早间或觉头痛"即为犹有余火之象，则黄芪加作一钱二分，薏苡加作二钱，加重清热之力。顶块渐消后，加生黄芪二钱，补气固表。更饮绿豆汤、童溲，清热生津养阴。

二、暑湿霍乱案

【医案原文】

江篁南治一人，于七月间得霍乱证，吐泻转筋，足冷多汗，囊缩。医以伤寒治之，增剧。江诊之，左右寸关皆伏不应，尺极微，口渴欲饮冷水，乃以五苓散与之。觉稍定，向午犹渴。以五苓加麦冬、五味、滑石投之，更以黄连香薷饮，冷进一服。次早脉稍出，按之无根。人形脱，且呃，手足厥逆，饮食不入，入则吐，大便稍不禁。为灸丹田八九壮，囊缩稍舒，手足稍温。继以理中汤，渴犹甚，咽疼热不解，时或昏沉，饮以竹叶石膏汤而愈。

（《古今医案按·卷二》）

【评析】

《丹溪心法》云："内有所积，外有所感，致成吐泻，就为之霍乱。"饮食不洁，积滞于内，或感受暑热秽浊之邪，引起急性呕吐腹泻，变为霍乱。感暑邪而发则为中暑霍乱。本案为暑热霍乱，因吐泻伤津耗气，不能濡养筋脉则转筋足冷囊缩，气虚不能固摄则多虚汗。误用伤寒治之，则下辛燥发汗剂，助暑热而更伤津气，导致患者病情恶化。江筐南诊时，患者左右寸关皆伏不应，尺极微，是津气大伤，口渴欲饮冷水是内有热。医者先用五苓散利水渗湿，温阳化气，湿气化而热不散，是故患者犹渴。再加麦冬、五味、滑石滋阴生津，收敛清热，复用黄连香薷饮解表祛暑，清热除湿。患者服后，暑热得除，脉稍出，但气津更亏，患者消瘦，呃逆，四肢发凉，无法进食，一吃即吐，大便有时控制不住。因为患者无法服药，医者选择用灸丹田急复元气，使患者囊缩稍舒，手足稍温。再用理中汤健脾益气，但患者津液亏空，用药过燥，因此口渴咽痛。改用竹叶石膏汤，清气分热，清热生津，益气和胃。正对伤寒、温病、暑病余热未清，气津两伤证。

第十四节　孙文垣医案

一、大头疫案

【医案原文】

张孝廉后渠，丁年，患大头疫。头大如斗，不见项，唇垂及乳，色如紫肝，昏聩不知人事。见者骇而走，其年疫甚疠，人畏传染，致废吊庆。

张与考功公子，同受《春秋》于会稽陶春源所，陶邀余诊之。其脉皆浮弦而数，初以柴胡一两，黄芩、玄参各三钱，薄荷、连翘、葛根各二钱，甘草一钱，服三剂，寒热退，弦脉减，但洪大。予知其传于阳明也，改以贯众一两，葛根、天花粉各三钱，甘草一钱，黑豆四十九粒，一剂，肿消其半；再剂，全消。浆粒不入口者二十一日，再与小柴胡汤两剂服之，始纳干糕如指者二条，次日进粥，而渐平矣。丁酉秋闱报捷。

（《孙文垣医案·卷一·三吴治验》）

【评析】

大头疫即大头瘟，常为感风热时毒，气分热毒迫蒸肺胃，邪毒攻窜头面所致。患者头大如斗，不见项，唇垂及乳，色如紫肝，昏聩不知人事，为典型的大头瘟临床特点。观脉浮弦而数，病邪尚在少阳，为表证，昏聩仅是热盛神昏。故用柴胡、黄芩和解少阳，清散热邪，玄参入血，解毒散结，清热凉血，滋阴降火，可散头面瘀肿热毒。佐以薄荷、连翘、葛根等气分清凉宣散之品，以甘草调和诸药。服药三剂后寒热退，弦脉减，但洪大，是阳明经证的主脉，故以入阳明经的葛根、天花粉为主，大力清热解毒，复以甘草、黑豆辟疫解毒，调和诸药，顾护正气。肿胀两剂而消，而胃气未复，小柴胡汤主治伤寒后中风往来寒热，胸胁苦满，默默不欲饮食，心烦喜呕，能和解少阳，疏肝健脾，服药后遂可纳食。

二、大头瘟重症案

【医案原文】

金溪令净涵臧公尊堂太夫人，以季春眉寿，连看戏文二十余本，且多食鱼腥虾蟹，偶发寒热，三日不退。第四日，左耳前后及颊车皆红肿。第五日，右边亦肿。第六日，肿及满头，红大如斗，眼合无缝，昏聩不知人事，谵语若有邪祟，粒米不进者八日。举家惊惶，逆予为治。诊其脉，六部皆洪长而数。予曰：此大头疫也。即以贯众、石膏各六钱，柴胡、葛根各三钱，赤芍药、天花粉各二钱，甘草一钱，黑豆四十九粒，水煎服之。日进二帖，脉始减半，第九日，方进粥饮半盏。前药除石膏，又四帖而安。是役也，人皆为予危之，谓八十之尊年，八日之绝粒，头大如斗，体热如燔炭，昏聩谵语，乃不去而治，何冥行不知止如此！而其婿闵怀海亦言病势如此，吾心亦危疑，见先生安闲而甘寝食，赖以少慰。予曰：此疾为阳明、少阳二经热壅而然。夫阳明多气多血之经也，以高年故不敢用硝黄，惟投以轻清解散之剂，使因微汗而解。症脉相对，虽重可生。假如人言以高年病危而弃不治，岂惟非医之存心，于病家相托之意亦孤矣，可乎哉？

（《孙文垣医案·卷一·三吴治验》）

【评析】

此案乃大头瘟重症。"季春"为大头瘟好发时节，患者高年，"连看戏文二十余本"，伤精耗气，又肆食肥甘厚味，饮食不节，易积而化热。突感风热时毒，初起邪犯卫气，故"偶发寒热"；继而气分热毒迫蒸肺胃，邪毒攻窜头面，故"左耳前后及颊车皆红肿"，为典型的大头瘟临床特点；至六日，已"肿及满头"，患者昏聩谵语，身热如烧炭，米粒不进，为邪入营血，亦体现出温毒致病后发展迅速的特点；"诊其脉六部皆洪长而数"为阳明气分热盛，邪正剧烈交争之象。

此患者肿发于耳之上下前后并头目，可见病发于少阳。此案阳明、少阳二经皆为热壅。后世《针灸逢源》有云："大头瘟者，足阳明邪热太甚，恣实少阳相火而为之炽，多在少阳，或在阳明，或传太阳，视其肿势在何部分……假令少阳阳明为病，少阳为邪出于耳前后也。"

大头瘟治当疏风清热、解毒散结、内外合治。本案所用之药，贯众、石膏、赤芍、天花粉共奏清热解毒凉血之功。其中贯众善清气分、血分之热毒；石膏可解肌透热、除烦止渴，为清泄肺胃气分实热之要药；赤芍善清泄血分热邪；天花粉善清泻肺胃实火，有消肿之力。柴胡、葛根疏散发表、解肌退热，其中柴胡尤善疏散少阳半表半里之邪。葛根、天花粉生津止渴。甘草调和诸药。又用黑豆四十九粒，《食疗本草》云其"微寒，主中风脚弱，产后诸疾。若和甘草煮汤饮之，去一切热毒气"。《神农本草经疏》云："生大豆，苏颂云：有黑白二种。黑者入药，白者不用。其紧小者为雄，入药尤佳。禀土气以生，而色黑则象水，故味甘气平无毒。平即兼凉，为肾家之谷也。甘平能活血解毒，祛风散热，故主涂痈肿，止痛，杀鬼毒，乌头毒，除胃中热痹，伤中淋露，下瘀血，散五脏结积内寒，消谷也。"

待其症稍瘥，去石膏减清热之力，以免损伤正气。孙文垣对年高病危者，巧施汤药，投以轻清解散之剂，使"微汗而解"，疗效甚佳。

三、金妓时疫案

【医案原文】

有老妓金姓者，其嫂三月患头痛，身热，口渴，水泻不止，身重不能反侧，日渐昏沉，耳聋眼合，梦多乱语。嘉秀医者，历试不效，视为必死。予适吴江归，便道过檇李，访南溪、吉泉二兄。吉泉兄以是症见询，且言诸医有以补中益气汤进者，有以附子理中汤进者，二药已煎成未服，幸弟至，乞为诊之。六脉洪大，观其色内红外黑，口唇干燥，舌心黑胎，不知人事。予曰：此疫症也，法当清解，急以小白汤进之，犹可生也。若附子理中汤，杀之耳，安可用！南溪兄问：小白何汤也？予曰：小柴胡、白虎汤，合而一之是也。南溪兄谓：泄泻昏沉如此，恐石膏不可用也。予曰：此夹热下痢，但使清阳上升，则泻止热退，而神气自清也。

服讫，夜半神气苏醒，惟小水不利，热渴不退。予思仲景法谓，渴而身热不退，小便不利者，当利其小便。乃以辰砂六一散一两，灯心汤调服之。两帖而瘳。南溪兄曰：死生信乎命也，弟顷刻不至，必服理中汤，此妇不为泉下人哉！

（《孙文垣医案·卷一·三吴治验》）

【评析】

本案中，患者为老年女性，于三月头痛，身热，口渴，水泻不止，身重不能反侧，日渐昏沉，耳聋眼合，梦多乱语，同时有六脉洪大，色内红外黑，口唇干燥，舌心黑苔，不知人事的症状。医家判断为疫病，并指出其泄泻症状是夹热下痢。治当清解热毒，热退清阳上升，则泄泻自止，万不可服用附子理中汤、补中益气汤等温热之药。医家以小柴胡汤和白虎汤合为小白汤，大清热毒，和解皮里膜外，果然使患者泻止热退，神气苏醒，但依旧有小便不利、热渴不退的症状，医家法仲景利其小便，以灯心汤送服辰砂六一散，清心火通小便，两剂而效。

四、时疫头痛发热案

【医案原文】

一仆发热头痛，口渴，腹疼，小便赤，大便泻，日夜不睡者六日。予诊之曰：据脉，汗后浮数，热尚不减，乃疫症也。以滑石三钱，青蒿、葛根、白芷、片芩各一钱半，炙甘草、升麻各五分，一帖即得睡，热减大半，头痛全除。惟小水赤，头晕，脚膝无力。此病后血虚之故。以四物汤加青蒿、酒芩、薏苡仁，服之而安。

（《孙文垣医案·卷二·三吴治验》）

【评析】

本案中患者发热头痛，口渴腹痛，小便赤色，大便溏泄，六日不得眠。如是伤寒，理当汗出热退，身凉人静。但患者汗出后始终发热，且脉浮数如故，医家由此推断为疫病，之前的头痛、不得眠为热郁神明，邪热扰神，腹痛、便溏为热扰脾胃，下迫大肠，口渴为津伤。脉浮数，故虽病久，热邪尚在卫分，用滑石三钱，清热利水，导热下行，青蒿、葛根、白芷、片芩、升麻小剂量清热发散，一剂而邪热清散，故得安卧。但热邪伤津，津血同源，津伤则血耗，血虚则阴亏。故患者小便仍赤，头晕，脚膝无力。以四物汤养血滋阴，加青蒿、酒芩、薏苡仁，入血分清虚热。

五、时疫头痛如破案

【医案原文】

一仆病与前类，而身如火烁，头痛如破，大便不泻，小水赤，口渴，鼻干，不得眠，胸膈膨胀，腹饥不能食，六脉弦而数。用竹叶石膏汤，加知母、枳壳、白芷、葛根，大加青蒿，一帖而热痛减半，胸膈亦宽。惟口渴，小水短涩，睡卧不安，又与化瘟丹三钱，井水化下，渴止，稍得睡，头晕脚软，喘急。与四物汤加青蒿、酒芩、薏苡仁、木瓜，服之全安。

（《孙文垣医案·卷二·三吴治验》）

【评析】

此案亦为温热疫病，但患者热剧头痛，出现阳明热结，津伤气耗。六脉弦而数，是邪在气分，热郁于阳明、少阳两经。竹叶石膏汤为清热剂，具有清气分热、清热生津、益气和胃之功效。主治伤寒、温病、暑病余热未清，气津两伤证。身热多汗，心胸烦热，气逆欲呕，口干喜饮，气短神疲，或虚烦不寐，舌红少苔，脉虚数。加知母增强清热润燥之力，且通润大肠以助便下。白芷、葛根入经清气投表，引热外行，大加青蒿，以其清散之力强劲，又能解毒退热。枳壳行气止痛，去性取用。一剂热退半而尚有余症，与化瘟丹解毒避秽，以井水送服，通窍解热，治疗消渴反胃，热痢热淋，小便赤涩，祛邪调中，下热气。再以四物汤加青蒿、酒芩、薏苡仁、木瓜，滋阴养血，舒筋止痛。

六、时疫药后吐泻案

【医案原文】

一仆之病亦前相似，以服丘一斋药而大吐大泻，热益增，头痛莫能当，烦躁口渴，鼻干，呕吐，小水短涩，寝食废者十四日，势甚危急。询前所服药，乃藿香正气散加砂仁、浓朴、山楂，大耗元气之味，且五月火令当权之疫，当以甘寒之剂治之，何可以辛热香窜者，益其火而枯其津也？其势危矣！此皆不知因时变达，惟习常胶，故以误人者。用急投人参白虎汤，加竹茹、葛根、青蒿、升麻，一帖而热除，再帖而头痛止，诸症尽去。后连治数人，多如此类，何也？此无行之疫，故一方见之。治多先以甘寒清解之剂投之，热退即以四物汤以补阴血，稍加清热之剂，而青蒿之功居多，此固一时自得之愚。用录之以告同志者，使知治法当随时俗为变，而常套不可不脱也。

（《孙文垣医案·卷二·三吴治验》）

【评析】

此案中，患者出现发热、烦渴、头痛等热病症状，却服以藿香正气散加砂仁、浓朴、山楂，大耗元气之味，药不对症，辛热香窜，益其火而枯其津，乃生坏病，故患者大吐大泻，热势更甚，头痛剧烈，烦躁口渴，鼻干，呕吐，小便短涩，十四日不得饮食，是气分热盛、伤津耗气之证。医者提出，五月初夏，时令属火，治疗热病，应当以甘寒之剂为主。故选用白虎加参汤，石膏、知母清解气分尚盛之热邪，加人参益气生津，三味相配扭转由实转虚之机。热去气复津回，则热渴汗出等症可除，气充表固，则暑热伤气之汗出恶寒可解。用甘草、粳米护胃气而资胃液，共同体现辛寒清热、益气生津之法。加竹茹清热除烦止呕，加葛根、青蒿、升麻透热转气，轻扬发散。患者一帖而热退，二帖而头痛停止。

医家回顾自己的行医生涯，提出"先以甘寒清解之剂投之，热退即以四物汤以补阴血，稍加清热之剂"的临床经验，并推崇青蒿在热病治疗上的功效。

七、瘟疫劳食复作案

【医案原文】

一仆妇，年三十，患瘟疫一月余矣，非劳复即食复，今则发热咳嗽，胸胁痛，耳聋口渴，大便七八日不行，不知人事。乃与柴胡、石膏各三钱，栝蒌、桔梗、枳壳各一钱五分，黄芩、前胡各一钱，天花粉八分，甘草五分，黄连八分，急煎服之，人事稍清。因大便不行，次日以大柴胡汤下之，又次日大便虽行热仍不退，改以柴胡二钱，白芍药、黄芩、麦门冬各一钱，天花粉、茯苓、甘草各六分，四帖而愈。

（《孙文垣医案·卷三·三吴治验》）

【评析】

此医案中患者患温病已有一个月余，反复发病。温热类疾病好转后需要多方面修养调护，而患者因屡屡操劳过度或者饮食失节，导致热病复发。如今发热咳嗽，口渴，是久热煎灼肺津，肺气宣降失常。胸胁痛、耳聋是热郁少阳经所致，大便不行则是阳明热盛里实。柴胡入少阳经，疏散退热，疏肝解郁，升举阳气。石膏清热泻火，除烦止渴，清阳明郁热。瓜蒌、桔梗、枳壳行气润肺止咳。黄芩、前胡清热宣散，透热转气，且黄芩与柴胡共入少阳肝经，疏肝解郁。天花粉清热润燥、生津解渴，黄连清中焦热，甘草清热解毒调和。一剂下后患者神志稍转清醒，但热势和大便不通的症状仍在。复用大柴胡汤和解少阳，内泄热结，使大便得出，但热不退。医家取柴胡黄芩汤之意，柴胡与黄芩相配，柴胡苦平，疏肝开郁，和解退热，升举阳气；黄芩苦寒，清热燥湿，泻火解毒。柴胡泻半表半里之外邪，黄芩清半表半里之里邪。柴胡升清阳，黄芩降浊火。二药相合，升清降浊，调和表里，和解少阳，清少阳之邪热甚妙。柴胡又长于开郁，黄芩又善于泄热。两药相伍为用，既可疏调肝胆之气机，又能清泄内蕴之湿热，清解气分热结甚妙。白芍、麦冬、天花粉清热生津滋阴，茯苓甘草顾护脾胃，四剂而痊愈。

八、春温鼻衄寒战案

【医案原文】

族侄煌，春温后忽鼻衄寒战，小水不利，舌上焦黄，目珠极红，六脉伏而不见，举室惶惶。予曰：此作汗之兆，由热极使然也。因先时汗未透彻，阳明余热在经迫血上行越出鼻窍，故有此症，以石膏、滑石、生地黄、升麻、赤芍药、牡丹皮、麦门冬、天花粉、甘草，煎而服之，汗出如雨，直至两踝，舌润而苔尽退，衄亦止，目珠色淡，脉乃渐出。改用人参、麦门冬、五味子、白芍药、甘草、知母、黄芩、柴胡、竹叶、石膏，服下。大便原五日未通，今亦始行，精神大转，饮食亦渐进矣。

（《孙文垣医案·卷三·三吴治验》）

【评析】

本案中，患者感春温，汗出未透，邪热残留于阳明经，循经上行，邪热迫血，则发为鼻衄。寒战、六脉伏而不见为真热假寒，邪热郁积于体内，导致阳气不得外出。舌上焦黄，目珠极红，大便不通，皆为阳明经热象。三焦不利，膀胱气化失司，故小便不利。以石膏、天花粉、麦冬清热生津，赤芍、牡丹皮、生地黄凉血散瘀，升麻清气发散，滑石清热利水。整体清热宣发，凉血生津利水。患者汗出热解，舌苔转润，鼻衄止，脉出。复用生脉饮三味大益气阴，合柴芩疏调肝胆之气机，清泄内蕴之湿热，清解气分热结；石膏、知母、竹叶清热润燥泻下；白芍和解营卫。行之有效。

九、春温过时热病案

【医案原文】

程孺人黄氏，予之内亲也，发热头痛，遍身如煅，口渴，谵语，饮食不进。先已迎程文峰氏疗之，认为痛风症，授以蜡丸及辛温之剂进之。余适至，为之诊，六部弦而洪数，视其舌，皆沉香焦燥、芒刺、深浓，神渐昏沉。乃语之曰：此春温过时热病也，法宜清解。彼视为痛风而用辛温，是谓如火益热，适足以戕生，非卫生也。方和宇氏亦以予言为是，乃用石膏五钱，知母、麦冬各三钱，竹茹、甘草、黄连各一钱，生姜三片。一帖而神清，再帖汗津津出，始能言，热解食进，又两帖，一身轻快，自能坐立。再用薏苡仁、麦冬、白扁豆、甘草、黄连、白芍药、香薷、白茯苓调养而愈。

（《孙文垣医案·卷三·三吴治验》）

【评析】

结合症状，本案中的"痛风"，应当指风痛，即风邪引起的经脉痹阻，肢体头目疼痛诸症。故先诊医家误判为此证后用辛热温散之药，实是热上加热，加重病情。孙氏诊治时，患者脉弦而洪数，舌沉香焦燥，芒刺深厚，神渐昏沉，已经热入心包，里热炽盛，"可泄而已"。孙氏用白虎汤重剂，复加黄连，重在清热毒，使能热解神清，复以薏苡仁、麦冬、白扁豆、甘草、黄连、白芍、香薷、白茯苓轻清之品调养获效。

十、春温时疫案

【医案原文】

文贵者，善为族文学，岐原出入子母者也，寓长兴邸中，病发热，昼夜不止，口渴，齿燥，鼻干，舌苔黄浓，不得眠。服药不效。予适至雄城，岐原邀诊之。脉俱洪数，呕恶，胸膈痞满，小水短而赤，大便下皆清水。予以石膏七钱、知母五钱，甘草一钱，软柴胡五钱，葛根三钱，黄芩二钱，枳壳、竹茹、桔梗各一钱，连进三帖，呕恶止，胸膈宽，热仍未退，无汗，泻未止也。时有问予者，谓胡不用柴芩汤而退热止泻也。服石膏故益泻耳。予戏之曰：予乃三脚猫耶，能认此为何症用柴芩汤也？仍以柴胡、石膏各七钱为君，葛根、知母各五钱为臣，黄芩、甘草各一钱为佐，生姜五片，速进二帖，汗则津津然出，热退泻止，口不渴而眠矣。予因他往，留药三帖而嘱之曰：胃气初回，势必思食，宜谨慎不可多进，若多则余热复作，必成食复，治将费手也。慎之！慎之！后五日，果以食不慎而复病。予又至，热较前为重，且加懊憹，夜谵语如见鬼状，口大渴，齿燥，舌焦黑有芒刺，势甚危急，以前方加枳实、栀子各三钱，淡豆豉二钱煎饮之，二帖懊憹止，余症犹然，夜更甚，前方减去豆豉，加黄连、麦冬、生地、白芍，一日二帖，舌以井水生姜擦去黑苔，用蜜调玄明粉涂之而胎去矣。服三日，始得微汗，诸症尽减，再次叮咛慎饮食，调理半月而全。岐原问曰：人始皆认此症为漏底伤寒，谓叔不用柴苓汤退热止泻，而用石膏为非，乃竟以石膏收功，何也？予曰：此问甚善。盖医贵认症，此症乃少阳、阳明合病也，柴胡、白虎汤、葛根为二经对症之药，服之可解肌热，止口渴。若柴苓汤为太阳、少阳合病之剂，内有五苓散，乃太阳经之里药，症非太阳，曷敢用之？且其内有人参、白术、肉桂，皆助热发燥之味，误投则必发斑。其齿燥舌干而焦黑，又何敢用茯苓、泽泻、猪苓利之，使益亡其津液耶？古人谓：以伤寒为大病，不察症而误投，则生死立见。《伤寒论》有言，不得汗，不得下，不得利小便，是谓三禁。故曰：少阳、阳明不从标本，从乎中治。小柴胡、白虎汤中治剂也。人徒见其大便作泻为漏底，不察泻皆清水无糟粕者，为热极所致，症乃春温时疫也。但为发散，使清气上升而微有汗，泻当自止。此泻岂五苓散所能止哉？止则误事。岐原曰：夜重如见鬼者，何以故？予曰：热入血室故也。岐原曰：男子亦有血室乎？予曰：血室男妇同之，冲任二脉为血之海，二脉附于阳明，今病乃阳明之热，遗入血海也。故加生地、白芍而效。余治伤寒，用柴葛解肌汤及柴胡白虎汤而热不解者，加此二味，则热无不退，汗无不出矣。且下午与夜又阴分主事，欲解血海之热，必投此二味以收其功，此亦予一得之愚也。岐原曰：善。愿记之，以诏后来。

（《孙文垣医案·卷三·三吴治验》）

【评析】

　　春温时疫，外邪引动郁热，起病即发热昼夜不止，兼见口渴、齿燥、鼻干、苔黄厚、脉洪数，只宜清泄实热，疏解外邪，故用石膏、知母、黄芩、柴胡、葛根、桔梗。如按少阳诊治，用药柴苓，热必难退，泻必不止。热去胃气可复，但病后胃弱，多食则余热复作，而成食复。是案瘥后五日，即因进食不慎而复病，热势更甚，且加懊侬、谵语、口大渴、齿燥、舌焦黑有芒刺等症，以至势危，仍以前方加枳实栀豉煎服，方得痊愈。

十一、时疫热病汗出不止案

【医案原文】

　　汪铣兄，时疫热病，被发汗过度，热留胸中，烦躁不止，呕恶不安，汗竟不敛，口且渴。脉之，独两关洪大。此阳明之热尚在，当以白虎生脉汤为主，石膏五钱，知母三钱，人参、白芍药、甘草、石斛各一钱，麦门冬二钱，五味子十五粒。急煎饮之而热退。继以益元丸服之，而吐亦安。

（《孙文垣医案·卷四·新都治验》）

【评析】

本案中患者感时疫，发汗后邪热未退，而是留滞于胸中，热扰心神，患者因而烦躁不安。热郁胸膈则气机升降不利，故呕恶。邪热由表入里，出现大汗、大渴、两关洪大的阳明热证，故治以清气之法，用白虎生脉汤。石膏、知母相佐，知母甘苦而寒，质润多液，既升又降，上能清肺热，中能清胃火，下能泻相火；生石膏甘辛而淡，体重而降，气浮又升，其性大寒，善清肺胃之热，又偏走气分，以清气分实热证。二药伍用，相互促进，清泄肺胃实热之力增强。然而，知母退热力缓，但作用持久，石膏退热虽速，但作用短暂，二者参合，互制其短，而展其长，故为退热之佳品。人参生津补气养血，白芍、石斛、麦冬滋阴生津，五味子收敛固涩，益气生津，补肾宁心。患者服药后果热退，再以顾护正气，则气机得复，呕吐则止。

十二、时疫食复不省人事案

【医案原文】

何明吾，时疫食复，大便不通，呕恶内热，昏聩不省人事，或作梦语，循衣摸床，此热在心包络经。以竹茹、麦冬、知母、山栀各一钱，陈皮、半夏曲、酸枣仁、枳实各八分，甘草三分服之。至夜半，人事稍清，余热未散，用石膏三钱，知母二钱，竹茹、麦冬、生酸枣仁各一钱，天花粉、陈皮各七分，枳实、麦芽、半夏曲各六分，水煎饮之。下午，大便行而热退，诸症悉愈。

（《孙文垣医案·卷四·新都治验》）

【评析】

时疫初愈，余邪未尽，灰中有火，因饮食不慎，致邪火复炽，病有反复，名曰"食复"。患者昏聩不省人事，或作梦语，循衣摸床，是热入心包、神明被扰之象，故治用清心、宁神、消食并施，恰合病机，故能获效。

122

十三、春温食复发斑案

【医案原文】

族侄元素，春温头痛发热，左脉弦大，右洪大，以小柴胡合白虎汤二帖而愈。乃为食复发斑，色紫，神昏，人事不省，身重不能转动。即水火皆不自知，合目鼾睡，形如醉人。面赤发热，舌苔外黄内黑，皆有芒刺。三日后，予至脉之，六部俱浮洪以三黄石膏汤加枳实、鳖甲进之，稍得微汗，大便始有真粪。次日才开目言语，乃进粥一盏，改以小柴胡汤加山栀、枳实、鳖甲、白芍药调理而愈。

（《孙文垣医案·卷四·新都治验》）

【评析】

本医案中，患者感受春温，头痛发热，脉象左弦大，右洪大，既有阳明里热之象，又兼少阳肝胆郁热，孙氏因此以小柴胡汤合白虎汤治之，和解少阳，清热生津。后患者食复，热入营血证，神昏发斑，六脉俱浮洪，是邪在三阳，气血两燔之证，故用三黄石膏汤泄热，以鳖甲入血分，枳实破气消积。患者得汗出便下，热邪得出，后以小柴胡汤加清热养阴之品养之。不过针对此案，张山雷有宿按云："温热而脉洪大弦劲，正是白虎的对之证，乃必合以小柴，此是明人通弊，即是受陶氏六书之赐。其投之而热解者，乍病气体尚实，一番鼓荡，正气非不暂申。然柴之升举，又助以参、甘、大枣，自当如火益烈，气火尽浮，壮热神昏，发斑身重，目合鼾睡，正合仲景温病发汗条款，岂非从小柴胡之效力得来。药能造病，原是有求必应，乃文垣只知归咎于食复，殊不思二帖之甘、枣、人参，亦抵得白饭两碗。即日果是食复，前药自当分任其咎。舌黑芒刺，脉更浮洪，乃不得不汤涤以攻前日之参、枣。四金刚摇船，大推大板，文垣好有力量。然其后又是小柴胡，则桴应之变，当更有可观者在。"认为应当采用白虎汤，而不该合用小柴胡汤。小柴胡中参、甘、大枣助火生热，有害无益。

十四、饥劳感疫案

【医案原文】

仆子孙安，空晨出门，途次食面三碗，饥劳感疫，因内伤，表里皆热。及至绩溪衙中，昏闷谵语，头痛，身疼，腹痛。医不察为劳倦感疫，遽以遇仙丹下之，大便泄三四十行，邪因陷下，而为夹热下利之候。急归视之。舌沉香色，额痛，口干燥渴，烦闷，昏昏瞆瞆。脉左弦数，右洪数，但不克指，知为误下坏症。以柴胡、石膏各三钱，白芍药、黄芩、竹茹、葛根各一钱，天花粉、甘草各五分，山栀子、枳实各七分，葱白五茎，水煎服之。后半夜吐蛔一条，乃稍得睡。次早大便犹泻二次，呕吐酸水，腹乃痛。改用小柴胡加滑石、竹茹。夜热甚，与丝瓜汁一碗，饮既神顿清爽。少顷药力过时，烦热如前，再以丝瓜汁一大碗进之，即大发战。予谓此战非寒战，乃作汗之征耳。不移时，汗果出而热犹然。忆《活人书》云：再三汗下，热不退，以人参白虎汤加苍术一钱如神。迹此，再加玄参、升麻、柴胡、白芍药、黄连饮后，身上之斑，先发者紫，后发者红。中夜后乃得睡而热散，斑寻退去。腹中微疼，肠鸣口渴，右脉尚滑，左脉已和，再与竹叶石膏汤加白芍药、苍术，服后睡安，腹仍微痛。用柴胡、芍药各一钱，人参、酒芩、陈皮、半夏各六分，甘草三分，乌梅一枚，服此腹痛渐减，精神骎骎长矣。惟两胯痛不能转动，此大病后汗多而筋失养之故，宜当补益。人参、黄、白芍药、桑寄生、枸杞子、薏苡仁、桂心、牛膝、熟地黄，水煎服。后加木瓜、黄柏、当归，减去桂心，调养而痊。

（《孙文垣医案·卷四·新都治验》）

【评析】

本则医案中，患者劳倦感疫，因误下而邪热下陷，夹热下利。脉象左弦数，右洪数，是少阳、阳明两经邪热炽盛，以柴芩清解少阳郁热，石膏、竹茹、天花粉之品清热生津，少佐枳实行气消积，葱白、葛根疏散风热，以期透热转气。是少阳、阳明两清之法。然病重药轻，邪热流连不去，以丝瓜汁清热解毒，凉血治痢，热犹不去，反汗出而战，以苍术白虎汤解之。苍术白虎汤清热解毒，燥湿止痢，主治平生素虚及老人伤暑壮热、汗多不止，极为对症。故本案俞东扶评曰："战汗后热不退，势亦危矣。引用《活人书》治法极佳。再看其石膏、人参之去取，并不执着两胯疼痛之调养方，更周到，是高手。"

十五、春温误作阴虚案

【医案原文】

侄君孝，后溪兄次子也。三月患头项痛，腰脊强，遍身如被杖，脐腹也痛，口渴不寐，饮食不进，六脉浮数。吴医以为阴虚，为滋阴降火三投而三剧，反加呕恶。又与疏通，热尤不退，下午烦乱。延方和宇丈视之，以为外感拟进人参败毒散。吴争之，谓阴虚体弱，难再汗，仍用四物汤加柴胡、葛根、薄荷、黄芩、知母，而热如焚，神且昏冒矣。予时远出，促归诊之，六脉浮弦而数鼓指。语之曰：此春温症也。方诊良是。因复加内伤，以故病剧。滋阴之剂壅而作滞，且引邪入于阴分，宜乎热加而躁闷也。法当清解兼消可愈无伤，以二陈汤加羌活、柴胡、防风、麦芽、山楂，服下得微汗，热退其半。惟下午作潮，大便未行，腰脐之痛不止。用小柴胡汤加葛根、白芍药、青皮、黄连、山楂饮下，热又少退，大便已行，腰脐之痛也随减去。但不知饿，再以柴胡、甘草、青皮、枳实、麦芽、知母、黄芩、白芍药，诸症悉平。惟觉体倦乏力，加人参、白扁豆、薏苡仁，减去柴胡、青皮，调养而痊。

（《孙文垣医案·卷四·新都治验》）

【评析】

本案患者罹患春温，而数医以滋阴降火之法作阴虚治疗。滋阴之剂容易阻滞气血，又入营血，易引热邪深入。故当邪热初起停于卫气，妄投滋补，乃是大忌。孙氏诊治之时，患者邪热亢盛，已有神昏，但脉象仍浮，以二陈汤燥湿化痰，理气和中，加羌活、柴胡、防风、麦芽、山楂，疏散风热，行气和血，症稍和，然发潮热便秘，予和解理气之剂而效，再以和胃平补之剂夹理气化湿之品，调养使痊。盛增秀评曰："春温初起，宜乎且清且疏，以为阴虚，不唯滋阴难收其效，更至病邪难解。孙氏之治，二陈汤加用羌活、柴胡、防风、麦芽、山楂，重在疏解，继以小柴胡汤加葛根、白芍药、青皮、黄连、山楂，仍以疏解为法，使热象因微汗而退去；嗣后，重在清郁热，养胃气，使邪去正复，而得向安。"所言甚是。

十六、春温太阳头痛案

【医案原文】

太学程好吾，倜傥博洽士也。季春患两太阳痛，胸胁稍疼，口渴，大便水泻，左脉浮弦而数，中按有力，右关滑大。予曰：春温症也。柴胡、前胡、葛根、粉草、青皮、黄芩、知母、桔梗、半夏曲、石膏，半夜后得微汗。因起大便，感风续又发热，依然口渴，更觉烦躁。石膏三钱，知母、柴胡各二钱，葛根、黄芩各一钱，粉草、桔梗各五分，竹叶二十片，两进而汗出热解，诸症悉平。四肢尚倦，口微干，语言乏力，以生麦汤加薏苡仁、石斛、甘草、白芍药、黄芩，调养如初。

（《孙文垣医案·卷四·新都治验》）

【评析】

本医案中，患者春温头痛，热利，脉象左脉浮弦而数，中按有力，右关滑大，邪在少阳、阳明二经，尚未入里，有清解透热之机。因以柴胡、黄芩和解少阳，清泄热邪。石膏、知母清热生津。再入疏散风热理气之品，合而清热散邪。感风复热，热势仍剧，再入清热生津、辛凉透表之剂。诸症消退，尚有气阴两虚之象，以养阴生津之法调养而终。盛增秀评曰："春温为病，治虽得法，但难以一剂即效。是故药后微汗出，邪未尽，复感风则热势又起，依然发热口渴，更觉烦躁。于是，白虎、柴葛复投，方得汗出热解，更以生脉汤、黄芩汤、石斛辈益气养阴，调养方瘥。"

十七、时疫耳聋泄泻案

【医案原文】

鲍子五保，时疫，耳聋，体有热，口干，大便五日不行，人事不清。竹叶、黄芩、柴胡、半夏曲、甘草、枳壳、天花粉、知母煎服，而热渴更甚，大便行而泻，手挛缩不能伸，且发呃，或又咳嗽。改以柴胡、石膏、竹茹、人参、甘草、麦冬、半夏曲、橘红、黄芩、黄连一帖而呃止泻除，诸症悉罢而安睡矣。

（《孙文垣医案·卷四·新都治验》）

【评析】

本案中患者因感温热时疫，身热口干，耳聋便秘，人事不清，是少阳阳明俱病，邪热壅滞气分，触冒心神所致。先一剂虽有清解少阳阳明、生津润燥之力，但病重药轻，且加入枳壳、半夏曲，稍有温燥助火之弊。因此患者服药后热渴更甚，夹热下利，津液耗伤，故手挛缩不能伸，气机宣降失调，故发呃。第二剂药加石膏、黄芩、黄连等苦寒清热之药，又加麦冬、竹茹生津，故一剂呃止泻除，诸症消退。

十八、春温头痛案

【医案原文】

仆子得贵，春温头痛，体热，面赤，舌心焦燥。以石膏、柴胡、葛根、甘草、黄芩、知母、天花粉、白芍药服之，而舌不焦黑矣。进粥太早，半夜后又复发热，中脘硬痛，与大柴胡汤一帖，汗出津津，大便行二次，腹痛不止。乃以小承气汤调下玄明粉一钱，大便又行二次，热不退，而痛全减，旋作鼻衄。改以石膏、牡丹皮、生地黄、山栀子、甘草、升麻、黄芩、赤芍药，一帖而热散衄止。

(《孙文垣医案·卷四·新都治验》)

【评析】

本案患者所得为春温，体热，面赤，舌心焦燥，是阳明实热证的表现，故以白虎汤清散阳明邪热。又因温病易于伤津，天花粉、白芍合用以生津，更以柴葛和解少阳阳明两经。尔后患者食复，腹硬痛，为大柴胡汤证、小承气汤证，实则泻之，故用清泄之药，引热下行。

十九、春温余热未尽案

【医案原文】

元素侄令政，春温后经水适止，余热不退，口中甚渴，胸胁痛而耳重，脉左弦数，右滑大而数。小柴胡加石膏、知母、桔梗、枳壳、葛根、栝蒌、半夏曲服下，而热渴如旧。改用柴胡二钱，人参、甘草、天花粉、黄芩各七分，白芍药、红花、当归、牡丹皮、知母各八分，调理而瘳。

(《孙文垣医案·卷四·新都治验》)

【评析】

《续名医类案》指出，患者胸胁痛而耳重，此为少阳病，故用小柴胡汤和解少阳，再加凉解之药。然第一剂无用，依《续名医类案》所言，"此证无谵妄发狂，然凉解不应，必用诸血药乃应，则仍是热入血室矣"。并指出"小柴胡汤去半夏加天花粉，以血家忌半夏也"，颇有见地。此证是热入血室，煎灼津血，故须用入血药养血润燥。

二十、时疾头痛身若燔炭案

【医案原文】

朱氏子天送，时疾头痛，身若燔炭，口渴气促，申酉刻热潮更甚，舌心焦黑，遍体紫斑，语言含舌不清，时多发呃，耳聋。先治者误进藿香正气散而加呕逆水泻；又医以柴苓汤，呕益甚，热转增剧。迎予为诊，六脉俱洪数，此少阳阳明合病之疫，以石膏五钱，知母、柴胡各三钱，黄芩一钱五分，半夏曲、麦门冬、竹茹、橘红、葛根各一钱，粉草、枳实各五分，服下热退其七，舌不燥矣。再以柴胡、半夏曲、白芍药、竹茹各一钱，石膏三钱，麦门冬、知母各一钱五分，黄连、甘草、人参各五分，水煎饮之而斑退，诸症悉平。

（《孙文垣医案·卷四·新都治验》）

【评析】

本医案中，患者身若燔炭，口渴气促，潮热，舌焦黑，明显属于阳明热盛之象，叶天士曰："按方书谓斑色红者属胃热，紫者热极，黑者胃烂。"此案中患者遍体紫斑，为阳明热极；且见耳聋，少阳之邪未净。适前医家以湿热时疫治疗，屡下藿香正气、柴苓汤，导致热转增剧。孙氏凭症参脉，辨证为少阳阳明合病之疫，用白虎汤合柴胡汤化裁，迅即获效。

盛增秀评曰："如按叶氏卫气营血来辨证，当属气营两燔之证，玉女煎、化斑汤加减，亦属对证之治。若热毒更甚，气血同病，余师愚清瘟败毒饮亦可随证选用。圆机活法，存乎人也。"可做参考。

二十一、疫后食复案

【医案原文】

江右熊二官，疫后食复，额痛，口渴，谵语神昏，面青舌黑鼻中停灰，不省人事，小水短小，势已危急。以小柴胡汤减去半夏，加石膏、知母、当归、山栀子、豆豉、枳实急与服之，一饮便得微汗，热退大半。次日以柴胡、滑石、甘草、知母、石膏、人参、桔梗、黄芩、天花粉与之，舌黑始退，人事乃清，饮食才进，霍然生矣。

（《孙文垣医案·卷四·新都治验》）

【评析】

本案中，患者疫后食复。所谓食复，是指时疫初愈，余邪未尽，灰中有火，因饮食不慎，致邪火复炽，病有反复。额痛为阳明证，谵语神昏、不省人事为热扰神明，其余一派热极煎灼津液、津亏液竭之相。小柴胡汤中去半夏之燥烈，入石膏、知母，二药相佐，知母甘苦而寒，质润多液，既升又降，上能清肺热，中能清胃火，下能泻相火；生石膏甘辛而淡，体重而降，气浮又升，其性大寒，善清肺胃之热，又偏走气分，以清气分实热证。二药伍用，相互促进，清泄肺胃实热之力增强。当归补血润燥，山栀子清热凉血，再加入豆豉透热转气，宣散热邪。少许枳实，与小柴胡汤共解气滞。患者得以微汗出，热退大半，复以清热生津之剂而安。

二十二、瘟疫昏聩案

【医案原文】

由溪程竹坡孺人，年过六十，为疫所染，头痛口渴，舌苔前黄燥，后紫黑，身热沉重，人事昏聩，语言错乱，小水短涩，呕逆烦躁，合目不开，谵语不辄口，耳聋，胸胁痛。时五月初旬也。迎予为诊。左浮而弦数，右洪长而数。诊毕，仲君清夷问曰：何症？予曰：此热病类也。清夷曰：因体热便名热病乎？予曰：否。仲景谓春温过时为热病，矧兹又为热疠也。邪在阳明少阳二经。又问曰：可生乎？予曰：脉症对可生也。此症远迩染延甚伙，不足怪。清夷曰：适方和宇也云少阳阳明二经之病，二公所见既同，乞商确一方为幸。予与和宇诊多符合，即以柴胡、石膏为君，知母、麦冬、天花粉、竹茹为臣，黄连为佐，甘草、枳壳、桔梗为使，连进两帖。丑刻微汗，热退神清不虞，即进荤粥，下午又复大热，谵语昏沉，举家惊怖。予曰：此食复也。即以小柴胡汤加山栀子、枳实、淡豆豉、鳖甲，四剂，复得汗，热从散去，神顿清爽，仍口渴烦躁。以生脉汤加黄连、香薷、竹茹、竹叶而安。

（《孙文垣医案·卷四·新都治验》）

【评析】

此案中患者身若燔炭，头痛口渴，舌苔前黄燥，后紫黑，身热沉重，显属阳明热盛之象，且见耳聋，少阳之邪未尽可知。医者凭症参脉，辨为邪在阳明少阳二经，方用白虎汤合柴胡汤化裁，迅即获效。后又有"食复"之变，孙氏效仲景治食复之法之方，乃获痊愈。

二十三、时疫梦泄神昏谵语案

【医案原文】

程家内眷，藏溪汪氏女也。乃夫殁于疫疠，新寡七日，疫即及之。大热头痛，口渴，胸胁并痛。医与小柴胡汤，夜忽梦夫交泄而觉，冷汗淫淫，四肢如解，略不能动，神昏谵语，面如土色，舌若焦煤、强硬。邀予诊之，六脉沉弦而数，大小便俱秘，此亦阴阳易类也。疫后有是，危已极矣。予以生脉汤加柴胡、黄芩、桂枝、甘草，水煎成，将乃夫昔穿旧裤裆烧灰调下两剂而神醒，体温，汗敛，舌始柔和，焦也渐退。次日，仍以前方加酸枣仁、竹茹，四肢始能运动，乃饮粥汤。仅一子甫十岁，一女甫十四，继被疫困，均以六神通解散汗之而安。

姒娌及婢辈六人皆六神通解散瘳之。举家德予，以为再造。

（《孙文垣医案·卷四·新都治验》）

【评析】

盛增秀评曰："病疫梦交，阴精戕伤，正不胜邪，病已危急。用生脉汤加味，乃扶正祛邪之法。方中所用烧裈散，是治阴阳易的古方，立方似涉荒诞，现已摒弃不用。"

所谓阴阳易，仲景曰："伤寒，阴阳易之为病，其人身体重，少气，少腹里急，或引阴中拘挛，热上冲胸，头重不欲举，眼中生花，膝胫拘急者，烧裈散主之。"王好古曰："阴阳易病，当诊脉随症治之。若脉在厥阴，当归四逆送下本散；脉在少阴，通脉四逆汤送下本散；脉在太阴，四顺理中丸煎汤送下本散。所用之药，各随其经而效自速也。"张元素曰："假如妇人病新瘥，未平复，男子与交，因感外邪卒病，实非余邪相染，医见病速，谓之阴易，于法何以别乎？夫易症者，有本条所见之症存焉，其与外所感，岂相侔哉？设若风寒外伤，当有表症，安有少腹里急、引阴中拘挛者乎？或又云：'假如男子病新瘥，强合阴阳而自病，仍小腹里急、引阴中拘挛，症同易病，求其理，何故不染易他人而自复，未审其症治，可同何法也？'曰：'病虽有复，理与易同，亦用烧裈散以安其气。夫易病之为易，阴阳感动余邪，而其人正气本虚，故能染着，不然，安得受其邪哉？今病自复，缘正气尚虚，而余邪因动，悉非外感，故与易同，亦与烧裈散以安正气，正气安，余邪自退矣。'"根据李经纬、邓铁涛等主编的《中医大辞典》，此处的"阴阳易"指伤寒或温疫等病后余热未净，由房事传之对方者。

二十四、疫后虚寒案

【医案原文】

　　去予舍二里许，地名曰前坑口。一妇人清明前十日发热、头痛。医者以九味羌活汤、十神汤进之不效，而又加口渴，舌黑如煤。更一医以如神白虎汤、竹叶石膏汤进之亦不效，而加泄泻不止，人事昏沉，四肢厥冷，呼吸气微，米粒不进者十四日，其家为具含殓而待毙。适予扫祖墓而近其家。其子闻之，即告急于予，恳为一诊。其脉细如蛛丝。予曰：此疫症也。合理中生脉二汤饮之，连进二服，夜半神气稍苏，饮粥汤半盏。次早，六脉渐见。予喜语其子曰：可保无事。书云脉绝微续者生，仍以前药与之。至晚泻止，口不渴，舌心焦煤退，精神清爽，向安矣。再用人参、白术各五钱，炮姜、炙甘草各二钱半，麦门冬三钱，五味子十五粒，水煎不拘时服。不数日而痊愈。

（《孙文垣医案·卷四·新都治验》）

【评析】

　　本医案中，患者感疫后过服寒凉发散之剂，以至气阴两虚欲竭，阳气亦脱，因此四肢厥冷，呼吸气微。孙氏以生脉汤益气复脉，养阴生津，合理中汤温中祛寒，补气健脾，见效后续进阴阳双补之剂，病患得以保全。盛增秀评曰："凉散过当而成坏病，其病理症结在于气阴欲脱，中阳衰败，故用生脉、理中扶正救逆而化险为夷。"

二十五、春温食复僵寝如尸案

【医案原文】

　　程玄祖兄春温食复，人事昏沉，内热口渴，舌如焦煤，胁痛耳聋，身热如火，僵硬不能转动，尸寝者十日，口中喃喃，盖梦语也。城中时疫正盛，亲友咸不吊庆。予为脉之，左弦数，右洪大而数。以柴胡、石膏各五钱，黄芩、知母、葛根各二钱，山栀子、枳实各三钱，甘草五分，连饮三剂。额上微汗，腹中雷鸣，其夜大便泻三次，皆清水，热仍不退。次早脉之，右寸稍软，前方加人参七分，又二帖而汗出热退。身仍僵，口仍渴，耳仍聋，泻也不止，汗也不收，四肢如冰，勺粒不进者已十三日。人皆以为死矣，予独不忍弃。以人参、麦门冬、白芍药、石斛各一钱，五味子十一粒，当归八分，桂枝三分，黄柏、甘草各五分。后再诊之，左脉已弱。咳嗽，人事渐爽，粥饮稍进，乃能开目发声。泻已止，颇可转身，才有生气。后以四物汤加苡仁、甘草、陈皮、白术、石斛、百合、贝母，调理一月全瘳。

（《孙文垣医案·卷四·新都治验》）

【评析】

此案中患者春温食复，一派里热深重，内扰神志，煎灼津液之象。胁痛耳聋是邪热留滞少阳经。僵硬不能转动是津液耗伤已极，而阳明胃经主四肢，当从阳明论治。依据脉象，左弦数，右洪大而数，也应从阳明、少阳入手，清热开窍，生津润燥。医家以柴胡、石膏为主药，加以清热行气之药，略见效而热不退。加人参再服，热退但余症不消，是邪热已去，但津亏仍在。故再用生津之剂，调理而愈。

二十六、春温战汗而解案

【医案原文】

吴孝廉球泉公内人，痢疾后感寒，又月水适至，大发热，口渴，遍身疼，胸膈饱闷烦躁，头微疼，耳亦聋，大便泻，舌上白苔，脉七八至，乱而无序。此三阳合病，春温症也。时师误以为漏底伤寒不治。予曰：病已危，医而不起者有矣，未有不医而起者也。且投三阳药服之，挑察征应，再相时而动。以柴胡三钱，葛根、白芍药各二钱，枳实、桔梗、酒芩、竹茹各一钱，天花粉八分，炙甘草、桂枝各五分，服后但觉遍身冷如冰，面与四肢尤甚，六脉俱无。举家及医者皆叹为物故矣。予独曰：非死候也，盖夜半阴极阳生，势欲作汗，比之天将雨而六合皆阴。球泉疑信相半，而诸医闻之皆笑去，四鼓后果战而汗出，衣被皆湿，四肢体面渐温，神思清爽，且索粥，举家欣欣，以为再生。次日唯耳尚聋，腹中大响，脉近六至，改以柴苓汤加乌梅，两帖而愈。

（《孙文垣医案·卷四·新都治验》）

【评析】

战汗，即全身战栗后汗出，发病有三个过程，即振栗、发热、汗出，是体内邪正相争，正胜邪却的结果。战汗是热性病过程中正邪抗争的一种表现。如战汗后热退，脉静身凉，表示邪去正安，元气恢复，是一种好现象。若汗出后四肢厥冷、烦躁不安，表示正不胜邪，正气随着虚弱下去，则是危重证候。战汗多见于各种传染病的初中期。《伤寒论》提到战汗是在第九十四条，曰："太阳病未解，脉阴阳俱停，必先振栗，汗出而解。"《医宗金鉴》称之为"正胜邪却战汗平"。本案是春温病变过程中出现的战汗。医家明战汗之理，故能处变不惊，见"遍身冷如冰，面与四肢尤甚，六脉俱无"的情况，明辨为战汗前兆，待患者战栗汗出，病情好转又反复后，施以柴苓汤加乌梅，调治得安。吴又可《温疫论》有"战汗"专篇，可参。

第十五节 吴又可医案

一、因证数攻案

【医案原文】

朱海畴者，年四十五岁，患疫得下证，四肢不举，身卧如塑，目闭口张，舌上苔刺，问其所苦不能答，因问其子，两三日所服何药？云：进承气汤三剂，每剂投大黄两许不效，更无他策，惟待日而已，但不忍坐视，更祈一诊。余诊得脉尚有神，下证悉具，药浅病深也。先投大黄一两五钱，目有时而少动，再投，舌刺无芒，口渐开能言。三剂舌苔少去，神思稍爽，四日服柴胡清燥汤，五日复生芒刺，烦热又加，再下之，七日又投承气养荣汤，热少退。八日仍用大承气，肢体自能少劲。计半月，共服大黄十二两而愈。又数日，始进糜粥，调理两月平复。凡治千人，所遇此等，不过三四人也，姑存案以备参酌耳。

（《温疫论·因证数攻》）

【评析】

本案要点为"察舌用药"。"舌上苔刺"提示肠腑实热壅结太盛，应急取下法。患者"四肢不举，身卧如塑"，是病位深重的表现。前医虽已用承气，但药量轻，不足以达到治疗效果，故应加量。还应"因证数攻"，只要邪热未尽就再用下法，"凡下不以数计"，直至邪去正安。吴有性认为"三承气功效，俱在大黄，余皆治标之品"，故用大黄一两五钱攻邪，前后共用三剂。在此过程中，患者症状逐渐减轻，由"目闭口张"到能看能说，再到神志清醒。因"数下亡阴"，故宽缓之间应注意存阴，可间隔攻逐时间或间隔服用缓剂。吴氏选用柴胡清燥汤调理，一方面是"俟余邪聚胃再下之"，另一方面有和解除热、养阴润燥之效。第五日，患者舌上复起苔刺，说明余邪未尽，就再用下法。中间以承气养营汤缓冲，增液养阴，然后继续用下法，直至患者病愈。此方每剂用大黄一两五钱，等同今日 45g，半月共计十二两，可谓重剂起沉疴。

二、脉证不应案

【医案原文】

张昆源之室，年六旬，得滞下。后重窘急，日三四十度，脉常歇止，诸医以为雀啄脉，必死之候，咸不用药。延予诊视，其脉参伍不调，或二动一止，或三动一止而复来，此涩脉也。年高血弱，下利脓血，六脉短涩，固非所能任，询其饮食不减，形色不变，声音烈烈，言语如常，非危证也。遂用芍药汤加大黄三钱，大下纯脓成块者两碗许，自觉舒快，脉气渐续，而利亦止。数年后又得伤风，咳嗽痰涎涌甚，诊之又得前脉，与杏桔汤二剂，嗽止脉调。凡病善作此脉，大抵治病，务决形色脉证参考，庶不失其大段，方可定其吉凶也。

（《温疫论·脉证不应》）

【评析】

本案要点为"形色脉证合参"。患者下利频数窘急，提示滞下证。"后重窘急"即里急后重，"滞下"即痢疾。患者年高血弱，又久痢脓血，必亡血伤津。血少津亏，故脉涩。其食欲、姿态、面色、言语如常，所以并非危证。滞下本无结粪，对于"初起质实、频数窘急者，宜芍药汤加大黄下之"。此处用大黄，是取其逐邪之功。滞下者，邪气客于下热，气血壅滞而为积，用大黄逐邪，能断其生积之源，促使营卫流通。果然，邪从下出，患者得愈。至于患者脉证不合的情况，吴有性认为要考虑个人先天禀赋因素，有人天生脉涩，有人天生脉沉。所以，"脉不可一途而取"，要神气、形色、病证合参，才能判断准安危病善。

三、夺液无汗案

【医案原文】

时疫得下证，日久失下，日逐下利纯臭水，昼夜十数行，乃致口燥唇干，舌裂如断。医者误按仲景协热下利法，因与葛根黄连黄芩汤，服之转剧。邀予诊视，乃热结旁流，急与大承气一服，去宿粪甚多，色如败酱，状如黏胶，臭恶异常，是晚利顿止。次日服清燥汤一剂，脉尚沉，再下之，脉始浮，下证减去，肌表仅存微热，此应汗解。虽不得汗，然里邪先尽，中气和平，所以饮食渐进。半月后忽作战汗，表邪方解。盖因下利日久，表里枯燥之极。饮食半月，津液渐回，方可得汗，所谓积流而渠自通也。可见脉浮身热，非汗不解，血燥津枯，非液不汗。昔人以夺血无汗，今以夺液无汗，血液虽殊，枯燥则一也。

（《温疫论·夺液无汗》）

【评析】

本案要点为"失下久利"。前医误用协热下利法，是没有抓住患者"下利纯臭水"的特点，这恰是吴有性判断为"热结旁流"的关键。"热结旁流者，以胃家实，内热壅闭"，宜用大承气汤促使患者排出结粪，如此，下利即止。另外，患者宿粪呈败酱状，正是失下久利的表现，若协热下利，其粪色不败。次日，吴氏又予清燥汤以养阴生津，一是缓解患者下利日久、重亡津液的症状，二是缓冲下法伤阴的情况。复诊显示"脉沉"，说明邪热在里，于是再度攻下，直到"脉浮"，仅肌表微热，才说明里证已除。表热本应通过发汗解除，但因为患者下利日久，津血大伤，口燥唇干，舌裂如断，说明表里已枯燥至极，所以无汗可出。后饮食调养，津液渐回，方才发汗而解。吴氏以此案提示：第一，注意逐邪勿拘结粪。"承气本为逐邪而设，非专为结粪而设"。第二，关注气血津液的盈亏。若表邪不能从汗而解，要考虑津亏血燥、作汗无源的情况，不可一味发汗。

第三章

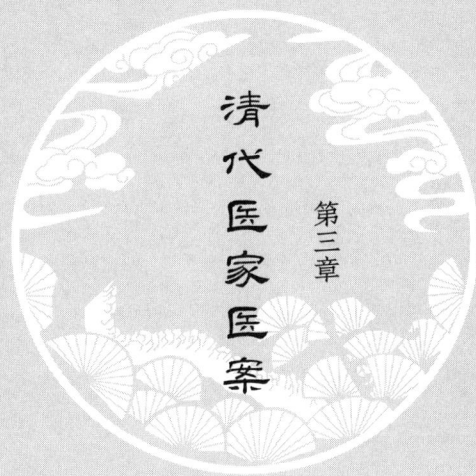

清代医家医案

第一节 喻嘉言医案

一、妇人哭子变疟案

【医案原文】

一妇人痢，因哭子变疟，一日五六作，汗如雨，不吐，脉微数，疲甚。无邪可治，阴虚阳散，命在旦夕，遂用参术二两、白芍一两、黄芪半两、炙甘草二钱，作四大剂，服之而愈。

（《医门法律·卷五·疟证门》）

【评析】

痢本伤胃气，又哭子大哀，阴阳俱伤，营卫偏乱变疟。汗出如雨，脉微数，疲甚，阴伤阳散。治疗以人参安精神、补阴阳、护胃气，白术守胃，白芍敛阴分而护胃气，黄芪提补中气固表，炙甘草和中缓急。本案病势急迫，大剂保胃气，守中阳固而生。

二、妇人痰疟案

【医案原文】

一妇病疟，三日一发，食少，经不行已三月，脉无，时寒，议作虚寒治。疑误，再诊见其梳洗言动如常，知果误也。经不行，非无血，为痰所凝。脉无，非血气衰，乃积痰生热，结伏其脉而不见耳。当作实热治，与三化丸。旬日后，食进脉出，带微弦，谓胃气既全，虽不药，疟当自愈而经行也，令淡滋味，果应。

（《医门法律·卷五·疟证门》）

【评析】

疟病一派虚寒象，始作虚寒治而疑非虚寒，为痰热实也，用三化丸治之。三化丸出自《幼科发挥》，由枳实、厚朴、大黄组成。丸者缓也，去菀陈莝，痰实热解而病象果除。脉出微弦，其胃气虽衰但向好，无须药助而自愈。虚实寒热皆有经不行、脉无也，无象之罪，但医者自蔽尔，喻氏亦有疑，小其心于临时而能效。

三、十枣汤治疟案

【医案原文】

一妇痎疟月余，间日发于申酉，头与身痛，寒多喜极热辣汤，脉伏面惨晦，作实热治之，以十枣汤为末，粥丸黍米大。服十粒津咽，日三次，令淡饭半月，大汗愈。

（《医门法律·卷五·疟证门》）

【评析】

疟发于申酉，《伤寒论》曰："阳明病，欲解时，从申至戌上。"恰逢阳明病欲解时，又"阳明病，反无汗，而小便利，二三日呕而咳，手足厥者，必苦头痛"。喻注此条曰："得之寒因，而邪热深也。"本案脉伏面惨晦，真实热，恰和其注也，十枣汤末缓通利水道而疟邪得解，将息法妙。

四、时行瘟疫案

【医案原文】

嘉靖己未，五六七月间，江南淮北，在处患时行瘟热病，沿门阖境，传染相似。用本方倍人参，去前胡独活，服者尽效，全无过失。万历戊子己丑年，时疫盛行，凡服本方发表者，无不全活。又云：饥馑兵荒之余，饮食不节，起居不常，致患时气者，宜同此法。

（《寓意草·论治伤寒药中宜用人参之法以解世俗之惑》）

【评析】

喻嘉言自按：彼时用方之意，倍加人参者，以瘟气易染之人，体必素虚也。其用柴胡即不用前胡，用羌活即不用独活者，以体虚之人不敢用复药表汗也。饥馑兵荒之余，人已内虚久困，非得人参之力以驱邪，邪必不去，所以服此方者，无不全活。今崇祯辛巳壬午，时疫盛行，道殣相藉。各处医者，发汗和中药内，唯用人参者，多以活人。更有发癍一证最毒，唯用人参入消癍药内，全活者多，此人人所共见共闻者。而庸愚之人泥执不破，诚可哀也！又有富贵人，平素全赖参术补助，及遇感发，不知而误用，譬之贼已至家，闭门攻之，反遭凶祸者有之。此则误用人参为温补，不得借之为口实也。

编者按：喻氏自按瘟疫用人参败毒散倍人参，去前胡、独活之法，并点出按病家体质用药，富贵人用人参反而闭门留寇，病反重，须辨证论治。

五、春温误治案

【医案原文】

金鉴春月病温，误治二旬，酿成极重死证，壮热不退，谵语无伦，皮肤枯涩，胸膛板结，舌卷唇焦，身蜷足冷，二便略通，半渴不渴，面上一团黑滞。从前诸医所用之药，大率不过汗、下、和、温之法，绝无一效，求救于余。余曰：此证与两感伤寒无异，但两感证日传二经，三日传经已尽即死；不死者，又三日再传一周，定死矣。此春温证不传经，故虽邪气留连不退，亦必多延几日，待元气竭绝乃死。观其阴证、阳证，两下混在一区，治阳则碍阴，治阴则碍阳，与两感证之病情符合。仲景原谓死证，不立治法，然曰发表攻里本自不同，又谓活法在人，神而明之，未尝教人执定勿药也。吾有一法，即以仲景表里二方为治，虽未经试验，吾天机勃勃自动忽生变化，若有鬼神相助，必可效也。于是以麻黄附子细辛汤，两解其在表阴阳之邪，果然皮间透汗，而热全清。再以附子泻心汤，两解其在里阴阳之邪，果然胸前柔活，人事明了，诸症俱退，次日即思粥，以后竟不需药，只此二剂，而起一生于九死，快哉！

（《寓意草·治金鉴伤寒死证奇验》）

【评析】

喻氏以"冬不藏精，春必病温"为春温之大原，"春月两邪同发，则冬伤于寒者，阳分受邪，太阳膀胱经主之。冬不藏精者，阴分受邪，少阴肾经主之"。误治成死证，以其二便略通，半渴不渴为少阴藏气不绝而可治。

喻氏言"见脉沉、身重、嗜卧、倦语之症，即知为风温，又知为冬不藏精"，可用麻黄附子细辛汤，此案病在里而发热，邪在表其根源在里也。喻氏言少阴证治"必其人肾中之真阳素亏，复因汗吐下，扰之外出而不能内返势必借温药以回其阳，方可得生"。《尚论后篇》曰："今人见热烦、枯燥之症，而不敢用附子者，恶其以热助热也。孰知不藏精之人，肾中阳气不鼓，精液不得上升，故枯燥外见，才用附子助阳，则阴气上交于阳位。如釜底加火，则釜中之气水上腾，而润泽有立至者。仲景方中辄用附子一枚，今人一钱亦不敢用，总由其识之未充耳。昌亦非偏重温也，以少阴经之汗下与他经不同。如治金鉴，先以温法及汗法，一药同用，次以温法及下法，一药同用，而收功反掌。盖舍二法，别无他法也。"

春温误下后邪更深入，外邪与内饮抟结，胸膛板结为夹饮，"其所夹者，乃身中之阴气，上逆而痞聚于心下也。阴气上逆，唯苦寒可泻之，上条大黄黄连泻心之法即为定药。若恶寒汗出，前方必加入附子，以救阳虚"。喻氏论附子泻心汤"治伤寒心下痞，恶寒汗出，热邪既盛，真阳复虚之证"。此案先以温经法退热，后以寒热并用下法解痞，治有先后，得以全功。

本案为"奇验"，尚论少阴经证治大意中亦称温经之法为从权，正治为清热夺邪存阴之法，"然亦必邪势正炽，阴阳尚未全亏，方可温经散邪"。喻氏为温病先驱者，此案若由后世成熟温病学派处理应有所不同，读者当慎之审之，客观看待。

六、病同证异治各不同案

【医案原文】

黄曙修与乃翁起潜，春月同时病温，乃翁年老而势轻，曙修年富而势重。势重者，以冬不藏精，体虚不任病耳。余见其头重着枕，身重着席，不能转侧，气止一丝，不能言语，畏闻声响，于表汗药中用人参七分。伊表侄施济卿，恐其家妇女得知，不与进药，暗赠人参入药，服后汗出势减。次日再于和解药中，赠人参一钱与服，服后即大便一次。曙修颇觉轻爽，然疑药下之早也，遣人致问，余告以此证表已解矣，里已和矣，今后缓调，即日向安，不必再虑。往诊见老翁病尚未愈，头面甚红，谓曰：望八老翁，下元虚惫，阳浮于上，与在表之邪相合，所谓戴阳之证也。阳已戴于头面，不知者更行表散，则孤阳飞越，而危殆立至矣。

此证从古至今，只有陶节庵立法甚妙，以人参、附子等药。收拾阳气归于下元，而加葱白透表，以散外邪，如法用之即愈，万不宜迟。渠家父子俱病，无人敢主，且骇为偏僻之说，旋即更医，投以表药，顷刻阳气升腾，肌肤粟起，又顷刻寒颤咬牙，浑身冻裂而逝。翁虽海滨一氓，留心管晏富国之略，而赍志以没也，良足悼矣！其医于曙修，调理药仍行克伐，致元气日削，谢绝医药，静养六十余日，方起于床。愈后，凡遇戚友家，见余用药，率多诋訾，设知当日解表和中，俱用人参，肯舍命从我乎？是其所以得全者，借于济卿之权巧矣。

（《寓意草·辨黄起潜曙修时气伤寒治各不同》）

【评析】

黄家父子二人春月同时病温，喻氏以其俱为体虚而感。子黄曙修虽为新感而病重，身重气短不能转侧言语，因冬不藏精体虚又外感故也，治表药内入人参，解表同时顾护正气，汗出表证有向愈之势，胃气正常，大便后颇觉轻爽。内外同治，表解里和，主证已却，虽不痊愈如常人，视其情况应缓调理，不以药功。然老翁后现戴阳之证，后医用表散法而死。《伤寒论》言："其面戴阳，下虚故也。"戴阳之证为下元虚衰，真阳浮越之下真寒上假热象之证，危证，应速以阳药收拾阳气归于下元，不得更以发表之法发越，发越则更动摇人身根本之虚，阳气升腾离体，亡阳而命绝。本是老人，年老体衰，下元虚惫，与外邪相合而成戴阳之证。应以陶节庵法（《伤寒六书》：回阳反本汤，此汤治阴盛格阳，阴极发躁，微渴面赤，欲坐卧于泥水井中，脉来无力，或脉全无欲绝者，宜用。熟附子、干姜、甘草、人参、麦冬、五味子、腊茶、陈皮。面戴阳者，下虚也，加葱七茎，黄连少许，用澄清泥浆水一盏，煎之。临服入蜜五匙，顿冷服之，取汗为效）。知仲景白通汤之意，以人参、附子、葱白等药，固阳通阳微透表，能得其治，若一味以发汗法攻表，则无生也。后医调理其子亦多克伐，破坏刚恢复的元气，致其体又虚，病难愈。见表之证，不可一味发表。

七、内伤转疟案

【医案原文】

袁继明素有房劳内伤，偶因小感，自煎姜葱汤表汗，因而发热，三日变成疟疾。余诊其脉，豁大空虚，且寒不成寒，热不成热，气急神扬，知为元阳衰脱之候。因谓其父曰：令郎光景，窃虑来日疟至，大汗不止，难于救药。倘信吾言，今晚急用人参二两，煎浓汁频服防危。渠父不以为意。次日五鼓时，病者精神便觉恍惚，扣门请救，及觅参至，疟已先发矣！余甚彷徨，恐以人参补住疟邪，虽救急无益也。只得姑俟疟势稍退，方与服之，服时已汗出沾濡，顷之果然大汗不止，昏不知人，口流白沫，灌药难入，直至日暮，白沫转从大孔遗出。余喜曰：沫下行可无恐矣，但内虚肠滑，独参不能胜任，急以附子理中汤，连进四小剂，人事方苏能言，但对面谈事不清。门外有探病客至，渠忽先知，家人惊以为祟。余曰：此正神魂之离舍耳！吾以独参及附子理中驷马之力追之，尚在半返未返之界，以故能知宅外之事。再与前药，二剂而安。

（《寓意草·论内伤转疟宜防虚脱并治验》）

【评析】

病人素虚，小感后服姜葱汤发汗，发热三日成疟疾。疟疾的典型症状是周期性发作的寒战、发热、出汗，间歇期症状消失，素体不虚的患者，疟发作有时，如喻氏《医门法律》载"夫人四体安然，外邪得以入而疟之，每藏于半表半里，入而与阴争则寒，出而与阳争则热"。此人其病状寒不成寒，热不成热，以其正气亏虚，不能与邪相争。脉豁大空虚，气急神扬，为元阳衰脱之候，应用人参煎浓汁频服防危，其父不从，果然病重，精神恍惚，发病时恐补邪，不以人参补之。病势退时已成脱证危候，然胃气未绝可无恐矣，用附子理中汤四小剂连进，可见转机。后言元神离体之事，精神恍惚尚危，再进独参及附子理中。

八、疟疾误截致腹胀案

【医案原文】

刘泰来年三十二岁，面白体丰，夏月惯用冷水灌汗，坐卧巷曲当风。新秋病疟，三五发后，用药截住，遂觉胸腹间胀满日增。不旬日外，腹大胸高，上气喘急，二便全无，饮食不入，能坐不能卧，能俯不能仰，势颇危急。虽延余至家，其专主者在他医也。其医以二便不通，服下药不应，商用大黄二两作一剂。病者曰：不如此不能救急，可速煎之。余骇曰：此名何病也，而敢放胆杀人耶？医曰：伤寒肠结，下而不通，惟有大下一法，何谓放胆！余曰：世间有不发热之伤寒乎？伤寒病因发热，故津液枯槁，肠胃干结，而可用下药以开其结。然有不转失气者不可攻之戒，正恐误治太阴经之腹胀也，此病因腹中之气，散乱不收，故津

144

水随气横决四溢而作胀，全是太阴脾气不能统摄所致。一散一结，相去天渊，再用大黄猛剂大散其气，若不胀死，定须腹破，曷不留此一命，必欲杀之为快耶！医唯唯曰：吾见不到，姑已之。出语家人曰：吾去矣，此人书多口溜，不能与争也。病家以余逐其医而含怒，私谓，医虽去，药则存，且服其药，请来未迟。才取药进房，余从后追至。掷之沟中，病者殊错愕，而婉其辞曰：此药果不当服，亦未可知，但再有何法可以救我？其二弟之不平，则征色而且发声矣。余即以一束，面辨数十条，而定理中汤一方于后。病者见之曰：议论反覆精透，但参术助胀，安敢轻用？大黄药已吃过二剂，尚未见行，不若今日且不服药，挨至明日再看光景。亦无可奈何之辞也。余曰：何待明日，腹中真气渐散，今晚子丑二时，阴阳交剥之界，必大汗晕眩，难为力矣！病者曰：锉好一剂，俟半夜果有此证，即刻服下何如？不识此时尚可及否？余曰：既畏吾药如虎，煎好备急亦通。余就客寝坐待室中呼召，绝无动静。次早，其子出云：昨晚果然出汗发晕，忙服尊剂，亦不见效，但略睡片时，仍旧作胀。进诊，病者曰：服药后，喜疾势不增，略觉减可，且再服一剂，未必大害。余遂以三剂药料作一剂，加人参至三钱，服过又进一大剂，少加黄连在内。病者扶身出厅云：内胀大减，即不用大黄亦可耐，但连日未得食，必用大黄些些，略通大便，吾即放心进食矣。余曰：如此争辩，还认作伤寒病不肯进食，其食吃饭吃肉亦无不可。于是以老米煮清汤饮之，不敢吞粒。余许以次日一剂，立通大便，病者始快。其二弟亦快，云：定然必用大黄，但前后不同耳。次日咸友俱至，病者出厅问药。余曰：腹中原是大黄推荡之泄粪，其所以不出者，以膀胱胀大，腹内难容，将大肠撑紧，任凭极力努挣，无隙可出，看吾以药通膀胱之气，不治大便，而大便自至，足为证验。于是以五苓散本方与服，药才入喉，病者即索秽桶，小便先出，大便随之，顷刻泄下半桶。观者动色，竟称华佗再出，然亦非心服也。一月后小患伤风，取药四剂，与荤酒杂投，及伤风未止，并谓治胀亦属偶然，竟没其功。然余但恨不能分身剖心，指引迷津耳，实无居功之意也。

（《寓意草·力争截疟成胀临危救安奇验》）

【评析】

刘泰来新秋病疟，三五发后即用"截疟法"截住，生变证。《医门法律》言："凡用截疟之法，不俟疟势稍衰，辄求速止者，医之罪也。"疟疾病势甚者，能否截疟当按其情，不可一概而论。刘泰来面白体丰，夏月又受湿冷与风邪，秋日疟疾发后用截疟法即觉腹胀满，十日内出现腹大胸高、上气喘急、二便全无、饮食不入等危急证候，他医以其为实证，用大黄二两治之。然而此证虽象实，本为虚而致实象，喻氏称其为"而敢放胆杀人耶"。他医以此为伤寒肠结，喻氏以其发热与否为辨别标准，应还有其他诊断依据，不只凭发热为决定是否用大黄。此证喻氏判断为太阴脾气不能统摄所致腹胀，不用大黄，临证分清虚实乃要义，尤其危候，误下极易恶化，为医者之过。《医门法律》言："其虚弱之人，始终不可截也。误截因致腹胀者，每多坏事。"此腹胀因误截疟致，疟疾本烈，青蒿、常山、槟榔为代表的一类截疟药性较猛，易伤正气，加其人本虚，不可轻易截疟，但也不该教条，应由实际情况做恰当决定。喻氏用理中汤，"理中者，兼阴阳体用而理之，升清降浊，两擅其长"。治中土正法，子时阳气萌动，丑时为纽，子丑为阴阳交剥之时，阳长阴退合病性，此时病或愈或剧，类《伤寒论》"欲解时"。惜患者家属不合，药未早服，至于关口以大剂加人参急服，少加黄连主热气清心胃制约药气。服药后胀愈，仍大便不通、食不下，食米汤小复胃气。次日用五苓分利前后水谷，二便得通。虽此大便不下可用大黄推荡而解，但膀胱小水未利，膀胱尿液潴留压迫大肠，大便不能出，用五苓散利小水而大便自解。

九、误认痢疾案

【医案原文】

胡太夫人，偶然肚腹不宁，泻下数行。医以痢疾药治之，其利转多，更引通因通用之法，用九蒸大黄丸三钱下之，遂扰动胃气胀痛，全不思食，有似噤口痢状。余诊之，见六脉皆沉而伏，应指模糊。丞曰：此非痢疾之证，乃误治之证也，今但安其胃，不必治痢，而痢自止，不必治胀痛，而胀痛自止。于是以四君子汤为主治，少加姜蔻暖胃之药，用之二剂，痢果不作。但苦胃中胀痛不安，必欲加入行气之药，以冀胀消痛止，而速得进食。余固争曰：宁可缓于食，不可急于药。盖以前因误治，引动胃气作楚，如治乱民，惟有安之之法，若再加行气，则胀痛必无纪极。坚持前说，即用橘皮和中，亦须炒而又炒，绝不惹动其气。凡五日未得大便，亦不惹动其便，听其缓缓痛止胀消，食进便利。共七日全安，浑不见药之功，其实为无功之功也。噫！今之随主见而图可喜之功者，即生出事端，亦谓病之所有，非医之所造。谁悬明鉴，而令丝毫莫遁耶？此所以成时医之世界也。

（《寓意草·辨痢疾种种受证不同随证治验》）

【评析】

老人腹痛泻下数次，前医以痢疾法治之，不效更以通因通用之法，九蒸大黄丸三钱下之，将军大黄，为常用泻下药，荡涤肠胃，更耗损扰动胃气，成胃气胀痛，全不思食，似噤口痢状。喻氏安胃，不治痢而痢自治，明标本之辨，处方以中正平和之四君子汤，少加暖胃之药二剂痢止。胃中胀痛未消，欲行气而不用，行气必伤气，本就脆弱之胃气不经行气之药克伐，本就为损耗胃气所致病，恐又生变故，只以药食同用橘皮一味炒之又炒，稍稍和中。五日不得大便也不以药石动胃气，七日而愈。喻氏诊断精准，于精微之处不妄以医巧做功，赖人体自愈，合《道德经》无为之法，不做有为之害。

十、痢疾内伤夹少阴案

【医案原文】

张仲仪初得痢疾三五行，即请往诊，行动如常，然得内伤之脉，而夹少阴之邪。余诊毕，即议云：此证仍宜一表一里，但表药中多用人参，里药中多用附子，方可无患；若用痢疾门诸药，必危之道也。仲仪以平日深信，径取前药不疑，然疾势尚未著也。及日西，忽发大热，身重如巨石，头在枕上，两人始能扶动，人事沉困，举家惶乱，忙忙服完表里二剂。次早诊时，即能起身出房，再与参附药二剂全安。若不辨证用药，痢疾门中几曾有此等治法乎！况于疾未著而早见乎！

（《寓意草·辨痢疾种种受证不同随证治验》）

【评析】

虽为初感痢疾之邪，痢疾三五行，人行动如常，但证后为内伤夹少阴之邪，则用分治表里两方。表药中多用人参，人参补正气，治内伤之证，发表不伤正；治里药中多用附子，附子振阳除少阴之邪。不可辨为单纯痢疾论治，否则误治。患者信任医家，虽病突增但不疑，医家医术高超，辨证论治，病家信赖，终能获全功。

十一、年老休息痢案

【医案原文】

周信川年七十三岁，平素体坚，不觉其老，秋月病痢，久而不愈。至冬月成休息痢，一昼夜十余行，面自浮肿，肌肤晦黑。求治于余，诊其脉沉数有力。谓曰：此阳邪陷入于阴之证也。吾当以法治之，尚可痊愈，明日吾自袖药来面治。于是以人参败毒散本方煎好，用厚被围椅上坐定，置火其下，更以布条卷成鹅蛋状，置椅褥上，垫定肛门，使内气不得下走，然后以前药滚热与服，良久又进前药，遂觉皮间有津津微润，再溉以滚汤，教令努力忍便，不得移身。如此约二时之久，皮间津润总未干，病者心躁畏热，忍不可忍，始令连被卧于床上。是晚止下痢二次，以后改用补中益气汤，一昼夜止下三次，不旬日而全愈。盖内陷之邪，欲提之转从表出，不以急流挽舟之法施之，其趋下之势，何所底哉！闻王星宰世兄，患久痢，诸药不效，苏郡老医进以人参败毒散，其势瘥减，大有生机，但少此一段斡旋之法，竟无成功。故凡遇阳邪陷入阴分，如久疟久痢久热等证，当识此意，使其缓缓久久，透出表外，方为合法。若急而速，则恐才出又入，徒伤其正耳。

（《寓意草·辨痢疾种种受证不同随证治验》）

【评析】

患者年老久病痢疾不愈，而成休息痢，"休息痢者，乃乍作乍止"。肌肤晦黑、脉沉数有力示其病邪深入。以人参败毒散斡旋之法治之，此案服用药物方法奇特复杂，喻氏称："活人此方，全不因病痢而出。但昌所为逆挽之法，推重此方，盖借人参之大力，而后能逆挽之耳。"痢疾为阳邪感人，陷入阴分，必从外而出之，内陷之邪当以急流挽舟之法从表出。久痢后以逆挽之法，卫阳返于表而皮间有津润，是邪亦出。后以补中益气汤补气升清阳以收工，缓急有度。又附一服用人参败毒散而不功成者，以明其非常之法功用，透表缓缓久久，不能急速求功。喻氏此案治法为其提出治痢之"逆流挽舟法"，用药准确，奇妙得当，终成全功。

十二、暑湿痢案

【医案原文】

朱孔阳年二十五岁，形体清瘦，素享安佚，夏月因搆讼，奔走日中，暑湿合内郁之火，而成痢疾，昼夜一二百次，不能起床，以粗纸铺于褥上，频频易置，但饮水而不进食，其痛甚厉，肛门如火烙，扬手踢足，躁扰无奈。余诊其脉，弦紧劲急，不为指挠，谓曰：此证一团毒火蕴结在肠胃之内，其势如焚，救焚须在顷刻，若二三日外，肠胃朽腐矣。于是以大黄四两，黄连、甘草各二两，入大砂锅内煎，随滚随服，服下人事稍宁片刻，少顷仍前躁扰。一昼夜服至二十余碗，大黄俱已煎化，黄连甘草，俱煎至无汁，次日病者再求前药。余诊毕，见脉势稍柔，知病可愈，但用急法不用急药，遂改用生地、麦门冬各四两，另研生汁，而以天花粉、牡丹皮、赤芍、甘草各一两，煎成和汁，大碗咽之。以其来势暴烈。一身津液从之奔竭。待下痢止，然后生津养血，则枯槁一时难回。今脉势既减，则火邪俱退，不治痢而痢自止，岂可泥润滞之药，而不急用乎！服此药，果然下痢尽止，但遗些少气沫耳。第三日思食豆腐浆，第四日略进陈仓米清汁，缓缓调至旬余，方能消谷。亦见胃气之存留一线者，不可少此焦头烂额之客耳。

（《寓意草·辨痢疾种种受证不同随证治验》）

【评析】

喻氏《医门法律》论痢疾言："在《内经》冬月伤寒，已称病热，至夏秋热暑湿三气交蒸，互结之热，十倍于冬月矣！"恰合此案。毒火蕴结在肠胃之内，昼夜下痢一二百次，病势汹汹，不得用逆流挽舟之法斡旋，直用下法，通因通用。大黄四两将军也，留饮宿食，荡涤肠胃，推陈致新，通利水谷道；黄连二两苦以燥湿，色黄入中土，治肠澼、腹痛、下痢；甘草二两顾护中土，缓和药势。病急则随滚随服，又能恰对不伤正，平于内更不必逆流挽舟。次日病势缓，下利伤津液，急时先下火，缓后再补阴，用生地黄、麦冬、天花粉、牡丹皮、赤芍、甘草滋补阴分，生津养血，火邪已退，阴分稍平而痢止。病渐退而胃气未复，纳食宜少，不能消谷，胃气能渐和，缓缓调至旬余能愈。此案缓急有度，得辨证论治之精巧。

十三、痢疾危候案

【医案原文】

陈汝明病痢，发热如蒸，昏沉不食，重不可言，至第三日，危急将绝，方请余诊。其脉数大空虚，尺脉倍加洪盛。谓曰：此两病而凑于一时之证也。内有湿热，与时令外热相合，欲成痢证，尚不自觉，又犯房劳，而为骤寒所乘，以故发热身重，不食昏沉，皆属少阴肾经外感。少阴受邪，原要下痢清白，此因肠中湿热，已蒸成猪肝鱼脑败浊之形，故色虽变而下痢则同也。再用痢疾门药一剂，即刻不救矣。遂忙以麻黄附子细辛汤一剂，与之表散外邪，得汗后热即微减；再以附子理中汤，连进二剂，热退身轻能食；改用黄连理中汤丸，服至旬日全安。

(《寓意草·辨痢疾种种受证不同随证治验》)

【评析】

痢疾蒸热昏沉不食，身重，为湿热之候。第三日危急将绝，诊其脉数大空虚为内虚，尺脉倍加洪盛示其热在下焦。少阴病同湿热痢同病，昏沉不食，且下猪肝鱼脑形败浊，神伤胃气伤，已成危候，先救少阴，再治痢疾。用麻黄附子细辛汤治少阴表散外邪，得汗热势稍退，示药力已能助正气，再用附子理中汤二剂顾护脾肾阳气，真阳得顾不浮越，则身轻热退，胃气回能食。最后用黄连理中汤丸，丸者缓也，寒热并用，补脾缓消湿热，服十天得以全功。本案虽湿热下利，然已致少阴重症，分清轻重缓急，先治少阴病，再治痢。

十四、痢疾胃气欲绝案

【医案原文】

叶茂卿幼男病痢，噤口发热十余日，呕哕连声不断。诊其关脉，上涌而无根，再诊其足脉，亦上涌而无根。谓其父曰：此非噤口痢之证，乃胃气将绝之证也。噤口痢者，虚热在胃，壅遏不宣，故觉其饱而不思食，治宜补虚清热两法。此因苦寒之药所伤，不能容食，治惟有颙颙温补一法而已，于是以理中汤，连投二剂，不一时痢下十余行，遍地俱污。茂卿恐药不对证，求更方。余曰：吾意在先救胃气之绝，原不治痢。即治痢，人之大小肠，盘叠腹中甚远，虽神丹不能遽变其粪，今藉药力催之速下，正为美事，焉可疑之？遂与前药，连服三日，人事大转，思食不哕，痢势亦减，四日后止便糟粕，以补中益气汤调理，旬日全安。此可见小儿之痢，纵啖伤胃者多，内有积热者少，尤不宜轻用痢疾门中通套治法也。

(《寓意草·辨痢疾种种受证不同随证治验》)

【评析】

《医门法律》曰："噤口痢者，乃胃中湿热之毒，熏蒸清道而上，以致胃口闭塞，而成噤口之证。"但此案痢后噤口呕哕连声，有胃气将绝之兆。诊关脉脾胃脉上涌无根，示其胃气无根将绝，再诊足脉趺阳判断胃气，趺阳脉上涌无根，知胃气危及将绝，先救胃气，用理中汤。胃气得救，肠胃功能恢复，升清降浊，污秽得下，为向好之象，此时不能见痢止痢，连服三日，胃气恢复，思食不哕，痢止后以补中益气汤补气升阳，调理十日收工。正如喻氏所言，噤口象不止热所能致，胃气伤亦能致，不能死守书本套法。

十五、痢疾误治病进案

【医案原文】

浦君艺病痢疾，初起有表邪未散，而误用参、术固表，使邪气深入；又误服黄连凉解，大黄推荡。治经月余，胃气不运，下痢一昼夜百余行，一夕呕出从前黄连药汁三五碗，呕至二三次后，胃与肠遂打为一家，内中幽门、阑门洞开无阻，不但粥饮直出，即人参浓膏才吞入喉，已泪泪从肠奔下。危急之中，诸昆玉及内戚俱探余曰：此证可无恐乎？余曰：在此用药，便有可恃，吾岂不知病势之危，但无别人可任，姑以静镇之，而殚力以报知己耳。于是以大剂四君子汤，煎调赤石脂、禹余粮二味，连连与服。服后其下奔之势少衰，但腹中痛不可忍。君艺曰：前此下痢虽多，然尚不痛，服此药而痛增，未可再服矣。余曰：此正所谓通则不痛，痛则不通之说也。不痛则危，痛则安，何乐而不痛耶？仍以前药再进，俟势已大减，才用四君子倍茯苓，十余剂全安。

（《寓意草·辨痢疾种种受证不同随证治验》）

【评析】

痢疾初起，表邪未散就以人参补气、白术止汗固表，表邪不能散而壅遏，邪气深入。又误服黄连凉解、大黄推荡，黄连苦寒、大黄荡下伤胃气。误治时间久而胃气不运，一夜下利数次。大肠不固，药食直下，服人参亦无用。此时赤石脂禹余粮汤固涩肠道治标，四君子汤补运胃气治本，服后下利势稍缓而腹痛，胃气未全和，大肠未全固涩，亦是大肠固涩、胃气渐复之象，继续服药而病势大减。后用四君子倍茯苓，倍茯苓化水泻阴之功，十余剂得愈。

十六、时气染痘误治而亡案

【医案原文】

顾誤明公郎种痘，即请往看。其痘苗淡红磊落，中含水色，明润可爱，且颗粒稀疏，如晨星之丽天。门下医者，先已夸为状元痘。昌未知也，踌躇良久。明告曰：此痘热尚未退，头重颈软，神躁心烦，便泄青白，全自一团时气外感，兼带内虚，若用痘门通套药，必危之道也。諟明毫不动念。适值二尹请同挨户查赈饥民，出街亲董其事。余忙造其契戚家谓曰：我观諟明公郎在家布痘，而精神全用于赈饥，虽仁人长者之事，然此等处，他人可代，乃自任不辞。明明言之，绝不回顾，此必有医者夸美献谀，而信之笃耳。不然岂有倒行逆施之理哉！此痘必得一二剂药，先退其外感，则痘不治自痊。若迟二三日，缓无及矣。相烦速往朝阳门内外追寻，直述鄙意，其戚闻言即往，余亦回寓修书投之，其辞激切，不避嫌疑。傍晚一仆携回书至，掷于几上，悾悾而去。余以为諟明之见责也，折视则云尊翁大人，必欲得方，始肯服药。余即定一方，并详论方中大意，令僮辈赍送，僮辈窃谓余之不智也。一日三四次奔走大人之门，是自忘其耻辱矣。吁嗟！余岂不自爱，但当群小蒙蔽时，倘得一拨立转，所全颇钜。于是亲送其方至门，则内户已扃，阍人收之，次早送进。余暗地独行，往返六里，以图心安。次日再托其戚，促之进药，则云既是状元痘，何必服药耶！此后即欲一造其庭，末繇矣，吁嗟！朝廷之上，任者议者，不妨互用，使余得与其侧，此儿即不服药，亦必无死法。盖感症在身，而以鳇鱼鸡笋发痘之物杂投，误上加误，适所以促其亡耳。才至六日而坏，正应感症坏期。若痘出既美，即有意外变症，亦在半月一月矣。越二日，三公郎即发热布痘。仍夹时气外感，仍用前医，仍六日而坏。旬日间两儿为一医所杀。諟明引为己辜，设局施药于城隍庙。余偶见之，蹙然曰：盛德之人，恐惧修省，皇天明神，岂无嘿庇。然赏善自应罚恶，而杀儿之医，宁无速夺其算耶！一夕此医暴亡，余深为悚惕。然尚有未畅者，左右之宵人，未尝显诛也。

（《寓意草·直叙顾諟明二郎三郎布痘为宵小所误》）

【评析】

种痘之术，范行准先生在《中国预防医学思想史》中提出，16世纪中国始有种痘术，彼时以"人痘"为主，种人痘预防烈性传染病天花在清代广泛使用，有效者甚多，其抗疫经历仍于中国防疫史上留下浓墨重彩的一笔。"种痘"一词，最先在医籍中出现于万全《痘疹心法》，其义为"天令染病"，非为"种人痘"义，喻嘉言所提"种痘"同为染病意，非"种人痘"意，考喻氏痘疹专著《生民切要》，"种痘"一词出现六处，其中后五处均为医案，描述"种痘"后的诊疗经过。第一处于《生民切要·预防调理》中，言："痘疹一事，人生未有或免，调理亦宜预防。一遇乡邻有种痘，而值天时不正，即宜避风寒，节饮食，戒嗜欲，倘一失调，为患非小。古人所以调于未种之先，幼幼之心，为至切矣。"遇见乡邻"种痘"后，则应及时预防调理，失调则为患非小，明示天花病传染性与强毒性，不因畏"种人痘"而预防调护，为染病之意。喻昌另有"布痘"一词，见此案后文"三公郎即发热布痘"，亦见《医门法律》《尚论篇》《尚论后篇》中，"种痘"与"布痘"应为病程不同，"种痘"为初患天花，皮疹起一二点，"布痘"为皮疹遍布。本案顾家二郎先染天花，初期出痘淡红，中有水色，似一片生机，其门下医阿谀为"状元痘"，但其后热尚未退，头重颈软，神躁心烦，便泄青白，不为良状。按喻氏言，此为时气外感兼内虚，易成危候，不能等常看待，当先退外感。然而庸医奉承其"痘出既美"，直至杀人，喻氏多言无用，奔走再三，病家不信，又食"发物"且不予正治，医者仁心无用，终至死亡。后传染三公郎，其病势凶，发热布痘，并夹时气外感，仍用前医，六日后死。

十七、痘毒痰火迷心案

【医案原文】

四川文宗高受所媳，乃西田庠生林体干女，年十六种痘，起自初八，至十二不能言语，卧不安席，起卧之时，循序不乱。杨橘泉治之不效，问紫姑仙，质以药方。仙曰：操舟者不知把舵之方，焉能令舟就岸，以卸其货？今喻子在此，何不用之？延予看痘，立方与仙合。知其火盛痰生以迷心，是以不能言；热毒攻心，是以坐卧不安。用解肌化毒汤，倍栀子、芩、连，加牛黄一分，三服后，痰吐盈盆而能言，舌黑如茨，痛饮茶五碗，方睡而愈。姑仙吕纯阳赠诗一首，诗曰：蓬岛仙人久慕名，尘凡医类笑无明。金声一振声难敌，玉液金调果有灵。大手挽回春气盎，妙剂推转病元宁。先生总合神仙意，莫大阴功海岛平。

《生民切要·上卷·辨火论》

【评析】

病女 18 岁患痘，痘发于初八，四日后不能言语，卧不安席，医者不效，欲求紫姑仙，紫姑仙应为观中道士，其亦待喻氏处方。喻氏断此为火郁于内，痰火成毒攻心之证，其坐卧不安为真火未降之象。用解肌化毒汤，出自《生民切要·上卷》，本方猛进药饵，治一二日痘见点，颠狂不省人事，面色红肿，用防风、连翘散郁火，前胡下气降火而消痰，荆芥、柴胡、羌活、独活解表，升麻解毒，干葛、白芷解阳明经大热，麦冬补阴，栀子、牡丹皮、赤芍、黄芩、地骨皮清火，本方清热散郁火，解毒醒神，倍栀子、黄芩、黄连增其清热解毒之功，加牛黄解毒开窍醒神。服药后痰能吐出，火毒攻心，其舌全黑，痛饮茶五碗，此亦是"真水能降真火"，其后能愈。

十八、痘母颈肿案

【医案原文】

姜学士思艺一孙，种痘方见点，痘母生于咽喉，颈大于面，仓皇无措，延予视。予曰：非下不能散，恐加痰喘不治矣。学士坚执不可。至晚，痰喘作，公子慌甚，谓曰：事当从权，以行下药私与之可乎？予曰：可。果以通圣散，倍硝黄下之。次早，肿毒已消，反为轻症。以告学士，学士叹曰：幸公行权，若执不可下，几误大事。

《生民切要·下卷·辨痈疽毒痰》

【评析】

患痘后喉咙部位先出痘，覆盖面部，喻氏诊后用下法，患者家属不允，喻氏言其痰喘则成危候，至夜果痰喘，病家始信喻氏，急用下法散之，用通圣散，出自《生民切要·上卷》，治痘发斑，由麻黄、大黄、朴硝组成，倍硝黄下之，次日轻。此证止发丁上，喻氏何用下法耶？喻氏《生民切要》载"夫斑者，有色点而无头粒者是也，盖缘饮食过多，伤于足太阴之脾土，热积于手太阳之心火，入于手太阴之肺金，故放点而斑生"。喻氏以此证火生于胃，积于心，伤于肺，故放点而斑生，"内伤外斑，一身之火，游行于外，色红而小者，用通圣散以散之"。此证因胃中实火，当下，不下则火夹痰气上冲成逆，痰喘已作，倍硝黄之力下之。

十九、痘后水泄案

【医案原文】

建昌悬桂堂李前峰，年三十六种痘，八日内水泄不止，一日夜三十余次，有水无渣，心中懊恼，痘将黑陷，目赤皮红。延予视，予曰：此谓脏结，毒壅不通，非大承气汤不足以济事。众曰：果有此定力乎？予曰：泄有水而无渣，非结而何？乃以承气汤一服，下结粪如拳，三五块，坚硬如石，下后思食，痘转黄而泄止。

《生民切要·下卷·辨下后不解》

【评析】

病者三十六岁，患痘后水泄不止，有水无渣，伴心中懊恼，痘将黑陷，目赤皮红之症候。喻氏诊为热毒在内，壅滞不通所致，因其泄有水而无渣，断为热实结于腑中未下，用大承气汤攻下，服后果下结粪如石而病情转好。此脏结非《伤寒论》中脏结，乃是喻氏《生民切要》之"若夹宿食以致胃烂，或水泻不止，此名脏结"所论之脏结，其后附大乘气汤治脏结，于本案颇为相合。

二十、收痘后发渴案

【医案原文】

一少年种痘，收完发渴，将天花粉入大锅，煎数十碗，饮不能止，自投水缸而饮，小便长出，如竹筒建瓴之状，上入下出，莫有能治者。予视而叹曰：虚宜实，宜大补主之，以十全大补汤服而愈。

《生民切要·下卷·辨发渴》

【评析】

患痘收完后发渴，数饮天花粉煎水而渴不解，上饮水下出小便不止。此为大虚之状，脏腑功能不调，如喻嘉言在《生民切要》中言："收后大渴，引饮便多，随饮随尿，虚火所至，宜大补汤主之。"十全大补汤为四物汤合四君子汤加黄芪、肉桂而成，气血双补，调和阴阳，补虚而脏腑能运得愈。

二十一、收后癫狂不眠案

【医案原文】

张方伯二侄种痘，各半月后，一者双目不能开，一者颠狂双目不能闭。予视之曰：开闭之权在我矣。今不能开者，未通大便，名为脏结，是以毒凝不散。以润肠汤一碗许饮之，不半日即大便，熟睡一觉，醒即目开。其不闭者，毒注心经，阴阳交剥，以致癫狂，饮以滋阴降火汤，连进二服，则睡而目闭。方伯笑谓予曰：

药用合宜，肉汤亦灵矣。

《生民切要·下卷·辨收后癫狂不眠》

【评析】

两人患痘半个月后，一人目不能开，一人目不能闭。不能开目者大便未通，毒凝不散，按喻氏此为"脏结"，以润肠汤，出自《痘科辑要》，用当归、生地黄、麻仁、桃仁、甘草五味滋阴补血，润燥下毒，使大便得下而毒能散，目能开。目不能闭者为火毒留蓄心经，阴血亏虚，阳气重盛，阴阳交剥，发癫狂，用滋阴降火汤，出自《生民切要·下卷》，治收后癫狂不眠。用当归、熟地黄、麦冬、白芍补阴，人参、焦术、茯苓、糯米补脾胃中气，黄芩、牛蒡子、连翘散火，川芎活血行气，甘草调和，牛黄开心窍，桂圆补心血，能并奏补阴清火醒神之功，二服后能入睡而目闭。

第二节 徐灵胎医案

一、时病神昏案

【医案原文】

西塘倪福征，患时证，神昏脉数，不食不寝，医者谓其虚，投以六味等药。此方乃浙中医家，不论何病，必用之方也。遂粒米不得下咽，而烦热益甚，诸人束手。余诊之曰：热邪留于胃也。凡外感之邪，久必归阳明，邪重而有食，则结成燥矢，三承气主之；邪轻而无食，则凝为热痰，三泻心汤主之。乃以泻心汤加减，及消痰开胃之药，两剂而安。诸人以为神奇，不知此乃浅近之理，《伤寒论》具在，细读自明也。若更误治，则无生理矣。

《洄溪医案·时证》

【评析】

王士雄按：韩尧年年甫逾冠，体素丰而善饮，春间偶患血溢，广服六味等药。初夏患身热痞胀，医投泻心、陷胸等药，遂胀及少腹，且拒按，大便旁流，小溲不行，烦热益甚，汤饮不能下咽，谵语唇焦。改用承气、紫雪，亦如水投石。延余视之，黄苔满厚而不甚燥，脉滑数而按之虚软，不过湿热阻气，升降不调耳。以枳桔汤加白前、紫菀、射干、马兜铃、杏仁、厚朴、黄芩，用芦根汤煎。一剂谵语止，小溲行。二剂旁流止，胸渐舒。三剂可进稀糜。六剂胸腹皆舒，粥食渐加。改投清养法，又旬日得解燥矢而愈。诸人亦以为神奇，其实不过按证设法耳。又按：今夏衣贾戴七，患暑湿，余以清解法治之，热退知饥，家人谓其积劳多虚，遽以补食啖之。三日后二便皆闭，四肢肿痛，气逆冲心，呼号不寐。又乞余往视，乃余邪得食而炽，壅塞胃腑，腑气实，则经气亦不通，而机关不利也。以苇茎汤去薏苡仁，加瓜蒌仁、枳实、栀子、莱菔子、黄芩、桔梗，煎调元明粉，外用葱白杵烂，和蜜涂之。小溲先通，大便随行，三日而愈。

编者按：患时行之证后神昏脉数，不食不寝，医家以为其虚，投以六味地黄丸等补药欲补其虚，六味丸敛邪入里，邪热更甚。徐氏以伤寒传变，外感太阳病传归中土阳明，正阳阳明病则内实大便难有燥屎，当用大乘气汤、小承气汤、调胃承气汤三乘气汤下热实结。此案内无食无燥屎，但烦热甚，示其热痰在上，以半夏泻心汤、生姜泻心汤、甘草泻心汤三泻心汤主之。用大黄黄连泻心汤去浮热，大黄涤荡热力，黄连清心火除烦，加消痰开胃之品，清热消痰，能成其功。

二、瘟疫治以清凉芳烈案

【医案原文】

雍正十年，昆山瘟疫大行，因上年海啸，近海流民数万，皆死于昆，埋之城下。至夏暑蒸尸气，触之成病，死者数千人。汪翁天成亦染此症，身热神昏，闷乱烦躁，脉数无定。余以清凉芳烈，如鲜菖蒲、泽兰叶、薄荷、青蒿、芦根、茅根等药，兼用辟邪解毒丸散进之，渐知人事。因自述其昏晕时所历之境，虽言之凿凿，终虚妄不足载也。余始至昆时，惧应酬不令人知，会翁已愈，余将归矣。不妨施济，语出而求治者二十七家，检其所服，皆香燥升提之药，与证相反。余仍用前法疗之，归后有叶生为记姓氏，愈者二十四，死者止三人，又皆为他医所误者，因知死者皆枉。凡治病不可不知运气之转移，去岁因水湿得病，湿其之极，必兼燥化，《内经》言之甚明，况因证用药，变化随机，岂可执定往年所治祛风逐湿之方，而以治瘟邪燥火之证耶。

《洄溪医案·瘟疫》

【评析】

王世雄按：风湿之邪，一经化热，即宜清解，温升之药，咸在禁例。喻氏论疫，主以解毒，韪矣。而独表彰败毒散一方，不知此方虽名败毒，而群集升散之品，凡温邪燥火之证，犯之即死，用者审之。

编者按：瘟疫后尸体处理不善，夏天尸体腐烂，又能因其染瘟疫。身热神昏，闷乱烦躁，脉数无定，为热毒之证，用清凉芳烈之品。鲜石菖蒲开窍；泽兰于受湿之地分疏通利，通九窍；薄荷清新辟邪，宣散疏通；青蒿苦寒而香，香通去秽；芦根治客热；茅根清肺胃热。并进辟邪解毒丸散，神醒而能明人事。此人愈后徐氏再以此法治27人，前服与证相反香燥升提之药，病愈者24人，死者3人，此三人均由他医误治而枉死，为医之过。徐氏言治病用五运六气之理，去年是因水湿得病，其湿甚之极，今年必兼燥化，当用治温燥火法，不用去岁之香燥之法。王士雄言徐大椿用药精当正确，却推崇败毒散，出自《兰台轨范》引《活人书》，能治伤寒、瘟疫、风湿、风眩、拘挛、风痰、头痛、目眩、四肢痛、憎寒壮热、项强睛痛。用羌活、独活、前胡、柴胡解外，川芎、枳壳理气血，白茯苓、人参补益脾气，桔梗引药上行，甘草调和，但此方升散，温邪燥火之疫病不能用，用之即死，治疫者审之。

三、久疟亡阳案

【医案原文】

洞庭姜锡常长郎佩芳，体素弱而患久疟，时余应山前叶氏之招，便道往唔，佩芳出，诊色夭脉微，而动易出汗。余骇曰：汝今夕当大汗出而亡阳矣，急进参附，或可挽回。其父子犹未全信，姑以西洋参三钱，偕附子饮之，仍回叶宅。夜二鼓叩门声甚急，启门，而锡常以肩舆来迎，至则汗出如膏，两目直视，气有出无入，犹赖服过参附，阳未遂脱，适余偶带人参钱许，同附子、童便灌入，天明而汗止阳回，始知人事。然犹闻声即晕，倦卧不能起者两月，而后起坐。上工治未病，此之谓也。如此危急之证，不但误治必死，即治之稍迟，亦不及挽回。养生者，医理不可不知也。

《洄溪医案·疟》

【评析】

体弱而患疟疾已久，正气大伤，诊时其色不好，脉微。动易出汗示其表阳不固，色夭脉微示其里虚，表里俱虚，故知其至夜间将大汗出而亡阳。《兰台轨范》言"参附汤治阴阳血气暴脱证"，拟急进参附或可以挽回其亡阳。然其家人不信，不以人参，而只以西洋参同附子让其服下。二更天时，患者家属发现其已有亡阳明象，急寻医生，病人已汗出如膏见病危虚脱之象，其两目直视为神脱，气有出无入为气脱，幸而已服西洋参附子，阳未遂脱，没有立刻不治以至于身死。徐氏用参附加上童便治之，参附同用燮理阴阳，更用童便引阳药于至阴而防止格拒。天明时赖天时而阳气能回能固汗，得以存活，但仍虚弱，调理两个月才好。此即《内经》言："是故圣人不治已病治未病，不治已乱治未乱，此之谓也。夫病已成而后药之，乱已成而后治之，譬犹渴而穿井，斗而铸锥，不亦晚乎！"知养生者，于毫末之时能防微杜渐，若病情已成，入脏腑者半死半生，危候已成，其治更赖天功。

四、暑毒血痢案

【医案原文】

崇明施姓，迁居郡之盘门，其子患暑毒血痢，昼夜百余行，痛苦欲绝。嘉定张雨亭，其姻戚也，力恳余诊之。余曰：此热毒蕴结。治之以黄连、阿胶等药，一服而去十之七八矣。明日再往，神清气爽，面有喜色。余有事归家，约隔日重来。归后遇风潮，连日行舟断绝，三日后乃得往诊。病者怒目视余，问以安否？厉声而对曰：用得好药，病益重矣。余心疑之，问其父，曾服他人药否？隐而不言。余甚疑之，辞出。有二医者入门，因托雨亭访其故，其父因余不至，延郡中名医，仍进以人参、干姜等药。绐病者曰：视汝脉者此地名医，而药则用徐先生方也。及服而痛愈剧，痢益增，故恨余入骨耳，岂不冤哉！又闻服药之后，口干如出火，欲啖西瓜。医者云：痢疾吃西瓜必死。欲求凉水，尤禁不与，因绐其童取井水漱口，夺盆中水饮其半，号呼两日而死。近日治暑痢者，皆用《伤寒论》中治阴寒入脏之寒痢法，以理中汤加减，无不腐脏惨死，甚至有七窍流血者，而医家病家视为一定治法，死者接踵，全不知悔，最可哀也。

《洄溪医案·痢》

【评析】

《兰台轨范》曰："血痢者，热毒折于血，入大肠故也。"黄连、阿胶为主赤白痢方，出《外台秘要》，治血热之痢。两日则病情大有好转，因路途遥远起风浪，并无交通工具，三日后未至，患者父亲心切求他医，用人参、干姜等温燥药物，此案毒血痢本为热毒蕴结，再加温燥之药则病情加重，痛愈剧，痢益增。其后服药时口干如火，喝大量井水后号呼两日而死。医生不分寒热，均以《伤寒论》中理中汤治阴寒入脏之寒痢法治痢疾，至患者病情恶化，而不反思更改，为医之过。

五、五色痢日下百余次案

【医案原文】

东山叶宝伦，患五色痢，每日百余次，余悉治痢之法治之，五六日疾如故。私窃怪之，为抚其腹，腹内有块，大小各一，俨若葫芦形，余重揉之，大者裂破有声，暴下五色浓垢斗许，置烈日中，光彩眩目，以后痢顿减，饮食渐进。再揉其小者，不可执持，亦不能消，痢亦不全止。令其不必专力治之，惟以开胃消积之品，稍稍调之，三四月而后块消，痢止。大抵积滞之物，久则成囊成癖，凡病皆然。古人原有此说，但元气已虚，不可骤消，惟养其胃气，使正足自能驱邪，但各有法度，不可并邪亦补之耳。

《洄溪医案·痢》

【评析】

五色痢，由胃气不和而成，此案徐氏先以常规治痢法五六日无用，遂摸其腹部，内有硬结，揉碎后暴下五色浓垢，是因为积滞之物，日久则于腹中成囊成癖，至每日百余次下利。腹中浓垢下则能进饮食，病情转好。仍有积滞，以开胃消积之品缓消，翻阅《兰台轨范·卷四·痢》一章，其应用类似瓜蒌散，以瓜蒌一个炭火煨存性，盖地上出火毒以治五色痢，畏伤其胃气，待正气足而邪能自去，不随意克伐已虚之胃气。

六、体虚痢疾案

【医案原文】

东山姜锡常，气体素弱，又患疟痢，每日一次，寒如冰而热如炭，随下血痢百余次，委顿无生理。因平日相契，不忍委之，朝夕诊视，为分途而治之，寒御其寒，热清其热，痢止其痢，俱用清和切病之品，以时消息，而最重者在保其胃气，无使生机又绝。经云：食养尽之，无使过之，伤其正也。诸症以次渐减而愈。或谓如此大虚，何以不用峻补？余曰：寒热未止，必有外邪，血痢未清，必有内邪，峻补则邪留不去，如此虚人，可使邪气日增乎？去邪毋伤正，使生机渐达，乃为良策。锡常亦深会此意，而医理渐明，嗣后小病皆自治之，所谓三折肱者也。

《洄溪医案·疟痢》

【评析】

患者体虚患痢疾，每日下利一次伴寒热重症，混而下血数次，已成危候。医者不忍其亡，朝夕相随诊之，寒则用热御其寒，热则以寒清其热，即分途而治之法。并用止痢之品，选用清和切病之药，因其久病体虚，最重为保胃气，不使其生气断绝。药食切合不过分，注意调护正气。大虚不用峻补，且其寒热为仍有外邪，内外邪气夹杂，大用补药则能恋邪，病不能愈，以清和平正之品，才能保生机，病渐愈。病家并明此理，后能自行保健。

七、血痢标本缓急案

【医案原文】

洞庭葛允诚，患血痢五年，日夜百余次，约去血数石，骨瘦如柴，饮食不进，举家以为必无生理。余友姜君锡常次子莘芳，从余学医于山中，病者即莘芳妻弟也。锡常怜之，令同莘芳寄膳余家，朝夕诊视。余先用滋补之剂以养其血脉，复用开胃之药以滋其化源，稍健而能食。久痢至五载，大肠之内必生漏管，遂以填补之品塞其空窍，痢日减，饭日增，不半年而每食饭必六七碗，至冬病全愈，丰肥强壮，归至家，亲戚俱不相识认，无不叹以为奇。

《洄溪医案·血痢》

【评析】

血痢五年后，去血数多，正气、胃气已伤，家人以为其无生机。徐氏先用补血药补已流失之血，急则治其标，继用补胃之药滋后天之化源，令血能得化生，缓则治其本，渐而能食。且此痢久，大肠已伤，用填补之品塞其空窍，三处调治，缓急条理有度，能获全功。

八、恶痘妄语案

【医案原文】

吴超士家僮已弱冠，随超士往戏馆观剧，因寒热作而先归，夜半呻吟不绝。至明旦往视，则匿于床下，口称群鬼欲杀之，拽出视之，细点如麸。余曰：此恶痘也。色暗紫，急以升麻、羌活、生地等药，煎汤灌之。三日而痘形出，遍体无毫孔，头面结聚重叠，始终用滋养气血之品，不用时下恶药一味，二十余日，始结痂，焦黑成片，大如手掌，形如缸片，剥去之后，非复本来面目，见者俱不相识，可知痘证之必死者绝少，皆医以寒凉克伐之药误之也。

《洄溪医案·恶痘》

【评析】

《兰台轨范》描述恶痘曰："初起之候，面燥腮赤，目胞亦赤，呵欠顿闷，乍凉乍热，咳嗽嚏喷，手足梢冷，惊悸多睡。"本案患者精神已不佳，生幻觉而躲于床下，此为恶痘将出。因有表证，以升麻解毒，升麻治时气毒疫，羌活提表邪而出，出痘色暗紫，用生地黄甘寒通血脉。三日而痘全出，覆盖头身面，继用滋养气血之品，20日结痂，痂脱落后全安。所谓"时下恶药""皆医以寒凉克伐之药误之也"，《兰台轨范》言："孰意迩年以来，崇奉怪书。不论小儿之强弱，痘症之虚实，概以大黄数两，石膏数斤为一剂，使儿真火消尽，元气大伤，绝其起胀成浆之路……又方中多用蜂房、蝎子、蛴螬、蚯蚓、蚌汁等恶物，成升成碗，灌入儿腹，以增其毒，而烂其胃，宛转就死，尤可痛心。"

九、闷痘神昏不语案

【医案原文】

毛履和之女患痘，医者曰：此闷痘也，五日而毙。举家扼腕，适余至，曰：先生亦治痘否？余曰：医者不肯治之痘则治。曰：已回绝矣。因入视，遍体大热，神昏不语，细点如鱼子，隐在肉中，余急以升麻羌活汤为主，而佐以养血透肌药饮之，三日而痘形显，前医群骇，告之以故。则又大笑曰：升麻、羌活等药，岂入痘科？不知升麻汤乃痘证初起之主方，而医者不知也。继以养血解毒补气之品，其结痂也，额如覆釜，身如树皮，发连痂脱，三年始生。时医见此等证，必用大黄、石膏及恶毒之物，虚其里而增其毒，五日而死之言必验。病家亦以为医者断期如神，孰知非其识之高，乃其药之灵也。呜呼惨哉！

《洄溪医案·恶痘》

【评析】

病家昏睡汗出，体大热，热毒在里，细点隐在肉中，不能提出，别医以此为"闷痘"，无法治疗而五日死。徐氏用升麻羌活汤，提毒透发而出，佐养血透肌药能托热毒而出，三天则能从肉中托毒而出，痘能出而危势解。升麻解毒、羌活透表，为痘证初起之主方。用养血、解毒、补气之品渐补，出痂多年后愈。若用大黄、石膏等"恶毒之物"，使儿消尽真火，大伤元气，则无活命之理。

十、痘黑陷无浆案

【医案原文】

余同学沈冠云之女，痘密黑陷而无浆，医者束手，冠云告以故。余曰：姑处以补托之法，用地黄、归身、黄芪、人参等药。闻者咸笑。一服而浆来，至明日以参贵停服。余曰：精力不充，毒发未尽，未尽必生痘毒。后果臂湾生二毒，复为治之而安。

《洄溪医案·恶痘》

【评析】

痘密黑陷无浆，为虚寒证，用补托之法，地黄、当归通血脉补血，黄芪、人参托补其气，能使痘从里托出，一服果痘浆出，然病者以人参贵而停药，毒未托尽，药力不足，后继生痘毒，须再治。

十一、种痘后坏病案

【医案原文】

余长孙女种痘，点密而色深赤，种痘之医束手。余用清发之药，并时含紫雪，赤色稍衰，将就寝，复往视，忽变灰白色而咬牙。余惊曰：证变虚寒矣。此所谓亢害承制也。即用人参、鹿茸等药托之，至三鼓而疮色复红，形渐高起，仍用清火养血之方而浆成。盖病变无常，顷刻转易，故凡属危险之证，医者当时时消息，不可片刻离也。但不明理之医，则偏僻固执，又方法绝少，不能肆应不穷耳。

《洄溪医案·恶痘》

【评析】

种人痘一法，明清之时已广泛传播，然其时另有声音认为种人痘法危险反而生大病，然正如徐氏《兰台轨范》所言："痘疮无人可免，自种痘之法起，而小儿方有避险之路，此天意好生，有神人出焉，造良法以救人也。然人往往以种痘仍有死者，疑而不敢种，不知乃苗之不善，非法之不善也。况即有死者，不过百中之一，较之天行恶痘，十死八九者，其安危相去何如也。"种痘法后可能出现的变证、坏证，与痘苗优劣有关，种痘法发明初期，痘苗选优未完善，易生恶变，但是相比天行恶痘之凶恶，种痘法所生恶变极少，人痘法的发明是中国预防医学史乃至世界预防医学史上不可磨灭的一座丰碑，对人类能最终消灭天花，拯救无数生命，作出了巨大贡献。此案是徐氏孙女种痘后生变，种痘之医无能为力，出点密色深赤，为热证，用清发之药，有时含紫雪清热解毒，赤色稍浅，临睡时变成灰白色，变成虚寒证，急用人参、鹿茸等温补之药温托补，三更天时又变热证，色红高起，用清火养血之方。此案示病情极易变化转变，若执一方一法者，不为明理之医，无有回春妙手，这要求医者平时精进，临证时方能明变化，知进退。

第三节　陈士铎医案

一、冬温邪入阳明案

【医案原文】

冬月伤寒，发热头痛，汗出口渴，人谓太阳证，谁知太阳已趋阳明。若徒用干葛汤治阳明，则头痛不能除；若徒用麻黄汤治太阳，则汗不能止，口渴不能解，势必变症多端。法宜正治阳明，兼治少阳。盖邪入阳明，留于太阳者，不过余邪，治太阳反伤太阳矣。故太阳不必治，宜正治阳明。盖阳明多气多血，邪足恣其凶横，如贼入通都大邑，其抢掠之势，较穷乡僻壤自不同，所得之物，足以供其跳梁。故邪入阳明，夹其腑之气血，炎氛烈焰，往往然也，岂可以轻小之剂望其解散，必须大剂凉药始可祛除其横暴。用：石膏一两，知母二钱，麦冬二两，竹叶二百片，茯苓、人参三钱，甘草、柴胡、栀子一钱。一剂头痛除，二剂身热退，汗止，口不渴。此即白虎汤变方。用石膏、知母泄阳明火邪；柴胡、栀子断少阳路径；妙在用麦冬至二两，以清补肺气，使火邪不上逼；更妙用茯苓引火下趋膀胱，从小便出，太阳余邪尽随外泄。至于人参、甘草、竹叶，取其调和脏腑，所谓攻补兼施也。或惧前方太重，则清肃汤亦可，兼载以备选用。石膏五钱，麦冬一两，知母、甘草、人参、柴胡、栀子各一钱，独活、半夏五分。

《辨证奇闻·卷一·伤寒》

【评析】

冬月外感，发热头痛、汗出口渴示其为里热证、阳明证。用大剂量凉药石膏救胃，加知母止肾中之火使胃火不增其焰；麦冬清中有补，泻肺中之伏火，清胃中之热邪；竹叶散阳明之邪热；茯苓先通气于胃，引火下行从膀胱出；柴胡通达表里邪气，善开郁解热，与栀子同用兼治少阳；人参、甘草调补脏腑，顾护正气，攻补兼施，能成其功。若其方药物太重，用清肃汤小其剂量，加独活通达上下散邪，半夏协降胃火。

二、冬温发厥案

【医案原文】

冬月伤寒，发热口渴，谵语，时发厥，人谓热深厥亦深，疑厥阴证，谁知太阴证乎。夫太阴土与阳明胃相表里，表热里亦热，此胃邪移于脾经也，此症最危。盖人以脾胃为主，脾胃尽为火邪所烁，肾水有不熬干乎？宜急救脾胃。然救脾而胃火愈炽，救胃而脾土立崩，此中消息最难，然终何以救？必速救肾水之枯。玄参三两，甘菊、熟地一两，麦冬二两，芡实五钱。名救枯丹。用玄参以散脾胃浮游火，甘菊以消胃邪，麦冬以滋肾液，熟地以生肾水，庶几滂沱大雨自天而降，大地焦枯立时优渥，何旱魃之虑哉。又恐过于汪洋，加芡实以健土，又仍是肾经药，则脾肾相宜，得其灌溉之功，绝无侵凌之患，此立方之所以神也。故一剂谵定，再剂渴除，三剂厥止身凉。此症用清土散亦效。石膏、麦冬、生地各一两，甘草一钱，银花五钱，白术三钱。

《辨证奇闻·卷一·伤寒》

【评析】

冬月外感，发热口渴谵语为大热之象，此发厥为热厥，胃大热，灼烧津液。重用玄参三两，《本草新编》论玄参曰："火症之中，尤难降者，无如胃、肾之二火。肾火沸腾，乃龙雷之火也，其势尤烈，以苦寒折之，反致增焰，焚林劈木，每在阴寒大雨之时，夏日炎氛之间，一遇凉风白露，龙雷收藏矣。故以苦寒直治，不若以微寒从治。元参正微寒之品，而又善散浮游之火，治之正复相宜，若胃火之起，势若燎原，不尽不止，往往热气腾天，火星口出，登高而歌，弃衣而走，见水而入。苟不以辛凉大寒之药救之，乃发狂亡阳，立时身丧，此非急用白虎汤不可。然石膏过寒，多服损胃，虽一时救急，不可以善后。元参治空中氤氲之气，泻火正其所长。石膏之后，即续之以元参，则阳火自平，而阴火又长，何至有亡阳之惧乎，此又治胃之所必需也。但勺水难以救焚，反致至焰。若胃火乃阳火也，必多用元参，然后可以遏其势；而肾火乃阴火也，亦必多用元参，然后可以息其炽。况元参原是君药，多用始易成功，少用反致偾事，不妨自一两用至五六两，以出奇制胜。倘畏首畏尾，不敢多用，听其死亡而不救，冀免于无过难矣。吾愿行医者，闻吾言而重用元参，以治胃、肾之二火可乎。"阐述玄参、石膏之用，亦含此案病机。芡实益精补中，补肾去湿，补水而能治。清土散脾胃同调，亦能建功。

三、冬温如疟案

【医案原文】

冬月伤寒，身热二日即如疟，人谓证传少阳，谁知少阳原有寒邪，一遇伤寒，因之并见。小柴胡亦奏功，但法非宜。必重治阳明，兼治少阳为是。盖阳明火邪未散，虽见少阳证，邪仍留阳明，寒热谵狂，必因而起。惟重治阳明，则胃火自散，使邪不走少阳，少阳原存之寒邪孤立，何能复煽阳明之焰。阳明火息，少阳之邪自解。用破邪汤：石膏、玄参、茯苓三钱，柴胡、半夏、甘草、陈皮一钱，麦冬一两。一剂热解，疟状愈。方妙在石膏、玄参治阳明火，尤妙在用麦冬滋肺燥，恐肺燥不能制肝胆，且肺燥必取给于胃，则胃枯，火愈炽。今多用麦冬使肺润，不借胃土，肺气得养，自能制木，少阳之邪，何能附和胃火作祟？况柴胡足舒少阳气，苓、草二陈调和阳明，少阳邪无党援，安得不破。

《辨证奇闻·卷一·伤寒》

【评析】

冬月外感，发热二日后如疟状，可用小柴胡汤，但此为阳明与少阳同病，阳明仍有火热，清火则邪不走少阳，邪无继则止。石膏、玄参清胃热；麦冬肺胃同治，能补金平木，则少阳之邪能得治，不合阳明之邪热作祟；柴胡、黄芩、甘草为小柴胡汤重要组成；陈皮与甘草同用，调和于胸膈少阳阳明之间。

四、春温阳明火刑肺案

【医案原文】

春伤风，身热，咳嗽吐痰，恶热口渴，人谓伤寒传经入阳明，谁知伤风，阳明火刑肺乎。阳明胃土本生肺，何反刑肺？肺娇脏，性虽不畏风，体未尝不畏风。风入肺，必变为寒。胃，肺母，见肺子寒，以热济，然胃本无热，胃热，心火生也。心，胃母，心知胃生肺，乃出其火相助，然助胃土必至克肺金，借兵讨贼，反致养兵残民，胃热肺亦热，故咳嗽口渴。宜泻心安胃，自肺得养，风邪自散。用平邪汤：黄连三分，甘草、苏梗、紫菀、葛根一钱，石膏、贝母、茯神三钱，麦冬五钱。三剂愈，不必四剂。此泻心十三，泻胃火十六。盖心火克肺轻，胃火刑肺重。轻泻心火，则心不助胃以刑金；重泻胃火，则胃不刑金以伤肺，肺气回，肺邪自去。

《辨证奇闻·卷五·春温》

【评析】

春温，肺热，胃火热刑肺金，胃火从心火所生而克金，泻心安胃能得治。黄连入心，为臣使之药，宜少用而不宜多用，可治实热，功大则位前；苏梗入心肺二经，散多于收；紫菀性温又兼辛散，从其火热之性而解之，乃从治之法；葛根解胃中之热所以解肺中之燥；贝母入肺、胃、脾、心四经，消热痰止咳；茯神补心气；麦冬清肺胃之热邪，补心气之劳伤。共能泻心火、泻胃火以回肺气。

五、春温火邪入膀胱案

【医案原文】

春伤风，汗出，胃干燥，渴欲饮水，人谓太阳伤寒，谁知春温火邪入膀胱乎。膀胱，肺子，肺受风邪，久则变热，肺乃求救于膀胱，邪即乘其求救而下行，膀胱思欲救母，乃不肯下泄，上与风火相斗，邪见膀胱正气盛，乃不入膀胱而入胃，于是胃热，与邪争，故出汗。汗出，胃液自干，故口渴思水以救内焚。法不必散风邪、泻火焰，速利膀胱，使邪从小便出，胃液自生。用五苓散：白术一钱，茯苓、泽泻、猪苓三钱，肉桂一分。二剂愈。五苓利水药也，何能止渴生津，祛风散火？盖五苓专利膀胱水，膀胱，太阳经也，伤风已经出汗，宜邪尽除，乃口渴思水，明是邪热不从皮毛外出，欲趋膀胱，五苓利膀胱水，火亦流矣。火从水去，胃火已消，胃自生津，自上润于肺，肺得胃液，皮毛自闭，邪又从何而入。

《辨证奇闻·卷五·春温》

【评析】

春温，先感肺后得热邪，热邪下行膀胱，膀胱不利下后入胃成邪热，胃气抗邪汗出而胃液失，口渴思水。使膀胱利小便出而邪热能下后自解，五苓散出自《伤寒论》，桂枝化气利小便，白术健脾，同猪苓、茯苓、泽泻共成利水之功，邪热从小便利去后，处上之肺胃能调，皮毛有养护，则表亦能安。

六、春温伤风案

【医案原文】

伤风,头痛发热,盗汗微出,见风则畏,人谓太阳伤寒,谁知乃春温伤风,非伤寒。头痛属太阳,然风能入脑,亦作头痛,未可谓身热头痛便是太阳证。风从皮毛入,肺主皮毛,肺通鼻,鼻通脑,风入肺,自能引风入脑作头痛。倘肺气甚旺,则腠理自密,皮毛不疏,风何从入?惟肺气虚,故风易袭,邪正相斗,故发热。肺气虚,安能敌邪,所以盗汗微出。此明是伤风,勿作伤寒轻治。况伤寒恶寒,伤风恶风,今畏风不畏寒,乌可不急散其风?然邪之所凑,其气必虚。补肺气,表风邪自愈。用益金散风汤:人参五分,甘草、紫苏、荆子、花粉一钱,北味三粒,麦冬、桔梗三钱。三剂全愈。方散重于补,何名益金?不知肺为邪伤,其气甚衰,若大补重药必难受,不若于散表中略补益,则邪既出,正又内养,斯为善矣。

《辨证奇闻·卷五·春温》

【评析】

春温,肺气虚则邪能感,感后入脑则头痛,肺气虚则盗汗微出、畏风,此为正虚感邪,扶正为主,散邪为辅,散重于补。用人参最重以助正气,则正气旺,而又得祛邪之便,同甘草补肺气;苏叶表散风邪,得人参其功大;蔓荆子止头痛圣药,凡有风邪在头面者,俱可用,但其攻而不补,佐补药中;天花粉缓中消补;五味子同补药用,助人参、麦冬以生肺气;桔梗引诸药上升。上药共奏散表补益之功,养正退邪。

七、春温如疟案

【医案原文】

春月伤风八九日,寒热如疟,热多寒少,不呕吐,人谓伤寒如疟症,谁知春月伤风亦有此症。风邪入表里,多作寒热,不独伤寒然也。伤风轻于伤寒,至八九日邪宜散,何尚如疟?疟多成于风,伤风正犯风邪,安在无如疟症?但无痰无食俱不成疟,是则伤风如疟,亦胸膈胃脘中有痰食不化,八九日正欲去,痰与食留之耳。热多寒少,非内伤重外感轻之明验乎?既痰食在中,宜多呕吐,何如疟反不呕吐？不知内既多热，自能燥湿，痰得火制，自不外吐矣。然内热极，外反现假寒，故寒热如疟。但不可作真疟治。用破假汤：人参、鳖甲三钱，白术、白芍五钱，陈皮、石膏、半夏一钱，神曲、甘草五分，柴胡二钱，山楂十粒。四剂全痊。此补正寓祛邪，正无亏，邪自退舍。

《辨证奇闻·卷五·春温》

【评析】

寒热交替，如发疟疾，实为春温，外感后胸中留有痰食，痰食内蓄而化热，内热极生外寒，寒热如疟，祛胸膈胃脘之痰食即愈。鳖甲攻坚并能补；白术、人参、白芍养护正气；陈皮、半夏、神曲、山楂消痰食；石膏去胃热；柴胡同治寒热。诸药共用，痰食祛、寒热退，则其邪可去。

八、春温入阳明案

【医案原文】

春伤风，口苦喉干，腹满微喘，发热恶寒，人谓伤寒邪入阳明，谁知伤风邪入阳明乎。伤风本轻于伤寒，何伤风竟同伤寒？不知邪入阳明，重病不同，此乃病轻，未尝不同。口苦，不过胃不和；咽干，胃少液；腹满，不过胃有食；微喘，胃少逆；发热恶寒，不过胃之阴阳微争耳。法宜和胃，不必泻火，解热不伤气。用和解养胃汤：玄参一两，甘菊、麦冬、花粉三钱，甘草、苏子一钱。二剂愈，不必三剂。方解阳明火，不伤胃气，故和胃辟邪。

《辨证奇闻·卷五·春温》

【评析】

口苦咽干，胃中不和而有热，津液已伤，腹满为胃不和降而积，胃气上逆冲微喘，用和胃气解热之法。玄参去胃之浮热；甘菊可以退阳明之胃火，同玄参、麦冬共用，能平胃中之火，而不伤胃中之气；天花粉润渴生津，清热除烦；苏子降气定喘；再加甘草调和止渴生津，清火而不伤胃。

九、春温阳明火热犯肺案

【医案原文】

春伤风，口燥，但欲漱水不欲咽，人谓阳明火逼热犯肺，必衄血。不知此冬伤寒，邪入阳明病，春伤风无之。然伤风何终无衄血？盖风性动而变，不比寒性静而凝，故伤寒在胃，热逼于口舌咽喉者，阴阳拂乱，衄血成；伤风逼热于上，虽漱水不欲咽下，然以风吹热即散，安致衄。法泄阳明火，口燥自除。用石膏散：石膏三钱，葛根、甘草一钱，玄参、银花、麦冬五钱。二剂愈，不必三剂。此泄胃火，不散胃中寒。然玄参、麦冬、金银花上补水，下又济水，得甘草，实和阴阳于顷刻。

《辨证奇闻·卷五·春温》

【评析】

春温，口燥，只漱水不欲咽，此为热在咽喉口腔，祛阳明火热则口燥能除。石膏、玄参清胃之浮热；葛根解胃中之燥；麦冬清胃热中有补；金银花"欲既消胃毒，而又消肾毒之药，舍金银花，实无第二品也。金银花消胃中之毒，必不使毒再入于肾脏；消肾中之毒，必不使毒重流于胃腑"。同调胃肾，同玄参、麦冬得功，加甘草和阴阳，能尽其功。

十、春温阳明火热案

【医案原文】

春伤风，脉浮，发热口渴，鼻燥能食，人谓阳明火热，必衄血。不知伤寒不衄，邪不能出，伤风正不必衄，何也？盖伤寒入胃，邪热大炽，非水谷不能止炎上之火，既能食，脉仍浮，是火仍不下行，必上行，故必衄。若伤风，脉原浮，非火必欲上行，故虽口渴鼻燥，能食则火可止遏，火下行，不上行，岂致衄。法但宜泻胃火。用宁火丹：玄参二两，甘草一钱，生地三钱，青蒿五钱。三剂愈。妙在玄参、生地解胃热，仍是补药，青蒿、甘草同用，尤解胃热，使火下行，不上行，且青蒿更平肝火。脉浮，风象，肝平木气自安，何有脉浮。

《辨证奇闻·卷五·春温》

【评析】

春温，胃中有大邪热，口渴、鼻燥、能食亦为其症状。脉浮不必衄血，此脉浮为本外感之浮，胃火上冲鼻络则可衄血，食后胃火不上冲，即下行，不致于衄血。玄参治空中氤氲之气，泻胃火；《本草新编》中描述生地黄与玄参之用的区别，言："或疑生地止血甚神，而泻中有补，似亦与元参之类可齐驱而并驾也。然而元参尚可重用，而生地断宜轻用也。盖生地沉阴之性，凉血是其所长，退火是其所短，不比元参既退浮游之火，而又滋枯涸之水也。"同为解热且补之品，但性不同、用量有异；青蒿入胃肝经，平肝开胃，泻火养脾气，再加甘草定中，三剂而安。

十一、春温肺金干燥案

【医案原文】

伤风潮热，大便微硬，人谓伤寒邪入阳明，又将趋大肠，谁知肺金干燥乎。大肠与肺为表里，肺燥大肠亦燥，不必邪传大肠始有燥屎。风伤肺金，最易煽干肺气，不同寒伤肺经之清冷，故风邪入肺，大肠最易燥结。然邪隔大肠甚远，非大肠中有邪火结成燥屎，必须下，能以伤风潮热、大便微硬系金燥，非火盛也。似宜润肺也，然大便升合，肾主之，肾水足，大肠自润。用金水两润汤：熟地、麦冬一两，柴胡、甘草一钱，丹皮三钱。四剂愈。此熟地补水，水足，水不耗肺，则肺金不燥，又麦冬补肺，则金水两润，自大肠润灌挽输有水，可以顺流，既无阻滞，何有候潮候汐，余热犹存？

《辨证奇闻·卷五·春温》

【评析】

春温，伤风后潮热，大便硬，风邪为温，外感肺金使其干燥，肺与大肠相表里，大肠燥则中有燥屎。潮热大便干为金燥，欲润肺与大肠，不止润金，肾水足则津液足，大肠能润，金水并润以治之。熟地黄大补肾水，肾水旺而胃中之津液自润，大肠能润，更加麦冬双补金水；柴胡使麦冬、牡丹皮，同益肺以滋肾；大肠有水则燥屎能行，不积成热。

十二、春温胃热案

【医案原文】

春伤风，谵语潮热，脉滑，人谓阳明胃热，乃伤寒传经病，谁知春温亦有胃热乎。春令发生，胃本宜热，加春风熏蒸，胃中自然之热原不可遏，忽逢违逆阻抑，不能直达湮郁之气，故谵语发热。对疑发热宜矣，何只潮热？不知胃中有痰，则发大热，谵语声重；胃中无痰，只潮热，谵语声低。脉滑为痰，风寒本同，伤风尤为征验。用消痰平胃散：玄参、青蒿一两，半夏、茯神、车前子三钱，麦冬三两。二剂愈，不必三剂。妙在青蒿能散阴热，尤解胃火；玄参、麦冬更消上焦炎，火去痰无党；又得半夏、茯神、车前利水湿，湿去痰涎自消，火势自灭，欲再郁蒸潮热迷我心，胡能？

《辨证奇闻·卷五·春温》

【评析】

春季本为胃中热发之时，一郁遏则生理之热变为病之火热邪气，谵语脉滑，潮热示胃中无痰实兼杂，只脉滑有痰湿，消痰湿清热则可。青蒿体轻散热，解胃火，养脾气；玄参清胃中浮游之火；重用麦冬清胃中火，且制清利水湿之品燥性；半夏通治痰涎；车前子性滑利水，使水湿利而能走不留；茯苓除湿行水，去痰火；痰湿走则火留无根，不能郁蒸。

十三、春温日晡发热案

【医案原文】

春伤风，日晡发热，不恶寒，独语见鬼，人谓阳明证，欲发狂，谁知春温过热乎。但此症在伤寒乃实邪，在春温乃虚邪。实邪从太阳来，邪正炽，不可遏，必发狂；若虚邪从少阴来，虽旺将衰，断不发狂。盖实乃阳邪，虚乃阴邪。阳邪见鬼者，火逼心君外出，神不守心宫；阴邪如见鬼者，火引肝魂外游，魄不守肺宅。故实邪宜泻火安心，虚邪宜清心养肺。用清火养肺汤：荆芥、黄芩二钱，麦冬五钱，玄参一两，花粉、茯神三钱，甘草、苏叶一钱。三剂愈。方全清肺，何能安胃？不知胃火乃肺所移，清肺金邪必来救肺矣。又玄参为君，乘其未入肺，半途击之，邪尤易定。茯神安心又利水，邪不敢上逼，下趋膀胱，何能入肝、入肺引我魂魄？

《辨证奇闻·卷五·春温》

【评析】

患春温，过热，独语见鬼，然不发狂，不为从太阳来之实邪，不发狂者为少阴来之虚邪。实邪上入心神，神不能守；虚邪魂魄不安。《左传·昭公二十五年》曰："心之精爽是谓魂魄；魂魄去之，何以能久？"《左传·昭公七年》又曰："人生始化曰魄，即生魄，阳曰魂；用物精多，则魂魄强。"孔颖达疏："魂魄，神灵之名，本从形气而有；形气既殊，魂魄各异。附形之灵为魄，附气之神为魂也。附形之灵者，谓初生之时，耳目心识、手足运动、啼呼为声，此则魄之灵也；附所气之神者，谓精神性识渐有所知，此则附气之神也。"魂魄不安于肝肺，则能见鬼，虚邪应清心、胃、肺。荆芥清头目之火；黄芩治肺与大肠、膀胱之火；麦冬、玄参、天花粉清胃肺浮热；苏叶风药，善能平肝；甘草安缓和中土；茯神安神，导热从小水而行。肺胃热能去，魂魄能安。

十四、春温热留阳明案

【医案原文】

伤风发潮热，大便溏，小便利，胸膈满，人谓伤寒邪入阳明，不知乃春温热留阳明。风伤肺，从皮毛入，宜从皮毛出，何发热反留胃不去？胃，肺母，母见子被邪侮，必来救。邪见母来，复舍子寻母，使母贫，邪自舍母寻子。胃，水谷之海，较肺富厚不啻十倍，邪何利于子轻舍其母。自利胃母富，弃肺子贫，故不去。胃恐邪留，未免供给不周，邪视供给丰欠分寒热盛衰，故潮热。此阴阳不正，二便何能平？故小便利，大便溏。阴阳既不正，则转运失职，胸膈何能快？宜祛胃邪，阴阳自正。用加减柴胡汤：黄芩、柴胡、知母、甘草一钱，茯苓五钱，枳壳、神曲五分，萝卜子三钱。三剂愈。妙在萝卜子、茯苓同用，最能分阴阳之清浊，清浊分，寒热自解，何有膈满？

《辨证奇闻·卷五·春温》

【评析】

春温热留阳明，胃气周期波动则潮热，胃气不和则大便溏、小便利，邪留胸膈，用小柴胡汤转疏表里，清浊能分，胃邪祛则胃气能正。知母泻有余胃火；柴胡散半表半里之邪，与黄芩清解郁热；枳壳性缓而治高，高者主气，治胸膈满；神曲开和胃气去积；莱菔子平气之有余，同利湿之药如茯苓同用最妙，分清浊而二便能平。

十五、春温三阳病案

【医案原文】

春伤风四五日，身热恶风，颈项强，胁满肢温，口渴，人谓三阳病，谁知春温似伤寒而非乎。伤寒三阳合病，何以春温绝不异？盖春温风伤少阳也，少阳在半表里，三阳之表，俱可兼犯，故三阳症俱现，不比伤寒邪由太阳入阳明，由阳明入少阳，由少阳入厥阴，三阳病俱在。故治春温病，只单治少阳，不必连三阳同治。用加味遥散：柴胡、当归二钱，白术、甘草、陈皮、炒栀子仁一钱，茯苓、白芍三钱，羌活五分。二剂愈，不必三剂。论理，泄少阳胆邪足矣，何并和肝气？然胆之受邪，因肝气大郁，春温病每从肝胆入邪，治肝胆，表里之邪无不尽散。

《辨证奇闻·卷五·春温》

【评析】

春温，此案三阳合病，少阳证重，治在少阳。用加味逍遥散治肝胆，并陈皮理气疏肝，宽胁利膈；羌活治外邪，善散风邪，利周身骨节之痛。春温亦同类相感于肝胆，逍遥散加味能成其功。

十六、春温不得眠案

【医案原文】

春伤风，身热下利六七日，咳呕，心烦不得眠，人谓邪入少阴成下利，致呕逆、心烦不眠，谁知春温正多如此。但此症在伤寒宜利水，春温不可徒利水。伤风至六七日，邪自散，今不散，留连作利，脾衰可知。今咳且呕，不特脾衰，胃亦衰。脾胃气衰，肺气先绝，肺衰肾亦衰矣。况下利，重伤肾阴，力难润心。心无水养自烦躁，势必气下降取救于肾，肾又涸，心气至肾而返，心肾不交，安得来梦？宜健脾胃，益心肾，不必顾风邪。用正治汤：人参二钱，熟地、白术、炒枣仁五钱，麦冬三钱，茯苓一两，竹茹一钱。此方心、肾、脾、胃、肺兼治，尤妙茯苓为君，能调和五者，又利水，身热自止，咳、呕、烦、不眠俱可渐次奏功。

《辨证奇闻·卷五·春温》

【评析】

春温七日，肺、脾、胃、心、肾俱病，肺病则咳，脾胃病则呕，心肾病则心烦不得眠。先顾脾、胃、心、肾，茯苓用量一两，入五脏，《本草新编》言其"除湿行水，养神益智，生津液，暖脾，去痰火，益肺，和魂练魄，开胃浓肠，却惊痫"，为君；人参益气；熟地黄补肾水；白术安中和中；炒酸枣仁安神；竹茹清心肺、止心烦；麦冬补肺胃阴、清肺胃火。诸药合用，依次建功。

十七、春温身痛案

【医案原文】

春温，满身疼痛，夜发热，日凉，人谓伤寒少阳证，谁知肾肝阴气大虚，气行阳分病轻，气行阴分病重耳。阴阳互为其根，阴病阳亦病，何春温阴虚阳独不虚乎？不知肝肾中原有阳气，阴虚，阳中阴虚，非阴中阴虚也。故阳能摄阴，阴不能摄阳，自夜凉。宜补肝肾之阴，则阴与阳平，内外两旺，佐攻风邪，风邪自散。用补夜汤：熟地一两，当归、鳖甲、生首乌、丹皮、骨皮、贝母三钱，白芍、茯苓、麦冬五钱，柴胡一钱。此补阴转阳圣药，用攻于补，亦寓抚于剿。如贼执主妇，苟室中空虚，贼必愈怒，棰楚焚烧更甚。今补阴如金玉投房中，贼必弃主妇取资财，又佐祛邪，如外人来救，贼自惊惶，况家人庄客精健，贼思饱，扬而去，自不战亟走。

《辨证奇闻·卷五·春温》

【评析】

春温夜发热日凉，示其热在肝肾阴分，病已深重，应补肝肾之阴兼治外感风邪。熟地黄、当归、生何首乌补肝肾阴；鳖甲、牡丹皮、地骨皮清深入肝肾阴分之热；贝母宜于阴虚火盛，同茯苓用能制补阴药滋腻；加入白芍治肝肾之亏、加入麦冬治肺肾之亏；柴胡通达表里，善于解纷，攻补能用。补阴配阳，阴能摄阳而愈。

十八、春温日热夜凉案

【医案原文】

春温，日发热，口干舌燥，夜身凉，神思安闲，似虐非虐，人谓伤寒如虐，谁知伤风邪留阳分乎。邪之所凑，其气必虚。气，正阴阳之气也。风邪即阳邪，阳邪乘阳气虚尤易入，以阳气不敌耳。宜于补阳中用攻邪，则阳旺邪自退。用助气走邪汤：柴胡、厚朴二钱，当归、花粉三钱，芪、术、麦冬五钱，人参、黄芩一钱，枳壳五分，楂肉十粒。二剂即愈。此补正以祛邪。如白昼贼入，明欺主弱，倘主退缩潜逃，必罄窃而去。今用参、归、芪、术补阳，主气自旺，号召家人舍命相拒，邻佑闻之，执耒负锄以战，贼去惟恐不速。

《辨证奇闻·卷五·春温》

【评析】

日间发热，夜间身凉，风邪乘阳气虚而入，留于阳分，治宜补阳散邪。黄芪、白术、人参补脾胃，脾胃健则正气能出；麦冬补益肺胃；柴胡、厚朴、枳壳祛邪，调理升降，补而不壅，能助气走邪；山楂肉行结气。

十九、春温肺热逼胃案

【医案原文】

春感冒风寒，身热发谵，人谓阳明内热，谁知肺热逼胃乎。肺，胃子。子为贼执，用火烧劫，其母痛切，正不必贼入室而后魂惊魄散，始为呼吁。春日风邪中人，原不走太阳膀胱经，每直入皮毛走肺，肺得风邪则肺气大伤，肺伤则寒变热，与伤寒由卫入营寒变为热者无异，其实经络迥殊。人见其寒变热无殊，竟以冬寒法治春温，反致伤命。苟知春温与冬寒不同，虽见发热谵语，知治肺不治胃，则胃气无伤，肺邪易散。用宜春汤：枳壳、陈皮五分，桔梗、玄参三钱，甘草、紫菀、竹茹一钱，麦冬五钱，花粉、黄芩二钱。二剂愈。方散肺邪火，不犯阳明胃气，肺气安，胃火亦静。如贼释其子之火攻，不特其子安宁，其母不啻如解己厄，何必更护母以移别室？故治肺不必治胃。

《辨证奇闻·卷五·春温》

【评析】

春时中外邪，不由太阳而直入肺，与伤寒不同，须明辨。肺热而身热发谵语，只须治肺，不用治胃。枳壳性缓而治高，高者主气，治在胸膈，能散肺金之结气；陈皮能使气转；桔梗润胸膈，除上气壅闭；玄参、麦冬、黄芩入肺，散肺中浮游火，泻肺中之伏火；天花粉解渴生津；竹茹主肺胃热，止心烦，再加甘草调和土金，方能散金之邪火，胃火自安。

二十、春温发斑案

【医案原文】

春温，头痛身热，口渴呼饮，四肢发斑，似狂非狂，似躁非躁，彼此传染，人谓伤寒疫症，谁知伤风时症乎。夫气运原不尽拘一时，天气不正，感寒冒风便变热。肺气不宣，胃气不升，火郁于皮毛腠理，流于头作痛，走于肤成斑。倘用伤寒法治，必生变。以所感实春温气，非冬寒传经邪。传经邪无定，春温邪有定。何有定反多变迁？正时气乱之也。盖时气与疫气正同，但疫气热中带杀，时气热中存生。时气多死，皆治不得法，医杀之也。惟时气既不杀人，何沿门传染？以时气与疫气均不正气，脏腑闻正气阴阳生，闻邪气阴阳乱。然人脏腑坚固，虽闻邪气不能入。可见春温传染，正脏腑虚也。宜补脏腑，少佐解火祛邪，则正气生，邪气自退。用远邪汤：人参、柴胡、生草、黄芩一钱，苍术、茯苓、荆芥三钱，苏叶五分，玄参一两，白芍五钱，花粉二钱。四剂痊愈。此祛邪不伤正，治不正时气最效，不只治春温也。

《辨证奇闻·卷五·春温》

【评析】

春温外感，口渴，发斑，是火留于肺胃，流于皮毛肌肤腠理之中。陈士铎以"疫气热中带杀，时气热中存生"区分，并指出时气不杀人，现在看来，具有传染性即为瘟疫，与其分类较为不同。对于传染性疾病的预防，循《内经》"正气存内，邪不可干，邪之所凑，其气必虚"，此案用药以补正为主，少佐解火祛邪。用半剂小柴胡汤补正祛邪，再加苍术、茯苓祛湿利水，荆芥浮动则易流，使血各归其经；天花粉、玄参清热补津；白芍与黄芩并用，则可以解热；与参并用，则可以益气。正气足，解邪事半功倍。

二十一、秋燥闭结案

【医案原文】

秋后闭结，不能大便，人谓大肠火，谁知肺燥，因而大肠亦燥。盖肺与大肠相表里，肺燥，大肠安得独润。且大肠之能开合，肾气主之也。肾足，大肠有津，肾涸，大肠无泽。有津则大肠易于转输，无泽大肠难于搬运，是大肠全借肾水之相资。然肺，肾母，肺润则清肃之令行，易于生水，肺衰则肾水无源，肾又何能润于大肠。此大肠所以燥也。宜补肺肾，大肠自润。用六味地黄汤加味。熟地、麦冬一两，枣皮四钱，北味一钱，山药、茯苓、丹皮、泽泻三钱。四剂自通。切戒用大黄、芒硝。盖此病本伤阴，又加劫阴药，重伤其阴，心成阳结，使腹中作痛，危哉。

《辨证奇闻·卷六·燥症》

【评析】

秋时，大肠与肺并燥，肾主水，肾水充足则能润泽大肠之津液，使肠不燥。金为水母，肺喜润恶燥，清润则能行其正常生理，能生水，治应补肾润肺。用六味地黄汤去山茱萸加枣皮，加五味子、麦冬，则平而不热，静而不动，服之则水升火降，能补肾润金，不可用大黄、芒硝下法强下，津液本不足而成燥，下则更伤津液，可成危候。

二十二、夏秋腹痛变痢案

【医案原文】

夏秋腹痛作泄变痢，如鱼冻，久则红白相间，此肝来克脾也。盖夏秋寒热必杂，肝遇凉风木气不舒，上不能宣，必至下克脾土。脾胃受三夏之暑热欺，肝木凋凌，乃与肝相争，肝激成怒，乃相助成恶，忘其自损母气也。红白间者，肝不藏血，色红；肾不藏精，色白也。惟肝血无多，肾精有限，何能绸缪不断，如水倾，如泉涌耶。不知六腑畏肝横，五脏助肾困，交相成也。法急平肝木，少佐祛秽，则肝气不降，肾气顿收，不必止痢，脾胃土自安，何有再痢？用平肝止痢汤：白芍一两，当归五钱，栀子、车前子二钱，枳壳、甘草一钱。三剂全愈。妙在全不治痢，但平肝，痢自止。盖痢始于肝，成于肾。平肝则肝气平，肾气亦平，脾胃又乌有不平。今但知治脾胃，故不遽止。

《辨证奇闻·卷七·痢》

【评析】

夏秋之际，寒热交杂，肝暖能发，遇凉则不舒，肝木郁而克土，腹痛泄泻成痢疾，当平肝木，脾胃能安。白芍、当归共治红赤之痢；栀子入肝，且祛湿中之热；车前子止水泄；枳壳居中调和，破散消导；再加甘草缓中和，调诸药，能平肝而脾胃平，痢止。

二十三、夏秋先泄后痢案

【医案原文】

夏秋先泄后痢，腹疼痛，后重极，急欲痢又不痢，口渴饮水，小便艰涩，少腹作胀，人谓火邪重，谁知湿热甚乎。盖夏伤于热，饮水必多，热虽解于一时，湿每留于脾胃，迨秋，风袭皮毛，热秘脏腑，于是热欲外泄而不能，势必与湿合。然湿热相合，必相争，疼痛生。相争必相背，相背必相离，热欲下出，湿欲相留，彼此牵掣于大肠，后重现。热欲出不得出，则热必上焚，必求水以解。上中二焦枯，然湿留下焦，水得水而快意，而火则忌水，乃盘踞邀截之路，使水不能传膀胱，水火战斗，仍从大肠而出，此少腹所以胀也。宜分解湿热，俾浊者趋大肠，清者入小肠，不必用涩药止痢。用分解湿热汤：车前子一两，厚朴、滑石末三钱，黄连、甘草、枳壳、槟榔一钱。三剂全愈。用车前子利水，黄连清热，厚朴分清浊，余皆止秽去滞，调和于邪正以解纷。配合攸宜，安有不效。

《辨证奇闻·卷七·痢》

【评析】

泄而后痢，此有湿热，湿热在里则水液无法运化，不能上乘于口，又热从上炎，则口渴饮水，湿热盘踞下焦，则后重、少腹胀满、小便艰涩，分解湿热则可，不重于用止泄痢之药。车前子功专利水，能通水湿，通尿管最神，止淋沥泄泻，用量最大；厚朴升清降浊，禁泻痢淋露，同槟榔则可去痢疾之秽物；黄连味苦而性燥，止痢而厚肠胃；滑石行六腑，使得积滞不阻，再加甘草和缓立中，湿热解而痢疾止。

二十四、湿热作痢案

【医案原文】

一湿热作痢，大渴引饮，饮后不甚快，心中懊恢，小便不利，红白相间，似脓血非脓血，人谓饮食太多，谁知火热未解乎。湿热极，始成痢，但有湿轻热重，亦有热轻湿重，此乃湿热两重。单消水则热存，水难降；单清火则水在，火难除。必两泄之，湿热俱不能存。然泄热必伤阳，泄湿必伤阴，不顾阴阳虚实，其不损阴阳者几希。宜于补阴中佐泄热泄湿，则阴不亏，阳亦无害。夫泄之既能损阴阳，则补阴自宜补阳，今仅补阴，即不伤阳乎？不知阴阳互为其根，泄热药仍走大肠，虽损阳，仍损其阴也。今补阴则阴不伤，又何害乎阳？故补阴不必补阳也。用滋阴止痢丹：当归、白芍一两，大黄、萝卜子三钱，车前子五钱，槟榔二钱。三剂顿愈。方奇在大黄、萝卜子并用，逐瘀秽、分清浊甚神，又妙用于归、芍内，补以行攻，有益无损。

《辨证奇闻·卷七·痢》

【评析】

心中懊恢，《伤寒论》有言："阳明病，无汗、小便不利、心中懊恢者，身必发黄。"此为湿热内蕴，郁热扰心所致，同本案。然本案湿热并重，清热则伤阳所以湿难去，去湿则能伤已伤之阴，正气本虚，损之又损，病情不解反而加重。于清泄湿热中加入适当顾阴之品，如此案中当归、白芍，去湿而不伤其阴，去邪不伤正气，能成其功，且莱菔子善止久痢，与大黄推陈致新同用，恰得其效。

二十五、湿热毒痢案

【医案原文】

湿热极，腹痛作痢，上吐不得入，下泻不得止，至勺水难入，胸中闷乱，人谓禁口痢，谁知胃中湿热之毒乎。夫痢宜下行，下利，宜也，何上吐不能入？此乃胃火，得湿而蕴结不宣，一旦作痢，本欲下行，乃投饮食，火反上炽不降，致胃中闭塞成禁。然胃火盛由于心火旺，心火最恶湿，一得湿，火郁不通，乃停胃口。胃火见心火助，愈增熏蒸，二火合则热势固结不散，湿见火留胃口，亦迟回瞻望，停肠胃作壁上之观，胸中不啻巨鹿之战，安得不闷乱？必开郁火之门，门不易开，必引火以开门为捷。用引胃汤：人参一钱，黄连三钱，吴萸、菖蒲三分。为细末，滚水调于茯苓末中。大约茯苓约五钱一匙。每一匙，调稀糊咽。徐咽至不吐，即将前药服完。上下俱开门后，用靖乱汤：广木香五分，茯苓三钱，白芍一两，车前子五钱，黄连、甘草、枳壳、木通一钱。二剂愈。前汤以心喜燥，连虽寒性，正燥，以燥投燥，原非所恶。况吴萸性热而燥，以火入火，同性岂有扞格。妙在入人参、菖蒲中，盖胃火，邪火，心火，正火，居邪正间，非得正人君子，则邪火不能散于顷刻，非得导引，则心火不能返故宫。况胃气闭，正胃虚。人参补胃气，胃虚逢补，如饥者得食，安有粮米扣关不为延接乎。关开，将士夺门而入，邪自惊走。苟无大兵相继，敌且死斗不去，又得后汤利水逐秽平肝，是前锋斩关，后队荡寇，安得不成功。

《辨证奇闻·卷七·痢》

【评析】

痢疾，上吐下泻，下泻为痢疾本有症状，上吐为食不得当，湿热结于上焦，人之本热被郁，不能宣发则化邪火激胃，邪热更张，上冲而吐。石菖蒲与人参同用开心窍，善通气，能除烦闷；人参补胃气，《本草新编》言："人参一二两，加茯苓五六钱同服，庶正气不脱，而水邪可止也。"此为人参、茯苓同用之效明证；吴茱萸虽能止霍乱、呕逆，但其性热祛寒，恐不可用之以解热，然而有从治之道，此为其巧妙；黄连入心与胞络，最能泻火，解湿热有专功，为正治。先服此使上下能安，心之邪火能解，正火能用后再服补阴祛湿热之品，能成其功。

二十六、脓血痢元气脱案

【医案原文】

湿作热痢，数日后腹不疼痛，如脓血，阵阵自下，肢冷，元气欲绝，人谓痢疾火症，谁知火变为寒而阴绝。古云痢无止法，然有初起即宜止者，有日久不可止者，未可执此一言竟不用止。然不止不过久病难痊，轻止每至变生不测，是痢又不可轻止也。夫腹痛为邪，今腹不痛，何邪之有？腹不痛，何脓血自下？乃气脱欲崩。非湿热多而奔迫也。手足厥冷，乃气脱而不能运，非内心热手足反寒冷也。此必须看其舌，热极舌必燥，寒极舌必滑也。热变为寒，其舌必滑。止痢以固脱，不可泄痢以攻邪。用止脱救痢汤：人参、白术二两，白芍、茯苓一两，肉桂、石脂末三钱，甘草二钱。三剂痊愈。各减半，去石脂，再十剂，元气如故。此痢世不常有，但不可执此方以治他痢。

《辨证奇闻·卷七·痢》

【评析】

本为热痢，数日痢疾后腹中不痛，自下痢如脓血，肢冷，此示其已转为虚，正气衰，气不能固涩而泄，恐有真热假寒，必验其舌，为寒为滑则能否放手补气益阳固涩。人参、白术补脾胃气；茯苓祛湿；加白芍补血且能安胃停泻痢止痛；肉桂温命门，止泄泻；赤石脂气温，有酸涩之味，有泄泻太滑者，非此不能止，且止血归经。

二十七、暑湿毒痢案

【医案原文】

受暑湿毒，水谷倾囊而出，昼夜七八十次，脓血稠黏，大渴引饮，百杯不止，人谓热毒攻肠胃，谁知膀胱热结，气不化乎。水湿无不从膀胱出，然膀胱必奉肺气发始能化。今胃受暑，热熏肺，肺不能受，乃移热于大肠，大肠奔迫，必郁结于膀胱。膀胱热结则气不化小水短赤，湿热尽趋大肠出，如决水转石。法须清膀胱热，以迅利小水。然不可徒清膀胱。盖水出高原，肺不热则小水自行，肺与大肠相表里，肺热大肠始热，肺热大肠始热，故清大肠不若清膀胱，清膀胱又不若先清肺热。用清源止痢汤：黄芩、紫参、诃子、花粉、地榆三钱，茯苓五钱，甘草一钱。二剂止。此清化源方也。黄芩、地榆凉肺，即解大肠热。紫参清肠胃热，又消积聚，通二便。诃子固肠脱，合茯苓、甘草，则通中有塞，又有调和，所以特神。

《辨证奇闻·卷七·痢》

【评析】

暑湿下痢，昼夜不停，陈士铎以其为肺受暑热移于大肠而迫于膀胱，应清膀胱热，利其水，肺为水之上源，同清肺。黄芩、紫参、天花粉清热；茯苓、地榆利水；诃子稍做固涩；甘草调和，涩中有动，故效。

二十八、下痢纯血案

【医案原文】

下痢纯血，如陈腐屋漏状，肛门大开不闭，面反红润，唇如朱涂，人谓痢疾死症。苟阴犹未绝，有可续之机。凡下痢纯血，开手即宜用补，因人执痢无补法，不知前症何常不可补。补阳则有宜有不宜，补阴药止痢，实无不宜。世人一见红白，不问虚实，盖用攻邪逐秽，以致白变红，红变陈腐屋漏色。下痢纯血，原是阳旺阴虚，不补阴制阳，反助阳攻阴，则阴愈虚，阴极则有降无升，肛门大开，不能收闭，正其验也。面红润，唇如涂朱，正见阳在上，阴沉在下也。阳宜降反升，阴宜升反降，宜必死，然奄奄不死者，以阴虽降未绝也。急宜救阴，以引阳气下降，并补阳以提阴气上升，亦死里求生法也。用补阴升提汤：山药、人参、枣皮、熟地、茯苓一两，白芍三两，升麻二钱，甘草一钱，北味三钱，诃子三钱。二剂痢止。倘仍如前痢，似阴已绝，阳不能交，不治。此助阴提气圣药，苟阴气未绝，未有不升提者。正不可一用无功，后遇此病置此方不用。如下纯血，急投此方减半，何至死亡。

《辨证奇闻·卷七·痢》

【评析】

痢疾下纯血易死，然阴未绝则能救，下痢纯红为阴虚黄，又有阳气浮越之象，当补阴固阳，使阴阳互济。大用白芍收补，止痢疾，配熟地黄补阴，山药、人参补中土胃气，茯苓利湿，枣皮补血止血，诃子、北五味子固涩止血，升麻能升脾胃之气，与甘草少许能得其升提阴气之功。

二十九、休息痢余邪未尽案

【医案原文】

经年里急后重作痢，乍作乍止无休，此休息痢，元气已复，邪气尚存也。痢忌妄止，必因势利导，用补为通，不可用补为塞。补以通之，则通中能止；补以塞之，则塞后宜通。苟邪未涤除，补塞太早，痢经遽止，邪在腹中，时动时止。况益厚味加劳役，休息成。法宜以利为主，利小水不若利大便。盖正气已复，膀胱能气化以分水，何必再利小便？邪不尽，必留大肠，利大肠则邪尽下。然利大肠药，必从胃入脾，由脾入大肠，吾恐肠胃未受益，脾胃先得损。用尽秽丹：大黄、滑石、厚朴、槟榔一钱，地榆二钱。为细末，炼蜜丸，一次服尽，后用膳压之，不使留胃中，必得微利为度，一利痢顿除。此专下大肠湿热。邪原在大肠，故一用奏功。倘畏损伤脾胃，用参汤送之更妙。然宜虚人，不宜健客。

《辨证奇闻·卷七·痢》

【评析】

痢疾时做时休，为休息痢，不可一见痢便止，因势利导才能成功，有邪宜先祛邪，正才能得复。大黄、厚朴、槟榔去秽，滑石行六腑，治积滞不阻，地榆凉大肠之血，并得少许收敛之功，使邪去而不伤正。饭前服，使药力能作用至肠道，下大肠湿热则痢疾止，若恐其力伤脾胃，用参汤服。

三十、气逆作痢案

【医案原文】

中气不顺，口中作嗳，下痢不止，人谓湿热作痢，谁知气逆作痢乎。痢多因湿热，然湿热所以停积腹中者，多气阻也。夫大便气闭则结，逆则泄。湿热更兼气逆，徒消湿热不理气，则过于下行，气必更滞。法宜利气，佐消湿泄热为妙。然气所以逆者，以下多亡阴，阴血亏损，气乃不顺，遂因而作逆。欲气之逆者仍返顺，必须补阴以生血。然血难遽生，阴难骤长，用顺药入补阴补血中，则痢速止。用荜菝散：荜菝三钱，当归、白芍五钱，牛乳半斤。同煎一半，空心服，不必三剂。盖荜菝顺气，且去积滞更神，同归、芍更生长阴血。佐牛乳者，牛属阴，乳，血类，无形之阴血不遽长，用有形阴血以滑肠中迫急，则血无伤，阴不损，转佐气以去结滞，故奏功甚捷。

《辨证奇闻·卷七·痢》

【评析】

此案下痢多，其气阴已伤，伤则不能维持原有之顺传为逆，口中嗳气，此为气逆湿热并有，应补阴利气泄湿热。牛乳功用甚合，能补阴血，为血肉有情之品，较草木之品更直接，且能滑肠道，所用精妙。

三十一、瘀血作痢案

【医案原文】

痢久不止，日夜数十行，下如清涕，内有紫黑血丝，食渐减少，脉沉细弦促，人谓湿热毒未除，谁知瘀血未散乎。痢成于湿热，未闻成于瘀血，此言恐不经。不知血喜流行，不喜于滞，血不流行，血乃化瘀。况因内外之伤以成瘀，欲不为痢难矣。夫人饱食后加疾走，或饮酒余多叫号，或殴伤跌磕忍疼，或大怒气无可泄，或遏郁而愁无可解，或餐燔炙太多，或受诃责非分，皆能致瘀成痢。及成痢，投治痢药绝无一验，以似痢非痢也。宜消瘀不治痢。用消瘀神丹：乳香、没药、广木香、槟榔一钱，桃仁十四粒，滑石三钱，白芍五钱。神曲糊为丸。用米饮下百丸，连服二日，下秽物而愈。倘二日少瘥不全愈者，此瘀盛也。用大黄一钱煎汤，送前丸二百，必愈。方妙在治瘀，痢未常不兼治。凡久不愈者，可用此以下瘀血，要在人消息耳。

《辨证奇闻·卷七·痢》

【评析】

痢疾久，动血而成瘀血，下清涕内有紫黑血丝，此案为瘀致痢疾，常用去湿热之品无效，当消瘀痢才能能止。乳香行气活血、祛瘀散滞，没药理血散瘀，广木香调脾气而除秽浊，如《本草新编》言："气温而不寒，能降气而不散气，且香先入脾，脾得之而喜，则脾气调而秽物自去，不攻之攻，正善于攻。"槟榔同白芍同用，攻中有收，以能起功；滑石逐瘀血、通积滞，桃仁苦甘，活血通经止痛，苦以破滞血，甘以生新血，再加神曲糊为丸，丸者，缓也，能使药性缓以出之，缓以攻之，用米饮下，能保胃气。若二日不愈，用大黄将军煎水服之，能下其瘀血，痢疾能治。

三十二、太阳疟案

【医案原文】

疟先腰痛，头痛且重，寒从背起，先寒后热，热止汗出，不能即干，遍身骨节疼痛，小水赤短，人谓脾寒，谁知太阳膀胱疟乎。疟即风邪，风从太阳入，疟邪独不从太阳入乎？惟冬月风邪入太阳成伤寒，何夏秋风邪入太阳成疟？盖冬风至寒，夏秋风至热，风不同，病亦异。虽无食无痰不能成疟，岂夏秋多痰食，冬月独无乎？明是热风作祟，裹痰食不化，行阴作寒，行阳作热也。痰食遇寒则停住，遇热则流行，何反裹痰食不化？不知热风最消烁诸物，明欺痰食易化，包藏胸腹中，脾胃正气恶其包藏，乃相争夺，于是寒热酷烈，因衰盛分胜负。正不敌邪遂狼狈，无津液养身，骨节所以酸痛。正既不敌邪，邪更张，反截其路，小便不能遽出，邪火入，故短赤。宜健脾胃，散太阳邪，消痰化食，邪无恃自散。用开邪汤：茯苓、白术五钱，前胡、柴胡、人参、青皮、枳壳、山楂、半夏一钱，甘草五分，猪苓二钱，白蔻三钱。三剂愈。此健脾胃则土旺，敢与邪争，健脾胃妙在利水化湿，引邪直走膀胱。膀胱，太阳经也，邪从太阳入，仍从太阳出，何其顺也。邪入本经，尤易分消。尤妙不专散太阳邪，兼表少阳郁。盖少阳乃太阳去路，早断之，则邪不得不趋太阳原路。况消痰化食，无不得宜，则堂堂之师，贼自惊遁。

《辨证奇闻·卷八·疟》

【评析】

疟疾，一派表证见，更加小便短赤，此膀胱有邪，膀胱为太阳之腑，为邪从经入腑，且脾胃中有邪包藏痰食，不能输布气阴于表，则见寒热发及表证。白术、人参补脾胃气；半夏、白蔻祛痰湿；茯苓、猪苓利从膀胱出；再加山楂消食，则痰湿能走泄分消；青皮、枳壳理气则能输布；柴胡通达解纷于表里之间，解少阳郁，能使邪从太阳提而出之，再加甘草五分调和，邪气能散，三剂能愈。

三十三、阳明疟案

【医案原文】

发疟时先热，头痛鼻干，渴欲饮水，目眴不得，甚则烦燥，畏火光，厌喧哗，人谓热疟，谁知阳明胃疟乎。阳明胃多气多血，邪入阳明，其势自大，胃容水谷，宜足容邪，邪入何反作祟？盖水谷正资盗贼粮也。如贼居小处，势不能张，贼不舒展也，乃突围而出，入通都大邑，足供其欲，流毒必加倍，后必贪心未厌，放抢四郊，横掠旁郡，阳明胃邪亦如之。胃中水谷本充饥渴，耽耽虎视，索水救内炎。水愈多，渴愈甚，渴甚多饮，则水停心胃，心气为水遏，不得下交肾，则心肾两开，何能寐？心不能下交于肾，则肾畏火炎，又何敢上交于心滋心液，自心无所养，烦躁生。烦躁生，火邪更炽，伤火更畏火势也。畏火者喜静，喧哗，动之极也，安得不恶。势必急泄阳明胃热邪。然火邪居胃，燥干津液，胃气必虚，使不补正，则正气消亡，邪益跳梁，故须于补中以泻火邪，则正不伤，邪亦易解。用平阳汤：干葛二钱，人参、贝母、石膏三钱，茯苓、白术、麦冬五钱，橘红、柴胡一钱。四剂愈。此参、术助脾胃气，干葛、石膏泻阳明火邪，贝母、橘红消阳明痰食，麦冬滋肺，柴胡疏胆，茯苓泄太阳滞，攻补兼施，彼此相制，邪自就抚。

《辨证奇闻·卷八·疟》

【评析】

疟疾先发热，口渴鼻干，烦躁，为阳明疟，火邪灼烧津液，有痰食，当清火补阴顾中。其中柴胡与参术共能健脾开胃气，同麦冬能去热，为调和之药，此方攻补兼用，清热不伤胃气。

三十四、少阳疟案

【医案原文】

疟初发，往来寒热，口苦耳聋，胸胁胀闷作痛，或呕或不呕，此少阳胆疟也。风邪必不敢遽入于脏，每伏于半表裹，乘虚弱而后深入，进与阴争则寒，退与阳争则热。半表里，少阳地也。疟发必有寒热，寒热往来，适少阳所主。口苦，胆汁外泄。耳聋，胆气不舒。胸胁胀闷作痛，胆血有滞。或呕或不呕，胆夹痰食上冲也。治疟法虽多，大约不能外少阳。况病原少阳，乌可舍少阳别治。但少阳疟分偏阴偏阳，偏阴多寒，偏阳多热。有纯热无寒，纯寒无热，皆正少阳造其极，补偏救弊，总不可离少阳。用和疟汤：柴胡三钱，当归一两，茯苓、白术、生姜、白芍五钱，半夏、山楂、青皮一钱，甘草五分。三剂愈。此无一味不入少阳经络，又无一味不入脾胃脏腑。祛邪复补正，解表随固里，真和解仙丹，非特祛疟神剂。

《辨证奇闻·卷八·疟》

【评析】

疟疾，往来寒热，口苦耳聋胁痛或呕，其在少阳，于半表半里，以少阳法为主，注意其兼证。柴胡散半表半里之邪，同青皮入少阳经络；其他入脾胃脏腑，脾胃正则邪气不能入里，易于解。

三十五、厥阴疟案

【医案原文】

发疟，先寒作颤，后变热，面色苍白，善太息，甚者状欲死，或头痛而渴，人谓寒热相间之疟，谁知厥阴肝经之疟乎。肝疟由少阳胆入，使肝木自旺，则少阳之邪何敢深入？今肝虚，邪遂乘入。肝气本急，邪入肝中，反两胁不胀满，肝太虚也。盖肝旺必怒，不怒但太息者，肝弱极，不敢怒，又恶邪侵，力不能制，无可如何之势也。甚如欲死者，因力难制邪，情愿死殉，气逆不能发声，非真死也。气逆火升于上，不易下降，咽喉自存火气作渴。宜急补肝以祛邪，不纵邪以伐肝。用补肝祛疟汤：当归、白芍、生首乌一两，鳖甲三钱，茯苓五钱，青皮、柴胡、甘草一钱，半夏二钱。二剂愈。此不祛邪，全补肝气，肝旺邪气难留。得柴胡引出少阳，则邪有出路，自然易解。

《辨证奇闻·卷八·疟》

【评析】

疟疾先寒极后热极，头痛善太息，此为肝疾，厥阴寒极生热，热极生寒，肝寒而卜热头痛，应补肝。当归、白芍、何首乌补肝阴；鳖甲治疟，与首乌合用效更佳；青皮入厥阴脏，疏肝，消瘟疟滞气；半夏、茯苓消痰。再用少阳之药引厥阴之邪从少阳出。

三十六、太阴疟案

【医案原文】

发疟，先寒后热，寒从腹中起，善呕，呕已乃衰，热过汗出乃已，人谓感邪作疟，谁知邪盛太阴脾经乎。脾，湿土，原易生痰，痰生，食本难化，又风邪合，自易成疟。各经疟，俱宜兼顾脾土，岂脾自病，反置不补乎。惟脾湿土，其性难温，补脾兼补命门火，则土得温和之气，痰湿自化，痰湿化，风邪无党，难于作愿，欲久居于脾不可得矣。用温脾祛疟汤：白术一两，茯苓、山药、芡实五钱，人参三钱，肉桂、炮姜、橘皮、半夏、甘草一钱，白蔻三粒。三剂全愈。疟多本于脾寒，此尤治脾寒圣药。凡脾胃虚寒得疟，无论一日二日，皆神效。

《辨证奇闻·卷八·疟》

【评析】

疟疾寒从腹中起，发热不严重，此寒居多，疟发时呕多，为寒湿在中土，中土强则胃气盛，卫气有化源，疟邪能自解。白术、茯苓去湿，湿去而脾健，脾健而胃亦健；山药平和健脾胃；白蔻仁散胸中冷滞之气，益心包之元阳，温脾胃，止呕吐翻胃；人参补脾胃气；肉桂、炮姜温中，中温则寒湿易除；橘皮、甘草和中；半夏除痰，配伍精巧，能除脾胃虚寒之疾。

三十七、过悲痢后成疟案

【医案原文】

哀哭过伤，痢后成疟，困倦甚，人谓疟母未消，谁知阴阳两亏。阴阳正气旺，邪不能侵，正衰，邪不肯散，是疟之盛衰，全视阴阳之衰旺。下多亡血，亡阴也；悲哀伤气，伤阳也。阴阳两亏，正虚极，何能与邪争？听疟邪往来为日数间止，邪盛则盛，邪衰则衰，邪反为主，正反为客矣。宜助正以祛邪，不可攻邪以损正。倘惟事攻邪，则正愈虚，汗必大出，阴虚阳散而死。用救衰汤：人参、黄芪一两，白术二两，炙草一钱，当归五钱，半夏三钱。十剂愈。此补正气，又加半夏消痰，盖疟正借痰而久居，惟补正消痰，则正自旺，痰自消，痰消正更旺。方妙在半夏，则补非呆补，消非峻消。

《辨证奇闻·卷八·疟》

【评析】

痢疾后发疟，甚是困倦，示其正已衰，哀哭伤正，邪不得出，传为疟疾，应扶正散邪。参、芪、术、草补脾胃正气，再加当归能补血，阴阳并补，加入半夏使其消疟疾本有之痰，且不使补药壅滞，渐补十剂才愈。

三十八、火热毒郁成瘟疫案

【医案原文】

瘟疫传染，头痛眩晕，胸膈膨胀，口吐黄痰，鼻流浊水，或发红斑，或发如焦黑，或呕涎如红血，或腹大如围箕，或舌烂头大，或脚痛心疼。人谓天灾流行，谁知人召。奇奇怪怪，不可执一，然皆火热毒郁而不宣。火木炎上，拂性则蕴藏腹中，所以火闭作热，热闭成毒，由来久矣。法宜大泻火毒，以泄郁闷之气。第泻火，未免大寒。不先发散，遽用寒凉，火转闭而不达。须于散中用泻，则疫如扫。用散瘟汤：荆芥、花粉、麦芽、神曲三钱，石膏、茯苓五钱，玄参一两，生草、陈皮一钱，黄芩二钱。三剂愈。此泻肝胃火，以瘟疫之热多由二经也。妙在荆芥助石膏、黄芩，泻火又散火。火散，热发于外矣；火泻，毒化于内矣。火解毒消，瘟神疫鬼鬼自遁。又方：大黄、荆芥、生草、柴胡、川芎、苍术各一钱，白芷五分。水二碗，煎八分。一剂回春。此较散瘟汤少异，然皆主散火。瘟疫治法，不可拘执，录此以备采择。

《辨证奇闻·卷十·瘟疫》

【评析】

瘟疫传染性强，发病证候严重，此案之瘟疫为火热毒所致，不可只用寒凉之品，恐郁遏，邪不能透发而入里。荆芥升而性浮动，通血脉，逐邪气，清头目之火；天花粉消痰降气，润渴生津，清热除烦，排脓祛毒，逐瘀定狂；麦芽、神曲消痰化饮食，助胃气；石膏、玄参、黄芩、生甘草清热泻火；陈皮与甘草和中，且入肺胸膈之间。又有一方用白芷、柴胡、川芎、苍术散火，亦能泻散火毒。

三十九、瘟疫泻痢不止案

【医案原文】

偶传瘟疫，眼角忽大肿，身子骤发寒热，喉咙大胀作痛，数日之后，即鼻中出血，口出狂言，见人骂詈，发渴。若饮之水，则又泻痢不止，不过半月，其人即亡。一见眼角发肿，即用七星汤治之，二剂即愈。若至泻痢，此方不可救矣。方另用加味术苓汤救之，痢止则生，否则不救。宁传方以防疫，不可有疫而无方，故罄述之，不敢隐也。二方载后。七星汤治传染瘟疫，眼角忽然大肿，身骤发寒热，喉咙大胀作痛，骂詈发渴。玄参、麦冬各一两，天花粉三钱，甘草一钱，荆芥二钱，神曲一钱，桔梗二钱。水煎服。若鼻中出血，加犀角一钱，切不可用升麻代之，宁用黄芩一二钱。加味术苓汤、治前症瘟疫，鼻中出血后饮水泻痢。白术五钱，茯苓一两，贯仲一两，甘草二钱，车前子五钱。水煎服。痢止则生，否则不救。

《辨证奇闻·卷十·瘟疫》

【评析】

七星汤治热毒在上，故用泻火散火之品，又用桔梗引诸药上升以致病位，鼻中出血只可用犀角清解热毒，不可用升麻升气，用黄芩可以替代犀角，效弱。若泻痢，先治泻痢，其中用贯众祛诸毒，尤祛时气，痢止才能有生机。

四十、痘将出应补散兼用案

【医案原文】

将出痘，身热口渴，眼如醉，此时以表药散之，则火毒大解。无如因循，数日现点始用。有形之解与无形之解不同，故轻变重，重变死。夫见点，当于补中带表，则正无伤，火毒又散。用至慈汤：人参、炒荆芥、陈皮三分，生草、柴胡、花粉一钱，当归三钱，茯苓、麦冬二钱，玄参三钱。二剂愈，不必三剂。若已出，热则重变轻，死变生。此用柴胡疏通表里，荆芥散火，玄参去浮游火，生草解毒。妙在人参补气生津，佐前药使无壅闭，以达至隐之火毒。火毒非补不可。此方以十岁为准，如一岁十分用一，每岁增加。若十岁外，宜加参，余不必加。

《辨证奇闻·卷十三·痘》

【评析】

痘刚出之时，若一味发散，可能误治，当补正中散表，使不伤正气而邪能散。人参三分补气津，佐入陈皮理气而不壅滞；玄参、麦冬去浮游之火；柴胡通达表里，荆芥通血脉，逐邪气；天花粉解炎上之火，补阴，当归补气血，同茯苓则能解能走，再加入生甘草解毒，二三剂能愈。此药量不可拘泥，随小儿年龄变动。

四十一、补中带散治痘案

【医案原文】

遍身粒粒鲜红，明白佳兆也。不必用药，只须助正，自饱满贯浆，收靥亦速。然呆补无疏通，升上不降下，非善法也。用安幼汤：当归、玄参、熟地、麦冬三钱，丹皮、荆芥一钱，生草五分，陈皮、贝母三分，生地二钱，黄连一分。不必二剂。妙在补中带散无外阻，散中实补无内怯，毒大泄不外阻。世但知补，故多留后患。且呆补必变恶疮，人犹谓毒未净，用散火败毒药，至不救。哀哉。

《辨证奇闻·卷十三·痘》

【评析】

痘出粒粒鲜红，此不变危，但不可呆补，应散补兼用为佳。玄参、牡丹皮、生甘草清解热毒；麦冬、熟地黄补正，陈皮、甘草和中，使补药能补，加生地黄凉血，黄连清火，贝母消热痰，散补兼用，使痘收迅速。

四十二、痘现阳证忌温案

【医案原文】

痘红盛烦渴，大便干燥，小便短涩黄赤，脉洪大不均，舌上生疮，此阳证也。切忌温热。然火毒大盛，骤用寒凉，心火不遽退，热不骤解，反生变。宜寒中化热，凉中化火，则不违火性，自得寒凉。用全痘散火汤：玄参、炒荆芥三钱，黄芩、生草、栀子一钱，桔梗、生地、当归二钱。一剂愈。方用芩、栀清火，玄参退浮热。妙在荆芥、桔梗引火外出，生地、当归滋腑脏燥，则雨润风吹，必变火宅为清凉。故解散又无违背。

《辨证奇闻·卷十三·痘》

【评析】

痘红色盛，此已示其热，又大便干燥，小便短涩黄赤，阴已伤，此不得独用寒凉，恐寒遏其发，不能解而生变。加入桔梗、荆芥等散火之品与生地黄、当归等补药，能散而不使凉遏，寒凉之药不伤正气，一剂即愈。

四十三、痘空色清案

【医案原文】

痘空，色清白，发痒中塌，寒颤咬牙，腹虚胀，吐泻，脉沉微细弱，此阴证也。必大补气血，佐温热，则疮无冰冻。倘用寒散，则痘内陷，立亡。然色白，虚也，发痒，又有实证；身寒，凉也，发颤又有热证；腹胀，虚寒也，吐泄又多实热证。既非虚寒，一用温热，安得不死。不知舌红为热，白为寒。舌红带白，热中寒；舌白微红，寒中热；热极，大红又燥；寒极，纯白又滑。舌白又滑，阴症无疑。用祛阴救痘丹：人参、荆芥一钱，芪、归、白术三钱，附子三分。一剂色白即红，阳回阴寒之气尽散。此方补气血，气旺阴难留，血足阳自复。然必附子，奏功始神。又恐附子直攻其内，故加荆芥引之外散。

《辨证奇闻·卷十三·痘》

【评析】

此寒证，必用温托之法，若不辨证而用寒凉之品，寒上加寒，邪必内攻，恐成死证。用参、芪、归、术补气血，附子温阳，用荆芥引药力出，不使其内攻。

四十四、痘隐不出案

【医案原文】

痘隐不见，此气虚不能推送也。论理升、桔、羌、防能外泄，然不补则元气太虚，恐痘发他症又生。用发痘散：生芪一钱，甘草五分，当归、桔梗、荆芥一钱，防风二分。二剂尽出，不必再服。方虽用桔梗、荆、防，妙在芪、归属于推送，故火毒尽出。

《辨证奇闻·卷十三·痘》

【评析】

痘出不畅，正气虚不能托其出，不能一味外泄，用补托散法。生黄芪托补，加当归补血，甘草调和补中，再加外泄之桔梗、荆芥、防风，正气得补，又散其外邪。

四十五、痘而血气虚宜补案

【医案原文】

痘出四五日，大小不等，根窠不红泽，色暗，顶陷不起，人谓火毒倒塌，谁知血气虚乎？此必补气血中佐化毒、催浆。用催痘汤：人参三钱、牛蒡子、川芎、茯苓一钱，芪、归二钱，桔梗、肉桂五分，陈皮二分，连翘三分。二剂效。妙在参、芪、归之多，发散化毒为佐。故气足不祛于中，血足不陷于内，自红润肥满。

《辨证奇闻·卷十三·痘》

【评析】

痘色暗，顶陷不能起，此为虚。用人参、黄芪、当归、川芎、茯苓补气血，气血足则痘不下陷，加肉桂温阳，牛蒡子、桔梗、陈皮、连翘能解毒并提邪而出，痘能红润肥满为正。

四十六、痘而气血大虚案

【医案原文】

痘五六日，毒宜化，浆宜行，乃不红绽肥满，此气血大虚，切忌攻火败毒，宜补气血。用护痘万全汤：人参五钱、黄芪、川芎、茯苓一钱，当归、白术二钱，陈皮、牛蒡子三分，花粉三分，桔梗五分。不必二剂。妙在不消毒攻火，但补气血，且补中有散，更非呆补。

《辨证奇闻·卷十三·痘》

【评析】

补气血则痘自外发，且加陈皮、桔梗等，补而不呆，有益无损，一剂得效。

四十七、痘而脾胃气弱案

【医案原文】

七八日，宜浆足，反疮平浆淡，食减，此气血不充也。人脾胃气弱，则肝血不生，血不生，则脾胃更弱，何能致浆足疮突哉。宜大补脾胃气，少佐补血。气血旺，脾胃自健。脾胃健，痘自充。用保痘汤：人参、荆芥一钱，芪、归、术、麦冬二钱，陈皮五分。如痒，加白芷三分、蝉蜕二分。否则不加。如色白而薄，倍参、芪，一剂效。此纯补气血，补气尤多，以血得气易生也。气足血旺，自食增，浆老结靥。

《辨证奇闻·卷十三·痘》

【评析】

出痘七八日，痘浆应该多，现不多而饮食减少，是脾胃虚弱、气血不充足，宜补脾胃与气血。人参、芪、术补脾胃，荆芥使补中能外散，用陈皮补而不滞。有形之血不能速生，先补无形之气，补血则事半功倍，浆能出，痘能渐愈。

四十八、痘毒未清兼虚案

【医案原文】

九日十日，浆淡痂薄，人谓痘毒内蕴，谁知气血亏乎。然气血虽虚，痘毒未清，不顾火毒，但呆补，则火毒内藏，痘后必有回毒。宜补中微散。用全痘汤：参、术二钱，牛蒡子、通草、荆芥一钱，茯神、当归、银花三钱，陈皮三分，甘草五分。一剂愈。何用参不用芪？以黄芪过补气，不若参既补气，不增闷尤妙。况牛蒡子、银花补中泄毒，得补益，又获散利。

《辨证奇闻·卷十三·痘》

【评析】

痘发十日，痘未全发出，此为气血亏虚加痘毒内留，应补中兼散火。参、术、归、茯神等补，加陈皮、通草使补而不呆，再用牛蒡子、金银花散其中逗留之火毒。

四十九、痘发当靥不靥案

【医案原文】

十一二日，潮热不思食，当靥不靥，痂落无托，此气血虚，毒多未化也。用化痘仙丹：银花、芪、归三钱，白芍二钱，人参、荆芥、牛蒡子、甘草一钱，山楂五粒，防风三分。二剂全愈，不必三剂。妙在用牛蒡子、荆芥、银花于参、归、芪、芍中，则胃气不伤，脾气大旺，肝血既润，复不克土，则毒解无留。大凡痘不补，则火毒不出，但补亦不出。今补中带散，故未出者能出，既出者尽出。

《辨证奇闻·卷十三·痘》

【评析】

痘发已十一二日，仍未收靥，此为气血虚而毒多未化，当此之时应行补中带散，为使痘疹的疱块收敛结痂。山楂能去滞血、理疮疡、行结气，与补药相配能得其功，若单用于气馁血衰之子，能见其伤；防风三分，通行脾胃二经，能协助补散药得功。

五十、痘斑兼夹案

【医案原文】

痘已见形，又出一层红斑，或似斑非斑，或零星错杂，皆是夹疹。人谓痘毒深，后再发，谁知痘出时又感风寒，使内热留中，闭塞腠理，激腑毒尽出乎。宜脏腑并治，然治脏不若先治腑。盖痘毒出脏，毒深；疹毒出腑，毒浅。浅之毒散，深毒自难留，故治痘须先治疹。用分痘汤：升麻、生草、荆芥一钱，玄参、麦冬、生地三钱、当归、青蒿二钱，半夏五分。一剂疹全散。此退阳明火，解肺热。妙在多用升麻引火向外，发皮毛，虽消疹，实成痘。何为治疹后，再治痘哉。

《辨证奇闻·卷十三·痘》

【评析】

痘与疹夹杂而致，当先治疹，用升麻引火向外，解毒，生草助解毒之力；荆芥散火毒出，玄参、麦冬、生地黄、青蒿清浮火；半夏入脾阴，能泄且使补阴之药不滋腻，使疹先出，再治痘。

五十一、痘黑坏病案

【医案原文】

痘五六日后色黑，或炭灰色，顶陷不起，食入即吐，此坏症也。然小儿纯阳，阳气易离，阴气难绝。倘一阴可续，则引阴接阳，每重生。用起死救儿汤：参、归、麦冬、茯神三钱，玄参、银花一两，白术、荆芥、花粉二钱，甘草一钱。二剂愈。此妙全在银花、玄参之多，既解毒又散火，又加参、术、归、冬，以助二味祛除，故能转败成胜。切勿惊重与用参多。盖药不重，则火毒难消；参不多，则阴阳难复。

《辨证奇闻·卷十三·痘》

【评析】

出痘后五六日，痘色变深而塌陷不起，脾胃不纳食，此为坏症，视其症状尚可救。用金银花、玄参解毒散火，参、术、归、冬补正，荆芥助散火毒，天花粉除烦补阴，茯神调心脾，能治于危难之中。

第四节 张璐医案

一、风温验案

【医案原文】

黄以宽，风温十余日，壮热神昏，语言难出，自利溏黑，舌苔黑燥，唇焦鼻煤；先前误用发散消导药数剂，烦渴弥甚。张石顽曰：此本伏热郁发，更遇于风，遂成风温。风温脉气本浮，以热邪久伏少阴，从火化发出太阳，即是两感，变患最速。今幸年壮质强，已逾三日六日之期，证虽危殆，良由风药性升，鼓激周身元气皆化为火，伤耗真阴，少阴之脉不能内藏，所以反浮。考诸南阳先师，原无治法，而少阴例中，则有救热存阴承气下之一证，可借此以迅扫久伏之邪，审其鼻息不鼾，知肾水之上源未绝，无虑其直视失溲也。时歙医胡晨敷在坐，同议凉膈散加人中黄、生地黄，服后下溏粪三次，舌苔未润，烦渴不减，此杯水不能救车薪之火也。更与大剂凉膈，大黄加至二两，兼黄连犀角，三下方得热除，于是专用生津止渴，多服而愈。

（《张氏医通·卷二·诸伤门·伤寒》）

【评析】

本案患者风温十余日，壮热神昏，语言难出，自利溏黑，舌苔黑燥，唇焦鼻煤，误用发散消导药数剂，烦渴弥甚。风温之病，易伏少阴，火化发出太阳，变化最速，幸好患者年少力强，证虽危殆，良由风药性升，鼓激周身元气皆化为火，伤耗真阴，少阴之脉不能内藏，所以反浮。张氏予凉膈散加人中黄、生地黄，服后下溏粪三次，舌苔未润，烦渴不减，盖剂量不足，更与大剂凉膈，大黄加至二两，兼黄连、犀角，三下方得热除，于是专用生津止渴，多服而愈。

二、玳瑁温案

【医案原文】

张路玉治洪氏女，初冬发热头痛，胸满不食。已服发散消导四剂，至六日，周身痛楚，腹中疼痛，不时奔响，屡欲圊而不行，口鼻上唇忽起黑色成片，光亮如漆，与玳瑁无异，医骇辞去。张诊之，喘汗脉促，神气昏聩，虽症脉俱危，喜其黑色四围有红晕，鲜泽若痘疮之根脚，紧附如线，他处肉色不变，许以可治。先与葛根、黄芩、黄连，加犀角、连翘、荆、防、紫荆、人中黄，解其肌表毒邪。俟其黑色发透，乃以凉膈散加人中黄、紫荆、乌犀，微下二次。又与犀角地黄汤加人中黄之类，调理半月而安。此症书所不载，唯庞安常有玳瑁瘟之名，而治法未备，人罕能识。先是一人患此濒危，口耳鼻孔皆流鲜血，亦不能救。大抵黑色枯焦不泽，四围无红晕而灰白色暗者，皆不可救。其黑必先从口鼻至颧颊目胞两耳，及手臂足胫，甚则胸腹俱黑，从未见于额上肩背阳位也。

（《张氏医通·卷二·诸伤门·伤寒》）

【评析】

本案记载洪氏女初冬发热头痛，胸满不食，服发散消导四剂后，口鼻上唇忽起黑色成片，光亮如漆，此症与玳瑁无异。张璐诊之虽症脉俱危，喜其黑色四围有红晕，鲜泽若痘疮之根脚，紧附如线，他处肉色不变，许以可治。先与葛根、黄芩、黄连，加犀角、连翘、荆、防、紫荆、人中黄，解其肌表毒邪。待其黑色发透，乃以凉膈散加人中黄、紫荆、乌犀，微下二次。又与犀角地黄汤加人中黄之类，调理半月而安。玳瑁瘟，古代医籍极少记载，唯庞安常有玳瑁瘟之名，而治法未备，人罕能识。

第五节　叶天士医案

一、暑湿疟案

【医案原文】

施　发热身痛，咳喘，暑湿外因，内阻气分，有似寒栗，皆肺病也。

竹叶　连翘　薄荷　杏仁　滑石　郁金汁

又　微寒多热，舌心干，渴饮脘不爽，此属瘅疟，治在肺经。

杏仁　石膏　竹叶　连翘　半夏　橘红

（《临证指南医案·卷六·疟》）

【评析】

患者因外感暑湿，气分受阻，正邪争持，故而发热。湿邪留滞不行，故而身痛。邪入肺卫，肺气不得宣发，升降失常，故而咳嗽气喘。肺金者，卫外之屏障。脾土者，运转之根本。外邪所犯，首先犯肺。湿邪所杂，直接中脾。故以郁金汁清热疏肝理气，滑石清热解毒利湿，以此清解脾土。竹叶、连翘、薄荷清热宣肺透邪，杏仁宣肺平喘降气，使邪轻透外出。二诊，湿邪渐去，其身痛缓解，因首诊病气较盛，估量有差，未能使外邪轻透而出，故而病邪流连卫气之间，而微寒多热，舌心干。脾土犹有未去之湿邪，而渴饮脘不爽。虽云治肺，其实肺脾同治也。以石膏清气分热，继用杏仁宣肺平喘，竹叶、连翘透热解表，半夏、橘红燥湿化痰。

二、食滞肠胃暑疟案

【医案原文】

唐　未病，形容先瘦。既病，暮热早凉。犹然行动安舒，未必真正重病伤寒也。但八九日。病来小愈。骤食粉团腥面，当宗食谷发热，损谷则愈。仲景未尝立方，此腹痛洞泄，食滞阻其肠胃，大腑不司变化。究其病根，论幼科体具纯阳。瘦损于病前，亦阳亢为消烁。仲景谓瘅疟者，单热不寒。本条云：阴气孤绝，阳气独发。热灼烦冤，令人消烁肌肉，亦不设方。但云以饮食消息之。嘉言主以甘寒生津可愈，重后天胃气耳。洞泄既频，津液更伤，苦寒多饵，热仍不已。暮夜昏谵，自言胸中格拒，腹中不和，此皆病轻药重，致阴阳二气之残惫，法当停药与谷。谅进甘酸，解其烦渴，方有斟酌。

又 鼻煤，唇裂舌腐。频与芩连，热不肯已。此病本轻，药重于攻击，致流行之气，结闭不行，郁遏不通。其热愈甚，上则不嗜饮，不纳食，小溲颇利便必管痛，三焦皆闭，神昏瘛疭有诸。

连翘心（三钱） 鲜石菖蒲汁（一钱半） 川贝母（三钱） 杏仁（二十粒）射干（二分） 淡竹叶（一钱半）

又 自停狠药，日有向愈之机，胃困则痞闷不欲食，今虽未加餐，已知甘美，皆醒之渐也。童真无下虚之理，溲溺欲出，尿管必痛，良由肺津胃汁，因苦辛燥热烈气味，劫夺枯槁，肠中无以运行，庸医睹此，必以分利。所谓泉源既竭，当滋其化源，九窍不和，都属胃病。

麦门冬（二钱） 甜杏仁（四钱） 甜水梨皮（三钱） 蔗浆（一木杓）

（《临证指南医案·卷六·疟》）

【评析】

其未病之时，形容先瘦，以体质本虚故也。既病之后，暮热早凉，是邪已伏阴分故也。八九日间，疟邪伏藏，故而在外病有渐愈之象，在内邪有盘根之实。其不自知，以为将愈，于是骤食粉团腥面，于是将耗脾胃之气，以启伏藏之邪。自则所谓"食谷发热，损谷则愈"。脾胃所伤，故而腹痛洞泄。患者年幼，正如钱乙所言小儿乃纯阳之体，心肝有余，而肺脾不足。故而阴气易绝，阳气易发，以致阴液亏耗，肌肉消烁。内热不解，气郁而烦。嘉言甘寒生津之法，尚可斟酌行之。此病但复其阴即愈，天士所言若此病轻药重，又确会致阴阳二气之残惫以使病误。毕竟小儿体质纯阳而质敏，凡受邪受药皆见功甚快，故须慎考其药力、病邪、体质三者之关联，乃能不使误病。天士所取甘酸除烦之法，药性虽轻，果若病势不重者久而必效。

二诊，其鼻孔色黑如煤，唇裂舌腐。口鼻者，肺胃之门户，此乃肺热炽盛，熬煎津液所致也。由是可知前者辨治未当矣。邪热内郁，本当渴饮，而患者不嗜饮，不纳食，此邪热深聚故耳，闭三焦、犯心神，于是小溲管痛，神昏瘛疭。以石菖蒲汁开窍醒神，连翘心、淡竹叶清热解毒透邪，贝母、射干清肺化痰。自其停药之后，身体渐复，胃气尚未完全恢复，故而痞闷不欲食。虽未加餐，已知甘美，是其将愈之兆矣。以麦冬、甜水梨皮、蔗浆滋养肺胃之阴，甜杏仁平喘润肺。故渐愈也。

三、稚年瘅疟暑邪深入案

【医案原文】

张　舌赤，烦汗不寐，肢体忽冷，乃稚年瘅疟，暑邪深入所致。

杏仁　滑石　竹叶　西瓜翠衣　知母　花粉

又　热甚而厥，幼稚疟症皆然，竹叶石膏汤去人参、半夏加知母。

（《临证指南医案·卷六·疟》）

【评析】

患者童稚年病暑，邪入肺胃，正邪争而烦汗，舌赤者，热势重。肢体忽冷者，邪进而正退。不寐者将扰心神。以杏仁平喘止渴，滑石、西瓜翠衣清解暑热，竹叶清热除烦，知母、天花粉清热生津。其病重而药轻，容易见也。竹叶石膏汤清热生津，益气和胃，治暑病余热未清，气津两伤，去人参、半夏减其补气和胃之功，加知母增其滋阴之力。

四、暑疟夹痰火案

【医案原文】

丁　脉右数，左小弱。面明，夏秋伏暑，寒露后发，微寒多热，呕逆，身痛。盖素有痰火，暑必夹湿，病自肺经而起，致气不宣化。不饥不食，频溺短缩，乃热在气分。当与温疟同例。忌葛柴足六经药，桂枝白虎汤加半夏。

（《临证指南医案·卷六·疟》）

【评析】

夏秋之季，所受暑邪，直寒露之时。外受寒邪，郁与肺卫，故而恶寒多热。正邪气盛，故而右脉数，热盛伤阴，故左脉小弱。邪热犯肺胃，气机阻滞，脾胃升降失常，故而呕逆。暑必夹湿，停滞其中，故而身痛。热势重，脾胃伤，故而不饥不食。频尿短缩，热伤之故。柴胡、葛根者动阳之物，用之热势必重，以桂枝白虎汤清气分热，加半夏燥湿化痰。

五、暑湿内客壅遏中宫案

【医案原文】

黄 脉数，目眦黄，舌心干白黄苔。口中黏腻，脘中痞闷，不思纳谷。由于途次暑风客邪内侵募原，营卫不和，致发疟疾。夫暑必兼湿。湿也、热也，皆气也气与邪搏，则清浊交混。升降自阻，古称湿遏必热自生矣。圣帝论病，本乎四气。其论药方，推气味，理必苦降辛通，斯热气痞结可开。消导攻滞，香燥泄气，置暑热致病之因于不治，不识何解。

川连 黄芩 花粉 桔梗 白蔻仁 郁金 橘红 六一散

又 苦降能祛热除湿，辛通能开气宣浊。已经见效，当减其制，仍祖其意。

川连 桔梗 白蔻仁 厚朴 茵陈 茯苓皮 银花 白通草

（《临证指南医案·卷六·疟》）

【评析】

患者途次暑风，湿热侵袭，湿邪内客，首先犯脾。湿热阻滞脾胃，中焦不运，气机不转，阻于胸中故而脘中痞闷，不思纳谷。湿热所蒸，上至于口，故而口中黏腻。脾津不能上达，故而舌心干燥，湿热内阻，而苔白黄相间。湿热由脾犯母，客于心经故而目眦黄。此病由湿热郁阻所致，辛以通气，苦以泻火，故能开热气之痞结。故而处方以川连、黄芩清心、脾经之火，天花粉清热生津，白蔻仁、橘红燥湿，桔梗宣通气机，郁金行气开郁，六一散清暑利湿。以上以苦降辛通之法清热除湿，效果尚可，湿热之邪势渐去，脾热之犯心已缓。故而后方去黄芩，减去清心火之功，去六一散，减去热之功，去郁金、橘红、天花粉改为茵陈、茯苓皮、白通草清热利湿，导余邪从小便而去，金银花轻清透热，厚朴下气宽中。

六、湿邪困脾间日疟案

【医案原文】

牛（四八）寒来喜饮热汤，发热后反不渴，间疟已四十日，今虽止，不饥不思食，五味入口皆变，初病舌白干呕，湿邪中于太阴脾络，湿郁气滞，喜热饮暂通其郁，邪蒸湿中生热，六腑热灼，津不运行，致大便硬秘，此为气痹湿结，当薄味缓调，令气分清肃，与脾约似同，但仲景气血兼治，此病却专伤气分。

炒黄半夏　生益智仁　绵茵陈　广皮　厚朴　茯苓

又　疟止，舌白，不饥，大便旬日不通，此皆留邪堵塞经腑隧道之流行，久延必致腹胀癥瘕。

杏仁　白蔻仁　半夏　厚朴　生香附汁　广皮　茯苓皮　接服半硫丸（二钱）

（《临证指南医案·卷六·疟》）

【评析】

患者间日疟，湿邪犯脾，脾胃气机阻滞，升降失常，胃气上逆而干呕，湿盛而舌白，湿邪阻滞中焦，故而不饥，不思食。《脾胃论》曰："脾胃之虚，怠惰嗜卧，食无味，夫脾者，行胃津液，磨胃中之谷，主五味也。"由湿邪之犯，脾胃之伤，故而五味入口皆变。患者湿郁而气滞，热可通气，故而喜饮热。湿郁化热，伤津燥腑，故而大便燥结难解。治之之法当清热燥湿以除根本。以炒黄半夏燥湿降气，绵茵陈清热利湿，厚朴、陈皮宽中行气，茯苓健脾利水湿以助茵陈导热之功，生益智仁温脾醒胃。服后疟止，患者舌白，不饥，大便旬日不通，邪气羁留不去，续以燥湿行气之法除去留邪。以杏仁、半夏、厚朴降气，白蔻仁、香附、陈广皮行气开郁，茯苓皮燥湿利水，接服半硫丸通便。

七、暑湿热疟案

【医案原文】

费　舌白渴饮，身痛呕恶，大便不爽，诊脉濡小，乃暑湿从口鼻入，湿甚生热，四末扰中，疟发脘痞胀痹，当以苦辛寒清上彻邪，不可谓遗泄而病，辄与温补助邪。

黄芩 知母 白蔻 郁金 蒌皮 厚朴 杏仁 半夏 姜汁 石膏

又 脉濡，口渴，余热尚炽。

人参 知母 石膏 竹叶 甘草 麦冬

又 热缓，不欲食，津液受烁，当和胃生津。

人参 五味 知母 橘红 炒白芍 半夏曲

（《临证指南医案·卷六·疟》）

【评析】

患者身犯暑湿，中焦气机受阻，脾胃升降失常，故而呕恶。湿邪留滞不去，壅阻经络，故而身痛。湿邪黏滞，脾健运失常而大便不爽，气机阻滞而脘痞胀痹。以苦辛寒之品清热除湿。黄芩、知母、石膏清气分热，白蔻仁、厚朴、半夏、杏仁燥湿行气，郁金、瓜蒌皮行气开郁，姜汁止呕。后又脉濡、口渴，是热邪未去，以知母、石膏清气分热，竹叶清热除烦，甘草清热调中，人参、麦冬益气滋阴。服后热缓，不欲食者，胃气未复，故而以人参、五味子益气养阴，知母滋阴清热，半夏曲、橘红燥湿化痰，炒白芍养血和血。此法益气养血，滋阴清热，于缓复正气大有裨益。

八、体弱脾虚吐泻疟案

【医案原文】

袁（姬） 脉弦缓，寒战甚则呕吐噫气，腹鸣溏泄，是足太阴脾寒也，且苦辛寒屡用不效，俱不对病，反伤脾胃。

人参 半夏 草果仁 生姜 新会皮 醋炒青皮

又 《灵枢经》云：中气不足，溲便为变。况老年人惊恐忧劳，深夜不得安寐，遂致寒战疟发，当以病因而体贴谛视，其为内伤实属七八，见疟通套，已属非法，若云肺疟，则秋凉不发，何传及于冬令小雪，当以劳疟称之，夫劳必伤阳气，宜乎四末先冷，疟邪伤中，为呕恶腹鸣矣，用露姜饮。

又 阳陷入阴，必目瞑欲寐，寒则肉腠筋骨皆疼，其藩篱护卫太怯，杳不知饥，焉得思谷，老年人须血气充溢，使邪不敢陷伏，古贤有取升阳法。

嫩毛鹿角 人参 当归 桂枝 炙甘草

又 前议劳伤阳气，当知内损邪陷之理，凡女人天癸既绝之后，其阴经空乏，岂但营卫造偏之寒热而已，故温脾胃，及露姜治中宫营虚，但畏寒不知热为牝疟，盖牝为阴，身体重者，亦是阴象，此辛甘理阳，鹿茸自督脉以煦提，非比姜附但走气分之刚暴，驱邪益虚，却在营分。奇经曰：阳维脉为病发寒热也。

鹿茸　鹿角霜　人参　当归　浔桂　茯苓　炙草

又　正气和营疟战已止，当小其制。

人参　鹿茸　当归　炒杞子　沙苑　茯苓　炙草

（《临证指南医案·卷六·疟》）

【评析】

患者年老体衰，而脾胃虚弱，卫气之源不足，体表之气不实，而易寒战。脾胃气机阻滞，逆则呕吐噫气。脾阳虚弱则不得运化津液，故而服鸣溏泄。以人参补益脾气，半夏、草果仁燥湿化痰，陈皮、青皮行气和中，生姜止呕止噫。患者夜深不寐，惊恐忧劳，故而以露姜饮温补气血。《重订通俗伤寒论》曰："别直参三分，生姜二分。"后其目瞑欲寐，阳虚邪陷，失于温养，则肉腠筋骨皆痛。故温养以治之，以鹿角温补肾阳，人参、当归益气养血，桂枝温通四末，炙甘草和中补气。阳维脉维系一身阳经，叶天士以鹿角、鹿角霜通督脉阳气，浔桂、人参、当归、炙甘草以补气养血，茯苓培土恢复脾气。其后正气恢复，疟疾已止，故减缓药力。将鹿角霜、浔桂替换为炒枸杞子、沙苑子缓补肾阳。

九、咸苦法治疫疠案

【医案原文】

杨　吸入疫疠，三焦皆受。久则血分渐瘀，愈结愈热。当以咸苦之制，仍是轻扬理上，仿古大制小用之意。

玄参　西瓜翠衣　金银花露　莹白金汁

（《临证指南医案·卷五·疫》）

【评析】

咸苦者，阴寒重剂，能入血分。咸能软坚，苦能泻火，乃能逐瘀退热。大制者，言药味少而药量大，故力专而达远。西瓜翠衣清气分热盛，甘寒而入中焦。金汁清血分热结，苦寒而入下焦。阴寒之性，恐速走于下，不留于上。故配玄参、金银花露以轻扬之法，理上为要。则上下之邪热能清，三焦之火毒可愈。大制之剂，药重性专，恐不耐药力，可分数次小用服之。

十、辛苦法治暑疟案

【医案原文】

某　伏暑冒凉发疟，以羌、防、苏、葱，辛温大汗。汗多，卫阳大伤，胃津亦被劫干，致渴饮，心烦无寐。诊脉左弱右促，目微黄。嗜酒必中虚谷少，易于聚湿蕴热，勿谓阳伤骤补。仿《内经》辛散太过，当食甘以缓之。（胃阳虚湿聚）

大麦仁　炙草　炒麦冬　生白芍　茯神　南枣

又　药不对症，先伤胃口，宗《内经》"辛苦急，急食甘以缓之"。仲景谓之胃减，有不饥不欲食之患。议用《金匮》麦门冬汤，苏胃汁以开痰饮，仍佐甘药，取其不损阴阳耳。《金匮》麦门冬汤，去枣米，加茯神、糯稻根须。

又　脉右大，间日寒热，目眦微黄身痛。此平素酒湿，夹时邪流行经脉使然。前因辛温大汗，所以暂养胃口。今脉症既定，仍从疟门调治。

草果　知母　人参　枳实　黄芩　半夏　姜汁

（《临证指南医案·卷六·疟》）

【评析】

《温病条辨》云："长夏受暑，过夏而发者，名曰伏暑。"既受暑热，又冒凉邪，热郁不发，凉气外束，则寒热往来，发为疟病。医家见寒热误诊伤寒，以辛温之药内壮温热之邪，津液必伤。津液伤则口渴欲饮，阳不潜则心烦不寐。左脉主血，右脉主气。左弱则血有虚，右促则气欲脱。此虽误汗伤阳，津亏更甚。其人更嗜酒，酒者，濡润之质能生湿，辛烈之气能生热。其体质如此，不可骤然固阳，当以甘味药缓补其津液，阴津补而温邪能除。以大麦仁、炙甘草、炒麦冬、大枣缓补津液，白芍养血敛阴，无寐则加茯神。

药不对症，疗效不佳，此因胃阴阳俱伤，虽以甘味药缓补以复胃气，所用前药药力不足，改麦门冬汤，大枣、粳米虽具补益之功，然则胃极虚时，则碍脾运，耗胃气。且此时疟邪未除，补益须慎，故去枣米。依前不寐，加茯神宁心安神。因前大汗，以糯稻根须补津。

服药后，胃气稍复，因疟邪未解，正邪相争，故右脉大，间日寒热。今当从疟治之，方用草果截疟，黄芩清邪热。因前阴亏气伤，知母滋阴清热，人参扶正祛邪，姜汁温养胃气。以半夏燥湿痰以助胃阳来复。

十一、至宝丹治邪闭神昏案

【医案原文】

酒客中虚聚湿，口鼻吸受秽浊不正之气。初病头胀胸痞身痛。微汗不解，秽湿在募原内蒸，非伤寒之邪从表入里；及中道斜行，鼻受秽湿，皆蕴结于气分。治以芳香，邪气得开。奈不分气血、从热消导、清热攻下、邪混血分成斑，冒入膻中、神昏谵妄、内闭脏腑，外象肢冷大汗，势已危笃。仍以病根源秽邪，逼迫心胞络论。神气少清，冀其回生。

至宝丹四分，金汁一杯，石菖蒲汁一匙，研细和匀，炖温服。

（《三家医案合刻·叶氏医案》）

【评析】

酒客内聚湿邪，外感疫气。秽浊之气郁遏胸中，上下之气不通，则头胀胸痞，身痛汗出。此为秽湿邪气伏于膜原，当以芳香辟秽之法，化邪而出。医家不辨气血，滥用寒凉，使正气受伤，邪气深入，内闭心包，阳不外达，遂肢冷汗出。此病究其根源乃湿秽邪气迫心，故以化浊开窍之法治之。以至宝丹加石菖蒲清心开窍，加金汁凉血消斑。

十二、外伤暑湿疟伏阴分案

【医案原文】

王（五二） 暑湿伤气，疟久伤阴，食谷烦热愈加，邪未尽也，病已一月，不饥不饱，大便秘阻，仍有潮热，全是津液暗伤，胃口不得苏醒，甘寒清热，佐以酸味，胃气稍振，清补可投。（胃阴虚）

麦冬 干首乌 乌梅肉 知母 火麻仁 生白芍

（《临证指南医案·卷六·疟》）

【评析】

患者外伤暑湿，疟邪久伏阴分。食谷物扰动气血，邪动正争，故而烦热。中焦受阻，故而不饥不饱。暑热伤津，故而大便秘结。脾胃所伤，故而佐以酸味开胃，治法当以清热滋阴。以麦冬、知母滋阴清热，何首乌、白芍滋阴养血，火麻仁润肠通便，乌梅肉滋阴开胃。

十三、温邪兼雨湿外薄为疟案

【医案原文】

吴　间日寒热，目黄口渴，温邪兼雨湿外薄为疟。

滑石　杏仁　白蔻仁　淡黄芩　半夏　郁金

又　脉数，舌红口渴，热邪已入血分。

竹叶　石膏　生地　丹皮　知母　青蒿梗

又　饮食不节，腹中不和，疟邪攻胃。

鲜首乌　乌梅肉　生鳖甲　黄芩　丹皮　草果　知母　送保和丸（二钱）

又　人参　生谷芽　枳实汁　茯苓　广皮　炒半夏曲

（《临证指南医案·卷六·疟》）

【评析】

患者外受温邪并夹雨湿，阻滞脾胃，以滑石、黄芩清热利湿，白蔻仁、半夏燥湿降气，郁金行气活血。后又脉数，湿热未去而入血分。故以石膏、竹叶清气分热，生地黄、牡丹皮、知母清血分热，青蒿清解暑热。后又因饮食不节，腹中不和，脾胃受伤，故而以黄芩、牡丹皮续清有余邪热，知母、鳖甲滋阴，清血分余邪，何首乌养血益精，乌梅养阴益胃，草果燥湿截疟，送服保和丸养胃和中。后邪气渐去，以培补正气为主，以生谷芽养胃，人参补益元气，茯苓培土健脾，广陈皮、枳实汁行气宽中，半夏曲消痞散结。

十四、湿温客气为疟案

【医案原文】

曹　身痛，舌白口渴，自利，此湿温客气为疟。不可乱投柴葛，仲景有湿家忌汗之律。（湿热）

飞滑石　杏仁　郁金　淡黄芩　白蔻仁　防己

又　湿甚为热，心痛，舌白便溏，治在气分。

竹叶心　麦冬　郁金　菖蒲　飞滑石　橘红　化服牛黄丸

又　心下触手而痛，自利，舌白烦躁，都是湿热阻气分，议开内闭，用泻心汤。

川连　淡黄芩　干姜　半夏　人参　枳实

又　神气稍清，痛处渐下至脐，湿伤在气，热结在血，吐咯带血，犹是上行为逆，热病瘀留，必从下出为顺。

川连　黄芩　干姜　半夏　人参　枳实　白芍　炒楂肉

（《临证指南医案·卷六·疟》）

【评析】

患者受湿温之气，留滞身体，故身痛。直犯脾胃，脾虚不能运化津液，故泄泻。湿邪阻滞气机，故津液不能荣养舌窍而口渴。法当清热利湿，以滑石、黄芩利湿清热，白蔻仁、防己燥湿健脾，郁金、杏仁行气开郁。湿邪郁而化热，有脾病犯母之势，故而心痛。以竹叶心清心经火热，牛黄丸、石菖蒲、郁金开窍醒神，滑石利湿清热，橘红燥湿行气，麦冬培土滋阴。此后心下触手而痛，气机结滞之故。邪气羁留而心中烦躁，以黄连、黄芩苦寒泻心火，清邪热，除邪以安正，半夏散结消痞，枳实破气消积，人参补益脾气，干姜运脾阳以利湿邪。服药后患者神气稍清，痛处渐下至脐。其所受湿温之病，本在中焦，又病重犯心包经，药后邪气渐去，故而上犯心包之邪不得瘀滞其上，湿邪不从表解，必从下去，故而痛处渐下至脐。遂续以上方，加白芍缓急止痛，山楂化瘀祛邪。

十五、伏暑冒凉发疟案

【医案原文】

某　伏暑冒凉发疟，以羌防苏葱，辛温大汗，汗多，卫阳大伤，胃津亦被劫干，致渴饮，心烦无寐。

诊脉左弱右促，目微黄，嗜酒必中虚谷少，易于聚湿蕴热，勿谓阳伤骤补，仿《内经》辛散太过，当食甘以缓之。（胃阳虚湿聚）

大麦仁　炙草　炒麦冬　生白芍　茯神　南枣

又　药不对症，先伤胃口，宗《内经》辛苦急，急食甘以缓之，仲景谓之胃减，有不饥不欲食之患，议用《金匮》麦门冬汤，苏胃汁以开痰饮，仍佐甘药，取其不损阴阳耳,《金匮》麦门冬汤,去枣米,加茯神、糯稻根须。

又 脉右大,间日寒热,目眦微黄身痛,此平素酒湿,夹时邪流行经脉使然。前因辛温大汗。所以暂养胃口。今脉症既定。仍从疟门调治。

草果 知母 人参 枳实 黄芩 半夏 姜汁

(《临证指南医案·卷六·疟》)

【评析】

患者外受暑邪,伏藏身中,又外冒寒凉,引动伏邪,故发寒热。其以羌防苏葱,辛温大汗,既耗津液,又伤卫阳。故而渴饮,阳伤邪聚,而心烦不寐。邪气郁热中焦,脾胃虚弱,故而中虚谷少,当甘以补脾之化源。此脾胃阳虚,湿邪凝聚,以大麦仁、南枣养胃气,炙甘草、炒麦冬、白芍益滋阴养血,茯神养心安神。然药力轻而胃气仍不得复,以麦门冬汤,加茯神、糯稻根须以益胃气。服后胃气已足,正邪交争,故见右脉大。邪气留滞经络而身痛,邪热扰肝而目眦黄。此时正气已复,以草果截疟除痰,知母滋阴清热,黄芩、半夏清半表里之邪热、枳实破气散结,人参补益气血,姜汁温胃。

十六、阳虚伏暑夹痰为疟案

【医案原文】

吴 体丰色白,阳气本虚,夏秋伏暑,夹痰饮为疟,寒热夜作,邪已入阴,冷汗频出,阳气益伤,今诊得脉小无力,舌白,虚象已著,恐延厥脱之虑,拟进救逆汤法。

人参 龙骨 牡蛎 炙草 桂枝木 炒蜀漆 煨姜 南枣

又 闽产,阳气偏泄,今年久热伤元,初疟发散,不能去病,便是再劫胃阳,致邪入厥阴,昏冒大汗,思肝肾同属下焦,厥阳夹内风冒厥,吐涎沫胶痰,阳明胃中,久寒热戕扰,空虚若谷,风自内生,阅医药不分经辨证,但以称虚道实,宜乎鲜有厥效,议用仲景安胃泻肝一法。

人参 川椒 乌梅 附子 干姜 桂枝 川连 生牡蛎 生白芍

又 诸症略减,寒热未止,尚宜实阳明,泄厥阴为法。

人参 炒半夏 淡干姜 桂枝木 茯苓 生牡蛎

又 天暴冷,阳伤泄泻,脉得左手似数而坚,口微渴,舌仍白,阴液既亏,饮水自救,非热炽也,议通塞两用,冀其寒热再缓。

人参　淡附子　桂枝木　茯苓　生牡蛎　炒黑蜀漆

（《临证指南医案·卷六·疟》）

【评析】

患者素体阳虚，故而体丰色白，夏秋之际，外受暑热，伏藏体内。一旦气机搅动，则有发病之机，夜晚卫气入于阴，与伏藏阴分之邪气遇而相争。邪热盛而汗出伤阴，故而脉小无力。以龙骨、牡蛎潜阳滋阴，人参、炙甘草、南枣补益气血，煨姜暖土养胃，桂枝温经通脉。患者阳气不足，邪气入于肝肾，法当温阳安胃泻肝，以附子、干姜、川椒温补阳气，人参补益气血，桂枝生发脾阳，黄连清解邪热，乌梅、白芍安胃泻肝。服药后病情缓解，寒热未止，余邪犹在，续以温补胃阳泻肝。上方减温阳之药力，去黄连减少清解邪热之功。后经气候转寒，脾阳不实，故而泄泻。津液所伤，故而口微渴。寒邪所犯，故而舌仍白。以淡附子、人参温补脾肾阳气，茯苓健脾，牡蛎潜肝阳，蜀漆截疟。

十七、间日疟失治误治案

【医案原文】

汪　此湿热与水谷交蒸，全在气分，尝得三焦分消清解，既成间日疟疾，邪正互争，原无大害，初误于混指伤寒六经，再谬于参术守补，致邪弥漫，神昏喘急，谵妄痉搐，皆邪无出路，内闭则外脱，求其协热下利，已不可得，诊脉细涩，按腹膨满，夫痞满属气，燥实在血，今洞利后而加腹满，诸气皆结，岂非闭塞而然，溃败决裂至此，难望挽救。

细叶菖蒲根汁（二钱）　草果仁（五分）　茯苓皮（三钱）　紫厚朴（一钱）绵茵陈（三钱）　辰砂益元散（五钱）　连翘心（一钱半）　金银花（三钱）

另用牛黄丸一服，用凉开水缓缓以茶匙挑化服。

（《临证指南医案·卷六·疟》）

【评析】

患者外受湿热，脾胃运化受阻，中焦气机不畅，邪气壅盛，又用参术之药以致气滞胸中，邪气弥漫，上蒙清窍，故而神昏谵妄，邪热伤津而痉挛抽搐。津亏而邪滞，故诊脉细涩。因邪气深聚，阳气闭阻于内，不得外达，故而腹满泄利。以菖蒲根汁清热开窍，因患者洞泄腹满，此案腹满属痞满，以草果仁五分、茯苓皮三钱、厚朴二钱共调气燥湿、止泻除满。辰砂益元散由朱砂、滑石、甘草组成，相较于益元散加入朱砂安神去怯，又能引导滑石、甘草入心经。此案神昏喘急，加朱砂入益元散引入心经。以连翘心、金银花清心解毒。同茵陈、草果等共奏清热利湿之功。此证已成危候，患者不省人事，故化服牛黄丸开窍醒神、清心解毒。

十八、酸苦泄热法治间日久疟案

【医案原文】

毛（氏）　用玉女煎，寒热未已，渴饮仍然，呕恶已减，周身皆痛，诊脉两手俱数，舌色灰白边赤，汗泄不解，拟用酸苦泄其在里热邪，务以疟止，再调体质。

黄芩　黄连　草果　白芍　乌梅　知母

用秋露水煎药。

又　寒热由四末以扰中宫，胃口最当其戕害，热闷不饥，胃伤邪留，清热利痰，固为要法，但有年气弱，兼之病经匝月，清邪之中，必佐辅正，议用半夏泻心法。

人参　半夏　黄连　黄芩　枳实　姜汁

（《临证指南医案·卷六·疟》）

【评析】

此案未给患者症状，用玉女煎未解，推其症状为间发寒热，口渴欲饮，呕恶，周身痛，脉两手俱数。玉女煎系肝胃药补阴潜阳，药后虽汗疟不解，热势入里愈烈不减，用酸苦法泄热补阴，芩连并清内热，白芍、乌梅酸以化阴生津，热邪解，并草果截疟，疟疾能和，秋露水取其收敛意，敛火去热。热入中宫而呕恶，现闷热不饥，湿热盘旋中宫，病家本体弱，仿半夏泻心汤除湿热药物，加入扶正药，以尽全功。

十九、暑疟误判劳疟失治案

【医案原文】

李　初病劳倦晡热，投东垣益气汤，未尝背谬，而得汤反剧。闻谷气秽，间日疟来，渴思凉饮，此必暑邪内伏，致营卫周流与邪触著，为寒热分争矣。故甘温益气，升举脾脏气血，与暑热异歧，胃中热灼，阳土愈燥，上脘不纳，肠结便闭，其初在经在气，其久入络入血，由阳入阴。间日延为三疟，奇脉跷维，皆被邪伤。内经谓阳维为病，苦寒热也。维为一身纲维，故由四末寒凛而起，但仍是脉络为病。故参芪术附，不能固阳以益其虚。归桂地芍无能养营以却邪矣。昔轩岐有刺疟之旨，深虑邪与气血混成一所，汗吐下无能分其邪耳。后汉张仲景，推广圣经蕴奥，谓疟邪经月不解，势必邪结血中有癥瘕疟母之累瘵，制方鳖甲煎丸。方中大意，取用虫蚁有四，意谓飞者升，走者降，灵动迅速追拔沉混气血之邪。盖散之不解，邪非在表，攻之不驱，邪非著里，补正却邪，正邪并树无益，故圣人另辟手眼，以搜剔络中混处之邪，治经千百，历有明验，服十二日干支一周，倘未全功，当以升其八脉之气，由至阴返于阳位，无有不告安之理。（气血凝络）

（《临证指南医案·卷六·疟》）

【评析】

患者劳倦内热，体虚而作，以其虚热之故，以李东垣补中益气之法治之，使中气厚实，热自不外浮。但患者服后反剧，且恶闻谷物之气，则知前必非劳热，有邪伏藏体内，益气汤更助邪气，故而热剧恶食。其又间日寒热作疟，渴思凉饮，邪热伏藏于内故也。《内经》言："夏伤于暑，秋必痎疟。"疟邪伏藏体内乘时而动，与卫气流行遇而发作。疟邪致病，浅深不同，故发作有间日、三日之别。阳维脉维系一身阳经，人之体表为阳气、邪气之分界，外邪所犯，先从表入，故而伤阳而寒热作。疟邪初病，先从络脉，故而四末阳气不接而感寒，参芪术附，补气温经之品，不能通达体表四末，故而卫阳不能通达，所以言不能固阳也。归桂地芍，养营和血之品而不能驱邪也。若疟邪经月不解，邪与气血结聚颇深，更有成形积块之弊，鳖甲煎丸以血肉有情之品，搜伏气血阴分之邪，于其病，有剔邪之功，于其身，有裨补之益。叶氏言如此尚未全功者，升提奇经八脉的气血，如此可以将鳖甲煎丸剔分之邪气鼓出体表。此鳖甲煎丸之功用，正在瓦解气血邪气之互结凝络。

二十、暑湿犯肺误治案

【医案原文】

龚（六十）暑必夹湿，二者皆伤气分，从鼻吸而受，必先犯肺，乃上焦病。治法以辛凉微苦，气分上焦廓清则愈。惜乎专以陶书六经看病，仍是与风寒先表后里之药，致邪之在上，漫延结固，四十余日不解。非初受六经，不须再辨其谬。经云："病自上受者治其上。"援引经义以论治病，非邪僻也宗河间法。

杏仁　栝蒌皮　半夏　姜汁　白蔻仁　石膏　知母　竹沥　秋露水煎。

又　脉神颇安，昨午发疹，先有寒战，盖此病起于湿热，当此无汗，肌腠气窒，至肤间皮脱如麸，犹未能全泄其邪，风疹再发，乃湿因战栗为解。一月以来病魔，而肌无膏泽，瘦削枯槁。古谓瘦人之病，虑涸其阴，阴液不充，补之以味，然腥膻浊味，徒助上焦热痰，无益培阴养液，况宿滞未去，肠胃气尚窒钝，必淡薄调理，上气清爽，痰热不至复聚，从来三时热病，怕反复于病后之复，当此九仞，幸加意留神为上。

元参心　细生地　银花　知母　生甘草　川贝　丹皮　橘红（盐水炒）　竹沥
此煎药方。只用二剂可停。未大便时。用地冬汁膏。大便后。可用三才汤。

（《临证指南医案·卷五·暑》）

【评析】

患者外受暑湿，病之初起，当从卫表入肺。暑湿之邪非清暑利湿不得解，以祛风散寒之法不得驱邪外出，只得损及卫阳，正邪胶着更甚。况40余日不解，邪入里已明。以石膏、知母大清气分热，半夏消散气结使邪透出半表半里，竹沥清热降火，杏仁宣肺降气，瓜蒌皮行气散结，姜汁宣散胃湿，秋露水敛肺降气。服药后热去而脉平，午间寒战发疹，余邪伏内未去，暑湿之气流连肉腠，内则伤津耗液，使肌无膏泽、瘦削枯槁，外则郁于腠理，透发为疹。观其病邪体质，滋阴唯恐酿湿，泄热须顾阴亏，叶氏言"淡薄调理"之意，即要正中病邪，滋阴泄热勿过，故以玄参心清热散结，川贝、橘红化痰散结，使细生地黄、知母滋阴不酿痰湿，金银花、竹沥、甘草清热解毒，牡丹皮清热凉血消疹。未大便者，热气内结犹未除尽，以地冬汁膏由生地黄、菊花、枳壳组成，以滋阴解热清气，能大便后则知暑热邪气去矣，故以三才汤之人参益气扶正，天冬、干地黄滋阴补益。

二十一、暑湿伤肺气痹烦喘案

【医案原文】

陈（四五）　暑湿伤气。肺先受病。诸气皆痹。当午后阳升。烦喘更加。夫无形气病。医以重药推消。多见不效。

西瓜翠衣　活水芦根　杏仁　苡仁

又　酒客中虚，重镇攻消，清气愈伤，夫暑邪皆著气分，苟肺司清肃，则其邪不攻自罢。议仍以廓清为法，若雨露从天下降，炎热自荡扫无余，威喜丸二钱十服。

（《临证指南医案·卷五·暑》）

【评析】

患者外受暑湿，暑湿所犯，首在肺脾。肺气受邪，故而气不得敛，肺气不降则脾气上升之机受阻，脾胃转气失司，周身之气不得流行，郁中而烦，上气为喘。午后阳升，若为寒邪所犯，则有助正气以抗寒邪。而病患暑湿，则邪借天时，正邪所争更剧，病势加重。以西瓜翠衣清解暑热，活水芦根清热生津，杏仁润肺降气，薏苡仁培土利水以生金。患者常年病酒，脾胃必受湿困，若以清利之重药治之，则必伤中气。威喜丸以黄蜡、茯苓组成，清热利水培元，缓以图之。

二十二、感受疫疠喉痛丹疹案

【医案原文】

朱　疫疠秽邪从口鼻吸受，分布三焦，弥漫神识，不是风寒客邪，亦非停滞里症，故发散消导，即犯劫津之戒，与伤寒六经大不相同，今喉痛，丹疹，舌如朱，神躁暮昏，上受秽邪，逆走膻中，当清血络，以防结闭，然必大用解毒，以驱其秽，必九日外不致昏聩，冀其邪去正复。（疠邪入膻渐干心胞）

犀角　连翘　生地　玄参　菖蒲　郁金　银花　金汁

（《临证指南医案·卷五·疫》）

【评析】

患者触犯疫疠之气，口鼻受邪，弥漫三焦，内犯心包，以致神昏识蒙。疫毒炽盛，故而喉痛、丹疹、舌朱。法当清热辟秽解毒。以生地黄、玄参清热滋阴解毒，犀角、连翘清心泻火解毒，石菖蒲清心开窍醒神，金汁、郁金清心凉血，金银花清热降气。使气血凉，神昏解，病邪则去。

二十三、感受疫疠血瘀热结案

【医案原文】

杨　吸入疫疠，三焦皆受。久则血分渐瘀，愈结愈热。当以咸苦之制。仍是轻扬理上，仿古大制小用之意。

玄参　西瓜翠衣　金银花露　莹白金汁

（《临证指南医案·卷五·疫》）

【评析】

疫疠之气自口鼻而入，由气至血，弥漫三焦，热与血结，津亏而血稠，由是瘀结，因病势未重，未及心神，只在气营。故以咸苦泄热之法，以玄参滋阴清热解毒，西瓜翠衣清解气分邪热。金银花露清轻透热，与西瓜翠衣共解气分热邪。莹白金汁清热凉血，与玄参共奏凉血解毒之功。

二十四、疟客中宫扰神案

【医案原文】

王　舌白，不大渴，寒战后热，神躁欲昏，而心胸饱闷更甚。疟系客邪，先由四肢以扰中宫，痰嗽呕逆，显是肺胃体虚，邪聚闭塞不通，故神昏烦闷郁蒸，汗泄得以暂解，营卫之邪未清，寒热漫延无已，此和补未必中窍，按经设法为宜。

白蔻仁　大杏仁　焦半夏　姜汁　黄芩　淡竹叶

又　寒热，疟邪交会中宫，邪聚必胀闷呕逆，邪散则安舒，当心胸之间，并无停食之地，夫不正之气为邪，秽浊弥漫，原非形质可以攻消，苟非芳香，何以开其蒙闭之秽浊，欲少望见效。舍此捷径，无成法可遵。道中知否耶，牛黄丸二服。

（《临证指南医案·卷六·疟》）

【评析】

患者湿邪为病，故而舌白不大渴。所受湿疟与正气交持于体表，故而寒热往来。湿邪外犯，首先犯脾。中宫受扰，乏燥湿之力而聚酿成痰。所谓"脾为生痰之源，肺为贮痰之器"。又脾之功能受阻，脾胃升降之枢不能正常运转，而心胸饱闷。《温热论》曰：

"温邪上受，首先犯肺，逆传心包。"由于湿疟邪气积聚胸中，已有逆传心包之势，故而神昏烦闷郁蒸。以汗法泄之，开玄府仅祛体表之湿，暂开胸气之闭。而湿温互结于内，非化湿清热，行气宽中不能除之。《温热论》言："脘中痞痛，宜从开泄，宣通气滞以达归于肺，如近世之杏、蔻、橘、桔等，轻苦微辛，具流动之品可耳。"故以白蔻仁、杏仁化湿宽胸行气。半夏辛温，入脾胃二经，燥湿化痰，除半表里之湿邪，黄芩苦寒入肺，清热利湿，二药合用，脾肺同治，既杜生痰之源，又清贮痰之器。姜汁和胃降逆止呕，淡竹叶轻清透热除烦。其后寒热又作，心胸胀闷不除，此秽浊之邪气深重，非蔻仁、杏仁之宽中所能消除。如不速救，必有犯触心包之危，早以牛黄丸清心开窍，辟秽解毒以安心神可也。

二十五、阳虚痰饮疟邪阻滞案

【医案原文】

某　脉沉，舌白，呃忒，时时烦躁，向系阳虚痰饮，疟发三次即止。此邪窒不能宣越，并非邪去病解，今已变病，阴沍痰浊阻塞于中，致上下气机不相维续，症势险笃，舍通阳一法，无方可拟，必得中阳流运，疟症复作，庶有愈机。

　　淡附子（一钱半）　生草果仁（钱半）　生白芍（三钱）　茯苓（三钱）　生厚朴（一钱）　姜汁（五分）

　　一剂，此冷香真武合剂。

（《临证指南医案·卷六·疟》）

【评析】

　　患者身犯疟邪而体质阳虚，疟邪所犯，定时而发，与卫气交持而作寒热，三次即止者，非为邪去，乃体虚不能御邪而疟邪内陷。患者脉沉而舌白，阳虚痰湿也。盖湿疟阻滞中焦，脾胃升降失常，上下气机不相维续，故而呃逆烦躁。此证有内外之由，外者，湿疟之邪气。内者，体质之阳虚。治宜内外同治，标本兼顾方得病愈。而温通一身之阳为治本之关键，但中阳流运，自有正气鼓邪。《温热论》言："热病救阴犹易，通阳最难。救阴不在补血而在养津与测汗，通阳不在温而在利小便。"患者阳虚而犯湿邪，若以温阳之品必酿湿热之祸。必以利水之法使阴去而阳复可也。叶氏以冷香饮子合真武汤治之。冷香饮子最早见于《杨氏家藏方》，由草果、甘草、陈皮、附子组成。原方主治伏暑烦躁，引饮无度，呕吐下利。真武汤由茯苓、白术、附子、芍药、生姜组成，功效温阳利水，冷香饮子温阳化湿，二方义有相合。《神农本草经》载芍药、茯苓"利小便"。《名医别录》亦谓芍药"去水气，利膀胱"。由于患者痰浊阻滞胸中，故而叶氏加厚朴以宽胸除满。

二十六、厥阴疟疾案

【医案原文】

方　先厥而疟，蛔虫下出，呕逆腹鸣，脘痞窒塞。此厥阴疟疾，勿得乱治。

川连　淡干姜　姜汁　川桂枝　生白芍　乌梅肉　黄芩　秋露水煎药

又　阳微寒胜，疟久不已理胃阳以壮中宫使四末之邪，不令徒犯脾胃。

人参　炒半夏　生姜　乌梅　草果　炒常山

秋露水煎。

又　辛酸两和肝胃，已效。

人参　草果　生姜　生白芍　乌梅　炙鳖甲

（《临证指南医案·卷六·疟》）

【评析】

《伤寒论》第338条载："伤寒脉微而厥，至七八日肤冷，其人躁，无暂安时者，此为脏厥，非蛔厥也。蛔厥者，其人当吐蛔。今病者静，而复时烦者，此为脏寒。蛔上入其膈，故烦，须臾复止。得食而呕，又烦者，蛔闻食臭出，其人常自吐蛔。蛔厥者，乌梅丸主之。又主久利。"所谓厥者，阴阳气不相顺接也。仲景创方乌梅丸，寒热并用以治寒热错杂之证。叶氏以乌梅丸为基础进行化裁，《要药分剂》载："味甘，性平，无毒。乃阴气之液也。主禀肃杀之气，宜煎润肺杀祟之药，及调疥癣虫癞之散。"叶氏以此治厥阴疟疾。

后又患者因体质阳虚不能胜邪，去黄芩、黄连苦寒之品。干姜、桂枝虽温，不足以补益正气，故去之改加人参补气助阳使胃阳有根。又加草果燥湿化痰，常山截疟除痰，为复脾胃之气消除障碍。盖病情好转，去常山、半夏，减燥湿除痰之功，加白芍养阴，制鳖甲搜刮阴分伏邪以恢复正气。

二十七、疟后气血久阻为郁案

【医案原文】

范（三三）脉小涩。病起疟后，食物不和，仍诵读烦劳，遂至左肋，连及少腹，常有厥起，或攻胃脘，或聚腹中，凝着䐜胀。古语云：疟不离乎肝胆，亦犹咳不离乎肺也。盖肝得邪助，木势张扬，中土必然受侮。本气自怯，运纳之权自减，清阳既少展舒，浊阴日踞，渐为痞满，上年温养辛甘久进，未见病去，其治体之法，谅不能却。自述静处病加，烦动小安，其为气血久阻为郁，议用通络法，以病根由疟久，邪留络中耳。

紫降香 桃仁 小香附 淡姜渣 神曲 鸡肫皮 南山楂 韭根汁法丸

（《临证指南医案·卷六·疟》）

【评析】

患者感疟之后，胃气未复，食物不和。且诵读烦劳，精神外耗，故未解之疟邪伏藏于阴分。阻滞气血流行，则腹中䐜胀，胃脘不适。疟邪致病，常伏藏于半表半里之位，故言疟不离少阳。肝主藏血，疟邪伏于阴分，藏于半表半里之间，故常病肝。肝病而乘土，故而胃气不行。曾以辛甘之法温养之，病未去。以久病及血故也。故以活血祛瘀通络之法。紫降香化瘀止血，理气止痛，桃仁活血化瘀，香附疏肝行气止痛，生姜温中和胃，神曲、山楂、鸡内金消食和胃。韭根汁方出《千金要方》，由韭根汁、猪脂二味药物组成，主治"少小腹胀满"。

二十八、暑湿热郁耳聋神迷案

【医案原文】

张 病几一月，犹然耳聋，神识不慧，嗽甚痰黏，呼吸喉间有音。此非伤寒暴感，皆夏秋间暑湿热气内郁，新凉引动内伏之邪，当以轻剂清解三焦，奈何医者不晓伏气为病，但以发散消食寒凉清火为事，致胃汁消亡，真阴尽烁，舌边赤，齿板燥裂血，邪留营中，有内闭瘛疭厥逆之变，况右脉小数，左脉涩弱，热固在里。当此阴伤日久，下之再犯亡阴之戒，从来头面，都是清窍，既为邪蒙，精华气血不肯流行，诸窍失司聪明矣，此轻清清解，断断然也。议清上焦气血之壅为先，不投重剂苦寒，正仿古人肥人之病，虑虚其阳耳。

连翘心　元参　犀角　郁金　橘红（蜜水炒）　黑栀皮　川贝　鲜菖蒲根　加竹沥

又　昨进清上焦法，诸症虽然略减，而神识犹未清爽，总由病久阴液内耗，阳津外伤，聪明智慧之气，俱被浊气蒙蔽。所以子后午前稍清，他时皆不清明，以阳盛时，人身应之也，拟进局方至宝丹，借其芳香，足以护阳逐邪，庶无内闭外脱之虞。

至宝丹每服三分，灯心嫩竹叶汤送。

又　脉右缓大，左弱，面垢色已减，痰嗽不爽，良由胃中津液，为辛散温燥所伤。心营肺卫，悉受热焰蒸迫，致神呆喘急耳聋，清阳阻痹，九窍不利，首方宣解气血，继方芳香通窍，无形令其转旋，三焦自有专司，岂与俗医但晓邪滞攻击而已。今已获效，当与清养胃阴肺气，体素丰盛，阳弱不耐沉寒，然深秋冬交，天气降则上焦先受，试观霜露下垂，草木皆改容色，人在气交，法乎天地，兼参体质施治。

枇杷叶　炒黄川贝　橘红　郁金　茯苓　苡仁

（《临证指南医案·卷五·暑》）

【评析】

患者疾病迁延，耳聋、神志不慧，嗽痰、喉间有音。外感之证轻，内伤之证重，由此可判断为伏气温病。患者外感暑湿之邪，引动伏邪，内外同病，而医者误治以寒凉清火之药，湿热之邪必清热利湿而后能除，但清其热或利其湿皆不能除邪，反伤其正。过用苦寒之药易化燥伤阴，故患者舌边赤，齿板燥裂血，阴伤而筋脉失于濡养，阴阳不相接续，则有瘛疭、厥逆之变。左手主血，右手主气。患者阴分有亏，故而左脉涩弱。阴虚不能制阳，阳亦乏阴之滋养生成，故亢于外，则右脉小数。患者现今主证"耳聋、神识不慧"是邪蒙清窍所致，故叶氏认为以清上焦气血之壅为首要之事。一诊处方以连翘心、栀皮、菖蒲根清心火，解毒开窍，玄参、犀角养阴入血分。川贝、竹沥祛痰止咳。郁金、橘红行气解郁。服药后患者病症减轻，由于久病阴阳已亏，犹受浊气蒙蔽。子后阳长阴消，午后阴长阳消，故子后午前神志较清。叶氏二诊以局方至宝丹清心开窍，辟秽解毒以复其神志。服药后患者左脉弱，乃阴尚亏之故。右脉缓大，乃阳气渐复之故。面垢已减者，秽浊之气渐消。咳痰不爽者，胃中之津液未复。至此患者病情明显好转，此后只须复其阴液即可。以川贝、橘红、枇杷叶化痰止咳，郁金活血解郁，茯苓、薏苡仁培土生金，补脾益肺。

二十九、伏暑积劳案

【医案原文】

金　热止，津津汗出，伏暑已解，只因病魔日久，平素积劳，形色脉象虚衰，深虑变病，今饮食未进，寤寐未宁，议以敛液补虚。

人参　茯神　麦冬　五味　炒白芍

块辰砂一两，绵裹同煎。

又　热久，胃汁被劫，不饥不便，亦病后常事耳，古人论病，必究寝食，今食未加餐难寐，神识未清，为病伤元气，而热病必消烁真阴，议用三才汤意。

人参　天冬　生地　麦冬　五味子

（《临证指南医案·卷五·暑》）

【评析】

患者身受伏暑，热止汗出而解。但疾病迁延日久，平素劳作伤神，故而一身形、色、脉皆有虚衰之象。此暑病久延，液伤津亏。胃中津少则不欲饮食，心神失于濡养则寤寐不宁。法当养阴安神，叶氏以生脉散益气生津，加白芍、茯神、辰砂养血安神。二诊，患者热病日久而津亏，前病元气大伤，阴亏难复。当续以养阴之法治之。故叶氏以三才汤合生脉饮补气养阴。三才汤出《温病条辨》，由人参、天冬、地黄组成，主治"治暑温日久，寝卧不安，不思饮食，元气阴液两伤者"。

三十、伏温斑疹案

【医案原文】

顾　饮酒又能纳谷，是内风主乎消烁，当春尽夏初，阳气弛张，遂致偏中于右，诊脉左弦且坚，肌腠隐约斑点，面色光亮而赤，舌胎灰黄，其中必夹伏温邪，所怕内闭神昏，治法以清络宣窍，勿以攻风劫痰，扶助温邪，平定廓清，冀其带病久延而已。

犀角　生地　元参　连翘心　郁金　小青叶　竹叶心　石菖蒲

又　目瞑舌缩，神昏如醉，邪入心胞络中，心神为蒙，谓之内闭。前案已经论及，温邪郁蒸，乃无形质，而医药都是形质气味，正如隔靴搔痒，近代喻嘉言，议谓芳香逐秽宣窍，颇为合理，绝症难挽，聊尽人工，至宝丹四丸，匀四服，凉开水，调化。

（《临证指南医案·卷五·温热》）

【评析】

当此春末夏初之时，阳气渐盛，暑热渐起，患者饮食如常而形体消瘦，叶氏所言乃是内风所致。《素问·至真要大论》言："诸暴强直，皆属于风。"内生之风多由火热炽盛而化，火热之邪消烁津液所以致此。左弦者肝血郁也，坚者有瘀热故也。患者内热体质，又善饮酒，当此天时受温热之邪，直入营血，故而肌腠斑点隐隐，面色光亮而赤。舌苔灰黄，热势甚深。当防热闭心包，叶氏以犀角地黄汤化裁治之。以犀角、生地黄凉血止血，玄参滋阴清火，连翘心、竹叶心清热解毒，石菖蒲开窍豁痰以防心神受扰，小青叶凉血消斑。二诊时，患者邪入心包，内闭心神，上蒙清窍，故而目瞑舌缩，神昏如醉。治以至宝丹清热解毒，开窍醒神。

三十一、暑湿阻气案

【医案原文】

杨（二八）　暑热必夹湿，吸气而受，先伤于上，故仲景伤寒，先分六经，河间温热，须究三焦。大凡暑热伤气，湿著阻气，肺主一身周行之气，位高，为手太阴经。据述病样，面赤足冷，上脘痞塞，其为上焦受病显著，缘平素善饮，胃中湿热久伏，辛温燥烈，不但肺病不合，而胃中湿热，得燥热固闭，下利稀水即协热下利，故黄连苦寒，每进必利甚者，苦寒以胜其辛热，药味尚留于胃底也，然与初受之肺邪无当，此石膏辛寒，辛先入肺，知母为味清凉，为肺之母气，然不明肺邪，徒曰生津，焉是至理。昔孙真人未诊先问，最不误事。再据主家说及病起两旬，从无汗泄。经云，暑当汗出勿止。气分窒塞日久，热侵入血中，咯痰带血，舌红赤，不甚渴饮，上焦不解，漫延中下。此皆急清三焦，是第一章旨。故热病之瘀热，留络而为遗毒，注腑肠而为洞利，便为束手无策。再论湿乃重浊之邪，热为熏蒸之气，热处湿中，蒸淫之气，上迫清窍，耳为失聪，不与少阳耳聋同例，青蒿减柴胡一等，亦是少阳本药，且大病如大敌，选药若选将，苟非慎重，鲜克有济，议三焦分清治，从河间法。（初三日）

飞滑石　生石膏　寒水石　大杏仁　炒黄竹茹　川通草　莹白金汁　金银花露

又　暮诊，诊脉后，腹胸肌腠，发现瘰疹，气分湿热，原有暗泄之机，早间所谈，余邪遗热，必兼解毒者为此，下午进药后，诊脉较大于早晨，神识亦如前，但舌赤中心甚干燥，身体扪之，热甚于早间。此阴分亦被热气蒸伤，瘦人虑其液涸，然痰咯不清，养阴药无往而非腻滞。议得早进清膈一剂，而三焦热秽之蓄，当用紫雪丹二三匙，借其芳香宣窍逐秽斯固热可解。浊痰不黏，继此调理之方，清营分，滋胃汁，始可瞻顾。其宿垢欲去，犹在旬日之外。古人谓下不嫌迟，非臆说也，紫雪丹一钱六分。

知母　竹叶心　连翘心　炒川贝　竹沥　犀角　元参　金汁　银花露

又　一剂后用。

竹叶心　知母　绿豆皮　元参　鲜生地　金银花

又　一剂后。去银花绿豆皮。加人参麦冬。

又　初十申刻诊，经月时邪，脉形小数，小为病退，数为余热。故皮腠麸蜕，气血有流行之义。思食欲餐，胃中有醒豁之机。皆佳兆也。第舌赤而中心黄苔，热蒸既久，胃津阴液俱伤，致咽物咽中若阻，溺溲尿管犹痛，咯痰浓厚，宿垢未下，若急遽攻夺，恐真阴更涸矣。此存阴为主，而清腑兼之。故乱进食物，便是助热，惟清淡之味，与病不悖。自来热病，最怕食复劳复，举世共闻，非臆说也。

细生地　元参心　知母　炒川贝　麦冬　地骨皮　银花露　竹沥

又　脉症如昨，仍议滋清阴分余热，佐清上脘热痰。

照昨日方去地骨皮、银花露，加盐水、炒橘红。

（《临证指南医案·卷五·暑》）

【评析】

刘河间提出"热病皆从火化"，在消渴的辨治上倡导"三焦分证之理"。一诊，患者暑湿之邪弥漫三焦。叶氏照此法以吴鞠通《温病条辨》三石汤清宣上、中、下三焦暑湿之邪。方中以杏仁宣开上焦肺气，气化则暑湿易化；石膏、竹茹清泄中焦邪热；滑石、寒水石、通草清利下焦湿热；另用金银花、金汁涤暑解毒。全方重在清暑泄热，兼以利湿。二诊，患者出现胸腹瘰疹、舌燥、咯痰，此瘀热毒邪在里伤阴所致，故以紫雪丹清热解毒，防止津伤风动。后减苦寒改为滋阴之法。至初十申刻诊时，病情好转，而尚有余邪，故而皮腠麸蜕，胃气将复，思食欲餐。舌赤中间苔黄，胃中有热，复以滋阴养胃法治之。

三十二、温热久服少阴阴虚案

【医案原文】

席　脉左数，右缓弱，阳根未固，阴液渐涸，舌赤微渴，喘促自利溲数，晡刻自热，神烦呓语。夫温邪久伏少阴，古人立法，全以育阴祛热，但今见症，阴分固有伏邪，真阳亦不肯收纳。议仿刘河间浊药轻投，不为上焦热阻，下焦根蒂自立，冀其烦躁热蒸渐缓。

熟地炭　茯苓　淡苁蓉　远志炭　川石斛　五味子　饮子煎法

又　晚诊，阴中伏邪，晡时而升，目赤羞明，舌绛而渴，与育阴清邪法。

生地炭　元参心　川石斛　炒麦冬　犀角　石菖蒲

又　脉左数，右软，舌干苔白，小溲淋沥，吸气喘促，烦汗，肾阴不承，心神热灼蒙闭，议以三才汤，滋水制热，三才加茯神黄柏金箔，晚进周少川牛黄清心丸一服。

又　昨黄昏后，诊脉，较诸早上，左手数疾顿减，惟尺中垂而仍动，呓语不已，若有妄见，因思肾热乘心，膻中微闭，神明为蒙，自属昏乱，随进周少川牛黄九一服，俾迷漫无质之热，暂可泄降，服后颇安，辰刻诊脉濡小，形质大衰，舌边色淡，下利稀水，夫救阴是要旨，读仲景少阴下利篇，上下交征，关闸欲撒，必以堵塞阳明为治，以阳明司阖，有关无阖，下焦之阴，仍从走泄矣，议用桃花汤。

人参　赤石脂　炮姜　白粳米

又　晚服照方加茯苓。

又　脉左沉数，右小数，暮热微汗，时烦，辰刻神清，虚邪仍留阴分，议用清补。

人参　茯苓　川石斛　炙甘草　黑穭豆皮　糯稻根须

又　金匮麦门冬汤。

（《临证指南医案·卷五·温热》）

【评析】

患者外受温热邪气，伏于阴分，肾精不足，纳气失常而喘促、自利溲数，阴亏不制阳，故日晡潮热。肾精亏虚不能上济心神，故而神烦呓语。治此阴虚伏邪，叶氏以熟地炭滋补肾精，淡苁蓉温肾阳以助化气，石斛滋阴生津，远志炭、五味子益肾纳气、交通心肾、养心安神，茯苓利水泻火安神。二诊，夜晚正气退而邪气进，秽浊之气上蒙清窍，故而目赤修明，邪热深而舌红绛，减前方滋补之功，加犀角、石菖蒲清心安神。服药后效果不佳，患者见症"脉左数，右软，舌干苔白，小溲淋沥，吸气喘促，烦汗"，故叶氏以三才汤加茯神、黄柏滋水制热，并牛黄清心丸清热解毒。四诊，患者脉象数疾顿减，示邪热渐去。迟脉异动，少阴余热未去，是前药药效未济，仍服前药而解，不然邪热伏藏留根，反复不得愈也。服药后病势虽减而正气未复，故"辰刻诊脉濡小，形质大衰，舌边色淡，下利稀水"，培补元气即可，即叶氏所谓"堵塞阳明"之法。以人参大补元气，炮姜温胃阳，粳米养胃气，赤石脂涩肠止泻。茯苓健脾养神，淡渗利水。其后仍有余热，故去炮姜改前法，滋阴清热治之。

三十三、酒客中虚湿聚中焦案

【医案原文】

李 酒客中虚，粤地潮湿，长夏涉水，外受之湿下起，水谷不运，中焦之湿内聚，治法不以宣通经腑，致湿阻气分，郁而为热，自脾胃不主运通，水湿横渍于脉膜之间，二便不爽，湿热浊气，交扭混乱。前辈治中满，必曰分消，此分字，明明谓分解之义，但乱药既多，不能去病，就是脾胃受伤于药，蔓延腿肢，肿极且痛，病深路远，药必从喉入胃，然后四布，病所未得药益，清阳先已受伤，此汤药难以进商也，议用丹溪小温中丸三钱，专以疏利肠中，取其不致流散诸经，亦一理也，小温中丸八服。

（《临证指南医案·卷五·湿》）

【评析】

患者酒客多湿伤脾，又为粤人，其地湿热，兼长夏涉水，遂受湿热邪气。湿热阻滞中焦，脾困运化失常，故而湿邪之积留甚多。湿热互结，下注二便，故二便不爽。患者此前诊治，因服药杂乱，脾胃受伤，脾阳不能温达四肢，故肢腿疼痛。叶氏以燥湿运脾、清利湿热之法治之。《丹溪心法》载小温中丸主治为"脾虚不运，湿热积滞内蕴，腹部胀满，大便溏薄，两足浮肿，苔厚腻，脉滑"。其由青皮、童便浸香附、苍术、半夏、白术、陈皮、苦参、姜汁炒黄连、醋炒针砂组成。方中白术补脾燥湿，使运化有权，赞助药力，自然邪尽化而正不伤；半夏化其湿，茯苓利其水，陈皮理其气，甘草和其中，且皆可寓宣于补；黄连、苦参清湿中之郁热；针砂、神曲化积滞之陈邪。

三十四、温邪犯肺头痛案

【医案原文】

温邪有升无降，经肺气机交逆，营卫失其常度为寒热；胃津日耗，渴饮不饥；阳气独行，则头痛面赤。是皆冬春骤暖，天地失藏，人身应之，患此者最多。考古人温病忌表散，误投即谓邪热逆传心包，最怕神昏谵语。治法以辛甘凉泄肺胃，盖伤寒入足经，温邪入手经也。土润则肺降，不致膹郁，胃热下移，知饥渴解矣。

嫩青竹叶　白糖炒石膏　杏仁　甘蔗汁　经霜桑叶　麦门冬　生甘草

（《眉寿堂方案选存·卷上·春温》）

【评析】

患者外受温邪，首先犯肺，正邪交争，营卫失常而恶寒发热。胃喜润恶燥，水谷入胃，经脾疏布散津而养五脏。必得胃土之润，而肺津乃足。肺金所伤，必及胃土。故而所致渴饮不饥。脾胃津液不得疏布头面，而温邪独居，故头痛而面赤。此为人体感温邪之病变历程，如若逢冬春交接之际，《内经》言："冬三月，此谓闭藏。水冰地坼，无扰乎阳，早卧晚起，必待日光，使志若伏若匿，若有私意，若已有得，去寒就温，无泄皮肤，使气亟夺，此冬气之应，养藏之道也。逆之则伤肾，春为痿厥，奉生者少。""春三月，此谓发陈，天地俱生，万物以荣，夜卧早起，广步于庭，被发缓形，以使志生，生而勿杀，予而勿夺，赏而勿罚，此春气之应，养生之道也。逆之则伤肝，夏为寒变，奉长者少。"四时变化必有验于人，当此天地阳升阴降之时，人体阴阳随动，易病温邪。温病在里，当清解之。叶氏《温热论》言"温邪上受，首先犯肺，逆传心包"，医者须于此忧心。叶氏以凉泄肺胃之法治之，以嫩青竹叶清热止渴，杏仁润肺降气，桑叶清肺润燥，白糖炒石膏大清气分热，甘蔗汁生津止渴，麦冬滋养肺胃，生甘草益气生津。

三十五、劳倦嗔怒温邪感触案

【医案原文】

劳倦嗔怒，是七情内伤，而温邪感触，气从口鼻直走膜原中道。盖伤寒阳证，邪是太阳次第传及，至于春温夏热，鼻受气则肺受病，口入之气，竟由脘中，所以原有手经见症，不比伤寒足六经病也。其原不同，治法亦异。仲景论温邪不可发汗，汗则劫津伤阳，身必灼热，一逆尚引日，再逆促命期。又云：鼻息鼾，语言难出，剧则惊痫瘛疭。无非重劫阴阳而然。今病发热，原不似太阳客邪见症，所投羌防辛温表汗之误，即为逆矣。上窍不纳，下窍不出，亦属常事，必以攻下稀水泄热，殊不知强汗劫津而阳伤，妄下劫液而伤阴矣。顷诊脉两手如搐而战，舌干燥而无津，齿前板干，目欲瞑，口欲开；周身灯照，而淡晦斑红，隐隐跃跃；几日来时有呃逆，因胃乏谷气而中空，肝阳冲突，上冒肆虐耳。为今反正，先与糜粥，使胃中得濡，厥阳不致上冒，而神昏之累可已。进药之理，甘温可以生津除热，即斑疹亦不足虑也。观仲景论中，邪少虚多，阴液阳津并涸者，复脉汤主之。谨仿此意。

人参　生地　炙甘草　麦冬　阿胶　白芍

（《眉寿堂方案选存·卷上·春温》）

【评析】

患者常劳常怒，外劳其身，内劳其心。感触温邪，气从口鼻犯肺胃。温邪稽留中焦，劫伤津液，胃之所伤，上不纳水谷，失于和降，下不通肠道。此证非伤寒太阳表、阳明实等，诚如所言，"强汗劫津而阳伤，妄下劫液而伤阴矣"。患者两手脉如搐而战，舌干燥而无津，齿前板干，一派津亏之象也。其目欲瞑，口欲开者，阴阳微也。周身灯照，而淡晦斑红，隐隐约约者，热扰营血也。呃逆者，肝郁所乘，胃气上逆也。此阴阳之亏，治以复脉汤，以益气生脉为上。人参大补元气，生地黄、麦冬滋肺胃之阴，阿胶、白芍养血和阴，炙甘草通阳复脉。

三十六、阴虚受暑气泄案

【医案原文】

阴虚之体，遇夏气泄，元气受伤，神倦不耐烦劳。复因暑邪窃踞中宫，遂致胃不知饥，口不知味，或恶心，或嗳气，腹鸣渐痛。岂非病在中焦，久延三焦俱困。恐有疟、痢之虞，宜安闲调摄，旬日可安，进温胆法。

竹茹　金石斛　木瓜　郁金　半曲　广皮　乌梅

（《眉寿堂方案选存·卷上·暑》）

【评析】

患者体质阴虚，受夏季暑热之邪，耗气伤津。暑邪耗伤中焦土气，则食不知味、不知饥，胃失和降，上逆恶心或嗳气，胃肠气机逆乱而腹鸣渐痛。温胆之法首出唐代孙思邈《千金要方·胆腑》言："治大病后，虚烦不得眠，此胆寒故也。宜服温胆汤方。"温胆汤以竹茹、半夏清肺胃之痰热；枳实、茯苓、陈皮，调节中州之气机；姜、草益中以健胃，旨在除痰和胃。本案以竹茹、半夏曲除热化痰，石斛养阴益胃，木瓜化湿和胃，乌梅止呕生津，郁金、陈皮行气化痰。

三十七、暑湿困脾案

【医案原文】

长夏脾胃主乎气候。暑湿气自口入，由膜原以入中宫，脾胃受困，正气已馁，勉进食物，不肯转运，气机呆钝，清浊失职，郁遏于中，少火皆为壮火。欲嗳不得，心中热，思冷饮，坐起头旋欲晕，形骸疲倦无力，皆壮火食气，内风掀旋之象。药饵效与不效在医，而平居调护功夫须自琢磨，冀免小愈病加之累，屡经反复，再无复原之日。古人因病损真，生气不来，最深虑及此。

人参 醋炒半夏 生白芍 郁金汁 川连 乌梅肉 枳实汁

（《眉寿堂方案选存·卷上·暑》）

【评析】

患者外受暑湿邪气，郁阻中焦，脾胃受困。胃失和降，逆则欲嗳。中焦邪滞，故心中作热。热邪伤津，故而思食冷饮。暑热耗气伤津，气血不续，故而坐起头旋欲晕，形骸疲倦无力。以人参益气补津，醋炒半夏、川黄连清热除痰，白芍养阴和血，枳实破气除滞，乌梅肉生津止渴。

三十八、劳倦夹暑案

【医案原文】

劳倦夹暑热不解。鼻煤，舌灰白，咳逆痰喘，潮热自汗，神识不清，语言错谬。此邪结在里，病属险途，拟万氏清心牛黄丸，以驱蕴伏之邪。冀其神气清，再商去其他病。上焦之病多属气，气窒则上下不通，而中宫遂胀。热病蒸灼，喉舌痭蚀，清气之中，必佐解毒。

连翘　金银花　马兜铃　水芦根　川贝　白金汁　川通草

（《眉寿堂方案选存·卷上·暑》）

【评析】

患者劳倦之体受暑热邪气，火毒炽盛，灼熏肺经，故致鼻孔干燥、黑如煤。肺气不降，逆而咳喘。暑热耗气伤阴，故潮热自汗。邪热扰动心神，故神昏谵语。急则治标，先以牛黄清心丸复其心神为要。后以清解之法治之。以连翘、金银花、川贝母清热解毒化痰，白金汁清热解毒，除气分热甚，芦根、通草清热利尿，导热势从下焦而去。

三十九、暑邪伏里案

【医案原文】

夏令伏邪，至深秋而发，发汗不解，继又泄泻。此伏里之证，与暴感不同，所以表散、和解不能取效。病有四旬，脉细搏如刃，面色消夺，犹里热口渴，舌色白，病中溃泄，此久热迫蒸，阴阳失守，苦药燥损，津液日枯。因热致病，医不以河间三时法则分三焦以逐邪，昧于从事节庵陋习，宜乎淹淹不已。若不急调，久延虚怯一途，古人所谓因病致损也，慎之！

卷心竹叶　生地炭　生白芍　米炒麦冬　炒丹皮　乌梅肉

（《眉寿堂方案选存·卷上·暑》）

【评析】

患者夏季外感暑热，伏藏体内，《内经》云："夏伤于暑，秋必痎疟。"暑热内蒸，故而汗出不解，热甚伤津，故口渴。邪气久藏，元气大伤，故而面色消夺，脉细如刃。刘河间提出"热病皆从火化"，在消渴的辨治上倡导"三焦分证之理"。故叶氏以卷心竹叶清上焦，生地炭清下焦，麦冬清中焦，生白芍滋阴养血，牡丹皮清热凉血，乌梅肉清热生津。

232

四十、失血阴亏发疟案

【医案原文】

春季失血，是冬藏未因，阴虚本病无疑。小愈以来，夏至一阴未能来复，血症再来，原属虚病。今诊得右脉急数倍左，面油亮，汗淋涕浊，舌干白苔，烦渴欲饮，交午、未蒸蒸发热，头胀，周身掣痛，喘促嗽频，夜深热缓，始得少寐，若论虚损，不应有此见症。考《金匮》云：阴气先伤，阳气独胜，令人热胜烦冤，病名瘅疟。要知异气触自口鼻，由肺系循募原，直行中道，布于营卫，循环相遇，邪正相并，则发热矣。津液被劫，日就消烁，火热刑金，咳喘为甚，此与本病虚损划然两途。仲景定例，先理客邪新病，恐补则助邪害正耳。是以右脉之诊为凭，议当辛甘之剂，驱其暑湿之邪，必使热减，议调本病，勿得畏虚养邪贻害，至嘱。

桂枝 知母 麦冬 石膏 甘草 粳米

前法大清气分，兼通营卫，石膏佐以桂枝，清肺为多，其余皆滋清胃热，仍有生津之意。今诊两手相等小数，交未末热势较昨似轻；右脉不甚急搏，而心热烦闷、作渴之象如昔。验舌苔干白，舌边过赤，阴虚之体，其热邪乘虚入三焦，皆有诸矣。况冬病风寒，必究六经；夏暑温热，须推三焦，河间创于宣明论中，非吾臆说也。凡热清片刻，议进甘露饮子一剂，服至五日再议。

滑石 生石膏 寒水石 桂枝 白芍 麦冬 鲜生地 阿胶 人参 炙草 火麻仁

先用清水二盏，空煎至一半，入药煎四五十沸，澄清冷服。

（《眉寿堂方案选存·卷上·疟疾》）

【评析】

患者春季失血阴亏，夏至阳盛已极将衰，而阴气始复，此时患者又作血证。左手主血，右手主气，右脉急数倍左，此为邪热与气盛于右手，阴血亏于左手之象也。阴不制阳，阳气浮于外则面色油亮、大汗淋漓。邪热内盛伤津，而口渴欲饮、舌干。暑热之气留滞中焦，上蒙清窍而头胀，脾胃气机受阻，脾气不升，则肺气不降，而喘促频嗽。夜晚入阴转凉，故深夜热缓，热邪内藏而烦躁不眠。故叶氏以桂枝白虎汤清热除湿之法治之，桂枝白虎汤为仲景为温疟而设，知母、石膏清解肺胃之热，粳米、甘草培土生金，麦冬滋肺胃之阴，桂枝解肌和卫。服药后，邪热转轻，故诊脉两手相等小数，患者心热烦闷、作渴之象如昔，内热未解，以滑石、石膏、寒水石清解内热，桂枝、白芍解肌和营，麦冬、生地黄滋阴润肺，阿胶养血补血，人参、甘草补气生津，火麻仁清解热毒。

四十一、外感疫疠发温疹案

【医案原文】

温疹乃口鼻吸入秽浊之气，乃无形之邪，上窍阻塞，呛物不下。医不知有形无形，但曰清火寒降，至药直入肠胃，与咽中毫不相干。

牛蒡子　银花　马勃　连翘　射干　芦根

(《眉寿堂方案选存·卷上·痧疹》)

【评析】

患者外感疫疠之气，聚于体内，发于腠理作疹。法当清解透热，叶氏以银翘马勃散治之。银翘马勃散出自《温病条辨》，原书主治"湿温喉阻咽痛"，以牛蒡子、马勃清热解毒，金银花、连翘散表透热，射干平喘止咳，芦根清热生津。

第六节　薛雪医案

一、稚年五疳案

【医案原文】

稚年五疳，数年不愈，脾胃愈损，必肝木来乘，已有惊恐筋牵，皆欲成五痫矣。其腹中冲逆为痛，即木克土之象。用钱氏史君子丸，未有大效。用制肝实脾疏腑方。

川楝子　厚朴　胡黄连　史君子　黑糖油　生白术

（《扫叶庄医案·卷三·痘疹幼科杂治》）

【评析】

五疳者，小儿疳证，文献中又称疳疾、疳积、五疳、诸疳等，是儿科四大证（痘、麻、惊、疳）之一，也是小儿常见病。钱乙认为，脾胃失调虽属疳证的主要病变因素，但病久则气血虚衰，诸脏失养，必然累及他脏。五脏可以反映本病的基本病位，故钱氏对疳证命名以五脏而定，即肝疳、心疳、脾疳、肾疳、肺疳。五痫者，对各种痫证的统称，钱乙按五脏分五脏痫。即为"肝痫、心痫、脾痫、肺痫、肾痫"。按五畜叫声及发病时体态命名，《小儿药证直诀》分作"犬痫、羊痫、牛痫、鸡痫、猪痫"。

钱乙《小儿药证直诀》载使君子丸"治脏腑虚滑及疳瘦下利，腹胁胀满，不思乳食。常服，安虫补胃，消疳肥肌"。其由厚朴、甘草、诃子肉、青黛、陈皮、使君子组成。使君子丸最早见于《太平圣惠方》，主治"主治小儿五疳，脾胃不和，心腹膨胀，时腹疼痛，不进饮食，渐至羸瘦，舌红苔薄，脉濡"。药物组成为厚朴、陈皮、使君子、川芎，由书目的成书时间可推知，钱乙的使君子丸当是从《太平圣惠方》中化裁而成的。患者五疳，疾病迁延日久，损伤胃气，胃土之气所伤，而肝木乘之，故薛雪先以使君子丸治之，效果欠佳，经化裁加减，去甘草、诃子肉、青黛、陈皮，加川楝子、胡黄连、黑糖油、生白术，增加疏肝健脾之药，以制肝实脾疏腑之法治之。

二、春温外感案

【医案原文】

今年天运寒水，地气湿土，春夏雨湿泛潮，郁勃秽浊之气，人在气交之中，口鼻触受，直走胃络募原，分布上下。如此症初病头胀，痞闷呕恶，必舌白，病全在气分，为里中之表，芳香逐秽，淡渗逐痰。此不为仅以陶氏全书方案竞进，彼寒分六经，热犯三焦，不同道也。且医药初用即泻，暑必夹湿也。消之不降，清之不应，此湿邪乃是无形，医治却是有形。今诊脉小涩，舌干口渴，不能汤饮，胸次软而涩，仍有呕逆之状，当温脾阳以运湿，仍佐辛香，可望其效。

草果　桂枝木　茯苓皮　厚朴　广皮　木防己

（《扫叶庄医案·卷三·春温》）

【评析】

患者受春夏秽浊之气，自口鼻入胃，上蒙清窍而头胀，阻滞中焦而痞闷呕恶。湿浊邪气上泛而舌白。医家误以泻法治之，耗伤津液，故而脉小涩，舌干口渴。此证病在中上焦而治在中焦，中焦湿浊秽邪能去，则上焦湿浊胀气能除。薛雪《湿热病篇》第12条载："湿热证舌遍体白，口渴，湿滞阳明，宜用辛开，如厚朴、草果、半夏、干菖蒲等味。"故以草果燥湿温中，茯苓皮健脾利湿，桂枝温运脾阳，厚朴行气宽中，陈皮行气燥湿，木防己清热利水。

三、体虚久嗽春温喉痹案

【医案原文】

咳嗽二年，形瘦谷减，冬季喉垂渐痛，可见水亏。阳气不藏，春月气日甚，皆阴乏上承，阳结于上，为喉痹矣。近日寒热风温客气，脉小数为阴伤，忌用辛散。

桑叶　沙参　川贝　玉竹　麦冬　生草

（《扫叶庄医案·卷三·春温》）

【评析】

患者咳嗽日久，耗伤气阴，肺主气司呼吸，肺胃之气阴不足，又逢春日，春日阳升，阴不制阳，虚火上炎而喉痛。脉小者，阴不足。脉数者，阳外亢。治之当滋肺胃之阴，薛氏以桑叶清肺润燥，沙参、麦冬润肺养阴、益胃生津，玉竹养阴润燥生津，川贝母化痰止咳，甘草益气补中、祛痰止咳。

四、分消法治湿疟案

【医案原文】

湿疟失治，疮疥腹胀，形寒减食，都是脾胃受伤，勿强进腥浊厚味。

胃苓去甘草。

接案　昨服胃苓汤，粪后有血，小溲不利，久伏湿邪，三焦皆受，郁久成热，用分消法。

茯苓皮　山茵陈　木防己　紫厚朴　槐花　细木通　海金沙　草薢

(《扫叶庄医案·卷三·疟疾》)

【评析】

湿疟者，湿邪内伏，失治伤于脾胃，升降失司，在下则腹胀，在中则减食。湿邪困表，脾阳不能温达四肢皮肤，则疮疥、形寒。腥浊厚味助湿成邪，更阻运化。以胃苓汤利水祛湿，甘草有蓄水之弊，去而不用。患者服药后大便有血，小便不利。此湿邪久羁而至水热互结也，单以利水祛湿之法，必不能除，湿与热结在里，欲强下之使热随湿去，邪热争动，必有血出，而水热亦不得下。宜分消湿热，故以茵陈、木通、海金沙清热利尿，防己、茯苓、草薢利湿化浊，厚朴燥湿行气，槐花清热凉血。

五、辛香法治疟痢案

【医案原文】

今年疟痢，皆水土湿郁之气，伤及脾阳，不司转旋，令人中痞不食。辛香理气祛湿，蔬粥易安。（湿土司天）

生草果　厚朴　桂枝　茯苓　藿梗　广皮

(《扫叶庄医案·卷三·疟疾》)

【评析】

时年太阴湿土司天，司天之气则影响全年的变化。湿土之气乃己土之本气，胃喜润恶燥，脾喜燥恶湿。故全年脾阳受土湿之限，己土阳衰，则乙木不发，乙木不发则辛金不敛、戊土不降。己土升而戊土降，此周身之气转旋之根本也。脾阳衰则失运化，清气不能升，中焦气阻，痞不能食。法当理气祛湿，湿去则脾阳复，升降如常矣。桂枝温脾阳，茯苓利水湿，草果、厚朴、藿梗、陈皮燥湿温中理气，法固宜此。蔬菜、糜粥清淡饮食则安土以助运，以防厚味壅滞。

六、疟母癥瘕案

【医案原文】

疟数月，三日一发，邪伏于阴，不忌荤酒，致胁腹有形，邪与气血胶固，结为疟母癥瘕。

鳖甲煎丸

每服三十九。

(《扫叶庄医案·卷三·疟疾》)

【评析】

三日疟，亦被称为三阴疟。乃疟邪日久，深入阴分所致。荤腥厚味则碍脾，酒酿濡质则生湿。疟邪深伏，湿性黏滞，并缠阴血，以致瘀结成形。实为癥瘕，名为疟母。以鳖甲煎丸搜阴分之邪，活血破瘀为佳。

七、培土生金治瘅疟案

【医案原文】

向来多咳肺伤，六月廿四风潮感邪，单热不寒为瘅疟。仲景谓消烁肌肉，当以饮食消息之，在乎救胃阴以供肺也。医知是理否？

大竹叶　连翘　麦冬　生甘草　青甘蔗浆　甜秋梨浆

(《扫叶庄医案·卷三·疟疾》)

【评析】

患者咳伤肺阴，虚火内盛，复受外风侵袭，表邪闭郁，郁热内蒸，发为但热不寒之瘅疟。热者无形之气，属阳。肌肉有形之实，属阴。久而阳热加阴，使其消烁。脾主四肢，在体合肉。当滋脾胃之阴，以复形体。又培土生金，而治肺伤。以竹叶、连翘清内郁之热，麦冬、蔗浆、梨浆滋肺胃之阴。且竹叶、连翘有透热转气之功，轻清透达内郁之邪外出。

第七节　余师愚医案

一、紫黑相间治验案

【医案原文】

正阳门外，蒋家胡同口内，祥泰布铺，祁某，晋人也。长郎病疫，原诊谢以不治，又延一医，亦不治。及至邀余，已七日矣。诊其脉，六部全伏；察其形，目红面赤，满口如霜，头汗如雨，四肢如冰；稽其症，时昏时躁，谵妄无伦，呕泄兼作，小水癃闭，周身斑疹，紫黑相间，幸而松活，浮于皮面，毒虽盛而犹隐跃，此生机也。查看前方，亦用犀、连，大剂不过钱许，乃杯水之救耳！予曰：令郎之症最险，不畏予药过峻，死中求活，不然，变在十四日。祁恳甚切，予用大剂，石膏八两，犀角六钱，黄连五钱，余佐以本方之味，加伏龙肝一两，滑石五钱，木通三钱，猪苓、泽泻各二钱，更加生地一两，紫草三钱，归尾三钱，大青叶二钱。以色紫黑也，连投二服。至九日脉起细数，手足回温，呕虽止而泄如旧，仍用本方去伏龙肝，又二服。至十一日，脉转洪数，头汗遂止，黑斑变紫，小水亦利，大便亦实，但妄谵如前，身忽大热，烦躁更甚，大渴不已，以火外透也，仍用本方去滑石、木通、猪苓、泽泻，加花粉、山豆根。以喉微痛也，更以冰水与服，以济其渴。又二帖，色转深红，热势稍杀，谵妄间有，犹渴思冰，投本方减生地五钱去归尾、紫草、豆根、花粉。又二服，诸症已退十分之三，药减四分之一，但饮水而不思食。祁疑而叩曰：病虽减，而十数日不食，尚能生乎？予曰，生矣，按法治之，二十一日方可痊愈。又二服，斑化多半，胃气渐开，热亦大减，照本方药减四分之二，去大青叶。又二服，斑点全消，饮食旋食旋饿，方能起坐，诊其脉，尚有六至，犹有余热，不即清之，其势复张，更难为力，犹用石膏二两四钱，犀角三钱，黄连二钱，余亦类减。十九日用石膏一两二钱，犀角二钱，黄连一钱，加乌梅三个，酸以收之也。

予曰：前言二十一日，方能成功，今已十九日矣，令郎如此，可见前言之不谬也。祁某喜曰：若非立定主意，几为众口所误，初立此方，体全堂不肯卖药，叩其所以，言误开分两，以八钱为八两、六分为六钱耳。予历指同乡服此得痊者颇多，虽卖。犹嘱以再三斟酌。二十日犹用石膏八钱，犀角钱半，黄连八分，加洋参二钱，麦冬三钱，归身二钱，川芎一钱，以调气血。二十一日用八珍汤加麦冬、五味，立方需大纸一张。昨言初方药店不肯发药，今令郎已愈，录一治法于方前，计服石膏、黄连。犀角若干，使彼知予用药之奇，即药铺亦未之见也。

录曰：瘟毒发斑，疫症之最重者，然有必活之方。无如医家不敢用，病家不敢服，甚至铺家不敢卖，有此"三不敢"，疫疹之死于误者，不知凡几，可胜叹哉！令郎之症，蒙相信之深，邀予延医。予用大剂连投十五帖，今已全安，计用石膏六斤有另，犀角七两有另，黄连六两有另。此前人所未有，后人所未见，故笔之于书，以征奇效。

（《疫疹一得·卷下·紫黑相间治验》）

【评析】

本案要点为"重剂起沉疴"，体现了余氏对疫疹病情阶段性把握和对药物量效关系的精准把握。虽然前医也用了犀角、黄连等清热凉血之品，但剂量不够，所以效果杯水车薪，但在余氏将清瘟败毒饮合理加减、用足剂量之后效如桴鼓。之后的数次诊治中，余氏用方稳定，在患者疾病各个阶段都能精确判断邪正关系，随症加减，既做到标本兼治，又保证用药安全。

二、紫黑呃逆治验案

【医案原文】

丙午夏四月，塞道掌侄孙兆某者，病疫已十一日，原诊辞以备后事。塞公另延一医，用理中汤，兆某妻舅工部员外伊芳公，素精医术，不肯与服。曰：若治此症，非余某不可。其家因有人进谗言予用药过峻，惧不敢请，伊芳公力争，恳予甚切。予因知遇之感，慨然同往。诊其脉，沉细而数；验其症，周身斑点，紫黑相间，加以郁冒直视，谵语无伦，四肢如冰，呃逆不止，舌卷囊缩，手足动摇，似若循衣。此实危症，幸而两目红赤，嘴唇焦紫，验其是热。查看前方，不过重表轻凉，此杯水投火，愈增其焰，以致变症蜂起。予用大剂，更加玄参三钱，大青叶二钱，使其内化外解，调服四磨饮。本家惧不敢服，伊芳公身任其咎，亲身煎药，半日一夜，连投二服，呃逆顿止，手足遂温，次日脉转洪数，身忽大热，以毒外透也。予向伊芳公曰：按法治之，二十一日得痊。但此剂不过聊治其焰，未拔其根，药力稍懈，火热复起。一方服至五日，病势大减，药亦减半。服至八日，药减三分之二，去大青叶。服至十日，药减四分之三，以后诸症全退，饮食渐进。计服石膏五斤十四两，犀角四两六钱，黄连三两四钱，举家狂喜，始悔进谗言之误也。

（《疫疹一得·卷下·紫黑呃逆治验》）

【评析】

本案体现了余师愚对于清热解毒法在疫病中应用的独到之处。余氏一向认为，面临疫病恶候，如果用药含混或病重药轻，不仅不能解燃眉之急，反而会贻误人性命。余氏尤其重视望诊，面对疫疹患者，初诊必细查斑疹的形状、色泽，再结合患者其他的体征和脉象，从发病特点推断发病机制，力求精准辨证。在本案中，余氏由神昏谵语、循衣摸床、脉沉细数等特点，判断患者为疫疹危重症；由目红唇焦，判断患者为热证；又由斑点黑紫，判断患者为火毒炽盛。于是紧抓"火毒炽胃"这一主要矛盾，频以大剂石膏直捣窝巢，整个诊治过程前后共用石膏五斤十四两，约合当今3500g，可谓胆大心细。重用石膏清胃火、泄实热是余氏临证的一大特色，正如其自序中所言："因读本草言石膏性寒，大清胃热，味淡而薄，能解肌热，体沉而降，能泄实热。恍然大悟，非石膏不足以治热疫，遇有其症，辄投之，无不得心应手。"余氏认为，热疫的发病机制为胃虚感受无形热毒，因而火毒燔炽于胃，唯有重用石膏才能杀其炎势，捣其窝巢之害，使诸经之火自安。

三、昏聩呃逆治验案

【医案原文】

右营守府费公名存孝者，年近七旬，癸丑四月，病疫已八日矣。诊其脉，细数无至；观其形色，如蒙垢，头汗如蒸，昏聩如痴，谵语无伦，身不大热，四肢振摇且冷，斑疹隐于皮内，紫而且赤，幸不紧束。此疫毒内伏，症亦危矣。如斑不透，毒无所泄，终成闷症，毙在十四日。查看前方，不外荆、防、升、葛。不知毒火壅遏之症不清，内热不降，斑终不出，徒肆发表，愈增其势，燔灼火焰，斑愈遍矣。予用大剂，石膏八两，犀角六钱，黄连五钱，加大青叶三钱，升麻五分。使毒火下降，领斑外透，此内化外解，浊降清升之法。次日，周身斑现，紫赤如锦，精神若明若昧，身亦大热，手足遂温，间有逆气上冲，仍照本方加生地一两，紫草三钱，调服四磨饮。其侄惧逆气上冲，予曰：无妨，服此即止。进门时，见又帖有堂号，因问曰：又延医乎？其侄曰：相好请来，但诊其脉，不服药耳。予曰：予治此症，前人未有，昨日敢服此方令叔活矣。然见者必以为怪，君其志之。后医者至，果见予方，大叱其非，曰：一身斑疹，不按古法，用如许寒凉水注，斑疹如何能透？急宜提表，似或可救，即用荆、防、升、葛，更加麻黄，连服二煎，及至半夜，呃逆连声，四肢逆冷，足凉过膝。举家惊惶，追悔莫及。守城而进，叩门求见，问其所以，曰：变矣。问服何方？曰：他方。予曰：既服他方，仍请他治之。其侄见予不往，权将四磨饮原方，连灌二煎，呃逆顿止，手足遂温。转恳予素契者，登门叩恳，予怜其以官为家，又系异乡人，仍按本方大剂调治，二十一日全愈。计用石膏五斤四两，犀角五两二钱，黄连四两八钱。此癸丑四月间事也。

（《疫疹一得·卷下·昏瞆呃逆治验》）

【评析】

本案要点为"疫疹不可表散，表则必死""徒肆发表，愈增其势，燔灼火焰，斑愈遍矣"。疫疹不可发表、不可消托、不可攻下，这三点是余师愚特别强调和重视的疫疹治疗误区。余氏认为，在诊断初期，对疫疹和风疹、麻疹、暑疹、痘疹等其他普通疮疹的鉴别非常重要。因为治疗风、麻、暑、痘可以外透，但疫疹决不能表散外透，所以误诊误治的后果极其严重。痘疹之火毒有形，而疫疹之火毒无形。余氏将疫疹之火比作炉火，煽之则增其火焰，托之则增加火柴，下之则如通以铁筋。本案中，这些误诊误治的反例尤其典型。第一位医者不懂疫疹"毒火壅遏"的基本病机，反用荆、防、升、葛等辛香表散之剂，导致患者转为"内热不降，斑终不出"的"闷症"。之后经过余氏清瘟败毒饮力挽狂澜，患者斑疹得发，手足得温，精神渐佳。奈何不抵第二位医者的坚持，甚至在升发解表药的基础上又加麻黄，更添温燥，一下犯了两条疫疹辨治的大忌，导致原本情况转佳的患者，再一次病情危笃。直至余氏又以清热解毒重剂扭转乾坤。此案非常精彩，在庸医与良医的两次博弈中，反复论证了以升发解表法治疗疫疹之误，由此警醒医者，诊病应当细察病情，谨慎鉴别。

四、痰中带血治验案

【医案原文】

安徽富藩台堂夫人病疫，初起但寒不热，头晕眼花，腰体疼痛。医者误认虚寒，用六味加杜仲、续断、牛膝、木瓜，两服后，昏沉如迷，呼吸将绝，并不知其为病所苦。令叔五公，现任兵部郎中，邀予往看。

诊其脉，沉细而数；稽其症，面颜红赤，头汗如淋，身热肢冷，舌燥唇焦。予曰：非虚也，乃疫耳。五曰：种种形状是虚，何以言疫？予曰：若是虚证，面颜不至红赤，舌不焦，唇不燥，通身大汗，乃元阳将脱之象，岂独头汗如淋、身热肢冷哉？大剂决不敢服，暂用凉膈散，清其内热，明日斑疹微露，症自明矣。次日斑点隐隐，含于皮内。五见骇然曰：几误矣。即投败毒中剂，加大青叶钱半，升麻五分。次日周身斑见，紫赤松浮，身忽大热，肢亦不冷，烦躁大渴，即换大剂，石膏八两，犀角六钱，黄连五钱，加生地一两，紫草三钱，大青叶三钱，连投二服，斑转艳红，惟咳嗽不止，痰中带血粉红。此金被火灼，即按本方加羚羊角三钱，桑皮三钱，棕炭三钱，丹皮二钱，又二服，嗽宁血止，色转深红，热亦大减。照本方去紫草、羚羊、桑皮、棕炭；减生地五钱，石膏二两，犀角二钱；加木通钱半，滑石五钱，以小水不利也。又二服，诸症已减十分之六，犹用石膏二两四钱，犀角二钱，黄连钱半，生地四钱，去木通、滑石。又二服后，用犀角钱半，黄连八分，石膏八钱，加人参一钱，当归一钱，麦冬三钱，五味子五分。连服二帖，饮食倍增，精神渐旺矣。

（《疫疹一得·卷下·痰中带血治验》）

【评析】

本案要点为"阳盛亡阴"。患者病疫，本就受热毒之扰，又遭前医误投温补，可谓雪上加霜。面赤身热、舌燥唇焦是阳盛之证，昏沉气微、头汗肢冷是亡阴之象。如果此时冒用大剂寒凉，犹如热杯里投冰，恐杯会炸裂。于是先用药力缓和的凉膈散清其内热，待斑疹隐隐，再用中剂量的清瘟败毒饮合大青叶加升麻，引毒外透。斑疹透发后，热象也显露无余，此时再用大剂清瘟败毒饮清热解毒。余氏注重斑疹的辨识，他发现患者斑疹由紫转红，说明热势渐轻。此时患者痰中有血，便以清金润肺之剂治之。之后，在坚持给药的过程中，又逐渐将药物剂量减轻，直至病安。余师愚虽然认为温病凶险，

"用药必须过峻数倍于前人"，但并不盲投冒进，而是根据病情的轻重缓急，分别施以大剂、中剂、小剂，可谓深谙辨证用药之道也。

五、目闭无声治验案

【医案原文】

世袭骑都尉常公，系户部郎中观公名岱者，中表弟也。癸丑五月病疫。观公素精医术，调治半月，斑疹暗回，而诸症反剧，已备后事。乃弟因一息尚在，复邀予治。诊其脉，若有若无；观其色，目闭无声，四肢逆冷，大便旁流清水。予谢以不治。阖家拜恳，但求开方，死而无怨。予见嘴唇微肿，紫而且黑，知内有伏毒，非不可救。热乘于心肺，故昏闷无声；乘于肝，故目闭；乘于脾，故四肢逆冷；乘于大肠，故旁流清水。查看前方，亦是清热化斑等剂。观公素性谨慎，药虽不错，只治其焰，未拔其根，当此危急之秋，再一探视，死在三七。

予按本方，用犀角八钱，黄连六钱，加滑石一两，木通三钱，猪苓、泽泻各二钱，桑皮三钱，瓜蒌霜三钱，另用石膏一斤，竹叶一两，熬水煎药。连进三煎，次日脉起细数，手足遂温，旁流亦减，小水亦通，目开而声出矣。仍用本方去滑石、木通、猪苓、泽泻、桑皮、瓜蒌。又一服，以后逐日减用，七日而瘥。观公登门道谢曰：舍表弟之症，一百死一百，一千死一千，君能生之，敢不心悦而诚服！

（《疫疹一得·卷下·目闭无声治验》）

【评析】

本案体现了在治疗疫病过程中把握药量的重要性。余师愚感悟到，针对疫疹传变迅速和传染性强等特点，用药必须峻数，倍于前人。因此提倡重用清热解毒之剂，直清邪热。虽然观公也用了清热化斑的药物，但是"只治其焰，未拔其根"，在拖延之中使其弟病情渐渐危重。由此可见，面对疫病，辨证准确、拟方对症、药量到位，每一个环节都至关重要。

六、谵妄若有所见治验案

【医案原文】

工部员外彩公名柱者，令亲内务府高某，病疫九日，邀予。其脉浮大而数，身热如炉，目红面赤，赤斑成片，忽然大叫，若有所见，卒然惊惕，若有所惧，语生平未有之事、未见之人。举家惊恐，疑有邪附。

本地风俗，最喜看香送祟，以至异端之术，不绝于门。予进屋内，香烟一室，满壁符签咒语。予曰：此邪予能去之，将此一概收去，只用大冰四块，安置四角。彩问何为？予曰：当此暑热，病此大热之症，加以香烛辉煌，内外夹攻，不狂何待？此邪热乘于肝胆，故发狂，外用多冰，收其熏蒸暑气，内服清凉解散之药，病除而狂自止，焉有邪附者乎？遂用大剂，七日而愈。

（《疫疹一得·卷下·谵妄若有所见治验》）

【评析】

本案要点为相信科学。患者身热、目红、面赤，脉浮大而数，一派热象。再看其"赤斑成片"，显然是疫疹。"火者疹之根，疹者火之苗"，患者体内火毒炽盛，体外又遭受着夏季高温和家里的香烛热气，内外夹攻，火毒燔心，故作谵语。余氏的治疗方法很简单，体外以冰块降温，体内以大剂甘寒清凉药泻火解毒，果然药到病除。

七、昏闷无声治验案

【医案原文】

理藩院侍郎奎公四令弟病疫，昏闷无声，身不大热，四肢如冰，六脉沉细而数。延一不谙者，已用回阳救急汤，中表兄富公，力争其不可。及予至，诊其脉，沉细而数；察其形，唇焦而裂，因向富公曰：此阳极似阴，非阴也。若是真阴，脉必沉迟，唇必淡而白，焉有脉数、唇焦认为阴症哉？此热毒伏于脾经，故四肢厥逆，乘于心肺，故昏闷无声，况一身斑疹紫赤，非大剂不能挽回。遂用石膏八两，犀角六钱，黄连五钱、余佐以大青叶、羚羊角。连服二帖，至夜半身大热，手足温，次日脉转洪大。又一服热减而神清矣。以后因症逐日减用，八日而愈，举家狂喜，以为异传。

（《疫疹一得·卷下·昏闷无声治验》）

【评析】

本案要点为"阳盛格阴"。患者虽肢寒昏闷，但唇焦而裂；脉虽沉，但细而数。此为阳盛格阴、真热假寒之象。疫疹火毒病在阳明胃经，但可随十二经蔓延全身，故使肢厥昏闷。余氏认为，疫疹脉象能够体现病位深浅，脉象浮大而数者病位浅，脉象沉数者病位深。"六脉沉细而数，即用大剂"，对于病位深者，必须给予大剂量清热解毒药物才能扭转局势。再看患者一身斑疹，必须以清瘟败毒饮加减，力挽狂澜。余氏选用大剂石膏清解阳明胃火，直捣窝巢之害；配以大剂黄连、犀角清心凉肺；又佐大青叶、羚羊角凉血消斑解毒。选方用药寒凉直折，有气营两清之功。

八、鼻血泉涌治验案

【医案原文】

癸丑冬月，国子监司业五公名格者，二令媳病疫，恶寒发热，头痛呕吐。请一医者，用表散药，加藿香、半夏、苍术，其症反极。又延一人，用清凉之剂稍安，次日加石膏三钱，犀角八分，黄连五分，脉转沉伏，四肢逆冷，昏迷若昧，医者认为转阴。谢以不治。五公满服愁怀，徘徊庭院。夫人曰：数年前活我者谁乎？五公恍然大悟曰：非此人断乎不可，邀余述其所以。予诊其脉，验其症色，曰：此易事耳。五曰：明系热症，投凉药反剧，更有何术？予曰：治病犹用兵也，小固不可以敌大，弱固不可以敌强，病大药小，反增其势，予按法治之，管教十四日而愈。未几二令郎亦病，诊其脉，观其色，曰：令郎之症，受毒已深，较令媳更重。即按法治之，七、八日，种种变症难以枚举，好在二十一日。两服后，周身斑点紫赤相间，有紧有束，有松有浮。五公骇然曰：君言较前更重，何其验也。即用大剂，石膏八两，犀角六钱，黄连五钱，更加生地一两，紫草三钱，归尾二钱，大青叶三钱。一服三煎，更以四煎熟水，次日煎药。一方服至六帖，紧者松，束者浮，但鼻血泉涌，谵妄无伦。五惧去血过多。予曰：此热血妄行，毒犹因此而得发越，止之甚易。即照本方加棕炭三钱，桑皮三钱，羚羊角三钱，两服血止，去桑皮、棕炭、羚羊。又二服，胃气渐开，色转淡红，渐有退者，用石膏四两，犀角四钱，黄连三钱，去紫草、归尾，减生地五钱，大青叶钱半。又二服，斑全消，用生地三钱，犀角三钱，黄连二钱，石膏二两八钱。又二服，饮食大进，自颈至胸。复泛红砂，此余毒尽透也，用生地三钱，犀角二钱，黄连钱半，石膏一两六钱。又二帖，精神渐长，仍用生地三钱，犀角钱半，黄连八分，洋参一钱，麦冬三钱，归身钱半，石膏八钱，酸梅二个。又三服而安。五公喜而言曰：小儿之生，先生再造矣。予曰，前治令媳，乃救令郎耳！此症若初服生姜、半夏、苍术、藿香，断不能救。斑乃胃热之症，诸药大能燥胃，火上添油，尚望生乎？嗣后一家连治七人，俱是大险，在我治之无难，五亦服之若素。

（《疫疹一得·卷下·鼻血泉涌治验》）

【评析】

本案体现了余师愚对疾病治疗的深刻见解，他指出治病与用兵相似，如果病邪强盛，用小剂量的药就如以卵击石，反而会让病邪更加嚣张。因此余氏在《疫疹一得》的诸多验案中反复强调，针对疫病的强传染性和快传变性，一定要把峻药的量用到位了才能斩草除根。本案中，余氏根据患者不同阶段的病情演变，诊察细心，用药大胆，稳中求进。治疗过程中始终秉持清瘟败毒饮的主方不动，根据斑疹的形色、胃气的盛衰，分大、中、小剂调节重用石膏的量，同时兼顾鼻血、谵妄等，随症加减。不可不谓精湛，不可不谓全面。

九、嘴唇肿治验案

【医案原文】

四川闻藩台二令媛。癸丑冬月一病即斑，其色深红而松浮，症原不重，但脉细数有力，此内有伏热。即用中剂，加大青叶，连投五服，斑退而神安，再二服，可以无事。因年轻畏药，不肯多服，又不忌饮食，越七日，身忽大热，大渴，嘴唇㶷肿，牙缝流血，口秽喷人。予用大剂，加生地一两，次日热渴稍杀，而颈亦红肿，即于本方加牛子、夏枯草、银花各三钱，连投三服，颈虽消，右腮又肿，又于本方去牛子、夏枯草，加板蓝根、马勃。又三服而腮肿全消，唇亦稍散，周身泛砂，红白相间，又于本方去板蓝根、马勃，加大青叶。又三服，嘴唇全消，通身脱皮成片。彼按本方调理十余日方痊。此症计用石膏八斤有另，犀角八两，黄连七两。闻公任部曹时，与予契交，夫人信任无疑，是以得痊。

（《疫疹一得·卷下·嘴唇肿治验》）

【评析】

本案体现了遵从医嘱服药和遵守服药食忌的重要性。服药食忌分为药食禁忌、病证食忌、五味食忌、食物制法禁忌，而触犯服药食忌可造成疗效降低、引发毒副作用、引起疾病复发等后果。如《素问·热论》云："病热少愈，食肉则复，多食则遗，此其禁也。"即热病患者不宜饮食过量，更应禁食肉类，否则容易复发。再如《素问·宣明五气》认为，气病者忌食辛味，血病者忌食咸味，骨病者忌食苦味，肉病者忌食甘味，筋病者忌食酸味。对疫病、重病患者而言，尤其应重视饮食禁忌，遵守服药法则。本案患者原本内热轻、易调治，却因不遵医嘱服药，又违反服药食忌，而致病情复发，较之前更甚。当下物产丰富，饮食便捷，却多炙煿厚味，所以今人更应以此为鉴，患病时应慎重饮食，遵守禁忌，医者也应注意强调嘱咐。

十、舌甲治验案

【医案原文】

正红旗护军活隆武者，乃太仆寺员外郎华公胞侄也，系予世好。丙午夏，出疹本轻，尊人畏予用药过峻，惧不敢邀，及至舌卷囊缩，方邀予治。诊其脉，细数有力；观其色，气壮神昂，非死候也；及验其舌，其黑如煤，其坚如铁，敲之嘎嘎有声。因问曰：前医何以不药？尊人曰：彼云满舌皆黑，前人列于不治。予曰：水来克火，焉有苔浓如甲哉？按此起病之初，舌苔必白而浓，此火极水化之象，误以为夹寒，妄肆温表，燔灼火焰，以致热毒阻于中焦，离不能下降，坎不能上升，热气熏蒸。由白而黄，由黄而黑矣。治宜重清胃热，兼凉心肾，非大苦大寒，不能挽回。即用大剂，重用犀、连，更加生地、知、柏、抑阳扶阴，连投四服，其苔整脱亦如舌大，后用三小剂而痊。

（《疫疹一得·卷下·舌甲治验》）

【评析】

本案要点为火极水化，真热假寒。余师愚通过长期的经验积累和临床观察，总结了疫病中三种易与伤寒混淆的舌象：一是舌苔满口如霜；二是舌上白点如珍珠；三是舌苔如腻粉。疫病中此三种舌象皆为火极水化的热疫重症，需用大剂清热药泻火解毒，决不能当作寒证治疗。如果误用温散药，则会使热毒阻于中焦，水不上升，火不下降，君相二火互相煎熬，导致病情加剧，舌苔增厚，"变白为黑，其坚如铁，其厚如甲，敲之戛戛有声，言语不清"，最终形成本案中的"舌甲"。

十一、半身不遂治验案

【医案原文】

癸丑四月，国子监冯公名海粟者，适至舍间，叙及陈令亲疫后又痢。予曰：若以痢治之，防变别症。

及至七月，冯公复至，言陈舍亲病痿两月，百药无效，相邀起之。及至，诊其脉，沉紧弦数；观其色，若无病然，但偃仰在床，不能反侧，自腰以下，痛如火燎。查看前方，总不外滋阴补气，杜仲、续断、牛膝、虎胫等类。予曰：以此症而施此药，谁曰不然？但以脉合症，以症合形，乃热毒流于下注，非痿也。遂用小剂败毒饮加知、柏、木瓜、萆薢、川膝、威灵仙、木通。两服痛减，而足能运动，六服扶起能立，未至十服，能挪步矣。后用汤药，每送扶桑丸，一月而痊。

（《疫疹一得·卷下·半身不遂治验》）

【评析】

本案要点为"以脉合症，以症合形"。余师愚诊病尤善观察，紧抓主要症状，准确推断病机。第一，患者脉沉紧弦数，为实证之象，与痿证之虚象不同；第二，患者虽然卧床，但不能活动的原因是感到双腿灼痛，与痿证之肌肉萎缩、皮肤麻木不同。脉症合参，再结合前医用了大量滋阴补气药都没有效果，可推测患者为实热证。

第八节 吴鞠通医案

一、温病误表案

【医案原文】

刘 六十岁 癸丑年七月初九

温病误表,津液消亡。本系酒客,热由小肠下注,尿血每至半盆,已三四日矣。又亡津液,面大赤,舌苔老黄而中黑,唇黑裂,大便七日不下,势如燎原,与急下以存津液法。

大承气,减枳、朴分量,加丹皮、犀角。

初十日 昨日下后,舌上津液已回,尿血顿止,与清血分之热。

焦白芍(四钱) 犀角(四钱) 麦冬(四钱) 丹皮(五钱) 银花(五钱)细生地(五钱) 生甘草(二钱) 天冬(二钱)

十一日 照前方。

十二日 前方加麻仁(三钱)。

十三日 前方四帖。

十七日 邪去七八,已能进粥,阴虚甚于余邪。

复脉汤去参桂姜枣,二帖。

十九日 照前方加生牡蛎、生鳖甲,二帖。

二十一日 照前方又加生龟板,服二十一帖。

八月初十日 照前方又加海参(二条),鲍鱼片(五钱),服二十帖。

(《吴鞠通医案·卷一·温疫》)

【评析】

温病日久,热邪久留不去,而前医误用汗法发之,则致耗气伤津。加之病患喜酒,胃肠积热甚于旁人，小肠之热下注膀胱，尿血甚多，津液复伤。虚阳浮越上攻，故面大赤，阴津不足以上乘，则苔黄黑，唇黑裂。阳明里热，津亏血少，燥屎不行，当釜底抽薪，方用大承气峻下热结以存阴液，牡丹皮、犀角清血分热以止尿血。复用犀角地黄汤，以清血分热为要；易熟地黄为生地黄，改赤芍为白芍，配以天、麦二冬及甘草，共奏清热凉血、养阴生津之功效。后加麻仁，取润肠通便、养血滋阴之功效。用复脉汤去参桂姜枣者，以滋阴养血为要，防温补助邪之弊。后加牡蛎、龟板、鳖甲，亦取其滋阴潜阳，拟尽除余邪。预后良好，方配以海参、鲍鱼，以补温邪侵体所耗。

二、温病汗后邪实若虚案

【医案原文】

史　三十八岁

温病汗后，法当脉静身凉。今脉虽为汗衰，究有五至，且不能弱。况对医者说病刺刺不休，岂一二日内欲虚脱者，而能若是乎？此证人佥畏其虚，我独畏其实也。现在大便溏泄频频，势若可畏，然不可与收摄肾胃两关。盖伏邪藏深，为日已久，兹方有出路，而可骤行纳缩乎？但柔滑之品，须暂行停止。议热淫于内，治以甘苦，佐以咸寒法，妙在即寓坚阴收纳于其中。

生牡蛎（二两）　炙甘草（五钱）　生鳖甲（二两）　黄柏炭（三钱）　黄芩炭（三钱）

（《吴鞠通医案·卷一·温疫》）

【评析】

温病日久，耗气伤津，伏邪藏深，恐难数剂而愈。今已发汗而脉有五至，或热邪存内，迫血妄行；大便溏泄者，乃机体抗邪，驱邪外出，若急于收涩则有闭门留寇之弊。《素问·至真要大论》云："热淫于内，治以咸寒，佐以甘苦。"所谓甘能和缓，苦能坚阴，方用炙甘草补益心脾，升阳举陷，稍缓溏泄之势；配以黄柏、黄芩二炭，清三焦热邪，又凉血止血；佐以咸寒之牡蛎、鳖甲，血肉有情之品，以滋耗虚之阴液，以潜浮越之阳气。纵观全方，配伍精当，功专效宏。

三、暑温身热头痛案

【医案原文】

梁 六十二岁 丙辰年六月二十三

脉数急，身热头痛，思凉饮，暑伤手太阴，切忌误认伤寒而用羌、防、柴、葛。

连翘（三钱） 桑叶（钱半） 甘草（一钱） 银花（三钱） 石膏（四钱） 苦桔梗（二钱） 薄荷（八分） 豆豉（钱半） 知母（二钱）

二十四日 即于前方内加

藿梗（二钱） 广郁金（三钱） 杏仁泥（三钱） 荷叶边（一张）

二十五日 六脉洪大而数，渴思凉饮，纯阳之证，气血两燔，用玉女煎。

石膏（一两） 细生地（八钱） 知母（五钱） 元参（四钱） 麦冬（一两） 生甘草（三钱）

煮三杯，分三次服。

（《吴鞠通医案·卷一·温疫》）

【评析】

暑热侵袭，故脉数急，脏腑积热上攻，则身热头痛，暑热伤阴，则口渴思凉饮。方用银翘散合白虎汤，清气分之实热，辛凉透邪外出，佐以桑叶清泄肺热，凉肺润燥，补热灼之津液。翌日于原方加味，杏仁降气平喘，郁金行气降火，共奏清降肺中实火之效，荷叶清暑升清，藿梗理气宽中，疏散在体热邪，削减身热头痛。三日复诊，热象更甚，气血两燔，恐热甚于里而辛凉平剂不足也。方用玉女煎加减，改熟地黄为生地黄，配以玄参，共奏清热凉血、养阴生津之功，解温邪入里、气血两燔之证。

四、小儿风温发疹案

【医案原文】

王 十岁

风温发疹，初起肢厥，脉不甚数，势非浅鲜。

连翘（五钱） 薄荷（三钱） 甘草（二钱） 牛蒡子（五钱） 桑叶（三钱） 荆芥穗（三钱） 藿梗（四钱） 郁金（三钱） 桔梗（五钱） 元参（五钱） 芦根

汤煎

共为细末，六钱一包，一时许服一包，明日再服。

（《吴鞠通医案·卷一·风温》）

【评析】

外邪侵犯人体，肺卫首当其冲。肺又外合皮毛，肺卫受邪应于体表，则见发疹。"脉不甚数，势非浅鲜"亦是邪气不著之征。吴鞠通临证采用银翘散加减治之。值得注意的是，本案剂型为散剂，用芦根汤煎，以增强其轻清宣透之力，透邪以达表。"明日再服"体现了吴鞠通对温病发生发展规律的动态把握。本案是吴鞠通银翘散运用的典型案例，值得后世学习借鉴。

五、三焦浊气不宣案

【医案原文】

李　六十岁

三焦浊气不宣，自觉格拒，用通利三焦法，仍以上焦为主。

藿梗（三钱）广皮炭（二钱）郁金（二钱）桔梗（三钱）黄芩炭（钱半）杏仁（三钱）连翘（钱半）

服三帖病痊。

（《吴鞠通医案·卷一·风温》）

【评析】

本案叙症太简，仅有"自觉格拒"四字，可推测为恶心呕吐之类，一般多责之于中焦脾胃升降失常，胃气上逆。治疗上以辛温理气化浊药物为主。藿香梗气味芳香，醒脾化湿；陈皮炒黑入药，用于痰中带血；桔梗开宣肺气，祛痰排脓；郁金行气解郁，清心凉血；黄芩炭善治肺热出血；连翘清热解毒，用于热病初起，心烦发热。其中，黄芩炭、连翘仅半钱，当在此方中为反佐药。理气药多性辛温，辛温药中加苦寒药，取反佐之意，为治疗格拒之法。

六、老年风温咳嗽案

【医案原文】

陈氏　七十岁

风温，咳嗽黏痰，脉弦数，曾吐血丝、血沫，此风温而误以治风寒之辛温法治之也。当用辛凉甘润。

桑叶（二钱）　生甘草（一钱）　白扁豆皮（三钱）　沙参（三钱）　杏仁（二钱）　桔梗（二钱）　茶菊（二钱）　麦冬（二钱）　梨皮（五钱）

以上三人，温病日久不解，六脉全无，目闭不言，四肢不动，宛如死去。有一日一夜者，有二日者，有三日者，有手足不温，亦不甚凉者，有凉如冰者，有微温者，诚如吴又可所云体厥脉厥之证。金用紫雪丹续续灌醒，继以复脉汤收功。

（《吴鞠通医案·卷一·风温》）

【评析】

本案之前由于误治。以辛温之法治疗风温，不仅无益于病情，反而导致火上浇油的局面，徒增风热邪气之力，以致风火相煽，灼津为痰，扰动营血，灼伤血络，而现咳嗽黏痰、口吐血丝、血沫等症。得当之法宜用辛凉之品疏散风热，甘润之药生津润燥。待风热渐去，津液复常，则病有转愈之望。

七、风温咽痛项强案

【医案原文】

赵　四十二岁　丙戌年正月初九

脉浮，风温，咽痛，项强，颈微肿，舌伸不长，宜开提肺气为主。

桔梗（三钱）　连翘（三钱）　僵蚕（三钱）　人中黄（二钱）　银花（三钱）　牛蒡子（二钱）　荆芥（三钱）　薄荷（二钱）

（《吴鞠通医案·卷一·风温》）

【评析】

本案属风温上焦蕴热，卫气同病。温邪侵犯人体，肺卫首当其冲。而咽喉又为肺之门户，可见咽痛。风温入里化热成毒，则见"项强，颈微肿"。故治疗上当辛凉疏表，开提肺气，透泄里热。方中金银花、连翘、荆芥、薄荷解表达邪；牛蒡子、僵蚕均是治疗风热上攻所致咽喉肿痛的要药；人中黄清热凉血，泻火解毒。诸药合用，共治本证。

八、风温喉痛案

【医案原文】

赵　二十六岁　乙酉年四月初四

六脉浮弦而数，弦则为风，浮为在表，数则为热，症现喉痛。卯酉终气，本有温病之明文。虽头痛身痛恶寒甚，不得误用辛温，宜辛凉芳香清上。盖上焦主表，表即上焦也。

桔梗（五钱）　豆豉（三钱）　银花（三钱）　人中黄（二钱）　牛蒡子（四钱）连翘（三钱）　荆芥穗（五钱）　郁金（二钱）　芦根（五钱）　薄荷（五钱）

煮三饭碗，先服一碗，即饮百沸汤一碗，覆被令微汗佳。得汗后，第二、第三碗不必饮汤。服一帖而表解，又服一帖而身热尽退。

初六日　身热虽退，喉痛未止，与代赈普济散。日三四服，三日后痊愈。

（《吴鞠通医案·卷一·风温》）

【评析】

叶天士有云："温邪上受，首先犯肺。"外邪侵犯人体，肺卫首当其冲。邪在卫分，卫阳被遏，开阖失司，故见恶寒无汗。故不能仅以恶寒、无汗而误用辛温。又因咽喉为肺卫之门户，直通肺系。外感风热之邪，搏结气血，蕴结成毒，热毒熏蒸上炎，侵犯肺系，则见咽喉红肿疼痛。故综合来看，当以辛凉清解之法，不仅要疏解郁遏在表之邪气，更要清解蕴结肺卫之邪毒。方选银翘散加减。金银花、连翘不仅能疏散风热，还能清热解毒，二药均为疏风散热之要药。重用桔梗，以增强其宣肺、利咽、排脓之功。牛蒡子、薄荷二药，既能疏风散热，又能清利咽喉，再配伍荆芥穗、淡豆豉透邪以达表。

九、老年肝郁夹温案

【医案原文】

张　六十七岁　甲申年正月十六

本有肝郁，又受不正之时令浊气，故舌黑苔，口苦，胸痛，头痛，脉不甚数，不渴者年老体虚，不能及时传化邪气也。法宜辛凉芳香。

连翘（三钱）　桔梗（三钱）　豆豉（三钱）　荆芥（二钱）　薄荷（钱半）　生甘草（一钱）　郁金（二钱）　元参（三钱）　银花（三钱）　藿梗（三钱）

共为粗末，芦根汤煎。

十七日　老年肝郁夹温，昨用辛凉芳香，今日舌苔少化，身有微汗，右脉始大，邪气甫出，但六脉沉取极弱，下虚阴不足也，议辛凉药中加护阴法。

桔梗（三钱）　麦冬（三钱）　元参（五钱）　甘草（钱半）　豆豉（二钱）　细生地（三钱）　连翘（二钱）　银花（三钱）　芦根（三钱）

今日一帖，明日一帖，每帖煮二杯。

十八日　老年阴亏，邪退十分之七，即与填阴，耳聋脉芤，可知其阴之所存无几，与复脉法。

炙草（三钱）　白芍（六钱）　阿胶（三钱）　麦冬（八钱）　麻仁（三钱）　大生地（八钱）

十九日　较昨日热退大半，但脉仍大，即于前方内加鳖甲六钱，以搜余邪。

二十日　脉静便溏，再于前方内加牡蛎八钱收阴，甘草三钱守中。

风温者，震方司令而化温也。温邪化热，先伤乎肺，继而变证甚繁，总之手三阴见症为多，治法宜辛凉，不宜辛温，宜甘润，不宜苦降。盖辛温灼肺，苦降伤胃。今观先生之治，则有辛凉解肌、甘寒退热、芳香利窍、甘苦化阴、时时轻扬、存阴退热诸法，种种有条，方全法备，则先生不亦神圣工巧之手乎。

（《吴鞠通医案·卷一·风温》）

【评析】

本案为一位老年患者，"本有肝郁，又受不正之时令浊气"，导致未经误治的卫分新感引动气、营、血分伏邪，阴虚肝郁的银翘散证变局。初起即身热苔黑口苦，说明伏热深重，又老年阴亏，六脉沉取极弱，而且本有肝郁，故初投银翘散即加用玄参以清热解毒护阴，并配郁金以疏肝解郁，继而在辛凉法中合增液汤以加强护阴之力，以后又随邪去正虚的情况，分别在耳聋脉芤时改投复脉法填阴、热退大半而脉仍大时加鳖甲搜邪、脉静便溏时加牡蛎敛阴，各项措施均及时有力。对于此类阴虚之体，不宜用小柴胡汤原方发散，发散太过则伤阴助火，但一味滋阴则有恋邪之弊，故应当既祛外邪，又顾阴液，权衡使用。

十、温热发斑咽痛案

【医案原文】

章　七十岁

温热发斑，咽痛。

生石膏（一两）　人中黄（二钱）　苦桔梗（六钱）　知母（四钱）　射干（三钱）　芥穗（二钱）　元参（五钱）　银花（六钱）　牛蒡子（五钱）　黄芩（二钱）　连翘（六钱）　马勃（二钱）　犀角（三钱）

苇根、白茅根煎汤，煮成四碗，日三服，夜一服。

温斑三日，犹然骨痛，胸痛，咽痛，肢厥，未张之秽热尚多，清窍皆见火疮，目不欲开，脉弦数而不洪，口干燥而不渴。邪毒深居血分，虽有药可治，恐高年有限之阴精，不足当此燎原之势，又恐不能担延十数日之久，刻下趁其尚在上焦，频频进药，速速清阳。再以芳香透络逐秽，俾邪不入中下焦，可以望愈。

约二时间服紫雪丹二分，宣泄血络之秽毒。

连翘（一钱）　银花（一钱）　犀角（五分）　薄荷（三分）　牛蒡子（一钱，炒研）　丹皮（五分）　人中黄（三分）　桔梗（一钱）　白茅根（五分）　元参（一钱）　郁金（四分）　藿香梗（五分）　炒黄芩（二分）　芥穗（三分）　马勃（三分）　苇根（五分）　射干（五分）

周十二时八帖。

照前方加金汁五匙，仍周十二时服八帖。

照前方加犀角三分，黄连三分，炒枯，仍周十二时八帖。

邪有渐化之机，但心火炽盛，阴精枯而被烁，当两济之。

犀角（一两，先煎）　银花（六钱）　生白芍（六钱）　细生地（八钱）　连翘（六钱）　麦冬（一两，连心）　黄连（四钱，先煎）　丹皮（一两）　生甘草（四钱）　白茅根（五钱）　鲜荷叶（四钱）

煮成四碗，分四次服。

仍用前药一帖，先煮半帖，约八分二杯，除先服昨日余药一碗外，晚间服此二碗，余药明早煮成，缓缓服之。

如前日法，邪去八九，收阴中兼清肺胃血分之热而护津液。

生白芍（六钱）　大生地（一两）　沙参（三钱）　炙草（三钱）　柏子霜（三

钱） 火麻仁（三钱） 麦冬（八钱） 白茅根（五钱）

八分三杯，三次服。

里热甚，胸闷骨痛，必须补阴而不宜呆腻。

生白芍（四钱） 沙苑子（二钱） 细生地（五钱） 沙参（三钱） 麦冬（五钱） 柏子霜（三钱） 冰糖（二钱） 广皮炭（钱半）

（《吴鞠通医案·卷一·温疫》）

【评析】

本案中患者出现发斑、咽痛等症。温热发斑，系热毒侵袭，入血分而引起高热、皮肤紫红色瘀斑，是温病的常见症状。病机属热毒炽盛，迫血妄行。吴鞠通在治疗上，采取清热解毒、凉血化瘀之法。重用生石膏，清热泻火，除烦止渴；再用人中黄，清营凉血，泻火解毒，《本草备要》谓其能"泻热，清痰火，消食积，大解五脏实热。治天行热狂，痘疮血热，黑陷不起"。苦桔梗宣肺祛痰，利咽排脓；知母清热泻火，生津润燥；射干清热解毒，利咽消痰；荆芥穗疏风解表透疹；苇根、白茅根煎汤凉血止血，清热解毒。

服药三日之际，症情复见"骨痛，胸痛，咽痛，肢厥"，说明邪毒仍深居血分。然而患者年事已高，阴精不足，故频频进药，以清阳为主，再予芳香逐秽之品，意在使邪不入中下焦。处方选用金银花、连翘，二者相须使用，清热解毒，疏散风热；犀角能清热解毒，凉血定惊；薄荷疏散风热，清利头目，利咽透疹，疏肝行气；牡丹皮清热凉血，活血散瘀；玄参凉血滋阴，泻火解毒；牛蒡子疏散风热，清热解毒透疹，宣肺利咽散肿；白茅根清热解毒，凉血止血。三诊时加入金汁清热解毒，凉血消斑，效果极佳。又加犀角、黄连，为加强清热解毒之功。邪虽有渐化之机，但仍有心火炽盛，阴精枯而被烁，故治当两济之。当邪去八九之时，则须兼清肺胃血分之热而顾护津液。柏子仁霜制用既可避免滑肠泄泻，又可专用其补心养血之意。加用白茅根、麦冬、沙参等清虚热，大生地黄、生白芍滋阴养血生津，体现了"收阴中兼清肺胃血分之热而护津液"，展现出"阳中求阴"的治疗思路。

十一、温病误用辛温案

【医案原文】

王 三十八岁 五月初十

温热系手太阴病，何得妄用足六经表药九帖之多。即以《伤寒论》自开辟以来，亦未有如是之发表者。且柴胡为少阳提线，经谓少阳为枢，最能开转三阳者。今数数用之，升提太过，不至于上厥下竭不止。汗为心液，屡发不已，既伤心用之阳，又伤心体之阴，其势必神明内乱，不至于谵语颠狂不止也。今且救药逆，治病亦在其中。温病大例四损重逆难治。何谓四损？一曰老年真阳已衰，下虚阴竭；一曰婴儿稚阴稚阳未充；一曰产妇大行血后，血舍空虚，邪易乘虚而入；一曰病久阴阳两伤。何谓重逆？《玉函经》谓：一逆尚引日，再逆促命期。今犯逆药至九帖之多，岂止重逆哉！

连翘（三钱） 银花（三钱） 薄荷（八分） 麦冬（八钱） 丹皮（五钱） 桑叶（三钱） 元参（五钱） 细生地（五钱） 羚羊角（三钱）

辛凉芳香甘寒法，辛凉解肌分发越太过之阳，甘寒定骚扰复丧失之阴，芳香护膻中，定神明之内乱。

十一日 过服辛温，汗出不止，神明内乱，谵语多笑，心气受伤，邪气乘之，法当治以芳香。

紫雪丹（五钱） 每服一钱。其汤药仍服前方，日二帖。

十二日 《灵枢》曰：狂言失志者死。况加以肢厥，冷过肘膝，脉厥六部全无，皆大用表药，误伤心阳，致厥阴包络受伤之深如是。现在危急之秋，只有香开内窍，使锢蔽之邪，一齐涌出方妙。且喜舌苔之板者已化，微有渴意，若得大渴，邪气还表，脉出身热，方是转机。即于前方内加犀角三钱，如谵语甚，约二时辰，再服紫雪丹一钱。

十三日 肢厥脉厥俱有渐回之象，仍服前方二帖。晚间再服紫雪丹一钱，牛黄丸一粒。明早有谵语，仍服紫雪丹一钱，不然不必服。

十四日 厥虽回而哕，目白睛，面色犹赤。

连翘（二钱） 元参（五钱） 丹皮（三钱） 银花（二钱） 麦冬（五钱） 犀角（一钱） 细生地（五钱） 煅石膏（三钱） 羚羊角（三钱）

今晚一帖，明早一帖。

十五日 即于前方内加

柿蒂（六钱） 黄芩（二钱） 郁金（三钱）

日二帖。

十六日 诸症悉减，但舌起新苔，当防其复。

连翘（二钱） 元参（三钱） 丹皮（二钱） 银花（二钱） 麦冬（三钱） 犀

角（五分）　黄芩（二钱）　郁金（二钱）　牛蒡子（二钱）　柿蒂（二钱）　细生地（三钱）

今晚一帖，明早一帖。

（《吴鞠通医案·卷一·温疫》）

【评析】

本案患者系温疫误用辛温发表，助火添邪，以致汗出太过，心阴阳两伤，邪热乘机内陷心包，出现神明内乱，属温病重证。吴鞠通采用"辛凉芳香甘寒法"，迅速清热救阴。处方选用银翘散、玉女煎、犀角地黄汤等合方，加用牛黄丸、紫雪丹，芳香开窍醒神。方中连翘、金银花清热解毒，疏散风热；薄荷疏散风热，清利头目，疏肝行气；麦冬清热生津；牡丹皮清热凉血，活血散瘀；桑叶疏风清热；玄参凉血滋阴，泻火解毒；温病理法析要生地黄清热凉血，养阴生津；羚羊角清热镇惊息风。第二日犹见汗出不止，神明内乱，谵语多笑。乃因心气受伤，邪气乘之，法当芳香加紫雪丹，以清热开窍，止痉安神。第三日症见肢厥、脉厥，病情已到危重之时，故进一步考虑芳香开窍，以托邪外出。遂加犀角，紫雪丹加量，以清热解毒，凉血开窍。第四日仍照前方，加服牛黄丸，晚服紫雪丹一钱，并嘱若有谵语，早服一钱，若无则不必服。第五日神志转清，四肢转暖，仍有面红等症，属厥回之象。故上方去薄荷、桑叶清扬之品，加石膏重清里热，停服紫雪丹。第六日，上方加柿蒂温中止呕，黄芩清热燥湿、泻火解毒，郁金活血止痛、行气解郁、清心凉血。第七日症状减轻，新长舌苔，胃气渐复，恐其反弹。故方以连翘、玄参、牡丹皮、金银花、麦冬、犀角、郁金、牛蒡子、柿蒂、细生地黄等清热滋阴，生津止呕，以防其复。纵观本病案，始终以清热解毒为温热病治疗的主线，但能准确把握病机，遣方用药，丝丝入扣。如症见神昏谵语，则加用紫雪丹、牛黄丸急则治标。邪热炽盛，多重用寒凉药物。症见邪热伤胃而呕吐者，加用柿蒂等温性药物止呕。病变后期，复以滋阴生津，顾护阴液，以收邪去不伤阴之功。

十二、酒客温热兼湿浊案

【医案原文】

谢　五月初三

酒客脉象模糊，苔如积粉，胸中郁闷，病势十分深重，再舌苔刮白，大便昼夜十数下，不惟温热，且兼浊湿，岂伤寒六经药可治。

连翘（钱半）　滑石（三钱）　郁金（二钱）　银花（二钱）　藿香（二钱）　生苡仁（三钱）　杏仁（三钱）　黄连（钱半）　豆豉（二钱）　薄荷（一钱）

今晚一帖，明早一帖。

初四日　温病始终以护津液为主，不比伤寒以通阳气为主。

连翘（三钱）　黄芩（二钱）　桑叶（三钱）　甘草（八分）　麦冬（五钱）　银花（三钱）　薄荷（一钱）　豆豉（二钱）　黄连（二钱）　滑石（三钱）

今晚一帖，明早一帖。

初五日　旧苔已退，新苔又出，邪之所藏者尚多。脉象之模糊者，较前稍觉光明。

连翘（三钱）　麦冬（四钱）　通草（八分）　银花（三钱）　薄荷（八分）　天花粉（三钱）　桑叶（二钱）　滑石（三钱）　黄芩（二钱）　杏仁（三钱）　藿香叶（八分）　黄连（二钱）　鲜芦根（三钱）

初六日　脉洪，舌滑而中心灰黑，余皆刮白，湿中秽浊，须重用芳香。

连翘（三钱）　荷叶边（二钱）　豆豉（三钱）　银花（二钱）　通草（钱半）　郁金（三钱）　薄荷（一钱）　滑石（五钱）　藿香（三钱）　黄芩（二钱）　芦根（五钱）　黄连（三钱）

今晚一帖，明早一帖。

初七日　温病已有凉汗，但脉尚数而协热下利不止。议白头翁汤法。

白头翁（五钱）　生白芍（二钱）　秦皮（三钱）　黄芩（三钱）　黄连（三钱）

初八日　热邪虽退，而脉仍未静，尚有余热未清。大泄十余日，大汗一昼夜，津液丧亡已多，不可强责小便。再胃之上脘痛，有责之阳衰者，有责之痰饮者，有责之液伤者。兹当热邪大伤津液之后，脉尚未静，犹然自觉痰黏，断不得作阳衰论。且阳衰胸痹之痛，不必咽津而后痛也。与甘苦合化阴气法，既可以保胃汁，又可以蓄水之上源，得天水循环，水天一气，自然畅流。

麦冬（六钱）　炙草（三钱）　大生地（五钱）　火麻仁（三钱）　生牡蛎（五钱）　黄连（一钱）　炒黄芩（一钱）　沙参（三钱）　象贝母（二钱）

煮三碗，三次服。渣煮一碗，明早服。

初九日　即于前方内加

丹皮（三钱）　赤芍（三钱）

初十日　肺脉独大，仍渴思凉。

连翘（三钱）　知母（二钱）　银花（三钱）　桑叶（三钱）　黄芩（二钱）　杏

仁（三钱）　生甘草（一钱）　煅石膏（三钱）

今晚一帖，明早一帖。

十一日　左关独大，仍喜凉物，余热未清，小便赤，用苦甘法。

黄连（一钱）　知母（二钱）　黄芩（二钱）　生草（一钱）　丹皮（五钱）　细生地（二钱）　桑叶（三钱）　赤芍（二钱）　木通（二钱）　麦冬（二钱）

今晚一帖，明早一帖。

（《吴鞠通医案·卷一·温疫》）

【评析】

本案所述之病证，是平素嗜酒之人感时邪而症见"脉象模糊，苔如积粉，胸中郁闷""大便昼夜十数下"。究其病机，乃"不惟温热，且兼浊湿"，故治以辛凉解毒、清心开窍之法。吴氏于医案中提到"温病始终以护津液为主，不比伤寒以通阳气为主"。次日则进一步加大连翘、金银花用量，并加用麦冬以顾护阴液。第三日继续以清热解毒为纲，加大麦冬用量，且再加天花粉、鲜芦根养护阴津。第四日"脉洪，舌滑而中心灰黑，余皆刮白"，湿浊之邪偏重问题比较突出，故治法调整为"重用芳香"以"祛湿逐秽"。在清热解毒生津的基础上，重用藿香以达理气和中祛湿之功。第五日出现"有凉汗""脉尚数而协热下利不止"，故予白头翁汤去黄柏加黄芩、生白芍以清热解毒，凉血止痢，敛阴收汗。第六日，因其"大泄十余日，大汗一昼夜，津液丧亡已多"，吴氏抓住热邪大伤津液之后"咽津而后痛"这个关键症状，进一步采取"甘苦合化阴气法"，以顾护津液为首务，重用麦冬、生地黄养阴清热生津，黄连、黄芩以清热燥湿，火麻仁滋脾阴、润肠燥，生牡蛎敛阴收汗，沙参益胃生津。

十三、温热发疹案

【医案原文】

长氏　二十二岁

温热发疹，系木火有余之证，焉有可用足三阳经之羌防柴葛，诛伐无过之理，举世不知，其如人命何？议辛凉达表，非直攻表也；芳香透络，非香燥也。

初四日

连翘（六钱）　银花（八钱）　薄荷（三钱）　桔梗（五钱）　元参（六钱）　生草（二钱）　牛蒡子（五钱）　黄芩（三钱）　桑叶（三钱）

为粗末，分六包，一时许服一包，芦根汤煎。

初五日　温毒脉象模糊，舌黄喉痹，胸闷渴甚。议时时轻扬，勿令邪聚方妙。

连翘（八钱）　银花（一两）　薄荷（三钱）　元参（一两）　射干（三钱）　人中黄（三钱）　黄连（三钱）　牛蒡子（一两）　黄芩（三钱）　桔梗（一两）　生石膏（一两）　郁金（三钱）　杏仁（五钱）　马勃（三钱）

共为粗末，分十二包，约一时服一包，芦根汤煎。

初六日　舌苔老黄，舌肉甚绛，脉沉壮热，夜间谵语，烦躁面赤，口干唇燥，喜凉饮。议急下以存津液法，用大承气减枳朴辛药，加增液润法。

生大黄（八钱）　元明粉（四钱）　厚朴（三钱）　枳实（三钱）　元参（三钱）　麦冬（五钱）　细生地（五钱）

煮三杯，先服一杯，得快便止后服，不便或不快，进第二杯，约三时不便，进第三杯。

初七日　其势已杀，其焰未平，下后护阴为主，用甘苦化阴。

细生地（八钱）　黄芩（二钱）　元参（三钱）　生草（一钱）　丹皮（五钱）　麦冬（六钱）　黄连（钱半）

煮三杯，分三次服。渣煮一杯，明早服。

初八日　脉浮邪气还表，下行极而上也。即于前方内加

连翘（三钱）　银花（三钱）　去黄连

初九日　脉仍数，余焰未息，口仍微渴，少用玉女煎法，两解气血伏热。

细生地　生甘草　麦冬　连翘　元参　银花　生石膏　知母各等分，服法如前。

初十日　脉沉微数，自觉心中躁，腹中不爽，舌上老黄苔，二日不大便，议小承气汤微和之。

生大黄（三钱）　厚朴（三钱）　枳实（二钱）

水五杯，煮二杯，先服一杯，得利止后服，不快再服。

（《吴鞠通医案·卷一·温疫》）

【评析】

本案中温疹病机属热郁于肌表，邪气郁遏而发疹，故当治以辛凉透达、时时轻扬法，使外邪透表而发。二诊时出现"脉象模糊，舌黄喉痹，胸闷渴甚"等症，说明温毒之邪入里，造成里热炽盛之势，若仍以"时时轻扬"治疗，未免病重药轻，故未能扭

转病势。三诊出现壮热、面赤、口干唇燥喜冷饮、舌苔老黄而脉沉，说明热邪进一步深入，出现热结阳明之势，此外，舌绛谵语说明热入心营，因此病机总属气营两燔，故当以大承气汤急下存阴，合增液汤以生津增液。由于处理得当，热势得以控制。至七诊时邪气复聚阳明，则改用"小承气汤微和之"。

十四、老年温病案

【医案原文】

赵 七十岁 五月十二

温病之例，四损重逆为难治。今年老久病之后，已居四损之二。况初起见厥，病入已深。再温病不畏其大渴，引饮思凉，最畏其不渴。盖渴乃气分之病，不渴则归血分。此皆年老藩篱已撤，邪气直入下焦之故。勉议清血分之热，加以领邪外出法。

丹皮（二钱） 细生地（二钱） 连翘（二钱） 郁金（二钱） 桔梗（一钱）羚羊角（钱半） 甘草（五分） 桑叶（一钱） 银花（一钱） 麦冬（一钱） 茶菊花（一钱） 薄荷（八分）

日三帖，渣不再煎。

十三日 今日厥轻，但老年下虚，邪居血分，不肯外出，可畏，用辛凉合芳香法。

连翘（三钱） 牛蒡子（三钱） 藿香（钱半） 元参（三钱） 豆豉（三钱）薄荷（八分） 银花（三钱） 郁金（钱半） 桑叶（二钱） 细生地（三钱） 丹皮（三钱） 麦冬（三钱） 芦根（五寸）

十四日 六脉沉数而实，四日不大便，汗不得除，舌苔微黄，老年下虚，不可轻下。然热病之热退，每在里气既通以后。议增液汤，作增水行舟之计。

元参（二两） 细生地（一两） 栀子炭（六钱） 丹皮（六钱） 麦冬（一两）牛蒡子（八钱）

水八碗，煮三碗，三次服，均于今晚服尽，明早再将渣煮一碗服。

十五日 仍未大便，酌加去积聚之润药，即于前方内加：

元参（一两） 细生地（一两）

十六日 脉已滑，渴稍加，汗甚多，邪有欲出之势，但仍未大便，犹不能外增液法，少入玉女煎可也。既可润肠，又可保护老年有限津液，不比壮年可放心攻劫也。

元参（三两）　知母（三钱）　细生地（二两）　麦冬（一两）　生甘草（二钱）生石膏（一两）银花（六钱）　连翘（五钱）

十七日　渴更甚，加以保肺为急，即于前方内加

黄芩（三钱）　生石膏（一两）　知母（二钱）

十八日　大便已见，舌苔未净，脉尚带数，不甚渴，仍清血分为主，复领邪法。

麦冬（三钱）　生甘草（二钱）　细生地（一两）　元参（五钱）　丹皮（六钱）银花（三钱）　连翘（三钱）　黄芩（二钱）

煮三碗，三次服。

（《吴鞠通医案·卷一·温疫》）

【评析】

四损，乃阴阳气血之亏损。吴又可《温疫论·四损不可正治》言："凡人大劳、大欲、及大病、久病后，气血两虚，阴阳并竭，名为四损。"本例患者系年老久病之后，下元亏虚，而邪气直入下焦，遂出现血分证候，所谓"至虚之地，便是容邪之所"是也。故在治疗上，当"清血分之热，加以领邪外出法"。处方总以养阴生津为主，俾阴液得以存内，下虚有恢复之机，则机体抗邪有力，内陷之邪有望外透，病情方可转机。其后患者病情发展，出现热结腑实之征，由于患者年高，吴鞠通采用以大剂增液汤，在泻下通便的同时注重顾护阴液。体现了吴鞠通诊病平稳求实的风格。后期，大便已通，而邪热未尽除，又复用清热养阴、领邪外出之法。总之，全案条理清楚，用药精当，乃后世学习参考的典范。

十五、少年误伤心阳救治案

【医案原文】

苗　十七岁　初一

温热本木火有余之病。无奈世人不识四时，乃以治冬日之羌、防、柴、葛治之，是之谓抱薪救火，误伤心阳，其势不至于神昏谵语痉厥癫狂不休也。议以清宫汤，急清宫城为要。

麦冬（一两，连心）　生石膏（六钱）　元参心（六钱）　犀角（五分）　莲子

心（一两）　竹叶心（三钱）　细生地（五钱）　黄连（二钱）　连翘（五钱，连心）丹皮（五钱）　勾藤勾（三钱）

再按：痉厥神昏，故以清宫为主。血分太热脉极数，故以地黄汤犀角为佐。邪气在血分虽多，尚能渴思凉饮，故加石膏合冬地为玉女煎法，以清气血两燔之伏热。大抵治逆之症，不能一辙，其势不得不用复方也，煮成三碗，分三次服。明日渣再煮半碗服。

初二日　诸证俱减而未尽除，脉之至数亦减。但老年下虚，咳声不满喉咙，可畏之至。议搜邪之中，寓补阴和阳之用。

麦冬（二两，连心）　丹皮（八钱）　黄芩（三钱）　黄连（二钱）　连翘（三钱）　生石膏（一两）　细生地（一两）　大生地（一两）　犀角（五钱）

初三日　脉症虽减，犹在险途。

大生地（一两）　黄连（二钱）　犀角（五钱）　黄芩（三钱）　细生地（一两）麦冬（二两）　丹皮（六钱）　连翘（三钱）　焦白芍（五钱）　熟石膏（五钱）

初四日　神识略清，脉洪数有力，周身尽赤若斑，大便大频，用玉女煎加苦以坚阴。今晚明早，如神识不甚清爽，再服紫雪丹三五钱。

大生地（一两）　黄连（三钱）　黄芩（三钱）　知母（三钱）　犀角（六钱）细生地（一两）　丹皮（六钱）　麦冬（二两）　生石膏（八钱）　炒京米（一撮）

头煎煮三杯，二煎煮二杯。今日服三次，明早服二次，各一杯。

初五日　即于前方内加

元参（六钱）　去京米

此证服紫雪丹共一两八钱，牛黄九五粒。神识清，大便通，舌苔退，脉静身凉，后二甲复脉汤十八帖。

（《吴鞠通医案·卷一·温疫》）

【评析】

本案系"温热本木火有余之病"，患者为少年，本就阳气充沛，少年罹患温病，阳热有余而阴液不足，前医不明此理，仍予羌、防、柴、葛治疗，无异于抱薪救火。伤及心阳，致使患者出现"神昏谵语痉厥癫狂不休也"。故治疗上联合选用清宫汤、玉女煎、犀角地黄汤等，以起到清心、清气、清血的功效。吴鞠通在《治法论》中谓："治外感如将，兵贵神速。机圆法活，去邪务尽，善后务细，盖早平一日，则人少受一日之苦。"二诊"诸症俱减而未尽除"，说明吴氏初诊处方效如桴鼓，祛邪速战速决，后几诊仍以此法，配合安宫牛黄丸、紫雪丹、局方至宝丹等开窍方药同用，以起到清热镇惊、除热开窍的功效。考虑到患者阴伤日久，最后以二甲复脉汤十八剂收功。

十六、温热月余不解案

【医案原文】

普　四十四岁　五月二十九

温热月余不解，初用横补中焦，致邪无出路。继用暑湿门中刚燥，致津液大亏，湿热之邪，仍未能化。现在干呕脉数，大小便闭，烦躁不安，热仍未除，证非浅鲜，议甘寒、苦寒合化阴气，令小便自通。若强责小便，不畏泉源告竭乎！

生石膏（一两）　元参（一两）　细生地（六钱）　知母（四钱）　连翘（八钱）丹皮（五钱）　麦冬（八钱）　银花（三钱）　生甘草（二钱）　炒黄芩（二钱）　黄连（二钱）

煮成三碗，今日分三次服完，明早再煮一碗服。

三十日　昨用玉女煎、银翘散合法，再加苦寒，为甘苦合化阴气，又为苦辛润法。今日已见大效，汗也，便也，表里俱通。但脉仍沉数有力，是仍有宿粪，与久羁之结邪相搏。议增水行舟，复入阴搜邪法。

麦冬（一两）　丹皮（六钱）　生甘草（三钱）　黄芩炭　大生地（六钱）　北沙参（五钱）　生鳖甲（八钱）　生牡蛎（六钱）　柏子霜（三钱）　黄连（钱半）。

（《吴鞠通医案·卷一·风温》）

【评析】

本案乃系温病误用补法，致使邪无出路，津伤液枯的病案。温病初起在表，不可使用中焦里药。温热久缠，耗气伤正，然热邪不除，而急用补益者，实有闭门留寇之弊也。正如叶天士所云，"在卫汗之可也，到气才可清气"。意取"轻以去实"，其不夹湿者宜辛凉解表，散热解毒；其夹湿者，宜芳香宣化。

温病小便不利，非膀胱气化不及所致。主要原因有二：一是小肠热盛，火腑不通，所以要苦寒清热；二是热伤津液，小便无源而生，所以要甘寒养阴。吴鞠通在此案中指出："议甘寒苦寒合化阴气。令小便自通。若强责小便，不畏泉源告竭乎？"《素问·阴阳应象大论》曰："辛甘发散为阳，酸苦涌泄为阴。"苦以清泄温热，辛以行散滋润，故治以玉女煎之甘凉，银翘散之辛散，合以芩、连等苦寒之品，共奏清热透邪之功，其症自解。至于留邪日久，宿粪停聚者，热势虽除，伏邪在阴也。以麦冬、生地黄清润逐便，鳖甲、牡蛎软坚搜邪，余邪尽消。

十七、疫后肢痹案

【医案原文】

梁 二十二岁 壬申年六月初四

温热自汗，脉浮，舌满白，最忌足三阳表药发汗。用辛凉法。

苦桔梗（五钱） 杏仁（三钱） 甘草（三钱） 薄荷（二钱） 银花（六钱）藿香（二钱） 连翘（六钱） 郁金（二钱） 牛蒡子（五钱）

初六日 温病脉浮自汗，喘喝，舌苔白厚，思凉饮，用辛凉重剂。

生石膏（一两） 桑叶（五钱） 知母（五钱） 牛蒡子（五钱） 连翘（六钱）元参（一两） 银花（六钱） 人中黄（三钱）

共为粗末，分八包，一时许服一包。

初七日 疫后肢痹。

杏仁泥（三钱） 连翘（三钱） 石膏（六钱） 银花（二钱） 防己（三钱）生甘草（一钱） 广郁金（钱半）

十一日 肢痹。

桂枝（三钱） 生薏仁（三钱） 生石膏（五钱） 防己（三钱） 杏仁泥（三钱） 片子姜黄（三钱） 海桐皮（二钱）

温热复作，身热身痛，舌苔重浊，忌羌防柴葛，议辛凉合芳香法。

荆芥穗（五钱） 元参（三钱） 藿香叶（二钱） 薄荷（三钱） 豆豉（三钱）连翘（六钱） 苦桔梗（六钱） 银花（八钱） 甘草（三钱） 牛蒡子（三钱） 郁金（三钱）

共为细末，分八包，一时许服一包，芦根汤煎。

大渴思凉饮，大汗如注，脉数急，非辛凉重剂，不足以解之。

生石膏（二两） 知母（五钱） 麦冬（一两） 生甘草（三钱） 细生地（一两） 连翘（三钱） 银花（三钱） 桑叶（二钱）

煮成三碗，分三次服。

用辛凉重剂，大热已解，脉小数，以养阴清解余邪立法。

麦冬（八钱） 丹皮（三钱） 细生地（五钱） 知母（二钱） 生甘草（二钱）

元参（五钱）

煮法如前。

（《吴鞠通医案·卷一·温疫》）

【评析】

本案中患者出现"温热自汗，脉浮，舌满白"，此为温邪袭表，卫阳抗争之故也。故治疗上应采用辛凉清解之法，正如吴鞠通所言"最忌足三阳表药发汗"。应用辛凉解表法。处方重用金银花、连翘，二者相须为用，共奏清热解毒、疏散风热之功；苦桔梗宣肺祛痰、利咽排脓；杏仁恢复肺气之宣肃；薄荷、牛蒡子等均有疏散风热之功。服药后出现"脉浮自汗，喘喝，舌苔白浓，思凉饮"等症状，说明此时气分热盛，故用辛凉重剂白虎汤加减。处方重用石膏、知母清肺胃实热，金银花、连翘、牛蒡子、桑叶疏散风热；人中黄清热解毒，玄参清热养阴。"疫后肢痹"，即发热后肢体疼痛，方用防己利水清热，祛风止痛，桂枝宣通经络，薏苡仁祛湿健脾、舒筋除痹，姜黄通经止痛，海桐皮亦可祛风湿、通经络。服药后又遇疾病反复，"身热身痛，舌苔重浊"，仍以辛凉剂为主，到"大热已解，脉小数"，则复以养阴法"清解余邪"，药用麦冬、生地黄、知母、玄参等品清解余邪而收功。

十八、温热七日不退案

【医案原文】

甘　五岁　壬申年六月十八

温热七日不退，渴思凉饮，脉仍洪浮而长，急宜辛凉退热，加入芳香化浊，最忌羌防柴葛发表。腹痛者，秽浊也。勿认作寒，用温药。

连翘（六钱）　牛蒡子（三钱）　银花（六钱）　石膏（六钱）　广郁金（三钱）藿香叶（三钱）　苦桔梗（六钱）　豆豉（三钱）　知母（二钱）　人中黄（二钱）黄芩（二钱）　丹皮（二钱）

共为粗末，分六包，约一时许服一包。芦根汤煎，去渣服。

十九日　热稍减，脉势亦减过半，气分尚未解透，血分亦有邪耳！今用玉女煎加芳香法。

麦冬（一两）　知母（三钱）　细生地（八钱）　郁金（钱半）　丹皮（六钱）豆豉（一钱）　生甘草（三钱）　元参（六钱）　生石膏（六钱）

煮成三茶杯，渣再煎一茶杯，每服一杯，分四次服。

二十日　幼童温病，热退七八，以存阴退热，为第一要着。

麦冬（二两）　生甘草（一钱）　细生地（八钱）　知母（钱半）　元参（两半）丹皮（三钱）

头煎两茶杯，二煎一茶杯，三次服。

二十一日　热渐退，手心热特甚，阴伤之象，用存阴法。

大生地（五钱）　焦白芍（三钱）　细生地（五钱）　麻仁（三钱）　丹皮（三钱）　炙草（三钱）沙参（三钱）　麦冬（六钱）

二十三日　幼童热病退后，一以存阴为主，最忌与枳朴开胃，黄芩清余热，医者诚能识此，培养小儿不少矣。

焦白芍（五钱）　炒玉竹（二钱）　炙草（二钱）　麦冬（五钱）　元参（三钱）沙参（三钱）　大生地（五钱）　丹皮（三钱）

（《吴鞠通医案·卷一·温疫》）

【评析】

本案患者系五岁小儿，小儿患热病七日不退，口渴思冷饮，脉仍洪浮而长，此乃大热之象，且邪热亢盛，病情较重、较急。病因为外感时行病气，初犯上焦，累及中焦、下焦，气分、血分亦皆有热邪，故发热伤津，渴思冷饮。治疗时最忌用辛温发散之品，应以辛凉退热，兼以芳香化浊为宜。方中连翘、牛蒡子、桔梗清宣上焦肺卫之热；石膏、知母取白虎之意而清气分之热；人中黄、郁金、牡丹皮清热解毒，凉血散血，行气止痛；藿香芳香化浊。用芦根汤煎，因患者热已伤津而见口渴之状也。二诊时症状有所减轻，但"气分尚未解透，血分亦有邪耳"，故用"玉女煎加芳香法"，方中石膏、知母清气分未解透之热；麦冬、生地黄、玄参为增液汤，滋补所伤津液；加豆豉能宣透上焦肺卫之邪；牡丹皮清血中之热，郁金活血行气止痛。故能达到药后热退七八之效。其后"以存阴退热为第一妙者"，以增液汤为主加减治疗。药后热已渐退，但手心热特甚，此为热退阴伤未复，治当存阴，以生地黄、白芍、麻仁、沙参为主组方，减少用量恐过于腻滞不利化生，再以少许牡丹皮清泄余热，直至病愈。本案治法以护阴、清热、祛浊为主，值得后世学习借鉴。

十九、温病自汗神昏案

【医案原文】

杨　甲子年四月初四

温病自汗，脉浮芤，神气昏瞀，时有谵语，可先服牛黄丸二丸，继以人参白虎汤。

生石膏（八两，先煎）　洋参（四钱）　知母（四两）　京米（二合）　炙甘草（一两）

神清止牛黄丸，热退止石膏。不然俱再作服。

初五日　于前方内加洋参（四钱），共成八钱。

初六日　大用白虎，脉为敛戢，热未全退，咳而腹痛，议甘苦合化阴气法。

麦冬（六钱）　生甘草（二钱）　沙参（三钱）　杏仁粉（五钱）　连翘（三钱）细生地（五钱）　黄芩（三钱）　银花（三钱）　知母（三钱）　黄连（二钱）

今日晚服一帖，明早一帖，每帖煮二碗。

初七日　今日脉少敛，但手心热甚于手背，温热未净，而津液已亏。用存阴退热法，兼润肺燥。

沙参（八钱）　桑叶（三钱）　麦冬（二两）　柏子霜（三钱）　细生地（一两）丹皮（六钱）　知母（六钱）　生甘草（五钱）　元参（五钱）

煮四碗，分四次服。

初十日　脉复大而芤。

生石膏（二两）　知母（八钱）　甘草（六钱）　京米（一撮）　洋参（二钱）麦冬（八钱）　细生地（六钱）

五杯水煮两杯，分二次服。渣如上法。

十一日　脉势火敛，但手心热甚，应治里。议热淫于内，治以甘苦，佐以咸寒。

炒知母（三钱）　甘草（三钱）　细生地（六钱）　生鳖甲（八钱）　麦冬（八钱）　生牡蛎（五钱）　黄芩炭（二钱）

头煎三杯，二煎一杯，分四次服。

十二日　脉复浮大而芤，前方去二甲黄芩，加石膏、洋参。

十三日　脉少敛，热未净，左脉仍空大，用存阴退热法。

细生地（八钱）　丹皮（五钱）　元参（四钱）　白芍（六钱）　麦冬（一两）桑叶（三钱）　知母（三钱）

煎四碗，日三服，夜一服。

十四日　邪少虚多，且左大为下焦血分，非右大可比。议复脉法，复胃中之阴，渐有驱邪之势。

炙甘草（五钱）　阿胶（三钱）　麦冬（六钱）　麻仁（三钱）　生白芍（六钱）大生地（六钱）　生鳖甲（六钱）　生牡蛎（六钱）　知母（四钱）

头煎水八碗，煎成三碗，二煎一碗。日三服，夜一服。

十八日　服前方。

五月初五日　温病愈后十五日，未服真元，复中暑温卒厥，俗名暑风，治在厥阴足少阳。

桑叶（二钱）　杏仁泥（钱半）　羚羊角（二钱）　菊花（二钱）　银花（二钱）连翘（二钱）　钩藤（钱半）　生甘草（一钱）　荷叶边（三钱）

日三帖。

（《吴鞠通医案·卷一·温疫》）

【评析】

本案主症为"神气昏瞀，时有谵语"，初诊时见"自汗，脉浮芤"，属热入气分而津气空虚的人参白虎汤证。《温病条辨·上焦》有云："浮大而芤，几于散矣，阴虚而阳不固也。补阴药有鞭长莫及之虞，惟白虎退邪阳，人参固正阳。使阳能生阴，乃救化源欲绝之妙法也。汗涌，鼻扇，脉散，皆化源欲绝之征兆也。"本案病机重点在气分，而且津气空虚，故用大剂人参白虎汤方为主，而佐以清开的牛黄丸和护阴的增液汤以取效，最后改用填阴的复脉法以收功。

二十、温病咽痛案

【医案原文】

章　丙寅年二月十一

头痛身热，脉芤数，口渴，自汗，喉痛，舌苔重浊而尖赤甚，温病也。势甚重，法宜辛凉，最忌发汗。

连翘（三钱）　银花（三钱）　麦冬（三钱）　桔梗（三钱）　桑叶（钱半）　细

生地（三钱）　甘草（一钱）　薄荷（八分）　射干（二钱）　元参（三钱）　牛蒡子（三钱）

今晚一帖，明早一帖。

十二日　温热咽痛之极，阴本亏也。

桔梗（八钱）　人中黄（三钱）　马勃（三钱）　牛蒡子（八钱）　元参（八钱）连翘（六钱）　射干（四钱）　黄连（三钱）　黄芩（三钱）　银花（三钱）　薄荷（二钱）　荆芥穗（二钱）　细生地（四钱）

共为粗末，分八包，一时服一包。芦根汤煎，去渣服。

十三日　大便通，咽痛减，脉渐静，不可躁。

桔梗（三钱）　麦冬（五钱）　黄芩（一钱）　银花（三钱）　元参（五钱）　连翘（二钱）　射干（二钱）　人中黄（一钱）　丹皮（二钱）　芦根（二钱）　黄连（一钱）　细生地（五钱）　白茅根（三钱）　牛蒡子（三钱）

煮两碗，分二次，今晚明早各半帖。

十四日　脉静，痛止大半，小便未畅，余焰尚存，仍不可食谷。

细生地（五钱）　连翘（二钱）　射干（二钱）　丹皮（三钱）　银花（二钱）人中黄（钱半）　元参（三钱）　牡蛎（三钱）　桔梗（二钱）　黄芩（一钱）　麦冬（六钱）　黄连（八分）

二帖共煎四碗，分四次服。明日午前服完，计今日两碗，明日两碗，如服完后，喉仍微痛，小便不畅，明晓再服一帖。如喉痛已止，小便亦畅，可少啜粥汤，静俟十六日换方服药。

十六日　脉静身凉，用一甲复脉汤。

炙甘草（六钱）　大生地（六钱）　阿胶（三钱）　麦冬（五钱）　白芍（六钱）麻仁（三钱）　牡蛎（八钱）。

（《吴鞠通医案·卷一·温疫》）

【评析】

本案主症为"头痛身热，脉芤数，口渴，自汗，喉痛，舌苔重浊而尖赤甚"。若系伤寒中风之证，则不会出现喉痛，舌亦无赤，故判定本证为温病。故一至三诊中，吴鞠通均用银翘散法以辛凉清解上焦风热毒气。温热咽痛之极，为阴虚火旺，治宜加用人中黄、白茅根、麦冬等降火滋阴，遂配合增液汤甘寒养阴；更加人中黄、马勃、黄芩、黄连，以增强清热解毒之力。药症相符，故获捷效。用一甲复脉滋填真阴，体现了吴鞠通对温病演化规律的准确把握。

二十一、暑温邪传心包案

【医案原文】

甘　二十四岁　壬戌六月二十九

暑温邪传心包，谵语神昏，右脉洪大数实而模糊，势甚危险。

细生地（六钱）　知母（五钱）　银花（八钱）　元参（六钱）　连翘（六钱）生甘草（三钱）　麦冬（六钱）　竹叶（三钱）　生石膏（一两）

煮三碗，分三次服。牛黄丸（二丸），紫雪丹（三钱）。

温邪入心包络，神昏痉厥，极重之证。

连翘（三钱）　竹叶（三钱）　银花（三钱）　生石膏（六钱）　细生地（五钱）甘草（钱半）　知母（三钱）　麦冬（五钱连心）

今晚一帖，明早一帖，再服紫雪丹（四钱）。

（《吴鞠通医案·卷二·暑温》）

【评析】

暑温之邪传入心包，导致谵语神昏，右脉洪大数实而模糊，此乃由于气分热邪炽盛所致，且加以津液耗伤，故其治疗并不单纯地使用牛黄丸，而仍重视气分邪热。以竹叶石膏汤、银翘散与增液汤合方为主剂清气生津，使邪外达。二诊患者出现痉厥，吴氏并未用清营汤加犀角及羚羊角之类，而仍在竹叶石膏、银翘方的基础上加入牡丹皮以清血分邪热，兼用紫雪丹以清热解痉，体现了吴氏临证掌握病机关键用药应变的特点。

二十二、暑温夹痰饮怒郁案

【医案原文】

荣　十五岁　乙丑六月十一

暑温夹痰饮怒郁，故脉茏身热而胁痛，误用足六经表药，烦躁不宁，六日不解，至危之证。

生香附（三钱）　旋覆花（三钱）　连翘（二钱）　藿梗（三钱）　生石膏（四钱）　杏仁（三钱）　薄荷（一钱）　郁金（二钱）

每帖煮两杯，分二次服。三时一帖，服二日大见效再商。

十三日　于前方内加

青橘叶（二钱）　鲜荷叶边（一张）　芦根（五钱）

暑伤足太阴，发为膜胀，渴不欲饮，饮则呕，身微热，舌白滑，肢逆，二便闭塞，病在中焦居多，以香开六腑浊气为主。

半夏（五钱）　藿梗（三钱）　广皮（二钱）　枳实（三钱）　厚朴（四钱）　生香附（三钱）　郁金（二钱）　生苡仁（三钱）　白蔻仁（二钱）　杏泥（三钱）　旋覆花（三钱）

煮两杯，分二次服。今日一帖，明日一帖。

（《吴鞠通医案·卷二·暑温》）

【评析】

本案主症为"暑温夹痰饮怒郁"，前医误认为伤寒表证，误用足六经表药，导致"烦躁不宁，六日不解，至危之证"。吴鞠通接手后，以清温解暑、祛痰化饮导浊法，重用生石膏，清热养阴，除烦止渴，再配伍香附、旋覆花疏肝解郁，广郁金增强疏肝之力，杏仁宣降肺气，藿香梗芳香解暑，最终收获大效。

二十三、暑温头痛案

【医案原文】

孙　四十五岁　乙丑六月初六

头痛，左关独高，责之少阳内风掀动，最有损一目之弊。若以为外感风寒，则远甚矣。议清少阳胆络法。再此症除左关独高，余脉皆缓，所谓通体皆寒，一隅偏热，故先清一隅之热。《金匮》谓先治新病，旧病当后治也。

羚羊角（二钱）　苦桔梗（二钱）　生甘草（一钱）　薄荷（六分）　丹皮（钱半）　桑叶（钱半）　菊花（钱半）　刺蒺藜（一钱）　钩藤（一钱）　鲜荷叶（半张）

今日一帖，明日一帖。

初八日　前日左关独浮而弦，系少阳头痛，因暑而发，用清胆络法；兹关左已平其半，但缓甚，舌苔白厚而滑，胸中痞闷，暑中之热已解，而湿尚存也。议先宣上焦气分之热。

生苡仁（五钱） 郁金（三钱） 旋覆花（三钱） 藿梗（三钱） 杏仁泥（五钱） 白蔻仁（二钱，连壳） 半夏（五钱） 广皮（三钱） 茯苓皮（三钱） 滑石（六钱） 通草（一钱）

头煎二杯，今日服，二煎一杯，明早服。

初九日 诸症俱减，舌白未除，中湿尚多，议进法于前方内加

生苍术（三钱） 草果（一钱）

（《吴鞠通医案·卷二·暑温》）

【评析】

本案患者主症为"头痛，左关独高"，左寸、关、尺脉分别候心、肝、肾，左关独高，结合二诊所述"左关独浮而弦"，即可知病位在肝，病机属肝经邪热上攻，上扰清空，发为头痛。又因肝开窍于目，火热上攻，则"最有损一目之弊"。故治疗上采用"清少阳胆络法"，平肝清肝，息风止痉，用羚角钩藤汤加减化裁，药选羚羊角、钩藤、桑叶、菊花、牡丹皮、薄荷等。二诊脉象有所缓解，进而出现"舌苔白厚而滑，胸中痞闷，"证明"暑中之热已解，而湿尚存也"，故"先宣上焦气分之热"，处方用三仁汤化裁。宣上焦肺气，畅中焦脾胃之气，利下焦肾与膀胱之气，通行水道，引邪外出。方中旋覆花、郁金、广陈皮疏肝降逆，理气宽中。对肝胆病都有很好的临床疗效。

二十四、暑温耳鸣案

【医案原文】

马 三十八岁 癸丑年六月初六

暑热本易伤阴，误用消导攻伐，重伤阴气，致令头中、耳中，鸣无止时，此系肝风内动。若不急救肝肾之阴，瘛疭热厥至矣。

炒白芍（六钱） 炙甘草（三钱） 生鳖甲（五钱） 大生地（六钱） 麦冬（五钱） 生牡蛎（五钱） 丹皮（三钱） 桑叶（三钱） 茶菊炭（二钱） 麻仁（二钱，便不实去此）

服四帖。

十二日 外邪虽退，无奈平素劳伤太过，虚不肯复，六脉无神，非参不可。

沙参（三钱） 大生地（六钱） 阿胶（三钱） 元参（六钱） 麻仁（三钱）
生鳖甲（六钱） 麦冬（六钱） 生白芍（六钱） 炙甘草（四钱）

得大便后，去元参，加

牡蛎（三钱）　人参（三钱）　桂枝　大枣（二枚）　生姜（一片）

七月初六日　病后饮食不调，又兼暑湿着里，腹中绞痛，痛极便溏，脉微数，欲作滞下，议芩芍法，夺其滞下之源。

黄芩炭（一钱二分）　小茴香炭（八分）　广木香（一钱）　厚朴（二钱）　焦白芍（钱半）　黄连炭（八分）　炒广皮（钱半）　枳实（一钱）　神曲炭（二钱）山楂炭（钱半）

一二帖后腹痛除，仍服复脉汤服十余帖。

（《吴鞠通医案·卷二·暑温》）

【评析】

本案患者主证为脑鸣、耳鸣。暑热本易伤阴，误用消导攻伐，重伤阴气，导致肝风内动，故急救肝肾之阴。"重伤"二字可见程度之深。若不急救肝肾之阴，阴不制阳，虚风内动，瘛疭热厥就是可预见的结果。故予二甲复脉汤加减化裁，《温病条辨·下焦》言："热邪深入下焦，脉沉数，舌干齿黑，手指但觉蠕动，急防痉厥，二甲复脉汤主之。"患者腹痛已解，仍予复脉汤，乃治病求本之策。

二十五、小儿暑湿伤脾案

【医案原文】

俞　男　三岁　七月初二

暑湿伤脾，暮夜不安，小儿脉当数，且少腹以下常肿痛，肝肾亦复虚寒；况面色青黄，舌苔白，手心时热，调理乳食要紧，防成痄疾。议腑以通为补，食非温不化例。

生苡仁（二钱）　姜夏（钱半）　厚朴（钱半）　炒扁豆（一钱）　杏泥（钱半）小枳实（八分）　焦曲（钱半）　鸡内金（一钱）　广皮炭（八分）　白蔻仁（四分）煨姜（三片）　小茴（一钱炒黑）

四帖。

前症已愈，惟脾尚虚弱，以疏补中焦为主。

（《吴鞠通医案·卷二·暑温》）

【评析】

本案为暑湿损伤小儿脾胃，小儿为稚阴稚阳之体，故虽系寒证，但仍然"脉当数"。本案病机为暑湿夹寒凝聚于下焦，进而导致"少腹以下常肿痛"。治从健脾温通下焦，法宜宣通肺气，助中焦运化，化未尽宿滞，通下焦腑气，微温下焦腐熟之力。

二十六、伏暑似疟案

【医案原文】

陈　二十八岁　左脉洪大数实，右脉阳微，阴阳逆乱，伏暑似疟，最难即愈。议领邪外出法。

生鳖甲（三两）　青蒿（四钱）　桂枝（三钱）　麦冬（八钱）　焦白芍（三钱）甘草（钱半）　沙参（三钱）　丹皮（三钱）　知母（三钱，炒）

三帖即愈。

十四日　伏暑寒热已愈，不食不饥不便，胸中痞闷，九窍不和，皆属胃病。

半夏（五钱）　广皮（钱半）　青皮（钱半）　桂枝（钱半）　郁金（二钱）　生苡仁（五钱）　茯苓（五钱）　党参（三钱）

三帖。

十七日　久病真阳虚则膁痛，余邪化热则口苦，正气不复则肢倦。

西洋参（二钱）　桂枝（三钱）　茯苓（三钱）　半夏（三钱）　黄芩炭（钱半）焦白芍（三钱）　生姜（二片）　广皮炭（钱半）　炙甘草（钱半）　大枣（二枚）

（《吴鞠通医案·卷二·伏暑》）

【评析】

本案患者因夏月感受暑湿之邪，冬月遇寒邪引触所致，治当解表散邪，透热养阴，故以青蒿鳖甲汤合桂枝汤加减治之。鳖甲有滋阴清热之效；而青蒿不仅能清气分之热，又有芳香透邪之功。二者相配，协同增效。正所谓"青蒿不能独入阴分，有鳖甲领之入也；鳖甲不能独入阳分，有青蒿领之出也"。鳖甲、青蒿同用，既能滋阴，又能透出阴分之热，扬长避短，故效如桴鼓，三帖即愈。二诊时患者伏暑寒热已愈，但见不食、不饥、不便，胸中痞闷，九窍不和，皆属脾胃病。病机为湿阻中焦，气机停滞，故治以健脾燥湿和胃。三诊，虑久病耗伤气津，邪热已大减，唯见膁痛、口苦、肢倦。此乃久病真阳亏虚，余邪化热，正气不复之故也，故以炙甘草汤加减化裁收功。

二十七、伏暑误治案

【医案原文】

某　乙丑八月二十二

不兼湿气之伏暑误治，津液消亡，以致热不肯退，唇裂舌燥，四十余日不解，咳嗽胶痰，谵语口渴。可先服牛黄清心丸，清包络而搜伏邪；汤药与存阴退热法。

细生地（三钱）　麦冬（五钱）　白芍（三钱炒）　甘草（一钱）　沙参（三钱）生牡蛎（五钱）　生鳖甲（五钱）　生扁豆（三钱）

二十四日　暑之偏于热者，误以伤寒足经药治之，以致津液消亡。昨用存阴法，兼芳香开络中闭伏之邪，已见大效。兹因小便赤甚而短，热虽减而未除，议甘苦合化阴气法。

二甲复脉汤，加黄芩（三钱）　如有谵语，其牛黄丸仍服。

二十六日　昨用甘苦合化阴气法，服后大见凉汗，兹热已除，脉减，舌苔尽退，但六脉重按全无，舌仍干燥。议热之所过，其阴必伤例，用二甲复脉汤，重加鳖甲、生甘草八帖。

（《吴鞠通医案·卷二·伏暑》）

【评析】

本案之所以谓之"伏暑误治"，乃由于暑为阳邪，伤津耗液。患者本就外感暑邪，治疗上却误用阳药，更伤津液，导致"唇裂舌燥，咳嗽胶痰，谵语口渴"，最终四十余日不解。吴鞠通在治疗上急予二甲复脉汤加减化裁，滋阴潜阳，更配牛黄清心丸清心开窍。三日便见大效。二诊、三诊吴鞠通均予二甲复脉汤加减，可见此类误诊耗伤阴津程度之重。此外，还应注意"暑必夹湿"，纯暑无湿者甚少。治疗暑病，必要兼顾湿邪，临床上须引以为戒。

二十八、伏暑滞下案

【医案原文】

张　十七日

伏暑酒毒，遇寒凉而发，九日不愈，脉缓而饮，滞下，身热，谵语，湿热发黄，先清湿热，开心包。

茵陈（五钱）　茯苓皮（五钱）　黄连（二钱）　栀子炭（二钱）　通草（一钱）黄柏炭（三钱）　滑石（五钱）　生苡仁（三钱）　黄芩（三钱）

十八日　热退，滞下已愈，黄未解。

茵陈（三钱）　黄连（八分）　茯苓皮（五钱）　滑石（五钱）　栀子炭（三钱）杏仁（三钱）　黄柏炭（三钱）　通草（一钱）　灯草（一钱）　草薢（三钱）

十九日　黄亦少退，脉之软者亦鼓指；惟舌赤、小便赤浊，余湿余热未尽，尚须清之。

茯苓皮（五钱）　茵陈（四钱）　生苡仁（三钱）　黑栀子（三钱）　杏仁（三钱）　黄柏炭（二钱）　半夏（三钱）　黄连（八分）　广皮炭（二钱）　草薢（三钱）　滑石（五钱）

二十日　黄退，小便赤浊，舌赤脉洪，湿热未净。

滑石（五钱）　栀皮（二钱，炒）　草薢（三钱）　黄连（一钱）　海金沙（三钱）　半夏（三钱）

（《吴鞠通医案·卷二·伏暑》）

【评析】

本案为伏暑湿温发黄之证。酒毒内蕴，导致湿热内生，遇寒而发。《伤寒论》云："伤寒七八日，身黄如橘子色，小便不利，腹微满者，茵陈蒿汤主之。"故治疗上吴鞠通用茵陈蒿汤加减化裁。此外，还应注意，治疗中不宜过早使用凉营滋阴之品，否则湿邪黏滞不化，病深不解。

二十九、伏暑咳嗽不解案

【医案原文】

王氏　二十二岁　二月二十六

伏暑咳嗽寒热，将近一年不解，难望回生，既咳且呕而泄泻，勉与通宣三焦，俾邪有出路，或者得有生机。何以知其为伏暑而非痨？痨之咳，重在丑寅卯木旺之时，或午前，或终日，湿家之咳，旺在戌亥子。痨之寒热后无汗，伏暑寒热如疟状，丑寅卯阳升，乃有汗而止。痨之阴虚身热，脉必芤大，伏暑之脉，弦细而弱。故知其为伏暑而非痨瘵也。再左边久不着席，此水在肝也。

生苡仁（五钱）　广皮（三钱）　蔻仁（二钱）　半夏（五钱）　茯苓皮（五钱）郁金（一钱）　青蒿（八分）　香附（三钱）　桂枝（三钱）　旋覆花（三钱）　生姜（三片）　大枣（二个）

煮三杯，分三次服。

此方服四帖，寒热减，去青蒿，又服十帖，后健脾胃收功。

（《吴鞠通医案·卷二·伏暑》）

【评析】

本案属于伏暑咳嗽，"既咳且呕而泄泻"，治疗上采用"通宣三焦"之法，使得邪有出路，方能有一线生机。综合来看，本案病机总属少阳太阴气分，太阴寒湿兼有少阳水饮，故在治疗上，吴鞠通采用半夏桂枝汤，去芍药之柔，以通胃阳而化湿为主（此处通阳，不专在利小便）；兼有香附旋覆花汤和少阳而化饮，少量青蒿领伏暑外出。全方组方精巧，与病机丝丝入扣，故能取得良效。

三十、温毒面肿喉痛案

【医案原文】

刘　甲子五月十三

面赤肿，喉痛，身热，自汗，舌黄。

马勃（三钱）　银花（六钱）　牛蒡子（六钱）　荆芥穗（二钱）　元参（六钱）薄荷（钱半）　人中黄（二钱）　桔梗（五钱）　连翘（六钱）　射干（二钱）　板蓝根（三钱）　桑叶（六钱）

共为粗末，分七包，一时许服一包，芦根汤煎。十四日　用前法。

十五日　于前方内加

黄连（二钱）　黄芩（三钱）

（《吴鞠通医案·卷二·温毒》）

【评析】

本案所列温毒之症，多发病于冬春之际，除了一般急性外感热病的临床表现外，还有局部红肿热痛，甚至溃烂或发斑疹等特点，主要包括大头瘟、烂喉痧等疾病。本案属大头瘟范畴，病机属风热时毒上攻头面。故治疗上采用疏风透邪，清热解毒之法。方用普济消毒饮加减化裁，取得了满意的疗效。

三十一、温毒喉痛发疹案

【医案原文】

某 甲子五月十一

温毒喉痛发疹，腿酸痛甚重症也，须用急急轻扬，恐其聚而为灾也。

马勃（五钱） 射干（五钱） 薄荷（五钱） 元参（一两） 连翘（一两二钱）荆芥穗（六钱） 桔梗（两半） 僵蚕（五钱） 板蓝根（三钱） 银花（一两） 牛蒡子（八钱） 人中黄（四钱）

共为粗末，七钱一包，一时服一包，通十二时服十包，服完再作服，芦根汤煎，二帖愈。

（《吴鞠通医案·卷二·温毒》）

【评析】

本案主证为"温毒喉痛发疹"，系温毒重症，温热毒邪气内蕴于肺胃，充斥三焦，波及营血，透发于皮毛而为发疹。治疗上，吴鞠通选择普济消毒饮加减化裁。普济消毒饮具有清热解毒、疏风散邪之功效，用于治疗头面红肿焮痛、目不能开、咽喉不利、舌燥口渴等症。

三十二、温毒颊肿案

【医案原文】

王氏 二十三岁 甲子五月十一

温毒颊肿，脉伏而象模糊，此谓阳证阴脉耳，面目前后俱肿，其人本有瘰疬，头痛身痛，谵语肢厥，势甚凶危，议普济消毒饮法。

连翘（一两二钱） 牛蒡子（八钱） 银花（两半） 荆芥穗（四钱） 桔梗（八钱） 薄荷（三钱） 人中黄（四钱） 马勃（五钱） 元参（八钱） 板蓝根（三钱）

共为粗末，分十二包，一时许服一包，芦根汤煎服，肿处敷水仙膏，用水仙花根去芦，捣烂敷之，中留一小口，干则随换，出毒后，敷三黄二香散。

黄连（一两）　黄柏（一两）　生大黄（一两）　乳香（五钱）　没药（五钱）

上为极细末，初用细茶汁调敷，干则易之，继用香油调敷。

十二日　脉促，即于前方内加

生石膏（三两）　知母（八钱）

十三日　即于前方内加

犀角（八钱）　黄连（三钱）　黄芩（六钱）

十四日　于前方内加

大黄（五钱）

十五日　于前方内去大黄，再加

生石膏（一两）

十六日　于前方内加

金汁（半茶杯）

分次冲入药内服。

十八日　脉出，身壮热，邪机向外也。然其势必凶，当静以镇之，勿事慌张，稍有谵语，即服牛黄清心丸一二丸。其汤药仍用前方。

二十日　肿消热退，脉亦静，用复脉汤七帖，痊愈。

（《吴鞠通医案·卷二·温毒》）

【评析】

本案主证为面颊肿痛，病机系感受风热疫毒之邪，上攻于头面，故见颊肿，耳、面目前后俱肿，头痛身痛，谵语肢厥等，均为里热炽盛之表现。本病病位在肺、胃，病性属实、属热。本证乃由风热疫毒之邪，垂于中焦，发于面部所致，治疗以清热解毒、疏风散邪为主，再根据病情，调整用药，直到邪退于外，肿消热退，后用复脉汤养阴。

《温病条辨·上焦》云："温毒咽痛喉肿，耳前耳后肿，颊肿，面正赤，或喉不痛，但外肿，甚则耳聋，俗名大头温、虾蟆温者，普济消毒饮去柴胡、升麻主之，初起一、二日，再去芩、连，三四日加之佳。"本例即循此而治，使温毒重症得以挽救，可师可法。

三十三、温毒喉痛滴水不下案

【医案原文】

史 二十二岁

温毒三日，喉痛胀，滴水不下，身热脉洪数，先以代赈普济散五钱煎汤，去渣嗽口与喉，噙化少时，俟口内有涎，即控吐之。再嗽再化再吐，如是者三五时，喉即开，可服药矣。计用代赈普济散二两后，又用五钱一次与服，每日十数次，三日而喉痛止，继以玉女煎五帖，热全退，后用复脉汤七帖收功。

（《吴鞠通医案·卷二·温毒》）

【评析】

本案中患者患温毒三日，出现"喉痛胀，滴水不下，身热脉洪数"等症状，说明温毒之邪亢盛，热毒内攻，后期出现脉细数等症为热盛伤阴之表现。本病病位在肺。病性先属实热，后属虚热。在治疗上，应当先清解热毒，待热毒消散后复用养阴清热之品。温邪多伤及阴液，故清热之后要注意养阴。吴鞠通在治疗时，先用代赈普济散煎汤漱口，再用代赈普济散口服，继用玉女煎养阴清热，热全退后用复脉汤养阴复脉。

代赈普济散乃吴鞠通仿李东垣普济消毒饮之意所设，原书记载："此方用东垣普济消毒饮，去直升少阳、阳明之升麻、柴胡，直走下焦之黄连，合化清气之培赈散，改名曰代赈普济散，大意化清气，降浊气，秽毒自开也。方名代赈者，凶荒之后，必有温疫，凶荒者赈之以谷，温疫者赈之以药，使贫者病者皆得食赈，故方名代赈也。"

三十四、温毒发斑案

【医案原文】

王 二十三岁 乙丑八月十一

温毒发斑，时在初秋，盛暑未消，何妄用大汗大下之伤寒六经法，悖谬已极。右脉洪大芤甚，渴甚，汗太甚。急急重用化斑汤。

生石膏（四两） 细生地（一两） 知母（二两） 京米（一两） 炙甘草（一两） 犀角（五钱）

水八碗，煮三碗，分三次服，渣再以水五碗煮两碗，夜间明早，服至已前完。

（《吴鞠通医案·卷二·温毒》）

【评析】

本案中患者出现温毒发斑，大汗、大渴、脉洪大而芤。吴鞠通判断病机属温毒两燔阳明气血，巧妙采用化斑汤治之。化斑汤是在张仲景《伤寒论》白虎汤的基础上加清营凉血之品而成。此"热浮于内，治以咸寒，佐以苦甘法"也，古人悉用白虎汤清热生津。作化斑汤者，以其为阳明证也，阳明主肌肉，斑家遍体皆赤，自内而外，故以石膏清肺胃之热，知母清金保肺，甘草清热解毒和中，粳米清胃热而保胃液，生地黄、犀角清热凉血。化斑汤用于治疗气分热盛，且血热又起，气血两燔之证，故以清气生津药与凉血解毒药相配，两清气血，使邪热退则血自止，而斑可化，故名"化斑汤"。

三十五、湿温两胁俱胀案

【医案原文】

王　三十三岁　壬戌四月二十二

症似温热，但心下两胁俱胀，舌白，渴不多饮，呕恶嗳气，则非温热而从湿温例矣。用生姜泻心汤之苦辛通降法。

生姜（一两）　干姜（五钱）　茯苓（六钱）　生薏仁（五钱）　半夏（八钱）黄芩（三钱，炒）　黄连（三钱）　生香附（五钱）

水八碗，煮三茶杯，分三次服。约二时服一次。二煎用水三杯，煎一茶杯，明早服。

二十三日　心下阴霾已退，湿已转阳，应清气分之湿热。

连翘（五钱）　杏泥仁（三钱）　银花（五钱）　藿梗（三钱）　芦根（五寸）滑石（五钱）　熟石膏（五钱）　黄芩炭（三钱）　郁金（三钱）　黄连（二钱）

水八碗，煎三碗，分三次服。渣再煮一碗服。

二十四日　斑疹已现，气血两燔，用玉女煎合犀角地黄汤法。

生石膏（两半）　牛蒡子（六钱）　知母（四钱）　元参（八钱）　银花（一两）薄荷（三钱）　连翘（一两）　细生地（六钱）　犀角（三钱）　桔梗（四钱）　黄芩（四钱，炒）　人中黄（一钱）

二十五日　面赤，舌黄大渴，脉沉肢厥，十日不大便，转矢气，谵语，下证也。小承气汤。

生大黄（八钱）　枳实（五钱）　厚朴（四钱）

水八碗，煮三碗，先服一碗，约三时得大便，止后服；不便再服第二碗。

又大便后，宜护津液，议增液法。

麦冬（一两，连心）　连翘（三钱）　细生地（一两）　银花（三钱）　元参（三钱）　甘草（二钱，炒）

煮三杯，分三次服。能寐不必服。

二十六日　陷下之余邪不清，仍思凉饮，舌黄微，以调胃承气汤小和之。

生大黄（二钱）　元明粉（八分）　生甘草（一钱）

二十七日　昨日虽大解而不爽，脉犹沉而有力，身热不退而微厥，渴甚面赤，犹宜微和之，但恐犯数下之戒，议增液承气，合玉女煎法。

生石膏（八钱）　知母（四钱）　黄芩（三钱）　生大黄（三钱，另煎，分为三份，每次冲一分服）

煮成三碗，分三次服。若大便稀而不结不黑，后服勿冲大黄。

二十八日　大便虽不甚爽，今日脉浮不可下，渴思凉饮，气分热也；口中味甘，脾热甚也。议用气血两燔例之玉女煎，加苦药以清脾瘅。

生石膏（三两）　黄连（三钱）　元参（六钱）　麦冬（一两）　细生地（一两）知母（三钱）　黄芩（六钱）

煮四碗，分四次服。得凉汗，止后服，不渴，止后服。

二十九日　大用辛凉，微合苦寒，斑疹续出如许，身热退其大半，不得再用辛凉重剂，议甘寒合化阴气加辛凉，以清斑疹。

连翘（三钱）　元参（四钱）　细生地（五钱）　银花（三钱）　黄芩（三钱）花粉（三钱）　黄连（二钱）　薄荷（一钱）　麦冬（五钱）　犀角（三钱）

煮三碗，三次服。渣再煮一碗服。

大热虽减，余焰尚存，口甘弄舌，面光赤色未除，犹宜甘寒苦寒合法。

连翘（三钱）　细生地（六钱）　黄芩（三钱）　丹皮（三钱）　元参（四钱）黄连（二钱）　麦冬（五钱）　银花（三钱）

水八碗，煮三碗，分三次服。

初二日　于前方内加

犀角（二钱）　知母（钱半）

初三日　邪少虚多，宜用复脉去桂、枣，以其人本系酒客，再去甘草之重甘，加二甲、丹皮、黄芩。

此甘润化液，复微苦化阴，又苦甘咸寒法。

初四日　尚有余邪未尽，以甘苦合化入阴搜邪法。

元参（二两）　黄芩（二钱）　麦冬（八钱）　知母（二钱）　细生地（六钱）生鳖甲（八钱）　银花（三钱）　丹皮（五钱）　连翘（三钱）　青蒿（一钱）

头煎三茶碗，二煎一茶碗，分四次服。

（《吴鞠通医案·卷一·湿温》）

【评析】

本案湿温，患者病情较为复杂，吴鞠通能够根据病情不断变化，先后运用生姜泻心汤、玉女煎、犀角地黄汤、承气汤、复脉汤诸方。吴鞠通治疗湿温，也同样重视养阴生津之法的运用，正如温病"始终以救阴精为主"。同时，也可以看出，吴鞠通治湿温虽有"三禁"之说，即"汗之则神昏耳聋，甚则目瞑不欲言，下之则洞泄，润之则病深不解"，但在实际应用时，仍以临床症状为据，不因执于此说。

三十六、疠气喉痛案

【医案原文】

灵　乙丑六月二十六

舌苔边白中浊，喉肿而痛，头晕，身热，脉数，疠气所干。切戒谷食，急开关窍，用时时轻扬法。

桔梗（八钱）　人中黄（三钱）　薄荷（三钱）　荆芥穗（三钱）　元参（一两）牛蒡子（八钱）　黄芩（三钱）　黄连（三钱）　马勃（二钱）　板蓝根（三钱）　僵蚕（三钱）　连翘（八钱）　银花（八钱）　鲜荷叶（半张去蒂）

共为粗末，分八包，一时许服一包，芦根汤煎。

二十七日　舌浊甚，邪之传化甚缓，于前方内，加

黄芩（二钱成五钱）　黄连（二钱成五钱）

二十八日　湿热疠气，相搏以成喉痹，舌苔重浊色暗，必得湿气宣化，而后热可以解。盖无形之邪热，每借有形之秽浊以为依附故也，因前法而小变之。

桔梗（八钱）　人中黄（二钱）　黄芩（五钱）　黄连（五钱）　马勃（五钱）牛蒡子（五钱）　僵蚕（三钱）　连翘（八钱）　银花（八钱）　通草（三钱）　荆芥

（二钱） 杏仁（五钱） 薄荷（三钱） 滑石（一两） 犀角（三钱）

共为粗末，分十包，一时许服一包。每服鲜荷叶边二钱，芦根三钱，同煎，去渣服。

二十九日 喉痛虽止，舌浊未除，脉仍微数，则其中之湿可知。按《灵枢经》五脏温病，以舌苔专属之肺，故药方一以宣通肺气为主，盖气化则湿化，而火亦无依矣。

桔梗（三钱） 人中黄（八分） 连翘（二钱） 银花（二钱） 黄连（钱半） 黄芩（二钱） 马勃（八分） 通草（一钱） 杏仁泥（一钱） 滑石（三钱） 芦根（一枝） 荷叶（半张）

今晚一帖，明早一帖。

（《吴鞠通医案·卷五·喉痹》）

【评析】

本案为疬气所致喉痹，症见喉肿而痛、头晕、身热、全身症状重等。吴鞠通在治疗时首先使用苦辛之剂清咽消肿，药用金银花、连翘，清热解毒，疏散风热，板蓝根、马勃、桔梗、薄荷、牛蒡子等，均为利咽消肿之要药。复诊时出现舌苔重浊，判断系湿热互结，故黄芩、黄连加量清热燥湿。再诊湿热盘踞，当从上宣化，从下清利。在清热解毒的基础方上，以桔梗、薄荷、荆芥、杏仁等从上焦宣化湿热，以通草、滑石等从小便清利湿热。吴鞠通针对不同致病因素，各个击破，整个诊疗过程丝丝入扣，一气呵成。值得学习借鉴。

三十七·湿毒身热喉痹案

【医案原文】

王 二十岁 壬午四月十一

湿毒身热喉痹，滴水不能下咽，已二日矣。与代赈普济散二十包，先煎一包，衔入口内，仰面浸渍喉疮，一刻许有稀涎满口，即控出吐之。再噙再浸如上法，噙至半日，喉即开，得下咽。于是每一包药，煎一碗，咽一半，浸吐一半，三日得快便，喉痹全消，身热亦退，育阴而愈。

（《吴鞠通医案·卷五·喉痹》）

【评析】

本案中所谓湿毒，乃暴烈的湿气，郁久成毒。湿毒积于喉，则成喉痹。吴鞠通云代赈普济散"用东垣普济消毒饮，去直升少阳、阳明之升麻、柴胡，直走下焦之黄连，合化清气之培赈散，改名曰代赈普济散，大意化清气，降浊气，秽毒自开也。方名代赈者，凶荒之后，必有温疫，凶荒者赈之以谷，温疫者赈之以药，使贫者病者皆得食赈，故方名代赈也"。

三十八、湿温面目俱赤案

【医案原文】

某　初九日

面赤目赤，舌苔满布，至重之温热病，脉反缓而弦，外热反不盛，口反不渴，肢微厥，所谓阳证阴脉，乃本身阳气，不能十分充满，不肯化解耳。兹与化邪法。

荆芥穗（二钱）　郁金（二钱）　藿梗（二钱）　豆豉（钱半）　银花（二钱）连翘心（钱半）　青蒿（一钱）　桔梗（钱半）　薄荷（八分）　杏仁泥（二钱）

今晚一帖，明早一帖。

十一日　温病未有不渴而燥者，今舌苔布满而不渴，虽黄而滑，脉缓甚，热不壮，盖夹湿之故也。议照湿温例，治用苦辛寒法。

生苍术（三钱）　广皮（二钱）　郁金（三钱）　黄连（一钱）　蔻仁（一钱）连翘（三钱）　银花（二钱）　藿香（二钱）　天花粉（三钱）　黄芩（一钱，炒）

今晚一帖，明早一帖，各两杯，两帖而安。

（《吴鞠通医案·卷一·湿温》）

【评析】

本案属湿温病，主证为"面赤目赤，舌苔满布，口反不渴，肢微厥"，吴鞠通首诊以银翘散加减，辛凉以清其热，然而效果并不理想。二诊则改用苦辛寒法之杏仁滑石汤加减，增强了化湿的力度，最终取得了满意的效果。

三十九、湿中兼风案

【医案原文】

陈　三十三岁

初八日　六脉弦细而劲，阴寒脉也；咳嗽稀痰，阴湿咳也；舌苔刮白而滑，阴舌苔也；呕吐泄泻，阴湿证也。虽发热汗出而解，乃湿中兼风，病名湿温，天下有如是之阴虚证乎？

茯苓（四钱）　泽泻（四钱）　桂枝（三钱）　於术（三钱）　炒白芍（二钱）生苡仁（五钱）　半夏（五钱）　广皮炭（二钱）　生姜汁（三匙冲）

初十日　痰饮兼风，误治成坏证。前用温平逐湿除风，诸恶证俱成，惟寒少热多，热后汗出未除，现在面赤口渴，暮夜谵语，有风化热之象，但六脉尚弦，未尽转阳也。再咳嗽则胸胁小腹俱微痛，又有金克木之象。

桂枝（三钱）　茯苓（四钱）　杏仁（三钱）　青蒿（三钱）　炙甘草（三钱）半夏（二钱）　炒白芍（二钱）　生姜（三片）　猪苓（五钱）　石膏（六钱）　大枣（二个）

十四日　脉弦数，午后潮热，前有白苔，复变黄苔，呕恶口渴，颇有湿疟之象；但咳嗽便溏，又有湿温之形。伏邪内陷，所致最难清理。

桂枝（四钱）　茯苓皮（五钱）　生石膏（八钱）　青蒿（二钱）　知母（三钱）杏仁泥（三钱）　炙甘草（二钱）　苡仁（五钱）　滑石（六钱）

某　初十日　六脉俱弦而细，左手沉取数而有力，面色淡黄，目白睛黄。自春分午后身热，至今不愈。曾经大泻后，身软不渴，现在虽不泄泻，大便久未成条，午前小便清，午后小便赤浊。与湿中生热之苦辛寒法。

茵陈（四钱）　杏仁（三钱）　滑石（六钱）　茯苓皮（五钱）　通草（钱半）黄连（一钱）　苡仁（四钱）　蚕砂（三钱）　黄芩（二钱）　海金沙（四钱）　苍术炭（三钱）

十三日　前方内去苍术，加石膏，增芩连。

（《吴鞠通医案·卷一·湿温》）

【评析】

本案主证为"呕吐泄泻"，由于脉弦细而劲、咳嗽稀痰、舌苔刮白而滑等情况，总属阴湿之证。然虽兼有发热之证，但通过汗出得以解除。本病属湿中兼风之候，病名谓之湿温，此有别于阴虚之证也。方中桂枝、白芍和营敛阴止汗；半夏降逆止呕燥湿；白术、陈皮、生姜汁理气调胃健脾；茯苓、生薏苡仁、泽泻健脾祛湿利尿以止泻。综观全方，有降逆止呕、健脾祛湿止泻之功效。

四十、冬温夹痰饮案

【医案原文】

张　六十八岁　甲子十一月二十五

舌黄，口渴，头不痛而恶寒，面赤，目赤，脉洪热甚，形似伤寒，实乃冬温夹痰饮，与伏暑一类。

连翘（六钱）　桔梗（八钱）　杏仁（六钱）　荆芥穗（五钱）　银花（六钱）甘草（三钱）　半夏（八钱）　广皮（三钱）　郁金（三钱）　通草（三钱）　藿梗（七钱）

共为粗末，分七包，一时许服一包，芦根汤煎。

二十六日　前方内减荆芥穗、通草。

二十七日　余热未清。

连翘（三钱）　杏仁（三钱）　知母（二钱，炒）　桔梗（三钱）　薄荷（一钱）小生地（三钱）　黄芩（钱半）　甘草（一钱）　银花（二钱）

水五杯，煮两杯，二次服。二帖。

二十九日　温病渴甚，热甚，面赤甚，脉洪甚。

杏仁（五钱）　生甘草（三钱）　半夏（四钱）　银花（五钱）　石膏（八钱）连翘（六钱）　郁金（二钱）　荆芥穗（三钱）　薄荷（三钱）　桔梗（五钱）

三十日　温病最忌食复，况年老气血已衰，再复则难治矣。口渴甚，痰多，胁痛，前方加

香附（一钱）

煮三杯，分三次服。二帖。

初一日　大势已退，余热尚存，仍须清淡数日，无使食复。

细生地（五钱）　麦冬（五钱）　连翘（三钱）　银花（三钱）　丹皮（二钱）甘草（二钱）　元参（二钱）　黄芩（钱半）

头煎二杯，二煎一杯，分三次服。

初二日 脉洪滑，于前方内加

半夏（三钱）

（《吴鞠通医案·卷一·冬温》）

【评析】

冬温乃冬令之新感温病。本例外感时令非时之温，初诊邪在肺卫，且内夹痰饮，故以辛凉轻解合杏仁、广皮、半夏化痰蠲饮。其后出现"渴甚，热甚，面赤甚，脉洪甚"，乃阳明经热盛之候，吴鞠通采用卫气两解之法，并重用石膏以清阳明之热，然知母亦不妨加入，以合白虎汤之意。此外，当特别指出的是，吴氏治温十分重视饮食起居等方面的护理，如案中所说"温病最忌食复""须清淡数日，无使邪复"，对当今临床诊疗，仍有一定的指导意义。

四十一、冬温里不足案

【医案原文】

某 三月二十二

脉不浮而细数，大渴欲饮，大汗，里不足之热病也，用玉女煎法。

生石膏（一两） 甘草（三钱） 桑叶（三钱） 知母（四钱） 麦冬（五钱）细生地（五钱） 粳米（一撮）

二十三日 温热大渴大汗，脉数，昨用玉女煎法，诸症俱减，平素有消渴病，服昨药后，大便稀溏，加牡蛎。一面护阴，一面收下。

生石膏（五钱） 炒知母（二钱） 炙甘草（三钱） 大生地（五钱） 麦冬（五钱） 京米（一撮） 牡蛎（一两）。

（《吴鞠通医案·卷一·冬温》）

【评析】

本案中患者出现"脉不浮而细数，大渴欲饮，大汗"，可判断为热伤阴血之象，病机总属素体阴血不足、阳明热盛。故当治以气血两清之法。吴鞠通采用玉女煎加减，玉女煎一方出自《景岳全书》，具有清胃泻火、滋阴增液之功。方由石膏、熟地黄、麦冬、知母、牛膝组成。方中石膏、知母清阳明有余之火，为君；熟地黄补少阴不足之水，为臣；麦冬滋阴生津，为佐；牛膝导热引血下行，以降炎上之火，而止上溢之血，为使。

四十二、冬温谵语神昏案

【医案原文】

初三日

冬温，谵语神昏，皆误表之故，邪在心包，宜急急速开膻中，不然则内闭外脱矣。大便闭，面正赤，昨与润下法未通，经谓下不通，非细故也。得药则呕，忌甘也。先与牛黄清心丸二三丸，以开膻中，继以大承气汤，攻阳明之实。

生大黄（八钱） 元明粉（三钱） 枳实（四钱） 厚朴（二钱） 元参（八钱）
丹皮（五钱）

煮三杯，得便则止，不便再服。

（《吴鞠通医案·卷一·冬温》）

【评析】

本案病机乃属冬温误治致热闭阳明，邪陷心包，因病邪深入血分，故症见面舌红赤、谵语、神昏、便闭，而脉反见沉细之极，实为真实假虚之象。在治疗方面，吴鞠通先以润下合清心开窍，以调胃承气汤合增液汤加减，并服牛黄清心丸，因病重药轻而未取效。随后以牛黄清心丸开窍，并改用大承气汤直攻阳明之实，终获成功。

四十三、喉痹肺痈案

【医案原文】

王氏 五十六岁 癸亥三月初八

初起喉痹，为快利药所伤，致成肺痈。胸中痛，口中燥，喉痹仍未痊，不食不寐。痰气腥臭，已有成脓之象。脉短而数，寒热，且移热于大肠而泄泻，难愈之证。勉与急急开提肺气，议千金苇茎汤，与甘桔合法。

桔梗（二两） 甘草（一两） 桃仁（五钱） 冬瓜仁（五钱） 苡仁（一两）
鲜苇根（四两）

水八碗，煮三碗，二煎再煎一碗，分四次服。

（《吴鞠通医案·卷五·肺痈》）

【评析】

本案中患者初起喉痹，因前医误用泻下之法而致邪毒壅滞，痰瘀蕴结于肺而成肺痈，且有肺热下移大肠而致泄泻之象，病重难愈。治当急清肺热、化痰瘀、利肺气。故以千金苇茎汤清肺化痰，消瘀排脓；又以辛散苦泄之桔梗宣肺祛痰，利咽排脓，使肺热清，痰瘀化，脓液外排，痛渐向愈。喉痹之证亦为热毒壅滞气血而成，故以此法亦可得愈。

四十四、伤寒头项强痛案

【医案原文】

吴氏　二十三岁　二月二十一

头项强痛而恶寒，脉缓有汗，太阳中风，主以桂枝汤。

桂枝（三钱）　白芍（二钱）　炙甘草（二钱）　生姜（三钱）　大枣（二个）

水五杯，煮二杯。第一杯服后，即食热稀粥，令微汗佳。有汗二杯，不必食粥，无汗仍然。

二十四日　不解，于前方内加

羌活（五钱）

二十五日　服前方已，脉静身凉，不肯避风，因而复中，脉紧无汗，用麻黄汤法。

麻黄（三钱，去节）　羌活（三钱）　桂枝（三钱）　白芍（三钱）　炙甘草（二钱）　生姜（三片）　大枣（二个）

煮二杯，分二次服。

二十六日　服前药不知身重疼痛，其人肥而阳气本虚，平素面色淡黄，舌白湿气又重，非加助阳胜湿之品不可。于前方内加

麻黄（五钱成八钱）　桂枝（二钱成五钱）　炙甘草（一钱成三钱）　杏仁（三钱）　白术（五钱）　熟附子（三钱）

水五碗，先煮麻黄去上沫，入诸药取两碗，分二次服，服一碗而汗出愈。

（《吴鞠通医案·卷五·伤寒》）

【评析】

本案系典型的伤寒案，前两诊"脉缓有汗"，故用桂枝汤法；后两诊"脉紧无汗"，本是麻黄汤证，当用麻黄汤法，考虑到系汗后"复中"，若再投以发汗峻剂麻黄汤，恐伤正气，故用辛温轻剂的桂枝麻黄各半汤，以冀小发其汗。然"服前药不知"，并未奏效。吴鞠通抓住其"身重疼痛""其人肥""平素面色淡黄，舌白"等辨证要点，从而作出"阳气本虚，风寒未解，湿气又重"的判断，改投重剂麻黄加术汤加附子，一举而兼走表里，温经助阳，祛风胜湿，宜乎"服一剂而汗出愈"。

四十五、少儿伤寒头痛案

【医案原文】

赵　十三岁　十一月二十九

头痛，脉浮，弦不甚紧，无汗，与杏苏法。

杏仁（二钱）　羌活（一钱）　生姜（三片）　苏叶（三钱）　甘草（钱半）　大枣（二枚）　防风（二钱）　桔梗（三钱）

煮两杯，先服一杯，覆被令微汗，不可使汗淋漓。得汗，止后服，不汗再服第二杯，再不汗再作服，以得汗为度。汗后避风，只可啜稀粥，戒一切荤腥。

（《吴鞠通医案·卷五·伤寒》）

【评析】

本案中患者"头痛，脉浮，弦不甚紧，无汗"，提示本病的病机为寒邪袭表，肺失宣肃。故治疗上用杏苏散法发散风寒，宣肺化痰止咳。此外，本案中还特别提到服药后汗出的饮食及护理注意事项，与桂枝汤方后所言有异曲同工之妙。

四十六、金实不鸣案

【医案原文】

朱　乙丑二月初二

右脉洪数有力，金实无声，麻杏石甘汤证也。奈已为前医发汗，麻黄未便再用，议清音汤加石、杏。

苦桔梗（六钱） 生甘草（二钱） 半夏（六钱） 苇根（五钱） 石膏（六钱） 杏仁粉（五钱）

水五杯，煮成两杯，渣再煮一杯，分三次服。

初三日 肺脏本热，为外感所搏，实而无声，究系麻杏石甘法为速。

生石膏（一两） 麻黄（五钱，去节） 炙甘草（三钱） 杏泥（六钱） 半夏（五钱）

初四日 右脉洪数，已减其半，音亦渐开，仍用麻杏石甘加半夏一帖。

麻黄（三钱，去节） 炙甘草（三钱） 杏仁霜（七钱） 生石膏（一两，研末） 半夏（七钱）

甘澜水八碗，煮三碗，分三次服，以后病减者减其治。

（《吴鞠通医案·卷四·失音》）

【评析】

本案失音，乃金实不鸣也。病机为肺脏本热，加之外邪不解，故实而无声。又因为前医误用辛温解表之品，导致病情加剧。吴鞠通接手后，迅速采用麻杏石甘汤，并重用石膏一两，辛凉宣泄，取得了显著效果。二诊加入半夏，增强其利咽开音、消痰散结之功。

四十七、风淫末疾案

【医案原文】

陶 三十岁 乙酉六月初二

风淫末疾，两手发软，不能持物，脚亦有时而软，脉弦数，治以辛凉。

薄荷（钱半） 桑叶（三钱） 全归（钱半） 连翘（三钱） 麦冬（三钱，连心） 丹皮（三钱） 银花（三钱） 菊花（三钱） 细生地（四钱）

服八帖。

（《吴鞠通医案·卷四·风淫》）

【评析】

本案主证为"两手发软，不能持物，脚亦有时而软"。吴鞠通开始便敏锐指出病机乃"风淫末疾"也。"风淫末疾"出自《左传·昭公元年》，"阴淫寒疾，阳淫热疾，风淫末疾，雨淫腹疾，晦淫惑疾，明淫心疾"。意思是风气太过，成为致病的邪气。《素问·至真要大论》有云："风淫于内，治以辛凉，佐以苦，以甘缓之，以辛散之。"故吴鞠通遵《内经》之法，以辛凉之剂治之。

四十八、支饮射肺案

【医案原文】

周　四十岁　壬戌八月二十五

内而暑湿，外而新凉，内外相搏，痰饮斯发。

杏仁粉（三钱）　白通草（三钱）　广皮（二钱）　生苡仁（五钱）　飞滑石（三钱）　小枳实（二钱）　半夏（五钱）　川朴（三钱）　生姜（三片）　桂枝木（三钱）　茯苓皮（三钱）

二十八日　支饮射肺，眩冒，小青龙去麻辛。

桂枝（四钱）　白芍（三钱，炒）　焦於术（三钱）　干姜（二钱）　制五味（一钱）　生姜（三片）　半夏（六钱）　杏仁粉（五钱）　小枳实（二钱）　生苡仁（五钱）　炙甘草（二钱）

初一日　渴为痰饮欲去，不寐为胃仍未和，故以枳实橘皮汤逐不尽之痰饮，以半夏汤和胃令得寐。

半夏（一两）　杏仁粉（三钱）　广皮（三钱）　桂枝（三钱）　生姜（三片）　生苡仁（五钱）　枳实（二钱）　秫米（一合）

得寐再诊。

初六日　服半夏汤，既得寐矣，而反咳痰多，议桂枝干姜五味茯苓汤，合葶苈大枣泻肺汤逐饮。

桂枝（五钱）　茯苓块（六钱）　苦葶苈（三钱）　半夏（二钱）　肥大枣（四钱，去核）　干姜（五钱）　五味子（三钱）

甘澜水五碗，煮取二碗，分二次服。再煮一碗服。

初八日　先以葶苈大枣泻肺汤，行业已攻动之饮，令其速去。

苦葶苈（四钱）　肥大枣（五枚）

服葶苈汤后，即以半夏汤和胃。

半夏（一两）　生姜（五大片）　小枳实（四钱）　洋参（二钱，生姜块同捣炒老黄）

水八杯，煮取三杯，三次服。

九月初十日 逐去水后，用《外台》茯苓饮，消痰气，令能食。

茯苓块（六钱） 半夏（三钱） 小枳实（四钱） 洋参（二钱，姜汁制黄色）生姜（八钱） 广皮（三钱） 於术（六钱，炒）

十五日 饮居胁下则肝病，肝病则肝气愈衰，故得后与气则愈。先与行胁下之饮，泻肝即所以舒脾，俟胁痛止，再议补脾。

生香附（三钱） 广皮（二钱） 旋覆花（三钱，包） 青皮（钱半） 苏子霜（三钱） 降香末（三钱） 半夏（四钱） 枳实（钱半）

二十日 行胁络之饮，业已见效，尚有不尽，仍用前法。

生香附（三钱） 归须（一钱） 半夏（三钱） 广皮（一钱） 苏子霜（钱半）降香末（钱半）郁金（二钱） 小枳实（一钱） 旋覆花（三钱，包）

二帖。

二十二日 通补中阳，兼行胁下不尽之饮。

代赭石（五钱） 焦术（三钱） 旋覆花（三钱，包） 桂枝（三钱） 炙甘草（三钱） 茯苓（五钱） 生姜（三片） 半夏（五钱）

四帖。

十月初二日 通降胁下之痰饮，兼与两和肝胃。

旋覆花（三钱） 小枳实（二钱，杵） 干姜（钱半） 苏子霜（三钱） 桂枝尖（二钱） 广皮（二钱） 生姜（三片） 半夏（六钱）

（《吴鞠通医案·卷四·痰饮》）

【评析】

本案发病原因是由于内有暑湿，外感新凉，内外相搏，发为痰饮。二诊已明确本病属支饮射肺。支饮者，四饮之一，出自《金匮要略·痰饮咳嗽病脉证并治》，病因为饮邪停留在胸膈之间，上迫于肺，肺失肃降所致，主证为胸闷短气、咳逆倚息不能卧、外形如肿或兼见头晕弦、面黑等。本应小青龙汤主之，因其眩冒，故去麻黄、细辛辛散发表之味。素有伏饮，必加健脾化饮之品，佐以通阳助运、助化，薏苡仁生用健脾化湿，桂枝、杏仁加量因其咳逆、气短乃射肺之机也。后续诊疗过程中，吴鞠通分别采用枳实橘皮汤、桂枝干姜五味茯苓汤、葶苈大枣泻肺汤、半夏秫米汤等方剂加减收功。

四十九、酒客痰饮恶寒案

【医案原文】

徐　二十六岁　二月初十

酒客脉弦细而沉，喘满短气，胁连腰痛，有汗，舌白滑而厚，恶风寒，倚息不得卧，此系内水招外风为病，小青龙去麻辛证也。

桂枝（六钱）　干姜（三钱）　杏泥（五钱）　白芍（四钱，炒）　生姜（五片）半夏（六钱）　炙甘草（一钱）　制五味（钱半）　旋覆花（三钱，包）

（《吴鞠通医案·卷四·痰饮》）

【评析】

本案中患者为酒客，常年饮酒之人，本身痰湿素盛，加之外感风寒之邪，即所谓"内水招外风为病"，出现咳喘、短气、不得卧等症。吴鞠通临床用小青龙汤去麻、辛之辛散，加旋覆花降气化痰以治之。

五十、酒客痰饮化热案

【医案原文】

吴　五十七岁

六脉洪数，右寸独大，酒客痰多，肺热之至。

生石膏　防己（三钱）　杏仁（五钱）　苡仁　半夏（五钱）　云苓皮（五钱）

五月初十日　加广皮三钱，至五月二十日，共服二十帖。

二十六日　酒客形体壮盛而阳痿，为湿中生热，非精血之虚，其象显然。与诸痿独取阳明法。

半夏（五钱）　黄柏（五钱）　生石膏（三两）　苡仁（八钱）　木通（三钱）云苓皮（八钱）　防己（四钱）

六月十二日　去黄柏二钱，木通三钱，以喉呛太久，今可兼清肺气，加

苦梗（三钱）　飞滑石（六钱）　甘草（一钱）

二十日　脉洪数，右大于左，喉哑痰多，戒油腻。

生石膏（四两）　半夏（六钱）　苏叶（钱半）　苏梗（钱半）　苦桔梗（三钱）

杏仁（五钱）　炙甘草（一钱）

七月二十一日　生石膏（三钱）　生甘草（一钱）　半夏（六钱）　茯苓皮（六钱）　杏仁（四钱）　苦桔梗（四钱）

八月初四日　右寸脉独大，金实无声，已效而未全愈，照前方再服三剂。前后共服三十余帖，计石膏三百数十两。

（《吴鞠通医案·卷四·痰饮》）

【评析】

本案中患者亦为酒客，体形壮盛而阳痿，是由于酒为热性，嗜酒之人自然体质属热，形体壮盛却发生阳痿，是由于常年嗜酒致中焦有热。治痿独取阳明，阳明即足阳明胃经，痿证多由阳明气血亏虚，筋脉失养所致，而阳明为多气多血之经。本案中最大特点乃是重用生石膏清热泻火。吴鞠通自述该患者"前后共服三十余帖，计石膏三百数十两"，可见其临证用药之特色。

五十一、太阳中风漏汗案

【医案原文】

唐氏　三十八岁

太阳中风漏汗，桂枝加附子汤主之。

桂枝（六钱）　熟附子（三钱）　炙甘草（三钱）　焦白芍（四钱）　生姜（三片）　大枣（三个）

煮三杯，分三次服。

十七日　中风漏汗，兼之肾水上凌心，心悸腹痛，昨用桂枝加附子汤，诸症悉退。今左脉沉缓。右脉滑，表虽清而浊阴未退。议苓桂伐肾邪，归茴温冲脉，吴萸、半夏、生姜两和肝胃，白芍以收阴气，合桂枝而调营卫，加黄芩以清风化之热。合诸药为苦辛通法，此外感之余，兼有下焦里证之治法也。

桂枝（四钱）　全当归（三钱）　小茴香（三钱，二味同炒）　半夏（四钱）　吴萸（三钱）　青皮（钱半）　焦白芍（二钱）　茯苓（五钱）　黄芩炭（一钱）　生姜（三片）

甘澜水煎成三杯，分三次服。

（《吴鞠通医案·卷五·伤寒》）

【评析】

本案为外感之余，兼有下焦里证之治疗方法。中风漏汗者，是谓太阳中风，由于发汗过而致汗出不止之证。本案遵循《伤寒论》所云："太阳病，发汗，遂漏不止，其人恶风，小便难，四肢微急，难以曲伸者，桂枝汤加附子主之"。本案中，除中风漏汗外，又兼肾水上凌心，心悸腹痛，显系阳气不足之故也，故用桂枝加附子汤而诸症悉退。今左脉沉缓，右脉滑数，表邪虽清而内里之浊邪未退。故拟苓、桂伐肾邪，归、茴温通冲脉，吴萸、半夏、生姜调和肝胃，白芍和营敛阴，合桂枝而调营卫。加黄芩者，一以清风化之热，二与诸药相合则为苦辛通法。

五十二、中燥腹痛案

【医案原文】

吴　五十七岁　乙酉四月十九

感受燥金之象，腹痛，泄泻，呕吐。现在泄泻虽止，而呕不能食，腹痛仍然，舌苔白滑，肉色刮白，宜急温之，兼与行太阴之湿。

川椒炭（三钱）　茯苓（五钱）　陈皮（三钱）　高良姜（二钱）　苡仁（五钱）公丁香（一钱）　吴萸（二钱）　益智仁（二钱）　半夏（五钱）

二帖。

二十二日　背仍痛，原方加

高良姜（一钱）　吴萸（一钱）　桂枝（五钱）

再服四帖。

二十七日　已效，阴气未退，再服三帖，分四日服完。

五月初三日　痛减，呕与泄泻俱止，减川椒、萸、姜之半，再服六帖。

十三日　阴未化，阳自不复，且心下坚大如盘，脉如故，前方再服。

（《吴鞠通医案·卷五·中燥》）

【评析】

本案中患者感受燥金之气，遂致腹痛、泄泻兼以呕吐，显系凉燥无疑。经过治疗，现在虽然泄泻已止，但仍呕吐不进饮食，腹痛如前。白滑之舌苔，肉色如刮白，其证属寒，自不待言。应速与温法，兼以祛湿。方中吴萸、川椒、高良姜、丁香温胃散寒；陈皮、半夏理气降逆止呕；茯苓、益智仁、薏苡仁等温阳祛湿。诸药配合，可获卓效。

五十三、伏暑遇新凉而发咳嗽案

【医案原文】

陈　四十岁　丙戌正月十三

咳嗽起于前年九月，夏伤于湿，伏暑遇新凉而发之咳，症本不大，后因误补封固，邪已难出。又用桑皮末用地骨引邪入肾。按肾为封藏之脏，误入者永难再出矣。身热得补药汗解，而足心之热总不解，是其确证也。现在咳而呕，六脉弦细而数，阴阳两虚也。勉照胃咳方法，先能得谷，建立中焦，假如胃旺，或有生机。常吐血一二口，中有瘀滞，亦系久病络伤，季胁作痛，肝经部分应加宣络降气。

姜半夏（六钱）　苏子霜（钱半）　桃仁（三钱）　云苓（八钱，呕不止可加至两许）　降香末（二钱）　广皮炭（三钱）　姜汁（每杯冲三小杯）

（《吴鞠通医案·卷五·咳嗽》）

【评析】

本案为伤暑湿后感凉而发为咳嗽。开始病情并不严重，然而后因误治以补药闭门留寇，致邪气不出，又用桑白皮泻肺火从小便去，引邪入肾。因肾为封藏之脏，邪入则难再出，故"足心之热总不解"。吴鞠通接手后，从胃论治咳嗽，治用半夏、茯苓、陈皮、姜汁顾护脾胃中焦，如果脾胃兴旺，病情自然有所好转。又因"常吐血一二口"，说明患者中焦有瘀滞，为久病入络，两胁作痛，故加降香、桃仁宣络降气走肝经，疏肝行气止痛。

第九节　王孟英医案

一、阴血久夺霍乱转筋案

【医案原文】

王某久患吐血，体极屏弱。沈琴痴嘱其乞孟英治之，服药甫有小愈。而酷暑之时，陡患霍乱转筋，大汗如雨，一息如丝。孟英视曰：阴血久夺，暑热鸱张，吾《霍乱论》中之缺典也。姑变法救之。用北沙参、枇杷叶、龙、牡、木瓜、扁豆、苡仁、滑石、桑叶、蚕砂、石斛、豆卷，投之良愈。调理每日仍服滋补，以治宿恙。越二载，闻服温补药，致血暴涌而亡。

（《王孟英医案·卷一·霍乱》）

【评析】

本案体现了临证时审察体质和病史的重要性。王孟英十分重视对患者平素体质及既往病史的审察，强调"临证必先辨其病属何因，继必察其体性何似，更当审其有无宿恙，然后权其先后之宜，才可用药"。一方面能使用药更为精准，提高临床疗效；另一方面能避开不良反应等不利因素。本案患者王某吐血日久，又患霍乱，虽经王孟英两次调治，病情好转，但仍属伤津亡液、阴血亏虚之体，"其耗之未尽则生，尽则阳无留恋，必脱而死也"，应当禁用辛温燥热之品，却服用温补药，结果"致血暴涌而亡"。

二、霍乱转筋热证误治案

【医案原文】

戚媪者，年六十余矣。自幼佣食于黄莲泉家，忠勤敏干，老而弥甚。主仆之谊，胜于亲戚也。秋间患霍乱转筋，孟英视之，暑也。投自制蚕矢汤，两服而安。

三日后，忽然倦卧不能反侧，气少不能语言，不饮不食。莲泉惶惧，不眠远致孟英，即邀济仁堂朱某诊之，以为霍乱皆属于寒，且昏沉欲脱，疏附子理中汤与焉。莲泉知药猛烈，不敢遽投，商之王安伯，安伯云：以予度之，且勿服也。若谓寒证，则前日之药，下咽即毙，吐泻安能渐止乎？莲泉闻之大悟，著人飞赶孟英至而切其脉曰：此高年之体，元气随泻而泄，固当补者。第余暑未清，热药在所禁耳。若在孟浪之家，必以前之凉药为未当，今日温补为极是。纵下咽不及救，亦惟归罪于前手寒凉之误也。设初起即误死于温补，而世人亦但知霍乱转筋是危险之证，从无一人能知此证有阴阳之异，治法有寒热之殊，而一正其得失者。此病之所以不易治，而医之所以不可为也。今君见姜附而生疑，安伯察病机之已转。好问者心虚，识机者智赡，二美相济，遂使病者跳出鬼门关，医者卸脱无妄罪。幸矣！幸矣！乃以高丽参、麦冬、知母、萎蕤、木瓜、扁豆、石斛、白芍、苡仁、茯苓、蒺藜为方，服六剂始能言动，渐进饮食，调理月余而健。

（《王孟英医案·卷一·霍乱》）

【评析】

本案要点为明辨寒热。王孟英认为霍乱转筋证有阴阳之异，治有寒热之殊。寒者，常因寒气凝滞筋脉而不得屈伸，加上吐利伤津，筋脉失养。热者，常因湿热搏击筋脉，热气灼津，加上吐利无度，阴液大伤，筋脉失养。辨别寒热证型的要点，在于辨患者渴与不渴，有一毫口渴就是伏热。王孟英仿《金匮要略》鸡矢白散创制的蚕矢汤，以蚕沙祛风除湿、和胃化浊，木瓜和胃化湿、舒筋活络，豆卷利湿升清，半夏止呕降浊，芩、连、栀清热解毒，薏苡仁、通草利湿舒筋，少佐黄连、吴茱萸泄热止呕。诸药合用，能针对霍乱转筋之热证，行清热利湿、升清降浊之功。虽然药后症减，但因患者年事已高，霍乱吐利使元气大泄，故卧床不起，少气懒言，饮食不进。应当气阴双补、清泻余暑，予以滋阴补气、甘凉养胃，而当禁用苦温之品。

三、霍乱危症案

【医案原文】

陈妪，年已七旬，患霍乱转筋甚危。亟拉孟英救之，已目陷神消，肢冷音飒，脉伏无溺，口渴汗多，腹痛苔黄，自欲投井。令取西瓜汁先与恣饮，方用白虎加芩、连、黄柏、木瓜、威灵仙，略佐细辛分许为剂。覆杯即安。人皆疑用药太凉，何以径效？孟英曰：凡夏热亢旱之年，入秋多有此病，岂非伏暑使然？况见证如是之炽烈乎？今秋余已治愈多人，询其病前有无影响，或曰五心烦热者数日矣，或曰别无所苦，惟睹物皆红如火，已而病即陡发。夫端倪如此，更为伏暑之的据焉。

（《王孟英医案·卷一·霍乱》）

【评析】

本案体现了王孟英治疗霍乱的两个特色：一是善用鲜药，二是巧用反佐。鲜药中多有性味甘寒凉润之品，如冬瓜、西瓜、梨、芦根、茅根、藕、甘蔗等。味甘者和缓擅补益，性寒凉者以清火除热见长，且新鲜瓜果根茎富含汁液，质地柔润，养阴生津之力强，尤其适合火热炽盛、津液耗伤的患者食用。本案陈妪所患为干霍乱，其病机可概括为火热内炽、中焦土郁。先予西瓜汁畅饮，可清胃解暑、除烦止渴。王孟英称西瓜汁为"天生白虎汤"，其《随息居饮食谱·果食类·西瓜》载："治火毒、时证。虽霍乱、泻痢，但因暑热为病者，并可绞汁灌之。"后以白虎汤加味，反佐细辛，一方面防止苦寒伤脾，起到制约偏弊的作用；另一方面小剂量的细辛具有止痛的功效，针对阴虚、血虚、实热所致的多种疼痛都有很好的疗效。

四、霍乱头痛案

【医案原文】

李华甫继室，陡患霍乱而兼尿血如注，头痛如劈，自汗息微，势极危殆。迎孟英诊视，脉极弦驶，是肝阳内炽，暑热外侵。先用犀角、木通、滑石、栀子、竹茹、薏苡、银花、茅根、菊叶为大剂，和入藕汁，送当归龙荟丸，而霍乱即安。惟尿血虽减，而小溲时头犹大痛，必使人紧抱其头，重揿其巅，始可略耐。尚是风阳僭极，肺胃不清也。以苇茎汤去桃仁，加百合、白薇、元参、竹叶、西瓜翠衣、菊叶、莲子心为方，和入童溺，仍吞龙荟丸，服旬日而愈。继有祝氏妇，患尿血五六年矣，医皆作淋治。孟英诊视脉弦数，苔黄口苦，头痛溺热，曰：是尿血也，法宜清肝，与久淋当滋补者迥殊。病者极为首肯。盖其出路自知，而赧于细述，故医者但知其为淋也。

（《王孟英医案·卷一·霍乱》）

【评析】

本案从清肝泻火的角度论治血尿，独具特色。患者"头痛如劈""脉极弦驶"皆是肝阳上亢、阴虚内热之象。厥阴肝脉连目系，上出额，与督脉交会于颠顶，肝阳亢则头痛；肝主升，阴虚无以制约，故脉弦极。王孟英一诊所拟方药有清肝泄热、凉血除烦、通利水道、养阴解暑等多重功效，和入藕汁，能止血定痛、清热养阴；与当归龙荟丸合用，能泻火通便，又有釜底抽薪之妙。

五、霍乱吐泻案

【医案原文】

陈楚珍仲媳，陡患霍乱，亟迎孟英治之。云昨晚曾食冷鱼，夜深病作，想由寒重致此。然脐间贴以回阳膏而不效奈何？及诊脉右甚滑数，口渴苔黄。今按胸下，果坚硬而痛。曰：吐泻虽多，宿食恋膈，非寒证也，回阳膏亟为揭去。以石菖蒲、枳实、苏叶、黄连、半夏、竹茹、海蜇、芦藤为方，服之，一剂霍然。

（《王孟英医案·卷一·霍乱》）

【评析】

本案要点为四诊合参。本案霍乱虽因食冷而发，但脉滑数、苔黄，胸下痞硬，应为食滞证，治当清胃化湿，消积导滞，降逆止呕。王孟英所拟方在清胃消食的基础上又加了通经活络的海蜇与芦藤，有预防吐泻转筋之意。

六、暑热致疟案

【医案原文】

海阳赵子升，辛卯夏病疟。急延孟英诊之，曰：暑热为患耳，不可胶守于小柴胡也。与白虎汤，一啜而瘥。专清暑邪。甲午秋，范丽门患温疟，孟英用白虎加桂枝以瘥之。丙申夏，盛少云病湿热疟，孟英以白虎加苍术汤而安。己亥夏，予舅母患疟，服柴胡药二三帖后，汗出昏厥，妄语遗溺。或谓其体质素虚，虑有脱变，劝服独参汤。幸表弟寿者不敢遽进，乃邀孟英商焉。切其脉洪大滑数，曰：阳明暑疟也，与伤寒三阳合病同符。处竹叶石膏汤两剂而瘳，清热兼益气。庚子夏，滇人黄肖农自福清赴都，道出武林，患暑疟，孟英投白虎汤，加西洋参，数帖始愈。清热益气与前方意同。辛丑秋，顾味吾室人患瘅疟，孟英亦主是方而效。庄芝阶中翰张安人，年逾花甲，疟热甚炽。孟英审视再四，亦与竹叶石膏汤而安。闻者无不惊异。予谓如此数证，体分南北，质有壮衰，苟非识证之明，焉能药与病相当，而用皆适宜哉？

（《王孟英医案·卷一·疟》）

【评析】

疟邪常伏于半表半里之少阳经脉，所以在治疗上一般多使用柴胡剂，但王孟英不拘泥于此，而是根据暑疟患者受暑而发、壮热烦渴、脉洪大数等临床表现，或以白虎汤加味祛邪解暑，清热生津；或以竹叶石膏汤清除余热，益气生津。本案体现了王孟英临证之知常达变，圆机活法。

七、疟疾误治案

【医案原文】

癸巳秋，余在婺患疟，大为医人所误。初则表散，继则滋补。延及月余，肌肉尽削，寒热不休，且喜呕恶食，溺赤畏冷。乃买棹旋杭，托孟英诊视。曰：足太阴湿疟也。以不换金正气散，三啜而安。然元气为误药所伤，多方调补，甫得康健。次年秋，复患疟于婺，友人咸举医疗，予概却之。忆病情与前无异，即于箧中检得孟英原方，按序三帖，病亦霍然。闻者无不称叹！后归里，为孟英述而谢之。孟英曰：疟情如是，恐其按年而作。乃授崇土胜湿丸方。明年夏令，予服以堵御之，迄秋果无恙。后竟不发矣。

（《王孟英医案·卷一·疟》）

【评析】

关于如何调护被误治的患者，王孟英在本案中给出了范例。第一，知犯何逆，随证治之。即了解、分析患者过去所遭受的误治方式，并针对这些错误进行治疗。本案患者患疟后误遭表散和滋补，表散不仅伐表，且会使原本弥漫三焦的湿邪壅闭于上；又行滋补，滋腻生湿，更令湿邪困脾。脾虚则"肌肉尽削"，湿阻中焦则"喜呕恶食"，唯有以不换金正气散治疗，通过除瘴截疟、燥湿化浊之法，补偏救弊。第二，审证求因，明机立法。即通过审察临床表现，推测病因病机，明确辨证，确立治则。本案患者肌肉消减，呕恶厌食，说明湿阻中焦，病位在脾，以崇土胜湿丸治疗，有培土利湿、扶正祛邪之效。

八、疟疾真热假寒案

【医案原文】

石符生，随乃翁自蜀来浙，同时患疟。医者以小柴胡汤加姜、桂投之不效，改用四兽休疟等法。反致恶寒日甚，谷食不进。惟饮烧酒姜汤，围火榻前，重裘厚覆，胸腹痞闷，喜以热熨，犹觉冷气上冲，频吐黏稠痰沫。延至腊初，疲惫不堪，始忆及丙申之恙，访孟英过诊。脉沉而滑数，苔色黄腻不渴，便溏溺赤，曰：是途次所受之暑湿，失于清解，复以温补之品，从而附益之，酿成痰饮，盘踞三焦，气机为之阻塞。所以喜得热熨热饮，气冲反觉如冰。若不推测其所以然之故，而但知闻问在切脉之先，一听气冷喜热，无不以真赃现获。孰知病机善幻，理必合参，以脉形兼证并究，审病要法。则其为真热假寒，自昭昭若揭矣。与大剂苦寒之药，而以芦藤汤煎。渐服渐不畏寒，痰渐少，谷渐增。继用甘凉善后，乔梓皆得安全。

（《王孟英医案·卷一·疟》）

【评析】

本案要点为"真热假寒"。对于病情复杂、久治无效的患者，王孟英善从不同方面搜集信息进行综合分析，如了解患者的既往病史、误诊误治经历、平素体质等。王孟英关注到本案患者曾用温补、和解都没有效果，虽然怕冷却有越暖病情越重的情况，便多存一分考量。又通过苔黄腻、脉沉滑数等征象推测患者的实际病机为痰热久蕴，阻遏三焦，气机不通无法温煦而使肌肤发寒，由此判断为真热假寒证。"孰知病机善幻，理必合参，以脉形兼证并究，审病要法。"王孟英始终强调四诊合参，在推理病机时一定要结合舌脉的情况综合考虑，审证求因，圆机活法。

九、暑热阴伤疟疾案

【医案原文】

顾云垞，体丰年迈。患疟于秋，脉芤而稍有歇止。孟英曰：芤者，暑也；歇止者，痰湿阻气机之流行也。卓识。大忌温补以助邪气。及与清解蠲痰之法，病不少减，而大便带血。邪将去矣。孟英曰：暑湿无形之气，而平素多痰，邪反得以盘踞，颇似有形之病，清解不克胜其任。气血皆受其滋扰，必攻去其痰，使邪无依附，而病自去，切勿以高年而畏峻药。伊侄桂生少府，亦精于医者也，闻之极口称是。遂以桃仁承气汤，加西洋参、滑石、芩、连、橘红、贝母、石斛为方，送礞石滚痰丸。乃郎石甫孝廉云：此药在他人必畏而不敢服。我昔年曾患暑湿证，深悉温补之不可轻试。况高明所见相同，更何疑乎？经服二剂，下黏痰污血甚多，疟即不作。仍以清润法善后而康。此必别有外证可凭，故直断为暑与痰湿。未有专视脉之芤与歇止而如是定断者，读者勿被瞒过。此方可谓峻极，良由识高，非徒胆大。

（《王孟英医案·卷一·疟》）

【评析】

本案体现了王孟英对于脉象审查的细致入微与独特见解。芤脉主失血、伤阴，由血量、津液骤减，脉管充盈度降低所致；脉有歇止又称结代脉，多为脏气虚衰、邪气阻络所致。结合患者"患疟于秋"的病史，王孟英判断其脉芤为暑热伤阴所致，又有痰阻，故治以清解暑热、化痰蠲饮之法。其中又有对患者痰湿体质的考虑，湿性黏滞，易留邪气，仅用清解不能治本，故行攻痰之法，使邪无所附，疾病自去。

十、足少阴热疟案

【医案原文】

九月间，张春桥患疟，寒少热多，间二日而作。甫两发，形即清瘦。孟英诊曰：脉弦而细，尺中甚数，疾作于子夜，口干嗜饮，乃足少阴热疟也。两发遽尔形消，胡可玩视！吾以妙药奉赠，可期即已，但请即服，不可商于人而致生疑义也。方用元参、生地、知母、丹皮、地骨皮、天冬、龟板、茯苓、石斛、桑叶。

春桥以向所心折，遂服之。一剂疟即止，再以滋阴善后而愈。予谓此证一帖而瘳，似乎轻易，但非真才实学，焉有此种妙治？设遇别手，非温补即提表，其祸可胜道哉！然天下之病，无论轻重，总贵初治得法，何致轻者重而重者危耶？奈世俗之情，必须轻者重而后转安，始知医药之功，殊可叹也！按此证世人但知其为三阴疟，笼统治以温补之法，从未闻有分经用药者。今提出少阴二字，创立清凉之剂，用药精当，取效敏捷，法似新奇，理自完足，所谓活人治活病，全以活泼运之也。可以启人慧悟，垂作典型。

（《王孟英医案·卷一·疟》）

【评析】

本案患者热重寒轻，口渴喜饮，提示热疟；患者形瘦，脉弦细，尺部数，提示肾阴不足，由此判断为足少阴热疟，以养阴清热法治疗。方中玄参、生地黄、天冬组成增液汤，配伍石斛滋阴生津之力更强；知母、牡丹皮、地骨皮、龟甲合用，既能养阴又清骨蒸热，再加桑叶疏散清解、茯苓安神。药后一剂起效，体现了王孟英的辨证精准和圆机活法。

十一、湿热疟误治案

【医案原文】

遂安余皆山贰尹，起复赴都，道出武林而患疟。范某云：春寒所致，用辛温散之。来某谓酒湿之痾，治以五苓，且杂参、归、姜、枣之类，病乃日甚。旬日后，脘闷腹胀，便秘气逆，躁渴自汗，昏瞀不瞑，亟迎孟英视之。曰：蕴湿固然，而温风外袭，已从热化，何必夏秋始有热疟耶？清解之法，十剂可安。服之果效，旬日径瘳。酷热之际，疟疾甚行。有储丽波患此，陆某泥今岁寒水司天，湿土在泉，中运又从湿化，是以多疟，率投平胃理中之法，渐至危殆。伊表兄徐和圃荐孟英视之，热炽神昏，胸高气逆，苔若姜黄，溺如赭赤，脉伏口渴，不食不便。曰：舍现病之暑热，拘司气而论治，谓之执死书以困活人。幸其体丰阴足，尚可救药。然非白虎汤十剂，不能愈也。和圃然之。遂以生石膏、知母、银花、枳、贝、黄连、木通、花粉、茹、芩、杏、斛、海蛇、竹叶等，相迭为方。服旬日，疟果断。

（《王孟英医案·卷一·疟》）

【评析】

本案将通过两则湿热疟误治案例的对比分析，指出了拘泥成见、拘泥条文对于临证的危害性，同时体现了审证求机、实事求是的重要性。第一则案例中的医生来某因拘泥于自己对寒凉药的偏见，只知治湿，而对夏秋之际天气酷热易外感热邪的关键因素置之不理，导致误用温化。第二则案例中的医生陆某因拘泥于运气条文，刻板选方，而对患者的实际症状视而不见，结果贻误病情。

十二、礞石滚痰丸治湿热疟案

【医案原文】

外甥庄迪卿患疟，大渴而喜热饮，脘闷脉伏，苔腻欲呕。孟英曰：蕴湿内盛，暑热外侵，法当清解。然脉症如是，乃痰阻气道使然。清之无益，温之助桀。宜以礞石滚痰丸先为开导。服后痰出甚多，脉即见弦滑而数，呕止胸舒，苔形黄燥，与石膏、知母、连、朴、杏、橘、半、茯、滑、斛、菖蒲、花粉等药而安。论证论治俱极明透。

（《王孟英医案·卷一·疟》）

【评析】

本案要点为"治病求本"。新感夹杂旧疾，是成年人发病的常态，所以对于标本主次的把握尤为关键。以阴阳而言，阳为标，阴为本；以人体而言，外为标，内为本；以疾病而言，新病为标，旧病为本。一般来说，治病先治其本，后治其标，余症皆除矣。就本案而言，患者宿痰蕴于内，新感暑热于外，从发病先后和疾病性质都可推断热为标，痰为本。加之痰性黏滞，病邪易留驻，所以必须先祛痰使邪无所附，后才能清散暑热。

十三、白虎汤化裁治湿热疟案

【医案原文】

庄晓村，芝阶姐夫之侄孙也。馆于金愿谷舍人家，病疟。孟英曰：吸受暑热，清涤即瘳。阅数日，疟作甚剧，目赤狂言，汗如雨下。居停大惊，闻服凉剂，疑为药误。亟速孟英至，正在披狂莫制之时。按其脉洪滑无伦，视其舌深黄厚燥，心疑其另服他药之故，而扑鼻吹来一阵姜、枣气，因诘曰：得无服姜枣汤乎？曰：恣饮三日矣。孟英即令取西瓜一枚，解暑妙品。劈开任病者食之。方从白虎，而生石膏用一两六钱，病即霍然。逾六年以他疾亡。继有陈仰山如君患疟，孟英连与清暑法，病不少减，孟英疑亦姜枣汤所致。询知果然，亟令屏绝遂愈。余如汪子觉、魏云裳、胡秋纫等暑疟治案，皆以白虎化裁。案多不备载，录此以备读者之偶反焉。

（《王孟英医案·卷一·疟》）

【评析】

自《伤寒论》载姜枣法以来，服用姜枣汤来解表散寒治疗外感的方法在民间广为流传，然而寻常百姓不知分寒热，也不知使用禁忌，以为药食两用就有益无害，常不论病情盲目使用，反而贻误病情。生姜辛温性烈，可使肝胃生热；大枣甘温滋腻，易致中焦湿阻。于本案患者而言，姜枣汤的功效完全与病情相左。暑热疟疾，当以清解法治疗。所以先选择了药食两用的"天生白虎汤"——西瓜，行清热解暑之功；又以白虎汤化裁，达清热生津之效。王孟英在《随息居饮食谱》中着重强调了生姜的使用禁忌，言："内热阴虚，目赤喉患，血证疮痛，呕泻有火，暑热时症，热哮大喘，胎产痧胀及时病后、痧痘后均忌之。"

十四、清热滋阴法治湿热疟案

【医案原文】

何永昌者，孟英之舆人也。其妻病疟，间二日而作。乃母曰：疟不可服官料药。径服签方。旬日后势甚危，永昌乞孟英救之。脉沉细而数，尺为甚，口渴，目不欲张，两腰收痛，宛如锥刺，寒少热多，心慌不能把握。曰：异哉病也！此暑入足少阴之证。喻氏所谓汗、下、温三法皆不可行者。若病在别家，虑其未必我信。病在汝而求诊于我，事非偶然也。汝母云官料药不可治疟，此语出于何书？而药别官私，何人所创？既官料之勿服，则私料更不可妄试矣。殊属可嗤！然是证若延医诊，非表散即温补，不可谓非汝母之一得也。疏方元参八钱，龟板、石斛各一两，地骨皮六钱，知母五钱，桑叶、金银花各四钱，花粉三钱，丹皮二钱，令用大砂锅煎而频服，不必限剂。服三日，疟断而各恙皆减，粥食渐进，不劳余药而起。暑邪入肾，必伤肾液，故重用滋阴之品以救之。

（《王孟英医案·卷一·疟》）

【评析】

王孟英医案的精彩之处不仅在传授具体的辨证论治经验，而且有对从医之道的探讨。生命至上，医者不能拘泥于观念和偏见，临证求真、治病求本才是正途。遇到愚昧的患者，医者必须清醒，晓之以理，动之以情，一切以治病救人为根本目标。

十五、热疟勿用温补案

【医案原文】

周某患疟，间二日而作，寒少热多。医谓老年三疟，放手温补，渐至杳不进谷。所亲李石泉孝廉，嘱迎孟英诊之。脉细硬如弦，毫无胃气，右尺洪数，舌色光绛，大渴溺滴，曰：此足少阴暑疟也。广服温补，津液尽劫，欲以草木生之，事不及矣。世但知治疟不善有三患：邪留肝络则为疟母，戕及脾元则为疟鼓，耗乎肾阴则为疟劳。而此证以药助邪，邪将劫命，求转三患亦不能得。所谓热得补而更炽，阴受烁以速亡，阴愈亡则邪愈炽，何殊炮烙之刑。病者何辜？可惨！可惨！逾日果殁。特录以为戒，医者鉴之！姚小蘅大令患疟，寒微热甚，日作二次。汪某与柴胡药二帖，势遂剧，舌绛大渴，小溲全无。孟英曰：津欲涸矣。与西洋参、生地、知母、花粉、石斛、麦冬、栀子、百合、竹叶投之，五剂而疟止。越三载以他疾终。其篷室同时患此，呕吐胁痛，畏寒不渴，苔色微白，孟英与小柴胡汤，三饮而瘳。

（《王孟英医案·卷一·疟》）

【评析】

本案重点阐述了热疟禁服温补的学术观点。寒少热多即为热象，再行温补会使火热更盛，进一步耗竭阴液，使热邪更加鸱张。能救者，可以清热解表、养阴生津之品回旋；不能救者，终至亡阴而死。王孟英多次在医案中指出热证用温补、温散的危害，并不是喜寒凉恶温补的个人偏好，而是旨在提醒医者临证审慎，把握病机是遣方用药的根本。所以本案最后一则为王氏应用小柴胡治寒疟的验案，与前两则热疟对比，可谓用心良苦。

十六、产后热疟案

【医案原文】

陈足甫室，怀妊九月而患疟，目不能瞑，口渴自汗，便溏气短。医进育阴清解法，数剂不应。改用小柴胡一帖，而咽疼、舌黑，心头绞痛。乃翁仰山闻之，疑其胎坏，延孟英过诊曰：右脉洪滑，虽舌黑而胎固无恙也。病由伏暑，育阴嫌其滋腻。小柴胡乃正疟之主方，古人谓为和剂，须知是伤寒之和剂。在温暑等证，不特手足异经，而人参、半夏、姜枣，皆不可轻用之药。虽有黄芩之苦寒，而仲圣于伤寒之治，犹有"渴者，去半夏，加栝蒌根"之文。古人立方之严密，何后人不加体察耶？投以竹叶石膏汤，四剂疟止。便秘，口渴不休，与甘凉濡润法数帖。忽腹鸣泄泻，或疑寒凉所致，孟英曰：吾当以凉药解之。人莫识其意，问难终朝，语多不备录。果以白头翁汤，两啜而愈。迨季秋娩后，发热不蒸乳，恶露淡且少。家人欲用生化汤，孟英急止之，曰：血去阴更伤，岂可妄疑瘀停而攻之？与西洋参、生地、茯苓、石斛、女贞、旱莲、甘草为大剂，数日而安。继因触怒，少腹聚气如瘕，酸痛夜甚。人又疑为凉药凝瘀所致，孟英力为辨析。与橘核、橘叶、橘络、楝实、苁蓉、木香、栀炭、乌药、丝瓜络、海蛇、藕、石斛、两头尖等药，外以葱头捣烂贴之。两帖后，腹中雷鸣，周身汗出而痛止。人见其汗，虑为虚脱，急追孟英视之，曰：此气行而病解矣。但脉形细数，阴津大伤，苔黄苦渴，亟宜润补。奈枢机窒滞，滋腻难投，且以濡养八脉为法。服之各恙皆蠲，眠食渐适。缘平素多郁，易犯痧气，频发脘痛，屡次反复。孟英竭力图维，幸得转危为安，渐投滋补而愈。疟亦分经而治。若阳明疟，正以白虎汤为主剂。岂有专守一小柴胡，而能愈病者？

（《王孟英医案·卷一·疟》）

【评析】

本案记载了陈氏妻子患疟后完整的治疗过程，从纠正误治到调治再到愈后对其他病的调理，体现了王孟英对疾病各个阶段因机证治的精准把握。第一阶段，患者误服温散药，导致热极伤津、气阴两耗，须用竹叶石膏汤清热生津、益气和胃救急，待症状缓和后，再以甘凉滋润法调理便秘、口渴等问题。第二阶段，患者肠鸣腹泻，不是药物寒凉，而是余热未清，故以白头翁汤清热解毒、凉血止痢。第三阶段，患者的疟疾已经治愈，但大病后仍存在阴虚血瘀的情况，所以要通过清热养阴、凉血止血法调护，兼以滋补肝肾。第四阶段，患者因情志不舒而发腹痛，又以疏肝理气、行气止痛法治愈。每一阶段都有人怀疑症状的变化是因为药物寒凉，但王孟英非常坚定，这种自信一方面来自对病机的判断，另一方面源于对方药的把握，实在令人叹服。

十七、温补法治牝疟案

【医案原文】

乔有南，年三十九岁。患牝疟二旬，医治罔效。所亲徐和圃疑为伏暑，迓孟英往诊。脉微无神，倦卧奄奄，便秘半月，溺赤不饥，痰多口甘，稍呷米饮，必揉胸捶背而始下，苔色黑腻而有蒙茸之象，乃曰：此精气神三者交虚之证。不可与时行伏暑晚发同年而语也。幸前手之药，法主运中，尚无大害。与参、术、桂、附、沉香拌炒熟地、鹿角、石英、苁、杞、归、茯、杜仲、枣仁、菟丝、山萸、橘皮、霞天曲、胡桃肉等，出入为大剂。投十余帖，寒后始有热，而苔色乃退，口不作渴，咳痰亦日少，粥食渐加。即裁桂、附、白术，加石斛。又服七剂，解黑燥大便甚多。凡不更衣者，四旬二日矣。寒热亦断，安谷溲澄而竟愈。或谓先生尝訾人温补之非，何一旦放手而大用？孟英曰：温补亦治病之一法，何可废也，第用较少耳。世之医者，眼不识病，仅知此法，可以媚富贵之人。动手辄用，杀人无算。岂非将古人活世之方，翻为误世之药，可不痛恨耶！陈媪患牝疟月余，腹胀便秘，嗳多不饥，口淡脉滑，孟英主连、朴、橘、贝、杏、茹、旋、菀、杷、蒌为方，数剂即瘳。此与前案虚实相反，正可对看。

（《王孟英医案·卷一·疟》）

【评析】

本案为王孟英使用温补法治疗牝疟的经验，旨在提示无论温补、凉润，都只是治病的方法之一，关键在于辨明病机，对症下药。案中所说的"牝疟"，指疟疾寒多而热少者，多为阴盛阳虚，感受阴湿，阳不能制阴所致。患者脉微无神，少气无力，痰多口甜，饮食不进，大便不通，加之苔黑质腻，可知为虚寒证。治宜温中补虚，宣阳透伏。

十八、白虎汤重剂救疟案

【医案原文】

蒋北瓯二尹，患疟，医与小柴胡、平胃散而渐甚，继以大剂温补，势濒于危，复用桂枝白虎，狂乱如故。所亲董兰初嵯尹，延孟英视之。曰：暑疟也。桂枝白虎用于起病之时则妙矣。今为温散补燥诸药，助邪烁液，脉数无伦，汗渴不已，虽宜白虎，分别了亮。岂可监以桂枝，助热耗津，而自掣其肘耶？因与大剂白虎，加花粉、竹叶、西洋参、元参、石斛，服之即安。至十余帖，疟始瘳，而舌尚无苔，渴犹不止，与甘凉濡润，三十余剂始告瘥。

（《王孟英医案·卷一·疟》）

【评析】

本案体现了温疟的一般治法和误治后的治法区别。桂枝白虎汤虽为治温疟方剂，但仅适用于温疟初期内热欲出，但寒邪外束的情况，表现为寒轻热重，汗出不畅，骨节烦痛，此方在初期使用，能起到清肺胃热、解表散寒的作用。但在本案中作为误治后的补救是不恰当的，患者已遭大剂温补，火热劫液，脉数无伦，汗渴不已，危在旦夕，非重剂白虎不能挽回，同时须佐以清热生津，补气养阴之品，如西洋参、元参等。

十九、承气汤加味治湿热疟案

【医案原文】

广孔愚司马之大公于，仲秋间患疟寒少热多，面目甚黄，苔腻大渴，腹胀溺赤，仍能纳谷，且素嗜肥甘，不能搏节。孟英按其脉，滑实而数，与承气加知、芩、半、贝、翘、连、滑石、石膏、大腹、花粉之类。二十余剂而始愈。是膏粱夹暑，湿热之治也。

（《王孟英医案·卷一·疟》）

【评析】

王孟英善于结合患者体质辨治温病。本案患者为官宦子弟，生活优渥，偏嗜肥甘，饮食不节，多为湿热体质，体内易生积滞。平素湿热内蕴，中焦受阻，若再感受温病，内外热邪相煽，炼液为痰，阻遏气机，治当泄热除满与清利湿热并举。黄芩、贝母、连翘清宣上焦，石膏、知母、半夏、天花粉、黄连清热化痰，祛中焦湿热，大承气汤峻下热结，配伍滑石、大腹皮分利下焦湿热。上、中、下三焦湿热一去，气机通畅，病愈自安。

二十、温疟夹痰疟疾案

【医案原文】

许叔超令大母患疟，延孟英治之。脉弦滑而数，脘闷便秘，合目汗出，口渴不饥。或虑高年欲脱，孟英曰：此温邪夹素盛之痰所化，补药断不可投。与知、芩、蒌、杏、翘、贝、旋、茹、连、斛、雪羹为方，服果渐效。

（《王孟英医案·卷一·疟》）

【评析】

本案要点为温疟夹痰，治宜清热化痰，养阴生津。方中有一味"雪羹"，为荸荠与海蜇煎煮而成。此药首见于清代王子接的《绛雪园古方选注》，羹指食物之味调和，雪喻其淡而无奇，却有清凉内沁之妙。荸荠味甘，海蜇味咸，性皆寒而滑利，擅清肝泄热。王孟英评曰："海蜇本水结成，煮水可化为水，故消火炼津液之痰。地栗（荸荠）清肝家之火最为神妙。"

二十一、清暑益气汤治暑疟案

【医案原文】

海盐周子因工于画，体素弱。偶患间疟，黄某用首乌、鳖甲、姜、枣等药，病日甚。加以参、桂，狂躁妄言，始延孟英视之。面赤舌绛，溲涩便溏，渴饮汗多，脉形细数，是暑证也。与元参、银花、知母、芩、茹、贝、竹叶、荷杆、莲心、西瓜衣为剂，寻愈。

（《王孟英医案·卷一·疟》）

【评析】

此案与前诸多误治案相似，归咎于医者不加辨证随意施药，妄加温补，结果导致患者病情日渐危重。但凡辨证得当，见患者面红舌绛、尿涩、脉细数，便可知为热疟；再看汗多渴饮，结合发病时节，便可知是暑气蒸腾，火热伤阴，用清暑益气，养阴生津之法即可，案中所用为清暑益气汤加减。

二十二、白虎汤去米治热疟案

【医案原文】

吴西滤患疟，寒微热甚，旬余不愈。孟英诊之，脉滑而长，疏大剂白虎汤与之。渠兄濂仲云：沈、顾二君，皆主是方，屡服无效。孟英索方阅之，汤虽白虎，而石膏既少且煨，兼不去米，因谓其兄曰：汤虽同，君药已重用，而去米，加花粉、竹茹等，其力不同科矣。濂仲大悟，服之寻愈。此可以见服药不可徒有汤头之名也。

（《王孟英医案·卷一·疟》）

【评析】

本案要点为"服药不可徒有汤头之名"。在中医临床实践中，精准掌控药物剂量及药味的加减变化对疗效起着决定性作用。只有剂量适宜、药味调整恰当，才能达到预期疗效，消除病证。在急症和重症的治疗过程中，这一点尤为重要。本案患者热疟迁延，脉滑而长，可见实热内结，气逆火盛。石膏性味甘寒，擅清肺胃热，除烦止渴，但须生用才能发挥效力。粳米温中益气补虚，但本案患者火、气皆有余，显然是不适用的，所以要去米。加天花粉能增强清热泻火、生津止渴的效果，而竹茹兼有清热化痰、除烦止呕的功能。

二十三、暑热疟阴虚阳越案

【医案原文】

黄鼎如令堂，年七十七岁。季秋患间疟，每发加剧，寒甚微而热必昏痉，舌不能伸。三发之后，人皆危之。孟英视之，颧赤目垂，鼻冷额频微汗，苔色黄腻，舌根纯红，口渴痰多，不思粥饮，脉至弦数，重按少神。证属伏暑夹，而阴虚阳越，先与苁蓉、鳖甲、楝、斛、茹、贝、燕窝、藕。两剂而颧红、频汗皆蠲，继佐参、沥、薤、麦、枇杷叶、旋覆，去竹茹、苁蓉。投三帖，而昏痉不作，又去蕤、楝，加生地、花粉。服五日而疟休、饮食渐加，居然告愈。方疟势披猖之际，鼎如、上水两昆仲，颇以为忧。延诸名家议治，有主人参白虎汤者，有用犀角地黄汤者，有欲大剂温补者，有执小柴胡加减者，赖孟英力排众议，病家始有把握。与孟英意见相合者，何君新之也，怂恿参赞，与有功焉。

（《王孟英医案·卷一·疟》）

【评析】

本案要点为热疟夹暑，久发不止，阴虚阳越。"诸痉项强，皆属于湿""诸禁鼓栗，如丧神守，皆属于火"，患者发热昏痉，言语困难，口渴汗出，舌红苔黄皆是感染火热暑湿之象。再看患者颧赤目垂，舌根纯红，脉数而少神，可知为热病煎熬所致的阴虚阳越之证，鼻冷则是有阳盛格阴之兆。又考虑到患者痰多，若痰湿不化则热邪难去，故行以清热化痰、养阴生津之法。鳖甲滋阴潜阳、退热除蒸，配伍肉苁蓉能补肾填精，有阴中求阳之意；竹茹、川贝母清化热痰，石斛、燕窝、藕配伍则清热养阴、生津止渴。王孟英在《随息居饮食谱》中盛赞藕的滋阴效果，言："若阴虚、肝旺、内热、血少及诸失血证，但日熬浓藕汤饮之，久久自愈，不服他药可也。"

二十四、温疟误治案

【医案原文】

韩妪年近花甲，患三疟于仲冬。朱某主温散，并以姜枣汤恣饮，旬日后粒米不粘，疟至大吐。黄某以热补进，势益甚。又浃旬，孟英视之，胸中痞结如样，苔黄苦渴，溲如热汤，脉弦滑右甚，带下如注。投小陷胸合温胆，加薤白，服后大吐胶痰。十余日，胸痞始消，改授甘凉，疟亦渐罢，递参滋阴，遂以霍然。

（《王孟英医案·卷一·疟》）

【评析】

本案又是一则温疟误治案。温疟本以湿热为因，再行温散、温补更是火上浇油，导致痰热结胸。小陷胸汤主痰热互结，有清热化痰、宽胸散结之功；温胆汤主痰热内扰，有理气化痰、清胆和胃之效。两方合用，清热化痰、消痞散结之力更强，兼能畅达气机。

二十五、厥阴暑疟案

【医案原文】

庄芝阶舍人三令媳，患搐搦，间日而作。孟英诊脉弦数，泛泛欲呕，口苦不饥，凛寒头痛，汛事延期，溲热如火，乃厥阴暑疟也。投以大剂犀、羚、元参、栀、菊、木通、知、楝、花粉、银花之药，数日而愈。

（《王孟英医案·卷一·疟》）

【评析】

本案要点为厥阴暑疟，判断疾病与病位的依据有二。其一，患者搐搦间日作，即隔日发抽搐，可为间日疟的热极生风之象，"诸热瞀瘛，皆属于火"，多见于外感热病的极期。温邪上受，首先犯肺，随即内传，陷入心包，热扰心神，风因热起，逆传厥阴心包。其二，患者频频呕恶，口苦，无食欲，遇寒头痛，经行后期，尿灼，皆为肝经湿热的表现。治当清热定惊，利湿泻火。故以清凉重镇的犀角、羚羊角为君，主清心肝邪热，凉血镇惊解毒；辅以栀子、菊花、银花、川楝子分清心肝火热，除烦安神，去头痛；再加木通清热通淋，引热从小便泻，再配伍知母、天花粉、玄参清热泻火，养阴生津。

二十六、阴虚复感间日疟案

【医案原文】

朱佳木令尊患间疟，年逾七旬，人颇忧之。孟英切脉弦滑，脘闷苔黄，曰：无恐也。投清热涤痰药，数剂霍然。余朗斋，形瘦体弱，患间日疟，寒少热多，二便涩滞，脘膈闷极，苔腻不渴。孟英切脉缓滑而上溢，曰：素禀虽阴亏，而痰湿阻痹。既不可以提表助其升逆，亦未宜以凉润碍其枢机，投以滑、朴、茹、旋、通草、枇杷叶、苇茎、郁金、兰叶之方。苔色渐退，即去朴、郁，加连、枳、半夏，胸闷渐开，疟亦减，便乃畅。再去滑、半、连、枳，加沙参、石斛、橘皮、黄芩，浃旬而愈。运枢机，通经络，孟英用药秘诀。无论用补用清，皆不离此意。细观各案自知。

（《王孟英医案·卷一·疟》）

【评析】

本案体现了王孟英辨证论治过程中对枢机理论和体质辨识的应用。案中患者余氏为阴虚体质，而王孟英一贯认为"阴虚之体，热邪失清，最易劫液""津液既为邪热灼烁以成痰，而痰反即为邪热之山险"。即阴虚体质阴液素亏，内有虚热，再遇温热阳邪，则热更炽，易炼液成痰，所以说"素禀虽阴亏，而痰湿阻痹"。如果用温散会加重热邪，使其上冲；如果用凉润会加重痰湿，阻碍气机。所以先行清热化痰、利湿化浊之法清利三焦，待痰热祛除大部，病情稍缓，再行宽胸散结、消痰理气之法，以求气机畅达，最后以养阴生津之法滋阴调护。"流水不腐，户枢不蠹"，所以说"运枢机，通经络"是王孟英的用药秘诀。

二十七、痰热复感间日疟案

【医案原文】

庄芝阶舍人，年七十矣。患间疟，寒则战栗，热则妄言。孟英视之，脉弦数而促，苔黑口干，是素有热痰，暑邪内伏。予知母、花粉、元参、石斛、黄芩、竹茹、连翘、海蜇、芦菔、莲子心等药，数啜而瘳。至仲冬因泛湖宴客，感冒风邪，痰嗽头痛，不饥寒栗，自服羌、苏、荆芥药二剂，势益甚，而口渴无溺。孟英切其脉，与季秋无异，但兼浮耳。证属风温，既服温散，所谓热得风而更炽也。舌绛无津，亟宜清化。以桑叶、枇杷叶、栀子、知母、冬瓜子、元参、菊花、花粉、贝母、梨汁为剂，投匕即减，旬日而痊。

（《王孟英医案·卷一·疟》）

【评析】

本案要点为"素有热痰"。患者得间日疟，寒热交替发作，是疟邪客于少阳交争之状也，一般以小柴胡和解之。但查患者舌脉，只见"脉弦数而促""苔黑口干"，是里热伤津之象，热实阴虚之证，理应泄热救阴，故以知母、黄芩、竹茹、连翘、莲心等清热，以天花粉、玄参、石斛等养阴；考虑患者素有热痰，又以海蜇、莱菔化痰。数月后，患者冬季感风，又误投温燥。其"口渴无溺""舌绛无津"是风燥伤肺之象，故取清热疏风润肺之法。桑叶、菊花疏风清热，知母、贝母清热润肺，玄参、天花粉润肺养阴，辅以梨汁甘凉生津，邪出但不伤正也。

二十八、暑湿热疟案

【医案原文】

朱生甫明经令郎仲和，于六月初旬患疟，寒少热多，呕渴痞闷。迎孟英视之曰：巢曾屡患此病，证形大略相同，广延名手治疗，总难即愈。病辄经年，大受其累。闻君疗疟极神，不知能否于月内即痊？孟英曰：何限之宽耶？余非神于此。盖寒暑燥湿风五气之感于人也，重则为伤寒，轻则为疟疾。今所患者，暑湿之疟也。清其暑湿，旬日可瘳。前此之缠绵岁月而不能已者，必是不分五气之源流，徒以见疟治疟，而用柴胡、姜枣等风疟之方，以致暑湿之邪，滋蔓难图耳。兹以清暑化湿汤奉赠，放胆服之。不可商于人，恐其于五种伤寒未能辨晰，而泥少阳正疟之法以相争也。仲和之。方用石膏、杏仁、半夏、厚朴、知母、竹叶，果八剂而安。既而梁甫之仲郎亦患疟，孟英视曰：脉数舌绛，热炽寒微，素质阴亏，暑邪为患也。更不可用疟门套药，予元参、青蒿、白薇、丹皮、黄菊、知母、花粉、银花、竹叶、栀子，数剂而脉减。乃去青蒿、丹皮，加生地、甘草，数服而瘳。

（《王孟英医案·卷一·疟》）

【评析】

王孟英医案中记载了大量失治误治案，旨在拨乱反正。因彼时不辨瘟疫发病寒热属性的医者甚多，导致温病热治而死的惨剧一再发生，令人心痛。张山雷点评本案时犀利地指出"朱氏所谓病辄经年，大受其累者，非病之定能累人，皆受误药之累耳。药能对病，断不至此"。患者朱氏热多口渴，以石膏、知母配伍有清热养阴、生津止渴之效；又有呕恶，胸闷脘痞，加杏仁、半夏、厚朴、竹叶有清痰化湿、降气止呕之功。患者梁氏素体阴虚，复感暑疟，舌红脉数，热盛阴伤，故以清热养阴之法治疗，而这是当时疟门套药中所没有的。

二十九、热疟宜清不宜温辨治案

【医案原文】

韩正甫患疟，越医王某进以柴、桂、姜、朴等药，势乃剧。所亲何新之知为药误，改用清解而不效，始乞诊于孟英。脉数而右更滑大搏指，胸闷不堪，溲赤而渴，苔极垢腻。以凉膈散去芒硝、甘草，合雪羹，加厚朴、杏仁、石膏、半夏、石菖蒲。投四帖，频下宿垢，各恙皆减。改投轻清以涤余邪，遂以向愈。其时渠兄贡甫之室，患疟初起，肢麻且冷，口渴苔黄，眩瞀善呕，心烦无寐。孟英诊曰：此亦暑湿为疟，不可温散者。而越医劝服术、朴、姜、椒等药，病家闻用温化，恪信弗疑。二剂后，呕渴愈甚，经不当期而至，四肢终日不温，汗频出而热不休。再邀孟英诊之，脉渐伏，曰：此热深厥深之谓也。温燥热补，切弗再服。病家不信，另招张某、黄某会诊，金云阴暑，宜舍时从证。径用姜、附、六君，加萸、桂、沉香等药服之，肢愈冷，药愈重。八剂后，血脱如崩而逝。即以春间为贡甫所治之棺殓焉。岂非数已早定耶？故虽一家之中，同时之病，而疑信不同，死生判别。况春间贡甫之病，治有成效，尚蹈此辙，无怪乎未经目击温热之害者，宜其以服凉解药为可耻矣。继有赵廉士表弟潘少梅、乔梓，同时患暑湿疟，孟英咸与清化法，数剂皆愈。潘反生疑，谓病邪被凉药遏伏，故疟遽止，恐将来必有他患。孟英喟然曰：甚矣！医之不可为也。世人患疟，苦无良治，缠而受病究比伤寒为轻。苟治之如法，无有不数剂而愈者。设误药以遏其邪之出路，则苔不能化，溲不能澄，神不能清，食不能进矣。子自思之，其真愈乎？抑假愈乎？潘始恍然大悟而首肯焉。

（《王孟英医案·卷一·疟》）

【评析】

疟，常由湿、热、痰交结于里，风、寒、湿复感于外触发。湿、热、痰三者相遇如油入面，难分难解，用温散的柴胡、桂枝、姜枣之类既不能从汗而解，反而助邪升散，壅遏经络，变本加厉。患者韩氏遭误治后痰热窒塞三焦，所以脉数滑大，胸闷口渴，尿红，苔浊腻，急以清泻三焦之法荡涤痰热。而后一位患者的误治经历则是触目惊心，每服一次温药后可见病情更剧，而愈用温补，终致血脱如崩而逝。疟与伤寒相比本是轻病，认真辨证，用药得当，很快就能治愈。但不问缘由，不解医理，杂药乱投，只会壅遏病邪，枉丢性命。

三十、瘖疹壮热便闭案

【医案原文】

仲夏瘖疹流行，幼科执用套药，夭札实多。有王子能参军所亲楚人刘某，仅一子甫五龄。陆某见其瘖点不绽，连进柽柳等药，壮热无汗，面赤静卧，二便不行。参军闻其殆，延孟英视之，投犀、羚、白虎汤而转机。陆某力阻石膏不可再饵，仍进温散，以至气喘痰升，复加麻黄八分，欲图定喘，而喘汗濒危，二便复秘。再恳孟英救之，投白虎，加西洋参、竹叶而愈。

（《王孟英医案·卷一·瘖疹》）

【评析】

本案要点为"壮热便闭"。前医只治透疹，不知整体把握病情。患儿"壮热无汗""二便不行"已是麻疹逆证之热毒壅胃，"面赤静卧"已有热闭神昏之象。"麻疹者，手太阴肺、足阳明胃两经之火热发而为病也"，患儿便闭提示胃火更甚，故治疗应清胃泻火解毒。王孟英投犀羚白虎汤，是以石膏、知母大清阳明胃热，以犀角、羚羊角清热解毒。稍有好转后患儿又遭庸医误投温散，导致邪壅肺胃，故"喘汗濒危，二便复秘"，较之前病情更危。麻黄是治风寒之物，而麻疹属风热阳邪，乱行温散，如火上浇油，不懂医理，反而害人。王氏再施援手，以白虎汤合参竹剂治之，既清肺胃邪热、养阴生津，又清心开窍。此案体现王孟英活血善用白虎汤，师古而不泥古。

三十一、痘疫壮热案

【医案原文】

周鹤亭令郎，年甫五龄。痘后月余，清凉药尚未辍，忽发壮热。幼科治之，势益张。肢瘛面赤，呕吐苔黄，渴而溺清，时或昏厥。证交六日，其外祖何新之，邀孟英诊之。脉甚弦洪滑数，心下拒按，便秘汗多，投小陷胸，加石膏、知母、花粉、竹叶、枇杷叶、贝母、雪羹。二剂，各恙皆减，溲赤便行，继与清养而安。

（《王孟英医案·卷一·痘疫》）

【评析】

本案要点为"痘后发热"。痘疫是感受时行风热湿温邪毒所致。患儿在痘后服用清热药过程中突然发热，是余热未尽又新感温邪。"肢瘛面赤""昏厥"有热极之象，"呕吐""渴""便秘汗多"说明病在肺胃。再参舌脉，内有痰热。此外，王孟英在诊查温病时，十分注重触按胸腹。"凡视温证，必察胸脘，如拒按者，必先开泄。"患儿心下拒按，提示此为痰热结胸之证，故王氏以小陷胸汤清热化痰、宽胸散结，加石膏、知母、花粉、竹叶等清泻肺、心、胃三经火热，同时养阴生津。

三十二、余暑未清身热不退案

【医案原文】

一铁匠妇患感，杂治浃旬，身热不退，不眠妄语，口渴耳聋，求治于余。脉来细数，唇红面白，肌瘦汗频。虽是贫家，却为娇质，神虚液夺，余暑未清。以西洋参、甘草、小麦、黄连、麦冬、石斛、丹参、莲心、竹叶为剂服之，神气遂安；自云心悸，因加红枣与紫石英，服之浃旬，竟以告愈。

（《归砚录·卷四》）

【评析】

《素问·宣明五气》曰："五液所化，心为汗，心主血，汗为血所化。"故汗为心液。《伤寒论》曰："发汗过多，其人叉手自冒心，心下悸，欲得按者，桂枝甘草汤主之。"指出过汗可导致心阴耗伤，心失所养。清代《虚劳心传》则有言曰："凡汗出，无不从心液而来，所谓汗血同源。"此案中患者杂治经旬，身热不退，出汗频繁，损及心阴，导致阴虚火旺，神气浮越，不寐汗多，治宜收摄心阴，收敛心神，故用西洋参、甘草、小麦、黄连、麦冬、石斛、丹参、莲心、竹叶，入心滋阴润燥，清热宁神。

三十三、霍乱误治致五色痢案

【医案原文】

张氏女夏月患霍乱，医用姜、附、藿、朴、苓、连等药，呕吐虽止，腹痛不已，而痢五色。至第八日，始延余诊。两目罩翳，唇红舌绛，胸膈烦悗，口渴引饮，脉细数，沉部有力。是暑秽之毒，扰乱中宫而病霍乱，苦热虽可开郁止呕，毕竟反助邪势，致变五色毒痢。与子和桂苓甘露饮加黄连、银花、黑豆，两服翳退，而诸恙递减，胃亦稍苏，因畏药不肯再服。余谓余邪未净，留而不去，戕害脏腑，必转他病。乃与三豆汤加甘草代茶，频饮而愈。以上慈溪童梳庐存心稿。

(《归砚录·卷三》)

【评析】

此为孟英所采童轼庐之医案也。孟英于变五色毒痢句下，有评语曰："此暑毒尚下甚重，而兼湿邪，故仅变五色痢，若无湿而暑毒内盛者，服姜附即不可救矣。"又后有注语曰："童为吴浩然及门，可谓青出于蓝，且知霍乱有阴阳二证，更非近人所能及，惜余未见其人也。"

张山雷旧按曰："霍乱而可用姜、附、藿、朴等药者，惟寒湿为宜，若是热郁，姜附直同鸩毒。"此案中，患者久受姜、附、藿、朴等温热之药，变为五色痢而未变毒痢，见热相而热势尚未深重，孟英评为暑热夹湿，前药助长火势，但微去湿邪，一语中的。

三十四、时疫癫狂筋痿案

【医案原文】

一人患时疫，发狂谵语，若有物凭之，曰：不缭我，当取汝手骨。已而十指软堕如肠。余曰：是谓筋解，实痿证也。古人治痿独取阳明，脾主四肢，表里相应，投以桂枝白虎汤，神识顿清，手指无恙。

(《归砚录·卷三》)

【评析】

此案中，患者因疫病而十指痿软，精神癫狂，应为邪热动心扰神，煎灼津液，津亏液耗，筋脉失于濡养则痿。医者根据"治痿独取阳明"，投桂枝白虎汤，清热舒筋润燥而安。

三十五、暑湿夹痰案

【医案原文】

钱君友琴，年五十九岁。曾于七月间患滞下，自服大黄一剂而瘥。季秋患寒热时作，自服柴、桂等药，病益甚，狂躁，欲啖西瓜而服石膏。余诊之，脉滑右甚，苔色腻黄，便秘溲短，胸痞，不沾粒米，乃暑湿夹痰阻于气分，治宜开泄，白虎不可投也。用蒌、薤、枳、朴、连、夏、茹、芩、菀、桔，服三剂，二便既畅，胸次豁然而愈矣。

（《归砚录·卷四》）

【评析】

此案中，患者秋季寒热往来，以柴桂剂做伤寒治，无济于病而添狂躁。医家通过其脉滑，舌苔腻黄，胸痞，断为暑湿夹痰阻于气分，迁延至秋乃发。依照"治痰先治气"之论，当清宣开泄，不可投以苦寒之药。依法治之果效。

三十六、秋燥热咳伤阴致死案

【医案原文】

仁和彭君芝亭之三令爱，年甫逾笄。自去秋患痰嗽内热，渐至汛愆减食，咽烂音嘶，肌瘦便溏，不眠心悸。丁巳正月下旬，专人迎余往视。左脉细软而数，寸尤甚，右尺洪数，寸关不耐寻按。盖燥邪薄肺，初失肃清，阴分素亏，源流两涸，今胃气已败，万物发蛰之时，如何过去。其二令爱深谙医理，极以为然。适邵位西枢部持蒋大理之函相召，余即解缆。嗣接赵君笛楼信云：彭女果殁于惊蛰前三日，抑何脉之神耶？余谓亦偶然事耳。如前年五月间，偶诊顾听泉明经之脉，即谓家笆伯茂才云：顾君不可以冬，盖死象已见也。后竟殁于立冬之时。今年二月诊庄文芝阶脉，谓其文孙媚仙少君云：恐难过夏。而立夏前三日竟逝。十月初游武林，访家瘦石兄，切其脉，尺中微露浮弦，即谓其子曰：春令可虞。亦于次年惊蛰日无疾而终。脉之可凭者如是，而竟有不可凭者，此其所以为微妙之学乎？

（《归砚录·卷四》）

【评析】

本案中，患者因秋燥犯肺，痰热内蕴，肺气宣降不利而久咳内热，以至于耗伤真阴，最终胃气衰败而亡。

三十七、伏邪温病血虚肝旺案

【医案原文】

蒋君寅昉太夫人患恙，适余在武林，专丁招往。病已七日，龈糜颐肿，寒热时形，脘闷头痛，不眠不食，苔黄便秘，脉数而弦。是冬令伏邪发为温病，血虚肝旺，禀赋使然。以枳、桔、羚、翘、栀、菖、葱头、兜铃、射干为前茅，三剂而热退肿消。以小陷胸合栀豉，加菖、苓、竹茹、雪羹开中坚，亦三剂而便畅胸舒，渐啜糜粥。以西洋参、肉苁蓉、麦冬、石斛、川贝母、竹茹、归身、知母、黄连为后劲，渐安眠食而瘥。

（《归砚录·卷四》）

【评析】

此案中患者为老年女性，患病已有七日，齿龈糜烂而腮肿，寒热往来，胸脘痞闷，头痛失眠，食欲不振。苔黄便秘，脉数而弦。医家根据舌象脉象，诊断为冬令伏邪发为温病。因为患者平素血虚肝旺，须平肝养血。以羚羊角凉血解毒、清肝泻火、平抑肝阳，再以枳桔栀豉汤加减清热祛风。热退肿消后，以小陷胸汤加减，宣胸中邪热而舒，复以养阴润燥剂养之。

三十八、阴虚温邪余热流连案

【医案原文】

梅里任会嘉令正，年逾五旬，季春患证渐剧，访余视之。身热头痛，凛寒胸闷，气冲不寐，神惫音低，口渴嗽痰，干呕便闭，脉甚细软，延已旬余。咸以为虚，欲投补剂。余谓阴分虽亏，气郁痰滞，温邪留恋，胡可补邪？轻展清宣，庶乎合拍。以葱豉合小陷胸，加南沙参、射干、马兜铃、通草、竹茹，二剂而热退呕止；去葱、豉、兜、射，加栀、贝、苓、菖，三帖而便行胸适，得寐知饥，改投柔木涵阴而愈。

（《归砚录·卷四》）

【评析】

虽有里虚，温邪余热未清，气郁痰滞而妄投补益药，只会助热生湿，是为妄补。本案中，患者便在余邪未清之时，过早投以补剂，导致病证迁延不愈。后来之医家投葱豉合小陷胸，清热化痰，宽胸散结，加以通气利水，祛痰润燥之品，则痰去呕止热退。再以解表宣散之葱、豉、兜、射，清热化痰之栀、贝、芩、菖，祛胸中郁热，则胸闷缓而安卧纳食。前后两个药方皆是祛邪中有扶正，以祛邪为主，则余邪尽去而人安，至此之后，方可进补。

三十九、清解治新产妇冬温案

【医案原文】

沈君云峰令正，诞子后患身热痰嗽，白㾦头痛，腹痛便溏，不饮口渴。医者治此碍彼，专事模棱。至九朝，余抵禾，视脉滑数，苔微黄，胎前感受冬温也。主以清解法，或疑有碍便溏。余曰：便溏为肺热之去路，设便闭则将喘逆矣。况夏间余尝治其胎前溺涩，群医渗利而不应，余专清肺而得手。今虽产后，体脏未更，兼有客热外侵，所谓有病则病受也。连服多剂，果即向安。

（《归砚录·卷四》）

【评析】

此案中，患者为新产妇，生产之后出现了身热痰嗽，白㾦头痛，腹痛便溏，不饮口渴的症状。众医未能明辨病因证候，故而顾此失彼。由其脉滑数，苔微黄，诊断为感受冬温，痰热蕴肺，加之患者体质素易肺热，治以清热解毒剂，果效。

第十节 魏之琇医案

一、温病勿下案

【医案原文】

魏玉横治杨氏子，年二十许。四月初以啖面过饱，午睡觉即身热头痛。医与消散，至七日而愈。两日后因食水圆复病。仍与消运不应，乃与小承气汤下之，连下粪水二次，皆无燥屎。更医用厚朴、山楂、陈皮、枳壳之类，谷芽用至两许，月余病不减，而股肉尽落，枯瘠如柴，不食，日进米汤数盏，寒热往来，小便亦少。最后一医教用胆汁与导之，胆入而粪不出。又用蜡烛探之，腊化而粪亦不出。其胆汁与蜡油凝注下部，楚不可堪，呼叫之惨，四邻为动。时已四十余日，方至余邀诊，以决早晚。查其脉弦而迢迢，尚有神气，其声尚明亮，按其腹不拒，至脐下若有物筑筑然振手，解衣视之，状若百钱梗起。其父曰，此必宿食不下而然。曰：非也，粪秽在肠，岂能跳动，此缘误下误消，伤其本元，肝肾之气不藏，亘亘奔突。经云动气是也。幸属少年尚可治。熟地一两五钱，肉苁蓉五钱，甘杞子一两，麦冬、当归各三钱。三剂下黑燥屎余尺者二，胆油俱出，呼号顿息，始得睡。再按之，则若百钱者仍在，再与前剂不减，令办参数钱。勉措十金，仅得钱五。煎调前药复下则泯然立能进食，惟寒热每日一作，知非本病，必卧室湫隘，天气暴暑，乘虚感疟也，且勿亟治。仍与前方减半，数日后饭食大增，乃以常山二钱，火酒炒透，五更煎服，寒热亦瘥。

（《续名医类案·卷三·温病》）

【评析】

温病夹食积，或食积兼外感，治均当消散中兼消导。此医仅消散，虽七日表证而解，病似愈。然邪与食积内合，故两日后食水圆复病。消运不应，用小承气汤误下，重损中气。更医用厚朴、山楂、陈皮、枳壳、谷芽等行气消导之品，气越损而邪越敛，气血大耗，致股肉尽落，枯瘠如柴，不食，寒热往来。胆汁苦寒，有热泻火，无热助寒，与蜡油凝注，腑气不通，痛苦惨叫。魏氏查脉弦迢迢有神气，腹不拒按，脐下筑筑然振手，诊为肝肾之气不藏，肾间动气奔突。治以熟地黄、肉苁蓉填精润肠，温阳通便，枸杞子、麦冬、当归养肝活血，条达肝气。药后腑气得通，黑燥屎胆油俱得出，气机升降复常。再加人参大补元气，温散寒邪，胃气得复，立能进食，梗阻亦消。后寒热每日一作，乃疟疾也，以常山化痰截疟获愈。

二、热证误温补案

【医案原文】

魏玉横治表侄凌二官，年二十余。丙子患热证初愈，医即与四君、干姜、巴戟，诸气分温补药。久之益觉憔瘦，状若癫狂，当食而怒，则啮盏折筋，不可遏抑。所服丸药，则人参养荣也。沉绵年许，其母问予，予曰：此余证未清，递投温补所致。与甘露饮方，令服十余剂遂瘥。甲申夏复患热证，呕恶不眠，至七日，拟用白虎汤，以先日服犀角地黄而吐，疑为寒不敢服。延一虞姓医至，诊其脉浮，按其腹痛，谓此疝证，投芦巴、吴茱萸、肉桂、干姜、木香、小茴香、丁香、青皮、橘核等，约重三两余，令急煎服。盖是日夜半当战汗，故脉浮而厥痛。彼不审以为寒症也。乃用此方。黄昏服下，即躁扰烦渴，扬手掷足，谵语无论，汗竟不出。盖阴液为燥热所劫，不能蒸发矣。清晨再亟诊，脉已出且洪数，而目大眦及年寿间，皆迸出血珠，鼻煤唇焦，舌渐黑，小便全无。令以鲜生地四两，捣汁一茶杯，与之饮下，即熟睡片时。醒仍躁扰，再与白虎汤，加鲜地黄二两煎服，热渐退神渐清。次日渐进粥，二白睛赤如鸠目，继而口鼻大发疮痛，改与大剂甘露饮。二十余日，使便黑粪甚多，犹时时烦扰。服前方五十余日，忽大汗自顶至足汗及鼻，自是痊愈。

（《续名医类案·卷四·热病》）

【评析】

二十壮阳之体，热证初愈，与四君、干姜、巴戟天温补过早，热邪留恋，灼伤肌肉致憔瘦；躁扰心神，状若癫狂；食后助热，为木火升发，致当食而怒，啮盏折筋，不可遏抑。人参养荣也是温补之剂，邪气绵绵不退，缠绵年许。魏氏以甘露饮（《太平惠民和剂局方》天冬、麦冬、生地黄、熟地黄、枇杷叶、黄芩、枳壳、石斛、茵陈、甘草）清热养阴，疏解透邪，十余剂病解。甲申夏又复患热证，呕恶不眠，此热在气分，而犀角地黄入血分，病位不同，寒凉损胃，故服之而吐。医按疝证治，投葫芦巴、吴茱萸、肉桂、干姜、木香、小茴香、丁香、青皮、橘核等一派辛温发散、行气止痛之品，夜半战汗，脉浮厥痛，病仍不解，是医不识热证，而反误作寒证治，以热治热，火上浇油。热壅窍闭，则躁扰烦渴，扬手掷足，谵语无论，燥热劫阴，汗源枯竭，竟无汗可出。魏氏细审，脉出洪数，目大眦及年寿间，皆迸出血珠，鼻煤唇焦，舌渐黑，小便全无，乃热极入血，真阴枯竭，即以大剂鲜地黄清热泻火，凉血滋阴，以挽逆势。醒后躁扰，热出气分，与白虎汤加鲜地黄，气血两清，渐热退神清。后目赤如鸠眼，然口鼻大发疮疡，乃热毒上攻，从窍道寻外出之路，改与大剂甘露饮清热解毒，透邪外出。二十余日黑粪甚多，且时时烦扰，也为里热炽盛、透而未尽之故。服至五十余日，忽大汗自顶至足汗及鼻，此乃正气抗邪，尽得外出，三焦腠理通畅，病愈之佳兆。

第十一节　费伯雄医案

一、肺胃郁热案

【医案原文】

某　风邪内郁肺胃，遂成春温，旬日热盛，其咳不爽，气急烦躁，胸腹痞痛，鼻衄，幼孩当此，势非轻浅。

豆卷（三钱）　丹皮（一钱半）　前胡（一钱）　炙桑皮（二钱）　葛根（一钱半）　杏仁（打）（三钱）　枳壳（一钱）　车前子（三钱）　法夏（二钱）　防风（一钱）　茯神（三钱）　茅根（四钱）　姜汁炒竹茹（二钱）

（《费伯雄医案·春温》）

【评析】

此案病家风邪内郁肺胃，至春而发，症见发热、气急、烦躁、胸腹痞痛、鼻衄等。法当清热凉血，宣通肺胃。方中豆卷、葛根、防风疏散风邪，竹茹、枳壳、半夏清胃化痰兼以宽胸止痛，牡丹皮、车前子、茅根清热凉血止痛，前胡、杏仁、桑白皮泻肺化痰止咳，茯神养心安神。

二、春温夹湿案

【医案原文】

某　春温夹湿，症延五朝，热成烦躁，口极渴而所饮不多，自胸脘至少腹皆拒按，呕恶，面色暗滞。舌苔糙白，吴氏所谓白砂苔，热极不变黄色者，脉左浑数，右手沉滑，温邪夹痰夹滞，滞阻三焦，表里之气不通，酷似伤寒大结胸症，殊属棘手，拟方候裁。

薤白头（一钱半） 淡豆豉（三钱） 枳实（一钱） 旋覆花（包煎）（一钱半）
葱白头（五寸） 枇杷叶（二片） 鲜石菖蒲（一钱） 瓜蒌（三钱） 花粉（四钱）
鲜竹叶（三十张） 大荸荠（三枚） 淡海蜇（漂淡后入煎）（一两）

（《费伯雄医案·春温》）

【评析】

此案纯温夹湿，然此湿邪郁于中焦，不能输布，以致舌苔糙白，因此法当养阴化痰
清热。方中豆豉、葱白祛风解表，薤白、瓜蒌、枳实理气化痰，鲜石菖蒲、枇杷叶、旋
覆花和胃降逆止呕，天花粉、鲜竹叶、大荸荠、淡海蜇清热养阴。

三、热入营分案

【医案原文】

某 温邪十天，身热发斑，神昏不清，防其剧变，候高才政之。

淡豆豉（二钱） 黑山栀（三钱） 前胡（二钱） 枳壳（一钱半） 桑叶（二
钱） 赤芍（一钱半） 大力子（三钱） 连翘壳（二钱） 朱茯神（二钱） 竹茹
（一钱半） 玉雪丹（开水化服）（一粒）

（《费伯雄医案·春温》）

【评析】

此案病家已热入营分，当凉血养阴，透邪外出。用药于此法基础上加减。方中淡豆
豉、山栀、桑叶等品解表清热，枳壳理气化痰，赤芍清热凉血，朱茯神宁心安神，更加
玉雪丹以清营分之热。

四、温热之邪灼伤阴液案

【医案原文】

某 发热日久，津液不足，口内作渴，宜养阴清热。

川石斛（三钱） 花粉（三钱） 牡丹皮（二钱） 青蒿梗（一钱半） 黑山栀
（三钱） 南沙参（四钱） 茯苓（二钱） 前胡（一钱） 薄荷（一钱） 郁金（一

钱半） 连翘（二钱） 淡竹叶（三十张）

（《费伯雄医案·春温》）

【评析】

温热易化燥伤阴，故清热之余当步步顾其阴液，故于清热之品中加石斛、沙参、竹叶等养阴生津之品。

五、热邪化燥伤阴案

【医案原文】

某　时邪化燥，伤阴劫液，壮热口渴，神志不清，舌糙焦黄，齿垢不润，脉沉数。颇虑肝风内动，内闭外脱之险，勉拟增液承气法。

鲜生地（四钱） 玄参（二钱） 花粉（三钱） 连心麦冬（二钱） 青蒿（二钱） 鲜石斛（四钱） 生甘草（五分） 生军（三钱） 玄明粉（冲化）（一钱）

（《费伯雄医案·春温》）

【评析】

此案与前案相近，只是热势入里，已呈伤阴之象，故方用生地黄、玄参、天花粉等品滋阴清热，再加石斛、麦冬等品养阴生津，更有硝黄以泻下存阴。

第十二节 柳宝诒医案

一、助阴托邪法治伏温案

【医案原文】

赵 发热作于午后，盛于夜间，衰于寅卯，此邪机郁于阴分，缘阴气不充，不能鼓邪外达。四五日来未得畅汗，舌红而绛，苔白而不燥，口干而不渴，但觉腰酸头眩，热甚则烦躁，谵语，此温邪深伏少阴尚未外达于气分。治法宜从阴经疏达，不可拘执外感风寒，而温散其表也。

鲜生地（豆豉打） 荆芥 赤苓 郁金 朱灯芯 青蒿 菊花 带心连翘 白薇 茅根

二诊 伏温之邪，由少阴而发，邪机已动，不能外达，总由少阴阴阳两亏，不能鼓邪所致。脉象左手细弱不应指，腰脊酸板，耳聋不聪，发热夜盛，神情不爽。病经五六日，汗泄未畅，大便日解，或溏或泄，而病势依然不增不减。此病之机关，在目下不系于汗便之通窒，而系乎少阴经气之盛衰。尝读喻氏嘉言《尚论后篇》，少阴温病，凡正虚不能托邪者，必用麻附细辛汤，以温经托邪，其用意仍不免偏于伤寒一面。但伤寒伤人之阳，温病烁人之阴，而其为止虚邪陷则一也。治伤寒，仲景既立助阳托邪之法；治温病，若惟取其阴，而不鼓动其阴中之阳，恐邪机仍冰伏不出。拟于大剂养阴托邪之中，佐以鼓荡阳气之意，俾邪机得以外达三阳为吉。

生地（附片汁制） 桂枝 白芍 白薇 玄参 鲜生地（豆豉同打） 当归身 淡芩 茅根 童便

三诊 昨与温托少阴之法，腰板得和，热势较盛，口燥渴甚，里邪渐有外达之象。左手脉象，亦见稍畅，惟尺脉稍弦数。少阴之邪得补托而渐退，而少阴之虚不能遽复，即邪势不能遽平也。拟方从前法，而小其制。

生地　鲜生地（豆豉同打）　西洋参　白薇　当归身　黑山栀　鲜石斛　淡芩
玄参　茅根

四诊　伏气发温，本由少阴外出，而肾气虚馁，不能托邪。初起腰膝酸强，邪
窒于阴络也。神糊耳聋，热溃于阴经也。缠绵一候，曾经清托，邪机渐得外达。
刻诊左脉弦数，尺脉浮动，右脉弦虚数，尺寸细弱。今日热象外扬，而大便溏泄，
热亦随之下行。舌色嫩红无苔，鼻煤气促，肺胃津液先亏，恐不胜里热之燔灼。
似宜一面托邪，一面清化，虚实兼顾，庶不至因虚生变也。

鲜生地（豆豉同打）　西洋参　生地　白薇　玄参　带心连翘　牡蛎　淡芩
黑山栀　茅根

五诊　脉象调畅，小便通利，得汗后腰脊松动，热势转入阳分，是属佳象。惟
两日来大解之溏薄较减，胃腑之浊热渐有蕴崇之意，今舌苔由白转黄，即其候也。
足踝一节，独不发热，足三阴尚有未尽疏通之处。早晨热来时烦躁不静，神糊指
蠕，此由内蕴之邪热，欲达不达，而内溃于厥阴之界也。刻当疏达阴分之邪，俾
渐达于阳明，勿内溃于阴分。俟腑热既聚，方得一下而净，乃为顺手。

鲜生地（豆豉同打）　羚羊角　知母　黑山栀　鲜石斛　丹皮　西洋参　带心
连翘　钩藤　淡芩　牡蛎　茅根

六诊　今日外达之热较平。惟终日倦卧，不知所苦，手指蠕动，此少阴虚弱，
不能托邪外达于阳明，反有陷入厥阴之势。即有波涉阳明者，则因大便溏泄，胃
气下陷，热气随之下泄，不能崇聚，此证所以淹缠，不得爽快也。惟病已及旬，
而热邪仍伏于阴，津液日渐干涸，病之吃紧者全在乎此。拟方仍以养阴托邪为本，
余即随症兼治。

鲜生地（豆豉同打）　鲜石斛　西洋参　白薇　淡芩　羚羊角　枳实　当归身
黑山栀　芦根

七诊　热势时发时平，每发则神情有昏谵之象。此邪本蕴于营，营者，心所
主，热蒙于心，故谵语神昏也。近数日内，大便所下黏腻，臭垢颇多，其气分之
热势，所以不重者，未始不由乎此。刻诊两手脉象和平，舌上苔净，昏倦嗜卧，
此系营分热郁，阳气不能并及与营气调和所致。然治法不外养阴托邪一法。至于
大便溏薄，亦可听其自然，固不必攻下，亦不必止涩。俟其热达于胃，舌苔见灰
厚，然后可下。

鲜生地（豆豉同打）　生地　西洋参　玄参　丹皮　黑山栀　连翘　银花炭
郁金　白薇　鲜石斛　茅根

八诊　昨日连得大解瘀黑者四五次，热势渐松，神情渐爽。此缘邪热久郁营分，营血蕴而为瘀。今既如此畅行，阴分之邪热得以外达矣。惟舌苔黄色未化，唇焦齿板，中焦瘀热尚觉留恋未清。病久正伤，扶正泄邪，必须两面兼顾。拟滋养营阴，佐以疏导瘀热。

鲜生地（豆豉同打）　当归须　玄参　羚羊角　鲜石斛　西洋参　丹皮　黑山栀　大黄　瓜蒌仁（元明粉同打）　青蒿　枳实　茅根　鲜藕煎汤代水

九诊　大便瘀黑，畅通数次，神情已得爽朗。脉象左手稍软，右手较前浮大。此阴分之热，随下泄而减，而肺胃之热，转因松动而愈甚也。苔灰未化，耳聋不减，皆里热未清之征。拟方仍以疏泄余垢，佐以清化气热。

瓜蒌仁（元明粉炒）　鲜石斛　淡芩　知母　大黄　竹茹　丹皮炭　菊花　西洋参　青蒿　鲜生地（薄荷同打）　黑山栀　茅根

十诊　齿板舌浊，小溲短赤，皆里热未得清化之象。耳聋未减，久寐初醒，神识尚糊，尚是厥阴之状，与少阴之络，均有余热熏蒸。拟方通上彻下，随处清泄，俾热邪毋再留恋为要。

鲜生地（薄荷同打）　黑山栀　豆豉　枳实　瓜蒌皮　鲜石斛　青蒿　玄参　西洋参　木通　滑石　夏枯草　带心竹叶　丹皮

十一诊　阴分之热，渐次疏达，由两便而解，此伏邪自然之出路也。刻诊右脉较大，苔灰溲赤，耳聋，是胃腑、三焦、营络三处，均有蕴伏之热，留遗未净，逐层清泄，庶几渐入坦途。

鲜生地（薄荷同打）　豆豉　枳实　淡芩　丹皮　知母　鲜石斛　黑山栀　瓜蒌皮仁（各）　滑石　夏枯草　带心竹叶　姜竹茹

十二诊　浊热聚于脘膈之间，多眠少醒，热势蒸闷不解。用凉膈法，佐以清营泄浊。

鲜生地（薄荷同打）　大黄（酒制）　橘红　枳实　带心连翘　郁金　全瓜蒌（元明粉同打）　黑山栀　淡芩　西洋参　竹茹

十三诊　昨进泄热之法，大解畅行三四次，内郁之热，渐形松动。今诊脉象，右手浮数而大，是邪热燔于阳明气分之象。惟热来则多睡少醒，仍属邪热蒙阴之征。拟清胃凉营，两法兼施。

鲜生地（薄荷同打）　犀角　西洋参　知母　蒌皮　生石膏　玄参　川贝　丹皮炭　郁金　鲜菖蒲　带心竹叶　芦根（去节）

十四诊　旬日来，迭进清泄腑热之剂，所下垢腻已多，而中焦蕴热未清泄无余。每大解必迟至一二日不通，热势即蒸郁渐甚。多寐少醒，有昏沉之象。考昏沉一症，在温病中非大实即大虚。此证表里两通，热势渐平，断非纯属实热；而每日大解，即觉清醒，则又非纯虚可知。想缘平昔肾阴之气先亏，中焦热浊乘虚内蒙所致。此虚实兼见之证。刻诊脉象软数右浮，大便周时未行，唇齿有干板之象。拟方清营养液，导泄余热，亦以虚实兼顾治之。

生地　鲜生地　鲜石斛　郁金　橘红　黑山栀　青蒿　西洋参　知母　淡芩　枳实　带心竹叶　瓜蒌仁（元明粉炒）　番泻叶

十五诊　邪热在皮肤筋骨间者，由汗而泄，已能一律清肃。其内着脏腑者，由大小便而出，虽经清泄，而隐微曲折之处，不无有宿痰瘀热留恋其间。刻下里热未清，小溲短赤，而使神情又不能爽，即其征也。拟方导腑泄热。

西洋参　鲜石斛　瓜蒌皮　车前子　麦冬　川连　川柏　郁金　黑山栀　川贝

另　犀角　川连　郁金　川柏　胆南星　川贝　白矾　黑山栀

同琥珀屑研末调服。

十六诊　热象表里俱彻，两便通调，伏邪由内而出者，至此可云肃清。惟气液因病而伤，不能旦夕复原。当此大患初平，必须格外慎调，勿令再生波折，是为至嘱。立法用气阴双补之意。

人参须　霍石斛　青蒿　生地　砂仁　野於术　陈皮　川贝　白芍　红枣

十七诊　改方加淡芩、天花粉。

十八诊　六七日来，蒸热无汗，唇有焦痕。此中焦积浊蕴热，病与食复相类。拟方用清胃法。

石斛　豆豉　豆卷　枳实　青皮　天花粉　六神曲　瓜蒌皮　连翘　茅根　黑山栀

十九诊　胃口作嘈，舌根不能运用自如，痰与热二者均未清除。至于腰脊无力软痿，直不能坐，此肾气虚之本象也。善后之法，只可随其见症，次第调理，未可预设成见也。

西洋参　天冬　黑山栀　生地　远志　菟丝子　砂仁　牡蛎　杜仲　沙苑子　橘红

（《惜余医案·温热门》）

【评析】

此案为柳宝诒辨治伏气温病，全案十九诊，记载翔实，可充分体现柳氏运用助阴托邪之法辨治伏温思路。柳氏认为，不同于伤寒等感邪即发的外感病，伏气温病首先是感而未发，待邪气在体内郁而化热，邪气由内而发之机成熟，才会表现出相应症状。柳宝诒《温热逢源》记载"寒邪之内伏者，必因肾气之虚而入，故其伏也每在少阴"，不同于俞根初认为邪伏部位在于膜原，抑或是张锡纯提出"邪伏于三焦脂膜"，柳宝诒指出邪应伏于少阴，伏气温病的根本病因在于肾精亏虚，肾精能化肾气，肾精亏虚必致肾气虚弱，肾为少阴寒水之脏，肾气不足，外感寒邪故伏于少阴。伏邪过后，即内邪由外而发的过程，柳宝诒认为托邪外出的动力主要包括自身肾气与阳气内动两个方面。柳氏《温热逢源》记载"苟肾气不至虚馁，则邪不能容而外达，其最顺者，邪不留恋于阴，而迳出于三阳，则见三阳经证"，此处强调病家肾气的虚实对病情的影响，倘若肾气尚充，有鼓邪外达之力，邪气随之由少阴传变至三阳，见三阳经证。若肾气不足，无力托邪，则邪伏于少阴而不能发，病情则危重，即如柳氏所言"若肾虚不能托邪，则伏于脏而不得外出，病即深而重"。托邪外出的另一动力在于阳气内动，《温热逢源》曰："伏温之邪，冬时之寒邪也，其伤人也，本因肾气之虚，始得入而据之，其乘春阳之气而外达也。"中医理论强调人与自然相统一，自然界的生发之气亦对人体产生影响。《素问·四气调神大论》云"春三月，此谓发陈，天地俱生，万物以荣"，春季乃阳气生发之令，人体功能在春季亦随之升腾，故体内伏邪可随阳而发，正如柳氏所言"冬时伏邪，郁伏至春夏，阳气内动，化热外达"。柳氏亦云"无论冬夏，凡有伏邪，均可发为温病"，可见柳氏认为伏温之病不必拘泥于冬感春发，而在于是否有伏邪的过程，人体阳气是否可以鼓动伏邪外出。柳氏认为伏气温病的诊疗应当遵循"助阴托邪"这一根本治法。同时，温病的特点为热象偏盛与化燥伤阴，柳氏云"邪已化热，则邪热燎原，最易灼伤阴液，阴液一伤，变证蜂起，故治伏温病，当步步顾其阴液"，着重强调养阴补液在治疗伏气温病中的作用。阳气内动亦是托邪外出的动力之一，故柳氏在诊疗伏气温病时亦加入鼓动阳气之品，正如柳氏《惜余医案》所言"治温病，惟取其阴，而不鼓功其阴中之阳，恐邪机仍冰伏不出，拟于大剂养阴托邪之中，佐以鼓荡阳气之意，俾邪机得以外达三阳为吉"。在"助阴托邪""鼓动阳气"的基础上，柳氏还指出应根据患者的病情，灵活用药。如柳氏在辨治因时邪引动而发伏温病时，尝谓"须辨其所夹何邪，或风温、或暴寒，或暑热，当于前法（助阴托邪）中，参入疏解新邪之意"；在辨识蒋宝素《医略十三篇》以攻邪为主治疗伏温及吴鞠通《温病条辨》以养阴为主治疗伏温时，柳氏指出蒋、吴两法虽似相反，而实相成，面对偏于阴虚的患者，以养阴泄热为主，吴氏之论为宜；偏于邪重者，泄热以存阴，蒋氏之法为宜。

回到此案，患者首诊时舌红而绛，苔白而不燥，通过舌象可见里有郁热，柳氏结合其他症状，判断为伏气温病之证，故拟助阴托邪之法。以此法调整用药至五诊，伏温由阴入阳，"胃腑之浊热渐有蕴崇之意，今舌苔由白转黄"，显示伏邪渐有透出之象，现郁于阳明胃腑，故柳氏于助阴托邪思路上以羚羊角来清其高热，以知母、栀子、黄芩来泄脏腑瘀热。至十三诊，内热由大便排出，邪热托于气分。十五诊邪热托至皮毛，已可随汗而解。十六诊时邪热既去，故气阴双补，以平病中耗损之阴液。纵观柳氏诊治伏邪思路，首宗助阴托邪之大法，随着病程的进展，邪气由阴分渐渐疏散到阳分。这个过程中，当邪气郁于胃腑，则以大便泻之，待入气分，则汗之，不外乎在助阴托邪的思路上加入清泻药味，使邪有出路，伏温方可应手而解。

二、双解法治伏温案

【医案原文】

李。伏温之邪，由少阴而及太阴，左半头先肿胀，复由额渐及颠顶。半月以来，发热不解，汗便两窒，邪机无从透达。刻诊脉象细数，舌干红无苔，阴气先虚不能托邪。久郁热蒸，而津液亦伤矣。姑仿普济法佐以养阴泄热，俾得汗便两通乃可。

鲜生地（豆豉同打）　牛蒡子　银花　黑山栀　薄荷　鲜石斛　生地黄　枳实　丹皮　桔梗　大青叶　玄参　生甘草　菊花

（《惜余医案·温热门》）

【评析】

此案为柳宝诒运用双解法辨治伏温案。此案病家伏温之邪由少阴而及太阴，虽有外托之象，然止步不前，热势不减，汗便两窒，以至伏邪无以从三阴外达三阳。柳氏以双解立法，养阴托邪之余解表发汗，使邪有出路，从上下而走。柳氏用药颇具特色，其鲜生地一味，有豆豉同打者，有薄荷同打者。以豆豉同打，注重养阴托邪，说明伏邪在里；以薄荷同打，注重解表透邪，说明伏邪已有达表之势。此处邪仍伏于三阴，故以豆豉同打，另有石斛、生地黄、玄参以养阴，遵循柳氏伏温当"步步顾其阴液"之论。此案又须解表，是以伏邪有外达之象，然无外达之机，故方用牛蒡子、薄荷等药以解表清热，使达表透邪。

三、伏温兼痰浊案

【医案原文】

黄　病甫两日，即昏狂大作，发热无汗，舌绛苔浊，此伏温之邪，为痰浊所遏，不能达而迳陷厥阴。欲起立外走，而手足牵强，涉及厥阴风木，治之不可偏废也。

犀角　羚羊角　鲜生地（豆豉同打）　石决明　郁金　生大黄　菖蒲　磁朱丸（包）　陈胆星

另　苏合香丸

（《惜余医案·温热门》）

【评析】

柳宝诒认为伏温之病化燥伤阴，当步步顾其阴液，温热之病，热象偏盛，往往灼津成痰。此案病家即伏温又兼痰浊，治当透邪祛痰。温病之祛痰，不同于一般之祛痰，切不可妄用燥湿之药以助风热之气。治法有二：其一为养阴补液，通过补充阴液的方式使痰浊回归到正常的水液代谢之中，故柳氏喜用鲜生地黄、郁金等品；其二为消风祛痰，祛痰药的选择上切不可选用温燥之品，以助温热之性，而用石菖蒲、石决明、陈胆南星等品，使祛痰而不伤阴。此案即如此，犀角、羚羊角重镇解痉，生地黄、郁金等品养阴托邪，石菖蒲、陈胆南星等品化湿祛痰，另用苏合香丸以开窍治标，标本同治，立方严谨。

四、伏温由三阳而发案

【医案原文】

张　腰脊酸痛，小溲频数不爽，寒热往来，无汗，此少阴伏温由三阳而发。舌苔干燥，前半起刺。病虽初起而势已剧，痉蒙之变，均在其中。姑拟内透少阴之邪，外泄三阳之路，俾得速达乃佳。

鲜生地（豆豉打）　桂枝　柴胡　大黄　淡芩　滑石　杏仁　黑山栀　知母　木通　茅根

二诊　从三阳疏邪泄热，汗便两畅，小溲亦利，寒热亦止，舌苔亦润。惟舌根黄板，脘气不舒。经络之邪虽透，腑中之积热未清也。拟予疏泄法，从中焦用意，其少阴伏邪未识能尽透否？动静再商。

　　豆卷　川朴　瓜蒌皮　生枳实　通草　淡芩　槟榔　苏梗　焦神曲　再生苗

（《惜余医案·温热门》）

【评析】

　　此案病家少阴伏温之邪已由内而外传至三阳，故可症见"腰脊酸痛，小溲频数不爽，寒热往来""舌苔干燥，前半起刺"。此时邪已由里达外，因此助阴托邪之时以解表之法使伏邪从表而走以取捷径，同时治病求本，内透少阴之邪以免散邪未尽。因此方中以淡豆豉打鲜生地黄为主药，鲜生地黄养阴透邪，淡豆豉兼有解表之功，桂枝、柴胡、杏仁、茅根等味皆可解表，再辅以大黄、滑石、知母等味泄热通下，使邪上下而走，以期奏功。

　　二诊见病家"汗便两畅，小溲亦利，寒热亦止，舌苔亦润。惟舌根黄板，脘气不舒"，柳氏认为此乃"经络之邪虽透，腑中之积热未清"，故拟疏泄法，以解中焦积热。方中川朴、枳实取承气汤之意，使邪从下走；另用槟榔、苏梗等味健脾理气，以顺三焦。方中再生苗即为"二稻叶"，乃收割后再生之二茬稻苗，用之以顾护胃气。

五、肾阴虚兼感伏温案

【医案原文】

　　吴　寒热初来，经水适至。四五日来足冷不温，热势夜甚，无汗，唇颧俱赤，舌苔红浊，脘痛下掣腰脊。此邪机乘虚内袭营络，而中焦之暑湿，郁而不宣。病机转折甚多，故屡淹缠，更有变幻。拟方清营透邪，疏泄中焦，俾得渐次外达，庶免痉蒙。

　　鲜生地（豆豉同打）　川朴　木香　黑山栀　郁金　带子紫苏　豆卷　菊花　佩兰　泽兰　丹皮　川楝子　连皮苓　茅根

　　二诊　前进清泄达邪，足能渐温，寒热较轻。惟里郁之邪颇深，未能一律外达，且邪机留于营分，更多周折。刻下寒热往来，头昏且痛，邪气有从少阳而出之势；舌绛苔浊微燥，唇红而焦，胃中有化燥之象。方从少阳阳明疏邪泄热，仿大柴胡汤而减其制。

　　柴胡　青蒿　苏叶梗（各）　丹皮　黑山栀　鲜生地（豆豉打）　凉膈散（包）

淡芩 枳实 佛手 竹茹 茅根

三诊 入夜热甚，谵语，齿缝出血，头痛偏左，烦躁恶心，汗便两窒。邪机不从外解，燔灼营分，波涉厥阴。倘再不从气分而解，即有痉蒙之虑。拟方从营分疏邪清热。

鲜生地（薄荷打） 川连 白薇 丹皮 淡芩 刺蒺藜 黑山栀 菊花 苏叶 连翘 竹茹 茅根

四诊 温邪内郁，不得疏达，汗便不通。脉象两关弦数，左手尤甚，头痛偏左，舌绛苔黄，唇干齿黑。浊蕴于中，风火上炎。拟清泄肝胃，观其动静再商。

羚羊角 生大黄 丹皮 淡芩 菊花 竹茹 枳实 薄荷 黑山栀 瓜蒌皮（元明粉打） 茅根

五诊 汗便虽得未畅，外发之热，因之得减，各恙均平，而里伏之邪，尚未一律外达，还宜从里疏达。

鲜生地（豆豉同打） 豆卷 瓜蒌皮（元明粉打） 淡芩 黑山栀 苏叶梗（各） 杏仁 枳实 竹茹 茅根

（《惜余医案·温热门》）

【评析】

此案病家"四五日来足冷不温，热势夜甚，无汗，唇颧俱赤，舌苔红浊，脘痛下掣腰脊"，可见其肾阴之虚。柳宝诒伏气温病之理，冬伤于寒则病温，冬不藏精则受寒，寒邪之内伏者，必因肾气之虚而入，故其伏也每在少阴。柳氏抓住病机之本，在于肾气不足，暑湿郁而不宣，拟清营透邪、疏泄中焦之法。

二诊时，病家少阴证减，出现"寒热往来，头昏且痛""舌绛苔浊微燥，唇红而焦"等少阳证，可见邪气已由阴分外托至阳分，故拟疏解少阳阳明之法，以大柴胡汤为底方。

三诊时，病程出现反复，邪热灼烧营分，更体现"助阴托邪"之法内涵，伏温化燥伤阴，当步步顾其阴液，故从三诊组方中可见更多养阴清热之药。

四诊与三诊相比，伏温尚未疏解，兼有热厥之象，故柳氏于助托之法中加入羚羊角以开窍。

五诊，病家诸症皆有好转，然伏邪尚未全清，仍须助托为善。

纵观柳氏五诊处方，其用药基本思路一以贯之，始终不离"助阴托邪"之根本大法，用药以鲜生地黄、黄芩等养阴助托之品，其余诸药则根据伏邪病位及病家主证随证加减，于不变中随机变化，仅数味药物更迭，便可起到不同的临床效果。

六、伏温危症案

【医案原文】

许　伏温初起，热势郁而未达，适因肝气夹痰，多饮酸冷，因致小便不通者数日。耳聋、神倦、足冷、无汗，肢体痛强，时复昏倦，脉细弱不鼓，温邪伏于少阴欲达，势恐内溃于阴，易生变幻。刻下诸窍皆闭，而小便尤急。姑予助阴托邪，佐以导赤疏腑，冀其转机再议。

鲜生地（豆豉同打）　羚羊角　桂枝　独活　木通　竹茹　生地（制附子同打）西洋参　川连　淡芩　枳实　玄参

二诊　伏温发于少阴，在肾气先虚之人，不能托邪外达；病发之初，不见三阳热象，其邪留滞阴分，每乘脏气之虚，窜陷厥阴，即成险证。此证发作数日，而表热不扬。前予透邪导腑，小便畅行，足冷转温，里气似有通达之象，而热邪深伏，腰痛脊强，脉象沉数不鼓，是邪机内郁尚未尽化热也。其气逆作呕，舌苔灰燥，神情昏倦模糊，时或痉挛，里伏之热已窜阳明、厥阴之界。盖肾阴亏不能鼓邪，肝火旺则易引入里，热势溃而郁蒸于少阴，陷于厥阴，则危殆迭出，即难措手。于此时邪正相搏，吃紧关头，所难者，专用透邪之剂，恐邪不外达而助其炎；若用养阴清化，则循题敷衍，虽似平稳，而药不胜病，且恐邪机得凉而愈形冰伏，均非善策也。考伏温治法，自金元以来，诸家所论，虽各有见地，而总未源流贯彻。惟喻氏《尚论后篇》于未化热者，有温经托邪一法；已化热者，有养阴托邪一法。此证在已化未化之间，则温经养阴已当兼用，况厥阴已为热扰，胃气逆而不降，虽属标病，亦当兼顾。《伤寒论》云：少阴病二三日，口燥咽干者，有急下之例。盖诚恐邪热燔灼少阴，真水有立涸之势。故此证于救阴托邪之中，宜兼泄热存阴之意，乃为周匝。兹议依喻氏托邪为主，参入清肝泄热之品，望其邪热外达三阳，乃可着手矣。

生地（切片，用附片煎汁制好，去附）　鲜石斛　西洋参须　制大黄　豆豉枳实　陈皮　姜竹茹　丹皮　黑山栀

三诊　今诊脉象两尺较大，尺肤热，少阴伏邪有外出之机。惟热势尚盛，舌心干板微灰，此属阴热外熏，尚非腑热自燔之象。凡伏温之热，能出三阳，即属松象。此证由阴达阳之机，而不见三阳确证，尚无把握。拟从少阴温化伏邪，佐以

清肝导腑。

生地（附片煎汁制）　鲜石斛　玄参　丹皮　豆豉　黑山栀　西洋参　枳实　瓜蒌皮（元明粉打）　苏叶

四诊　少阴温邪，欲达不达，里热不扬，而腰脊板窒不舒，肾俞之气不通也。觉轰热头眩，此髓热乘风木而上浮也。邪热伏于至深之处，非寻常汗下之法可解。唇齿干板，舌苔灰而不燥，大解不行，热之标见于胃，热之本仍未离乎肾也。昨方从少阴托化，今日热不增亦不加数，肾气见馁，邪不速化之象。兹议仍依温化少阴之法，参以疏营透邪之意，冀得伏邪外出为幸。

生地（附片煎汁炒）　白芍　桂枝　西洋参　牡蛎　生甘草　玄参　白薇　豆豉　淡芩当归身　茅根

五诊　伏温得战汗而解，兼得大解畅行，腑热亦泄，表里两通，于病机最为顺境。刻诊脉象平软，是病退之象。惟舌苔罩灰，唇齿尚干，胃中余热，未得一律清泄。凡温病之后，本宜养阴为主，兹值胃热未清，尤宜滋养并用，为善后诸本。

西洋参　石斛　天花粉　枳实　瓜蒌皮　白薇　青蒿　淡芩　陈皮　蔗皮

（《惜余医案·温热门》）

【评析】

此案较之上述诸案病程更为复杂，柳氏于医案之中已详细记录其辨证思路，此处不再赘述。柳氏用药变化，亦可从此案窥见端倪。如生地黄一味，上述诸案柳氏多以淡豆豉炮制，是以淡豆豉有解表之功，亦淡豆豉炮制鲜生地黄更助其托邪外达。而此案病家在已化（热）未化之间，故单用养阴托邪之品"恐邪机得凉而愈形冰伏"，故以附片炮制生地黄，以期阴阳共济。从生地黄一味的不同炮制，即可看出柳氏用药之变化无穷。

七、伏温发于三阳案

【医案原文】

郭　伏温内发，三阳受病。形寒壮热，有汗不解，小溲梗痛，太阳病也。寒热往来，每日数次，目眩头痛，少阳病也。舌苔中心干燥起刺，根带黄浊，腹痛拒按，阳明病也。惟口渴便闭，积热燔灼，胃阴已伤，而湿热未尽化燥。三阳之病，阳明为重。拟方先从阳明清泄之，他经兼参可也。

川朴　石斛　生大黄　知母　枳实　木通　鲜生地（豆豉同打）　黑山栀

茅根

二诊　原方去生大黄，加郁金、菖蒲。

（《惜余医案·温热门》）

【评析】

此证为典型的伏温发于三阳案，病家症见"形寒壮热，有汗不解，小溲梗痛"的太阳证，"寒热往来，每日数次，目眩头痛"的少阳证，以及"舌苔中心干燥起刺，根带黄浊，腹痛拒按"的阳明证。

此案值得讨论的点在于若仅从病家三阳症状出发，柳氏何以判断其为伏温发于三阳，而非三阳感受表证入里。现代温病学大家、南京中医药大学王灿辉教授认为，凡是热象偏盛、化燥伤阴皆可以温病治之。推之柳氏助托之法，或亦是如此。

八、伏温发于少阳案

【医案原文】

陈　病始于六七月间，先患三疟，至中秋前已止。之后，稍涉劳动，则服参术补剂三四服。至八月二十三日，寒热又作，逐日不休。至九月初一日，寒热将退之时，陡然头晕目眩，自汗肢厥，几有虚脱之势，逾二时而定。此后遂卧床不起，寒热如前，而每日必迟至两时许，迄今又将匝月，胃纳不甚减，大便自调。从前所服之药，多是暑湿门中套方。细参此证，似与寻常暑湿之症不同。盖伏暑初发，其邪由募原溃于胃腑，必有痞满呕恶等症，而此证均无之。其热来时，两颧红，色光亮，正与《热病篇》：太阳之脉色荣颧骨，少阳之脉色荣颊前，两节相合。寒热时作，小溲必频数而遗。八月中病初重时，先曾遗泄，而每值热来，自言目暗无光，视他处目睛眴动不定。外热已甚，而自觉脊背、大腿骨节中尚寒不已。以上病情，均属伏邪化热，由少阴外达于太少二阳之象。惟体质素亏，正虚不能托邪，一月以来，病机无甚进退。脉象弦数右硬，舌苔白色微腻，热来则燥，热退则和。发白㾦两次，而寒热不见松象，足见此证与肺胃两部无甚关涉。自九月初，左胁结瘕渐大，时作撑痛，得矢气稍宽，是邪机郁于少阳之象。邪之未动者伏于少阴，已动者又郁于少阳。郁久而热，其热必暴。刻下图治，在少阳者，宜疏泄之；在少阴者，无出路，太阳其出路也。拟方用

豆豉　鲜生地　玄参　柴胡　淡芩　白芍　牛膝（桂枝炒）　生牡蛎　生鳖甲

白薇 茅根 青皮

[按] 此证用药，甚难着手，方中以白芍、淡芩、柴胡、青皮、鳖甲，外疏少阳；豆豉、生地、玄参、牡蛎，内助少阴以托邪；桂枝、牛膝，温中化寒，兼开太阳路；茅根助柴胡以疏少阳生发之气。药味虽轻浅无奇，而已颇费经营。服后苟得外寒渐退，热来渐快，得汗渐畅，即是伏邪外达之佳象。倘邪机不顺出于三阳，而溃于三阴，则变象有难逆料矣。

二诊 伏邪由少阳而出，寒热往来，久疟不止。气分之邪当由汗痦而透，其邪伏于少阴者，因阴气不充，无力托邪，仍未外达。舌苔黄厚，目黄，太阴之湿，被内热所蒸，两便不爽，湿热留滞。病久正虚，须得药力以鼓动之，庶几得解。拟方从前法，再进一层。

牛膝（附片汁炒） 桂枝 白芍 豆豉 淡芩 青蒿 生枳实 青皮 丹皮 玄参 牡蛎 木瓜 茅根

三诊 伏邪发于少阳，寒热如疟。其寒也，四肢甚冷。其热甚之时，脘气满闷，小溲乃松，此邪由太阳而达也。目黄神倦，邪恋太阴；舌浊罩灰，浊阻胃腑。拟五苓法，以开太阳；合保和法，以疏中焦，冀其通调，则伏邪自畅。

茵陈 於术 连翘 枳实 淡芩 带皮槟榔 牡蛎 莱菔子 桂枝 泽泻 猪苓 青蒿

四诊 伏邪渐得清疏，惟右脉不静。热势虽轻，而临期形寒内热，犹不能止。少阴郁伏之邪，尚有未尽外达者，必得阴气充足，乃可外达。况所见诸症，虚象为多，更宜扶正为要。拟方滋养少阴为主。

生地 牡蛎 白芍 西洋参 天冬 鳖甲 沙参 玄参 青蒿 白薇 丹皮 穞豆衣

五诊 原方加首乌，寒遂止。

六诊 寒热已止，间或头晕多汗，心烦嘈杂，此胆经尚有余热留恋之象，尚非纯乎虚热。拟扶正养阴，凉泄肝胆。

西洋参 生地 川连（麦冬包） 枣仁 白芍 川贝 菊花 龙骨 黑山栀 穞豆衣 丹皮 牡蛎 橘红 竹茹

（《惜余医案·温热门》）

【评析】

此案柳氏记载甚为详细，不再过多赘述，理法无外乎助阴托邪，只在具体病证上施以加减。此案之复杂，在于起病绵长，素体甚亏，有伏邪未动于少阴，又有伏邪外发于少阳，因此柳氏用药颇废经营，于原案中点按其用药思路，以飨后辈。

九、邪机深伏于阴案

【医案原文】

钱　邪机深伏于阴，得一阳之气，化热外出。惊惕不寐，左脉弦数，邪热溃于阴而未出于阳。虚中夹实，调治最难。姑拟养阴托邪。

生地　豆豉　玄参　丹皮　淡芩　生甘草　白芍　白薇　青蒿　茅根　穭豆衣

（《惜余医案·温热门》）

【评析】

柳氏认为伏温而发，须得阳气鼓动，或来年春天随春之生发之气而外达。此案病家伏邪深伏于阴，得阳气鼓动而化热外出。症见"惊惕不寐，左脉弦数"，可见伏邪虽已生发，然尤在阴分，故方用养阴托邪之法，邪热存阴，使邪从下焦而走，以取捷径。

十、养阴法治三疟案

【医案原文】

汤　素系脾阳不旺，湿痰日停，继而木气不舒，郁而化火，复感时邪，发为三疟。一月以来，未得畅汗，其伏邪无从透达。此系木气不畅，湿痰阻遏所致。当先破气疏湿，俾得气畅湿化，其邪可得外达。惟舌苔黄浊，边尖红滑，阴气暗耗，恐其舌苔退后即起疳腐。渐见阴竭之象，又宜预为设法。未识有益病机否。

豆卷　石斛　於术　淡芩　枳实　川朴　西洋参　郁金　赤苓　通草　瓜蒌皮　茅根　二稻叶

二诊　昨进疏浊养阴等法，大便通泄，痰浊有降下之象。惟舌苔光红，口渴引饮，阴液有虚涸之象。脉弦滑带郁，气机尚形窒滞，痰浊尚未尽净，养阴之品尚难专用。病虽不重，而用药殊难着手。拟方于养阴法内，仍参疏化之意。冀得气机流畅，痰浊消化，方可专进补益。

西洋参　金石斛　麦冬肉　鲜生地（苏叶同打）　淡芩　枳实　生甘草　天花粉　黑山栀　白薇　瓜蒌皮　茅根　甘蔗浆

三诊　汗出至脐，上脘之气得畅，胃纳可以渐旺。舌质深红，舌苔光剥，今日较润，阴液有来复之机。惟虚疟痰之邪，留于阴分，未能尽达；痰浊之阻于腑中，未能清泄。拟方于养阴法内仍当兼理，俾得邪浊尽净，则纳谷渐增，阴液之来源日充，尚何有痏腐之虑哉！

西洋参　鲜生地（苏叶同打）　生枳实　半夏　白薇　茅根　麦冬　霍石斛瓜蒌皮（元明粉同打）　黑山栀　通草　甘蔗浆

四诊　疟疾得止，阴分之邪渐退，大便秘涩，胃气尚未清降。中焦之浊气，既不清泄，胃纳亦不能健旺。拟方清养胃液，降胃泄浊。

西洋参　生地　枳实　火麻仁　玄参　天花粉　霍石斛　淡芩　青皮　生甘草瓜蒌皮　茅根　甘蔗浆

五诊　大便畅行，垢色带黑，浊热渐次下泄。惟舌苔光红，中有裂纹，阴液亏损，非一时可复。刻下胃纳稍复，中焦有形之浊虽降，无形之热未息。宜养阴佐以清化。

西洋参　麦冬　玄参　生地　枳实　茅根　霍石斛　银花　天花粉　知母　牡蛎　甘蔗浆

六诊　中宫浊热，尚未清化。舌苔光红较润，胃纳未旺，尚无正味。阴液非易生之物，浊热有留恋之机。务须再行清泄，胃纳可以渐增，则阴液可得而复也。

西洋参　知母　生甘草　瓜蒌仁　白薇　芦根　茅根　鲜石斛　天花粉　枳实滑石　通草　甘蔗浆

七诊　大便虽经畅泄，而浊热尚未尽净，故胃口不能渐佳。舌苔两边尚有黄浊，余俱光红干绛，阴液告竭之象，而养阴之品，尤宜偏投。况疟痰伏于阴分者，亦未一律清彻。拟甘寒清润法，三层兼理。

鲜生地（薄荷打）　鲜石斛　西洋参　瓜蒌皮　知母　天花粉　黑山栀　泽泻麦冬　甘草　橄榄　芦根　茅根　甘蔗浆

陈粳米煎汤代水。

膏方

西洋参　北沙参　炙鸡内金　麦冬　生地　丹参　鳖甲　川石斛　稽豆衣　银花炭　陈皮　泽泻　白芍　天冬　生甘草　生谷芽　刺蒺藜　熟地

白冰糖、清阿胶二味收膏。

（《惜余医案·疟疾门》）

【评析】

此案病家为疟疾，"脾阳不旺，湿痰日停，继而木气不舒，郁而化火，复感时邪，发为三疟"。虽为疟疾，然其病机与伏温相似。伏温乃肾阴之虚复感时邪郁而化火，此证乃脾阳不旺复感时邪，痰湿内停郁而化火。而热象偏盛，易化燥伤阴，故柳氏辨治此证时亦强调顾护阴分。然此证又因脾阳不旺而起，脾阳不旺则水湿内停，体内阴液停滞，若全以助阴托邪之法，恐更伤脾阳，因此柳氏一诊未用生地黄、豆豉等养阴补液之品，而用川朴、枳实、赤苓、通草等消导之品，以除旧日湿邪，并用石斛、郁金等品顾护已伤之阴。

二诊时，柳氏即指出"昨进疏浊养阴等法，大便通泄，痰浊有降下之象"，故此时养阴助托之法已可奏效。故方用鲜生地黄、麦冬、黄芩等养阴托邪之品，另佐疏化之意，于是可见柳氏用苏叶炮制鲜生地黄，于助阴之中化入疏解之意。

随后几诊，与伏温证病程相似，皆在养阴基础上结合具体症状加减用药。

十一、疏泄法治伏温案

【医案原文】

热邪为浊阴所遏，不得疏越。红疹发于两胁，烦绞干呕，舌干。浊湿饮邪，热蕴于肝胆，侵于肺胃。上开下泄，势当两法并用，防其热窜致剧。

豆豉卷　黑栀　枳实　郁金　川连　半夏　佩兰叶　滑石　淡芩　杏仁　丹皮　赤茯苓　通草　茅根　竹二青

二诊　舌光红起刺，郁热燔于上、中两部。当以疏透，佐以清泄。

鲜生地（薄荷叶五分，同打）　元参　连翘　麦冬　豆豉　郁金　川连（盐水炒）　杏仁　银花　凉膈散（绢包）　益元散　竹叶

三诊　原方去杏仁，加犀角（磨，冲，四分）。

四诊　热炽头汗，时有谵语，热甚于阳明之证，而颧红不散，舌尖干绛。伏温之邪，尚有未经外透者，屡经下泄，热不为减，其邪之重可知。右脉弦硬搏急，热邪在气分熏灼。拟与辛凉泄热，佐以凉膈透邪。

豆豉　黑栀　玉泉散　元参　银花　凉膈散　鲜生地　知母　麦冬　胆星　茯神　芦根　竹叶

五诊　剑兄同议，汗多面赤，属阳明证，热邪先已伤营。谵语口渴，舌光干

绛。阳明气血两燔，依古法以玉女煎为正治，参以平肝化痰之意，望其渐从里化为吉。

细生地　鲜生地　元参（辰砂拌）牛膝　郁金　玉泉散　川贝　丹皮　牡蛎　白芍　茯神　竹二青

六诊　原方去白芍、郁金，加西洋参、鲜石斛、麦冬、枳实。

七诊　冠表兄同议：蠲痰泄热，平肝清营，以冀其大有转机。

川连（盐水炒）朱茯神　盐半夏　橘红　胆星　枳实　瓜蒌皮（元明粉八分，化水拌烘）羚羊角　鲜石斛　橘络　丹皮　石菖蒲　竹沥

另，万氏牛黄清心丸一粒，竹沥化服。

八诊　邪热得减，惟舌苔黄浊。痰热之留恋上、中者，尚未全见肃清。拟用清热化痰法，以熄余焰。

鲜石斛　菖蒲　橘络　鲜生地　元参　连翘　瓜蒌皮（元明粉拌烘）郁金　川贝　丝瓜络　竹二青

九诊　里热已得下泄，而痰热之郁于上部者，未得下行。咽间哽痛，两颊微肿，右关脉犹觉浮大数拥。理兼开痰泄热，专治其上。

鲜生地　僵蚕　川贝　黑栀　前胡　瓜蒌皮（元明粉化水拌烘）元参　银花　连翘　生草　浮石　蛤黛散　竹二青

十诊

鲜生地　大生地　丹参　元参　犀角尖　丹皮　银花　赤芍　竹叶心

另，朱砂安神丸三钱。

十一诊　咽间胀痛较减，舌謇亦和。所蕴之痰热，渐能清澈。舌上多浊涎，右关脉数大不静。胃腑中浊热余邪，留恋未净，所谓火虽熄而器犹热也。用甘凉清胃为主，佐以化痰泄热。

鲜生地　鲜石斛　僵蚕　淡芩　知母　川贝　元参　丹皮　麦冬　橘红　益元散　竹叶

十二诊　舌中黄灰底绛。胃中浊热，尚有留恋未净者，仍当清泄甘凉，以熄余焰。

鲜生地　瓜蒌皮（元明粉五分，拌烘）花粉　元参　丹皮　麦冬　淡芩　川贝　枳实　黑栀　滑石　竹叶

十三诊　舌上腻浊，口角流涎。虽有余热，而为痰浊所遏，不易清解。于养阴中佐以清化。

鲜石斛　盐半夏　广皮　茯苓　薏仁　瓜蒌皮　滑石　淡芩　枳实　通草　菖蒲　僵蚕　竹茹　丝瓜络

十四诊　痰涎出于廉泉，舌謇不和，痰热内郁于包络，神思不清，语言谵错。痰与伏热在里，当从包络宣泄。

鲜生地（薄荷五分，同打）丹皮　丹参　郁金　胆星　川贝　元参　连翘　黑栀　牡蛎　橘红　菖蒲根　犀尖　竹叶心

另，万氏牛黄清心丸一粒，化服。

十五诊　热象已解，痰火亦平。拟用清养胃阴之法。

鲜石斛　麦冬　川贝　橘白　黑栀　益元散　丹皮　郁金　茯神　淡芩　元参心　竹叶心　西瓜翠衣

十六诊　热病愈后，气液两亏。滋药防其生痰，于清养中仍合二陈之意。

洋参　石斛　广皮　盐半夏　茯苓　郁金　麦冬　於术　生熟神曲　荷叶

十七诊　原方去洋参，加砂仁、太子参、益智仁。

十八诊　气分中余热未净，用清养法。

金石斛　青蒿　淡芩　橘红　花粉　北沙参　益元散　茯苓　砂仁　白扁豆　竹叶　荷叶

（《柳宝诒先生医案·伏温门》）

【评析】

此案病家亦为伏温，然初起热邪为浊阴所遏，不得疏越，故不可一味助阴托邪，而应清热利湿并用。故方用栀子、枳实、赤苓、通草等品通利，以黄连、黄芩、竹二青等品清热。柳氏认为温邪易化燥伤阴，当步步顾其阴液，因此虽湿邪痰饮为患，然有一分热象有一分伤阴，故方中仍用豆豉、郁金等品顾护阴分。

此后各诊，柳氏记载翔实，亦有与同期医家会诊之言，此处不再赘述。

十二、外感风温案

【医案原文】

咳嗽时作，痰出不爽，痰色胶黏光亮，间或声如拽锯，口苦气短，肌肉日削。此由内热冒风，郁于肺络。肺主灌溉百脉，失其润下之性，则相火反夹诸经之火上熏耳。左寸弦数者，肝失制而木火愈张，心失养而君火遂旺也；右关细数者，

肺、胃俱以下降为职，肺气郁而上伸，则胃亦失其下行之性，不降其浊热，而胃亦郁而不畅也；右寸更细者，本经既有郁热，又为诸经之火所灼，肺气郁遏不宣也；其或声如拽锯者，金实不鸣也；气短者，壮火食气也。前以清燥救肺汤加清络开郁之品，痰渐能出，声亦略清，而火势仍在，则以盛夏火令，炎蒸火位，郁伏之热蕴于中，炎蒸之气灼于外，病有助而药无助，所以无大效也。拟以麦冬、石斛、芦根之甘寒，以清肺胃之火；洋参以润燥益气；桑皮、旋覆、枇杷以疏肺通络；杏仁、川贝以开郁消痰；湿热素盛，以滑石、甘草导之。渊明归生，体适伸欢，调理月余，定能就愈。

西洋参 麦冬 鲜铁斛 川贝 杏仁 桑叶皮 旋覆花 滑石水飞 生甘草 芦根 枇杷叶

如肝火旺，则加焦山栀，甚则加蛤黛散；心火旺，则加连翘，甚则加鲜生地；胃火旺，则加重石斛，甚则加石膏，轻则减之；嗽止则去杏、贝；痰多则加瓜蒌仁、海浮石；肺气渐畅，则去旋覆花、桑叶，重加西洋参，或加吉林参以补气；苦寒之品，化火忌之。

另，甘蔗、梨肉、芦根，打汁炖热温服，人乳亦可服。

（《柳宝诒先生医案·风温门》）

【评析】

此案病家外感风温，症见"咳嗽时作，痰出不爽，痰色胶黏光亮，间或声如拽锯，口苦气短，肌肉日削"。与伏温由内而发不同，普通外感温邪由表入里，热势渐盛。然无论外感温邪或是伏温，均有热象，热即化燥伤阴、灼津成痰，因此顾其阴液与清热祛痰两法为辨治温病之根本。故柳氏初以清燥救肺汤施治效果不显，而后加入麦冬、芦根、石斛等养阴补液之品，病情初现转圜，随后调治而安。此案可与前文众多柳氏辨治伏温案相参，细细品味其中异同。

十三、温邪发于肺胃案

【医案原文】

发热咳嗽，头痛，脉浮数。温邪发于肺胃，当用辛凉疏散。

豆豉 荆芥 薄荷 大力子 杏仁 象贝母 橘红 淡芩 前胡 连翘 茅根

肉　枇杷叶

（《柳宝诒先生医案·风温门》）

【评析】

此案病家外感风温，尚未入里，发于肺胃，故症见发热咳嗽、头痛，柳氏拟法辛凉疏散。方中豆豉、荆芥、薄荷、大力子等品清热解表，豆豉更兼透邪之功；杏仁、贝母、橘红、前胡、枇杷叶等品化痰润燥止渴；黄芩、连翘等品清上焦热。诸药合用，共奏解表清热、润燥化痰之功。

十四、浊热蕴于肺胃案

【医案原文】

浊热蕴于肺胃，蒙及心包。热势晚重，时有谵语，咳嗽气逆，痰色干黄。姑与泄浊化热，冀得外解为幸。

鲜沙参　鲜生地　鲜石斛　生苡仁　冬瓜仁　紫蛤壳　桑白皮　粉丹皮　丝瓜络　广郁金　石菖蒲　鲜芦根　枇杷叶

（《柳宝诒先生医案·风温门》）

【评析】

此案病家乃外感风温发于肺胃，然与前案相比，热陷更深，已蒙及心包，症见谵语、咳嗽气逆等。其舌色干黄，可见阴液大亏。此证虽为外感，然为防外邪更进一步侵入阴分，柳氏灵活运用伏温助阴托邪之法治之，以托邪由表而走，切勿深入。且病家阴液已亏，方用鲜沙参、鲜生地等助阴托邪之品，既可托邪，亦可补阴，实为两全。其余诸药，柳氏亦根据病家临床见症酌情加减，用药精到，不再赘述。此案亦可与前案风温发于肺胃表证案相参。

十五、伏热新寒案

【医案原文】

壮热无汗，咳促痰多。伏热新寒，阻于肺胃。舌白尖红，中带微灰，大解不行。恐其热燔于胃，拟用疏表肃肺、清泄胃腑之法。

鲜沙参　鲜石斛　淡豆豉　广橘红　白杏仁　生枳实　瓜蒌皮　淡芩（酒炒）前胡　象贝　连翘　桑白皮　霜桑叶　茅根肉　枇杷叶

再诊　汗泄热减，但咳逆未平，舌苔白厚，心灰。肺胃浊邪，蕴结未化，仍当肃肺疏浊，乃能向松。

鲜沙参　白杏仁　前胡　苡仁　郁金　橘红　生枳实　瓜蒌皮　淡芩　豆豉旋覆花绢包　桑白皮　茅根肉　枇杷叶

（《柳宝诒先生医案·风温门》）

【评析】

此案较前之诸案又有不同，乃伏温新感寒邪。观其症状，舌白尖红，中带微灰，大便不行，可见其伏温灼热，故大便不行、舌苔微灰呈无津之状。故柳氏拟法疏表肃降，倾泄胃腑，表里双解。然观柳氏用药，虽为伏温，然未用助托之主药鲜生地黄，是以生地黄毕竟苦寒之品，此证并非单一伏温，兼有新感寒邪，妄用生地黄恐助外邪。故柳氏用鲜沙参、鲜石斛、淡豆豉等清轻之品助阴托邪，淡豆豉更有解表之功，亦为柳氏喜用之药。其余诸药，橘红、前胡、贝母、桑白皮、桑叶等品，清热解表化痰，枳实、杏仁、瓜蒌皮等品清肃胃腑，使伏邪从下焦而走，用药精巧。

二诊之时，病家汗泄热减，表邪与伏温经解表肃清均有外排，然病家依旧咳逆，且舌苔白厚，说明伏邪郁于中焦，仍未肃清。故柳氏用药较之初诊更加枳实、郁金、薏苡仁、旋覆花等解郁宣通肃降之品。

此案亦可与柳氏前案互参，品味伏温、外感、伏温新感外邪诸证之间，柳氏用药之变化。

十六、风温犯肺案

【医案原文】

风温犯肺，咳嗽发热，无汗。法当清凉疏泄。

豆豉　大力子　杏仁　象贝　桑叶　橘红　荆芥　前胡　桔梗　连翘

（《柳宝诒先生医案·风温门》）

【评析】

此案病家风温犯肺，咳嗽发热，无汗，柳氏立法清凉疏泄。方中豆豉养阴解表，大力子清热解表，杏仁、贝母润肺止咳，桑叶疏散风热、清肺润燥，橘红理气宽中、燥湿化痰，荆芥解表散寒，前胡散风清热、降气化痰，桔梗宣肺利咽，连翘清热解毒、疏风散热。

十七、时邪蒸动肺胃案

【医案原文】

时邪余热未清，蒸动肺胃，中湿浊则口甜，新邪郁遏肺气则咳嗽，脉象软细弦数。当与疏肺清胃。

南沙参　前胡　杏仁　苏子　象贝　橘红　佩兰叶　淡芩　薏仁　苓皮　槟榔
神曲　麦芽

（《柳宝诒先生医案·风温门》）

【评析】

此案病家外感时邪郁于肺胃，症见咳嗽、口甜，故当疏肺清胃。柳氏方中沙参、前胡、杏仁、苏子、贝母、橘红等味疏肺润燥化痰，黄芩、佩兰、薏苡仁、茯苓皮、槟榔、神曲等味清胃化痰、疏解中焦，诸药合用以奏疏清之功。

十八、疹后余热案

【医案原文】

疹后余热，留于血络，蕴热上蒸，肺金被灼，壮热喘促。姑与清阴肃肺。

鲜生地薄荷（六分）（同打）　归身　青蒿　丹皮　荆芥　茅根　蛤壳　冬瓜仁
银花炭　紫菀　沙参　枇杷叶

（《柳宝诒先生医案·风温门》）

【评析】

此案病家疹后余热郁于血分，火性炎上，故上蒸于肺腑，法当清阴肃肺。方中生地黄、当归、牡丹皮、金银花炭清血分热并透邪外出，青蒿、荆芥等品清热，茅根、紫菀、沙参、枇杷叶等品润肺化痰止咳。

十九、邪热蕴肺案

【医案原文】

热邪郁燔于肺，壮热气促，脉数如沸，更兼咳逆胸痛，络伤吐血。金郁火刑，须防喘促加重。

鲜沙参　鲜生地　丹皮　知母　滑石　淡芩　归须　橘络　桑白皮　连翘　银花　郁金　参三七　茅根肉

（《柳宝诒先生医案·风温门》）

【评析】

此案病家外感风温灼烧肺腑，以致壮热气促，脉数如肺，咳逆胸痛，吐血。肺为娇脏，更应养阴润肺为上。故柳氏用药以养阴清热为上，更加三七止血，鲜沙参、鲜生地黄、郁金等品养阴透邪，牡丹皮、知母、连翘、黄芩等品清热，橘络、桑白皮等品化痰润肺。

二十、温邪夹痰饮上逆案

【医案原文】

温邪夹痰饮上逆，肺气不得清肃。内热咳嗽，痰色带黄。法当疏降。

南沙参　杏仁　象贝　前胡　薏仁　苏子　旋覆花（绢包）　橘络　牡蛎　浮石　枇杷叶　茯苓

（《柳宝诒先生医案·风温门》）

【评析】

外感温邪，首犯肺腑，温热易灼津成痰，火性炎上，温邪夹痰上犯肺脏，肺为娇脏，以致肺气不得肃清，症见咳嗽、多痰，因此当清热化痰，疏降肺气。方中沙参养阴润肺，杏仁润肺降气，贝母润肺止咳，前胡降气化痰，薏苡仁利水渗湿，苏子、旋覆花、牡蛎、浮石等味降逆，橘络化痰，枇杷叶润肺止咳。

第十三节　张畹香医案

一、温邪入血神昏案

【医案原文】

昌安街董，五月病温，五六日，舌鲜红，呃逆，脉沉小弦数，神昏，口舌燥，不饮水。予谓邪在血分，将发斑也。用玉女煎，石膏加至一两，麦冬五钱，根生地一两，犀角一钱五分，磨冲羚角三钱，复大青以托斑，柿蒂以除呃，两剂斑出神清。

（《张畹香医案》）

【评析】

病温五六日，邪热传营，营阴被灼，津液不足，而见舌色鲜红，口干不欲饮水；真阴不足，肝肾阴虚，胃火上逆，则呃逆频作，脉沉小弦数；邪入血分，则神昏，将发斑。

玉女煎一方出自《景岳全书》，具有清胃泻火、滋阴增液之功。方由石膏、熟地黄、麦冬、知母、牛膝组成。方中石膏为君，清阳明胃热而生津止渴；熟地黄为臣，滋养肾阴；知母一助石膏清阳明有余之火，一助熟地黄滋肾水之不足；麦冬滋阴生津为佐；牛膝导热下行，以降炎上之火为使。张畹香在玉女煎的基础上，加重石膏、麦冬用量，增强清热泄热、滋阴生津之力；根生地、犀角、羚羊角透热转气、凉血解毒，除营血分之热，大青叶解毒托斑，柿蒂专入胃经，降逆止呃。总体思路，在清胃热、滋肾阴的基础上，加凉血泻火解毒之品，托斑外出。

二、邪踞上焦案

【医案原文】

府桥泥水匠钟大成，舌鲜红，呃逆，脉洪数，面红气盛。是邪在心肺上焦，黄芩汤加大力、甘、桔、根生地一两，生石膏二两，麦冬五钱，犀角、羚羊角、柿蒂两剂，呃除身凉。

（《张畹香医案》）

【评析】

三焦辨证理论由清代医学家吴鞠通提出，即心肺为上焦，脾胃为中焦，肝肾为下焦，判断邪之所至而进行辨证论治，此理论在医家学者中流传和应用甚广。《温病条辨》中有"凡病温者，始于上焦，在手太阴"，此案中病者舌鲜红、脉洪数，面红气盛，是上焦热盛也，邪渐入里，热阻中焦，气不下行而呃逆。

温病既发，用黄芩汤，以去邪热为妙。黄芩汤出自《伤寒论》，黄芩三两，芍药二两，炙甘草二两，大枣十二枚。黄芩苦寒以彻其热，芍药、甘草、大枣以和其阴。大力、桔梗宣肺热；根生地、生石膏、麦冬泻火养阴；柿蒂除呃；犀角、羚羊角凉血解毒。

三、疙瘩瘟毒案

【医案原文】

营桥丁，发颐大如马刀，喉赤肿痛，舌黄厚，脉数大。《说疫》所谓疙瘩瘟也。病经十余日，由于失下，普济消毒以人中黄易甘草，加制大黄五钱，不应，加至八钱，大圊血而解。黄芩、黄连、陈皮、甘草、元参、连翘、板蓝根、牛蒡、薄荷、僵蚕、升麻、柴胡、桔梗、马勃或加人参，便闭加大黄。

（《张畹香医案》）

【评析】

《松峰说疫》对疙瘩瘟有"其症发块如瘤，遍身流走，旦发夕死。三棱针刺入委中三分，出血，并服人中黄散""疙瘩瘟等症，则又阳毒痛脓，阴毒遍身青紫之类也"等描述，但本案对疙瘩瘟的描述较略，不能直接对症。《松峰说疫》认为瘟疫有去路三条，"在天之疫，从经络而入者，宜分寒热，用辛温辛凉之药以散邪，如香苏散、普济消毒饮之类，俾其仍从经络而出也。在人之疫，从口鼻而入者，宜芳香之药以解秽，如神术正气等散之类，俾其仍从口鼻而出也。至于经络口鼻所受之邪，传入脏腑渐至潮热谵语，腹满胀痛，是毒气归内，疏通肠胃，始解其毒，法当下之，其大便行者则清之，下后而余热不尽者亦清之，所谓去路三条者此也"。

张畹香治疗此案与其思路相似，即"下法"。本案病者"发颐大如马刀，喉赤肿痛"症似大头瘟，为风热疫毒壅于上焦所致，然十余日未解，阳毒炽盛，毒气归内，壅滞脏腑，延及疙瘩瘟者，法当下之。以普济消毒去甘草，加人中黄、制大黄，使其大圊血而解，圊血即便血。普济消毒饮出自《东垣试效方》，是治疗大头瘟的经典方，有"火郁发之"之意，加制大黄、人中黄，加峻下之力，升降并用。

四、邪踞上焦误治案

【医案原文】

孙府孙病十余日，舌白薄，脉浮数，所服初则达原，继则承气。余谓此属上焦证，误用中焦，故不效。用辛凉法加生石膏、羚角，大汗而愈。

（《张畹香医案》）

【评析】

病者"舌白薄，脉浮数"，可见邪尚在上焦，上焦热证，法用辛凉。达原饮为吴又可所创，载于《温疫论》，治疗邪在半表半里之间，可直达膜原，辟秽化浊，使邪气速离膜原，其所治非上焦也；承气汤类为泻下之法，亦非上焦之治也。用辛凉法加生石膏、羚角，达热出表，大汗而愈。辛凉法有辛凉轻剂桑菊饮，辛凉平剂银翘散，辛凉重剂白虎汤等。

五、温病邪踞上焦案

【医案原文】

教场沿高，病温多日，舌白薄，神昏迷，口不渴，脉伏小。予谓邪在上焦，将欲作汗，须领邪外出。黄芩汤加薄荷、大力、羚角、石膏、甘桔一剂。次日，大汗，大渴，饮水无度，胸腹胀满，小便不通。用白虎汤加瓜蒌皮一两、带皮茯苓一两一剂，小溲如注而解。（石膏、知母、甘草、粳米）

（《张畹香医案》）

【评析】

若肺经之邪不解，温热之邪可逆传心包。邪陷心包，热扰心神，则"神昏迷，脉浮小"，张畹香治疗邪在心肺上焦时，惯用黄芩汤加减，意领邪外出。黄芩汤出自《伤寒论》，言："太阳与少阳合病，自下利者，与黄芩汤。"黄芩苦寒以彻其热，芍药、甘草、大枣以和其阴，加薄荷、大力、桔梗疏散风热，清利头目，宣肺利咽；羚角解热毒，是治疗温热病壮热神昏常用药，石膏为清泄肺胃气分实热之要药；甘草调和诸药。

服药后次日，大汗大渴，胸腹胀满，小便不通，是邪在气分而表虚也。大汗大渴，是热逼津液也；胸腹胀满，小便不通，是肺失肃降也。用辛凉重剂白虎汤加瓜蒌皮、茯苓皮，白虎剽悍，邪重非其力不举，而又能保其津液。白虎重用石膏为君，既清阳明气分大热，又止渴除烦。知母为臣，既助石膏清肺胃之热，又滋阴润燥救已伤之阴津。粳米、甘草益胃生津，又可防止大寒伤中之弊，为佐药。甘草兼以调和诸药，为使药。加瓜蒌皮清肺润燥、利气宽胸，茯苓皮以渗湿利小便。

运用白虎汤时须注意有四禁：其人脉浮弦而细者，不可与也；脉沉者，不可与也；不渴者，不可与也；汗不出者，不可与也。

六、温病湿热夹痰案

【医案原文】

杜元淳，舌黄厚，周身发黄，胸痛拒按，气喘不能卧而坐。自述病前多食厚味。黄芩汤合调胃承气加厚朴三钱，枳实二钱，川连二钱，绵茵陈、栀子，三剂，大便畅解，黄去身凉。

（《张畹香医案》）

【评析】

肆食肥甘厚味者，易化热助湿生痰。本案病者本有湿热，又遇温邪入里，见舌黄厚，周身发黄；湿阻中焦，见胸痛拒按，气喘不能卧而坐。

张畹香用黄芩汤合调胃承气加减治疗，黄芩汤清里热，调味承气汤缓下热结，其中大黄苦寒以泄热通便，荡涤肠胃；芒硝咸寒以泻下除热，软坚润燥；炙甘草调和诸药，缓大黄、芒硝攻下泄热之力；加厚朴、枳实以燥湿化痰、宽胸散结；川连、栀子清热凉血解毒；绵茵陈清热利湿，退黄之力尤强。此方使温邪从上中二焦而出，大便畅解，湿热已去，则黄去身凉。

七、温病阴伤案

【医案原文】

范可斋，四月间，上焦温邪，用辛凉法，战汗体冷，如冰人，不能支，又可所谓体厥也。诊脉静小。余嘱其家勿惊扰，沙参、麦冬、根生地、花粉等滋肺而愈。盖书以汗后脉如蛇者死。若沉部似有似无亦当死。又云，脉不为汗下减者死。

上城隍庙道士，温邪，舌黄，脉沉小无力。予谓明日战汗，脉太弱，恐战而不得汗也。次日果作战不汗而死。

螺蛳桥一人，前一日，诊脉沉小。予谓明日当战汗，若体厥，切勿惊扰。次日汗后，奄奄一息，脉静小，疏大剂滋肺汤。甫出门，其家又延一有名者至，以予药为补，用承气汤，服之即死。

(《张畹香医案》)

【评析】

本案治法，张畹香运用叶天士在《温热论》所述之战汗透邪法，曰："若其邪始终在气分流连者，可冀其战汗透邪，法宜益胃，令邪与汗并，热达腠开，邪从汗出。解后胃气空虚，当肤冷一昼夜，待气还自温暖如常矣。盖战汗而解，邪退正虚，阳从汗泄，故渐肤冷，未必即成脱证。此时宜安舒静卧，以养阳气来复。旁人切勿惊惶，频频呼唤，扰其元气。"

对病者范可斋，张畹香用辛凉法使其战汗，汗后虽正气亏虚，体冷如冰人，但"诊脉静小"，知其非脱证也，此时宜养阳气，安卧休息，用沙参、麦冬、根生地、天花粉等润肺养阴即可愈。"汗后脉如蛇者死"，指汗后其脉急疾为气脱之证；"若沉部似有似无亦当死"，指正气太弱，战而不能得汗。两者皆为危重之症。

上城隍庙道士"脉沉小无力"，作战不得汗而死。

螺蛳桥一人，虽"诊脉沉小"，战后奄奄一息，但汗后其脉静小，便有生机，又予滋肺汤，只须待其正气恢复。可惜遭他医误用承气，未能得生。

值得一提的是，对于战汗之机栝，《广瘟疫论》言："得战汗固由治得其宜，邪退正复而致，然不可强也。尝见服大发汗药毫不得汗，而饮冷水得汗者；又有用下药得战汗者；凉血活血得战汗者；生津益气得战汗者，种种不一。当知战汗乃阴阳交和，表里通达，自然而然，非可强致也。"

八、正邪交争作疟案

【医案原文】

又治一人，黄昏大躁，尽去衣服，忽作冷，穿衣盖被，复大战，如作疟状。至天明，大汗淋漓，衣服如水中捞起。下午诊脉尚浮数，身尚热，舌苔尚有白薄者。予谓邪未净，尚有汗，用滋肺汤；寐中又盗汗，两三夜邪始净。

（《张畹香医案》）

【评析】

先热后寒，如作疟状，是体内正邪剧烈交争之候。初起大燥、发热，是邪深入里，表里并而为热；正邪交争既而邪气向衰，正气来复，邪在半表半里之间，正气欲达里气出表而战汗矣。《广瘟疫论》言："以战则邪正相争，汗则正逐邪出。然有透与不透之分。凡透者，汗必淋漓，汗后身凉，口不渴，舌苔净，二便清，胸腹胁无阻滞结痛，始为全解之战汗。"若余邪未尽，则复热，须再作战汗而解。本案病者汗后"尚浮数，身尚热"，张畹香知其邪未尽解，投以滋肺汤滋肺阴、清胃火，后两三日盗汗而邪始净。这也与叶天士所述的"更有邪盛正虚，不能一战而解，停一二日再战汗而愈者，不可不知"相应。

另外，吴又可认为："凡战汗之时，不可服药。补则战止而汗不透，留邪为患；汗、下则太过，而成虚脱。应听战汗透彻，再观脉证施治。"必察其战后，系邪净而气欲脱，方可用。此处，张畹香虽未遵其法，但把控得当，疗效亦佳。

九、软脚瘟案

【医案原文】

大坊口赵，患温邪三日，其两脚大痛，不能起立。予谓《说疫》中所云瓜瓤瘟、疙瘩瘟、大头瘟，皆有方。又有极重者，谓之软脚瘟，患必死，无方也。然予思，总由肾水之虚，肝家血分之热。用张石顽先生下焦肝痛方，如炒小茴香一钱五分，川楝子三钱，酒延胡一钱五分，于黄芩汤中。三剂后，足痛去，温邪亦渐瘥。嗣后无论男妇，遇软脚瘟，用此法俱效。

（《张畹香医案》）

【评析】

软脚瘟指瘟疫见腹泻，两足痿软，不能行走。《松峰说疫》记载：软脚瘟，其症便清泄白，足重难移（即湿瘟），宜苍术白虎汤。口气通于地，故中水土之邪者，为饮食浊味，从口舌而下入于阴，入则必先内栗，足膝逆冷，便溺妄出，清便下重（疑即后重），脐筑（向外挣筑）湫痛，正如俗称绞肠瘟、软脚瘟之说符也。

张畹香推论出软脚瘟"总由肾水之虚，肝家血分之热"，用黄芩汤合张石顽下焦肝痛方加减，创制出治疗软脚瘟的验方。温病邪热入里，黄芩汤去其热，里热清而在表之邪自和矣。川楝子、酒延胡索，以疏肝泄热、行气止痛，炒小茴香以驱膀胱肾间冷气，合黄芩汤，清肝之热，温肾之虚。

十、产后中温邪案

【医案原文】

大坊口赵妇，产三日后患温邪。予遵张石顽先生论，凡遇胎前产后，所患不拘何病，总以胎产为本，以病为标。名病为产后患温邪，产后当理血分。以根生地凉其血，赤芍、川芎通其血，以薄荷、桔梗、川连、甘草辛凉其肺。而黄芩、白芍产后所禁，不用。不过四剂，乃愈。

（《张畹香医案》）

【评析】

张畹香治疗此案病者，遵循以胎产为本、以病为标的原则，以理其血分为主，凉血活血，再加入清热宣肺之品以散温邪，同时注意产后禁药。

然张石顽先生在《张氏医通》中亦有"治崩及产后，虽以散血为先，又当扶虚为本"的论述，他认为诊新产妇之患，应先审少腹痛与不痛，以征恶露之有无；次审大便通与不通，以征津液之盛衰；再审乳汁行与不行及饮食之多少，以征胃气之充馁。他指出临证时"必先审此三者，以脉参症，以症合脉，脉症相符，虽异寻常，治之必愈，脉

366

症相反，纵无危候，必多变端"。可见在临床中治疗孕妇胎前产后，还须审其脉症，灵活运用。

第十四节　林佩琴医案

一、疫邪传胃案

【医案原文】

本　疫邪传胃，舌黄，脉洪数，汗渴。白虎汤，一服热退。明午复烦，恐散漫之邪虽去，已成里结也。用苦辛寒方：人中黄、元明粉、黄芩、知母、枳壳、槟榔。三服脉症俱平。用蜜煎导粪下而解。

（《类证治裁》）

【评析】

林佩琴，字云和，号羲桐，为清代嘉庆、道光年间的著名医学家，晚年将多年医案辑成《类证治裁》，其中共载瘟疫医案 18 篇。林氏十分注重对《内经》的研习，他在《类证治裁·自序》中写道："然不先窥《内经》奥旨，则皆无本之学也。"但他宗经师古而不拘泥，以《内经》为本而博采众家，强调治病重在辨证，如林氏指出："时疫症，张景岳既失之温补，吴又可但主急下，《张氏医通》揭明地气郁蒸一义，最宜参究。"

白虎汤善治阳明经证，《温病条辨》言："手太阴暑温，或已经发汗，或未发汗，而汗不止，烦渴而喘，脉洪大有力者，白虎汤主之。"本案瘟疫邪传入胃，症见"舌黄，脉洪数，汗渴"是典型的白虎汤证，用之果"一服热退"，然第二日烦渴又现，因其表邪虽去，热成里结也。人中黄又名金汁，苦寒之极，为大解热毒之品，非实热不可用，《本草备要》言人中黄："伤寒瘟疫非阳明实热，痘疮非大热瘀滞，因而紫黑干陷倒腐者，均忌。以苦寒之极也。"亦有用人中黄单味治瘟疫者，如《万氏家抄济世良方》载："人中黄，大治疫毒，亦治食积、痰热，降阴火。"元明粉去胃中之实热，荡肠中之宿垢，泻热润燥，软坚破结；黄芩味苦，清热燥湿，泻火解毒，尤能清泻肺胃之火；知母上清肺，中凉胃，下泻肾火，清实热，退虚热，养阴生津。槟榔行气截疟，苦以破滞气，辛以散邪气；枳壳宽胸行气；黄芩、知母、槟榔为达原饮之配伍，共奏清泄肺胃、养阴退热之功。

二、高年染疫案

【医案原文】

冷　高年染疫，脉右大于左，由邪从口鼻吸受，客于夹脊，溢自募原。见症头痛，胸中怫郁，务彻其邪，使速离募原。仿达原饮，用黄芩、知母、花粉、厚朴、枳壳、赤芍、豆豉，汗出热退。间日前症仍作，恶热，更加谵妄。诊时扬手掷足，揭去衣被，卧不安席，此欲战汗也。顷之，臂胫冷，身振战，逾一炊时，肢温汗透，脉静身凉。

（《类证治裁》）

【评析】

募原，即膜原，《黄帝内经太素·疟解》载："平【评析】膜原《素问》《甲乙》作募原，《素问》新校正云：'全元起本募作膜。《太素》、巢元方并同，《举痛论》亦作膜原。'"《重订通俗伤寒论》云："膜者，横膈之膜；原者，空隙之处。外通肌腠，内近胃腑，即三焦之关键，为内外交界之地，实一身之半表半里也。"达原饮出自吴又可《温疫论》，说："疫者感天地之疠气……邪从口鼻而入，则其所客，内不在脏腑，外不在经络，舍于伏脊之内，去表不远，附近于胃，乃表里之分界，是为半表半里，即《针经》所谓'横连膜原'者也。"为开达膜原、辟秽化浊之方，林佩琴显然受其学术思想的深刻影响。

本案"脉右大于左"，吴鞠通在《温病条辨》中云："右大于左，纯然肺病。"林氏意在说明本案患者所患乃"邪从口鼻吸受"的温病，而非邪从皮毛而受的伤寒。"头痛，胸中怫郁"是邪伏膜原的见症，但本案症状记载较略，并不能直接指向达原饮方药，寒热交作、舌苔白腻是达原饮更为关键的用药指征，但本案并未言及。陈修远云："胸为阳位似天空。"故本案"头痛，胸中怫郁"既可为太阳经栀子豉汤见症，也可见于他证。本案所用方药乃达原饮化裁之方，去达原饮中槟榔、草果、甘草，加天花粉、豆豉，意在加强本方清热透邪之功，且降低本方燥湿利水之用，以防伤阴。战汗而解，说明本案患者素体正虚，或邪正交争之时正气受损，总之汗后正气亏虚，当静卧调养，饮食以清粥为主，以求胃气来复。

三、救瘟疫误治于伤寒案

【医案原文】

白　甲戌春大疫，初病渴烦，五日后液复神苏。毗陵医按伤寒论治，拘定日数，谓邪入阳明之腑。予言疫邪始伏募原，继乃表里分传，不比风寒自表传里。治法必分彻表里之热，方不逆入心包，变现痉厥。今邪有转机，再与透解营热，则不虞内陷矣。乃用鲜生地、石斛、丹皮、知母、麦冬、竹茹、甘蔗、参须。一剂神识清，洪脉退，加青蒿、地骨皮，汗津津而热退。

（《类证治裁》）

【评析】

本案病者患瘟疫，他医误以为伤寒，以邪自表传里而入阳明，而林氏精察明辨，认为其乃瘟疫也，他在临证中非常重视瘟疫的传变过程，疫邪始伏募原，继乃表里分传，治法必分彻表里之热。"初病渴烦，五日后液复神苏"乃邪有转机，林氏给予透解营热之法，鲜生地黄清热凉血，养阴生津，能够清泄温热病之实热，又可用于骨蒸烦热劳损之虚热，知母、牡丹皮清热泻火，凉血润燥，三者解营分之热；石斛、麦冬、竹茹清热养阴、润燥除烦；参须补气；甘蔗和中生津、调护中州，《本草汇言》曰："甘蔗，和中养胃，生津止渴之药也。"诸药共奏滋阴退热之功，一剂神清。再加青蒿、地骨皮退虚热，青蒿芳香清透，入血分，能清透邪热，退无汗骨蒸；地骨皮清热凉血，善清阴分伏热，治有汗骨蒸。二药合用，清热除蒸，汗出而热退。

四、时邪逆传神昏案

【医案原文】

冷　时邪伤肺，逆传膻中，由卫入营，酿毒发疹，密入云片，竟至神昏遗溺，是邪方张，而阴气已亏也。用沙参、麦冬以保肺阴，牛蒡、连翘以泄疹毒，生地、五味以固肾气，丹皮、鲜藕引入血分，菖蒲、郁金开心窍，降热痰。二服疹消，加减症平。

（《类证治裁》）

【评析】

林氏在治疗温病时提出："邪入心营，而血液受劫，咽燥舌黑，烦渴不寐，或见斑疹者，宜清解营热兼透斑；斑出热不解者，胃津亡也，主以甘寒；若邪入心包，神昏谵语，目瞑而内闭者，宜芳香逐秽，宣神明之窍，驱热痰之结。"他在临证中非常重视温病的传变过程，认为卫气营血往往兼夹并见，或逆传直入。本案即疫邪逆传心营，而见斑疹密布，神昏遗尿之危重证候。盖邪气过盛或患者素体阴虚，邪气方入，阴气已亏，沙参、麦冬药对出自《温病条辨》沙参麦冬汤，主治"燥伤肺胃阴分，或热或咳者"，此处取二药养阴之功；牛蒡子入肺胃二经，功专发散，为散风除热解毒之品，《本草求真》言："牛蒡味辛且苦，既能降气下行，复能散风除热。"连翘味苦，微寒，清热解毒，消肿散结，疏散风热。《本草纲目》记载："元素曰：连翘之用有三。泄心经客热，一也。去上焦诸热，二也。为疮家圣药，三也。"牛蒡子、连翘共起泄热解毒之功；生地黄固肾气因其能入肾经，益肾水生精血，《汤液本草》中记载："东垣云：生地黄，治手足心热，及心热。入手足少阴、手足厥阴，能益肾水而治血，脉洪实者，宜此。"五味子收敛固涩，生地黄、五味子共固肾气，止其遗尿；牡丹皮、鲜藕引入血分，清热凉血；石菖蒲、郁金开心窍、降热痰。诸药共奏滋阴泄热、豁痰开窍之功，二剂即应。

五、瘟疫错投补剂案

【医案原文】

张氏 疫症投补，壮热烦冤，齿焦唇血，舌芒刺，昏谵，循衣撮空，颔颤手战，脉小数。此热邪深陷，液涸风生，已显痉象。速用生地六钱，鲜斛、天冬各四钱，赤芍、玄参各三钱、连翘、栀子、知母各一钱，鲜藕二两，石菖蒲汁冲服。舌稍润，躁扰渐平。三服神识清爽，调理得痊。

（《类证治裁》）

【评析】

瘟疫邪炽而投补剂，则其热越盛，邪越甚，致邪热深陷不解，阴液干涸则"壮热烦冤，齿焦唇血，舌芒刺"，邪陷心包则"昏谵，循衣撮空"，"颔颤手战，脉小数"已是危重之候，急投补液之药，生地黄入营血分，既可清热凉血，又可养阴生津；栀子苦寒，清心火除烦郁；知母泄肺胃之热，泻火存阴；赤芍清热凉血，善治热入营血、温毒发斑等证；鲜石斛最是养阴，养阴泄热，除烦止渴，大渴大烦用之颇良；天冬、玄参滋阴降火。

生地黄、栀子、知母、赤芍泄其邪热，鲜石斛、天冬、玄参补其阴液，连翘清热解毒，泄心经之热，鲜藕生津，石菖蒲汁涤痰醒神。全方共奏清热凉营、养阴生津之功，服之舌润燥平。

六、热疫误治案

【医案原文】

赵氏　疫疠用五积散，烦渴，昏谵不寐，舌缩唇黑。又误进麻黄汤，肢搐鼻衄，脉数无度。窃谓五积散治伤寒恶寒，方中姜、桂、苍、朴皆热燥，疫症本不恶寒，服此营液愈涸，邪焰益炽，是抱薪救焚，再服麻桂，强汗劫津，更伤表气，与内陷热邪风马不及，势必痉厥衄红矣，勉用鲜生地、石斛各五钱，天冬、麦冬各二钱，山栀、知母、赤芍、连翘各钱半，犀角磨汁七分，蔗汁一杯，冲服，即安睡，醒而神苏。

（《类证治裁》）

【评析】

此案患者为热疫，而误用辛温剂，致"营液愈涸，邪焰益炽"。急用救阴之药，鲜生地黄、石斛、天冬、麦冬养阴生津。山栀、知母、赤芍、连翘、犀角合清热凉血解毒之效。甘蔗汁微寒，有清热生津的功效，《温病条辨》的"五汁饮"及《重订广温热论》的"新定五汁饮"中皆用之，王孟英在《随息居饮食谱》中称其为"天生复脉汤"。故本案以养阴清热为主，正如《温病条辨》所云"急急救阴""急以救阴为务"，方药对症，见效神速。

七、初春感疫案

【医案原文】

王氏　初春感疫，寒热不时，头胀面肿，此鼻吸疠邪，袭入窍络，目闭项痛，失治则结核溃脓，急须解散。仿普济消毒饮，升麻、柴胡、桔梗、薄荷、陈皮、连翘、甘草，加山栀、荆芥、冬桑叶。三服而消。

(《类证治裁》)

【评析】

此案症状似大头瘟，以憎寒壮热，头面肿甚，目不能开为主症。乃风热时毒侵袭，上攻头面所致。从李东垣始论大头瘟之名，称其为"大头伤寒"。"泰和二年四月，民多疫病，初觉憎寒壮热体重，次传头面肿甚，目不能开，上喘，咽喉不利，舌干口燥，俗云大头伤寒，染之多不救。"现在医家已明确其是瘟疫的一种，又称为大头天行、大头伤风。《医方考》云："叙曰：大头瘟，前古未之论也，东垣始论之。"并且李东垣在临证中创制的普济消毒饮，是治疗大头瘟的千古名方，为后世医家广泛应用。如吴鞠通在《温病条辨》中言："温毒咽痛喉肿，耳前耳后肿，颊肿，面正赤，或喉不痛，但外肿，甚则耳聋，俗名大头温、蛤蟆温者。普济消毒饮去柴胡、升麻主之，初起一二日，再去芩、连，三四日加之佳。"周扬俊在《温热暑疫全书》中言："大头瘟者，此天行之厉气也。其湿热伤高巅之上，必多汗气蒸。初憎寒壮热体重，头面肿甚，目不能开，上喘，咽喉不利，舌干口燥。不速治，十死八九，宜普济消毒散。"

升麻、柴胡升阳明、少阳二经的阳气，桔梗引药上行，薄荷、连翘清热散风，陈皮甘草泻火补气，加山栀、荆芥、冬桑叶，退热解毒，解其表而清其里。

八、瘟疫病久案

【医案原文】

韦妪 病疫兼旬，烦渴脉数，舌黑神迷，症成内闭，用犀角尖、元参、牛黄、鲜生地、连翘、麦冬、石菖蒲、银花露。二服热减神清。

(《类证治裁》)

【评析】

妪指老年妇女，兼旬即二十天，本案老人病瘟日久而邪陷内闭，见烦渴脉数，舌黑神迷。犀角性寒，泄心胃大热，能清热凉血、定惊解毒，入营血治疗温病热盛火炽、壮热不退、神昏谵语、惊厥抽搐等症；玄参味苦咸而气微寒，入肺肾二经，为壮水制火之品，养阴生津，滋阴降火，能将火气之郁伏者发而化之，散漫者泻而化之；牛黄豁痰开窍，解毒定惊；生地黄之鲜者，长于清热滋阴，生津止渴，凉血止血，善治温热之邪传入营分；连翘清热解毒，泄心经之热；麦冬甘寒，养阴生津，润燥金而清水源；石菖蒲开窍醒神；金银花露为清热解毒、除烦止渴、轻扬理上之佳品。

九、疫疬神昏案

【医案原文】

曹氏　病起头晕欲呕，是秽邪从口鼻吸入，壮热肢冷，昏谵多寐，邪已熏灼心包，神明蒙蔽，急宜开解，勿令窍闭。羚羊角八分，人中黄一钱，豆豉二钱，栀心、连翘心各钱半，薄荷一钱，竹叶心五钱，菖蒲根汁，五匙。一服神苏，汗出而解。

（《类证治裁》）

【评析】

林氏显然受吴又可《温疫论》中"伤寒与中暑，感天地之常气，疫者感天地之疬气。在岁运有多寡，在方隅有厚薄，在四时有盛衰。此气之来，无论老少强弱，触之者即病"之说的影响，认为疫邪从口鼻而入，而非六淫自表传里。

症见"壮热肢冷，昏谵多寐"，可知疫邪已经逆传心包，上扰清窍，神志昏蒙，林氏提出"急宜开解，勿令窍闭"的治则。羚羊角息风止痉，清解热毒；人中黄苦寒，清热凉血，泻火解毒，善解热疫；石菖蒲汁芳香利窍，辛温达气，涤痰开窍醒神；豆豉解表除烦，宣郁解毒，《本草经解》言："瘴气恶毒，致烦躁满闷，热毒郁于胸中，非宣剂无以除之。故用豆豉苦寒，所以涌之也。"栀子心、连翘心味苦，力泻心经火热，薄荷发散之力强，竹叶心清热除烦，此四味内彻于心，外通于表，辛凉轻解。全方共奏清热涤痰、宣解开窍之功。

十、暑疫发疹案

【医案原文】

何氏　暑疫汗烦，疹出目瞑，舌焦脉洪长，症已传胃。仿石顽以秽攻秽，人中黄、豆豉、石膏、犀角汁、银花露、知母、山栀。症退。

（《类证治裁》）

【评析】

暑热之邪伤津耗液，故见舌焦烦躁，热入营血，则疹出目眩。人中黄乃"以秽攻秽"之用，甘寒入胃，能解五脏实热；石膏、知母清阳明胃热；山栀清热凉血，泻三焦火热；犀角汁清血分之热；金银花露为轻扬之品，清热解暑祛湿；豆豉宣发郁热。

十一、时疫早投滋腻救治案

【医案原文】

贡氏妹　时疫秋发，传染必深，初起寒热，耳后结核，头眩胫冷，疹出便泻，宜从少阳透热泄湿，表里分解。医虑其体素阴虚，早投阿胶、熟地、鸡子黄滋腻，致壅气分之邪，脉来沉数，热势深陷，必难汗解，姑用清里彻热法：黄芩、羚羊角、人中黄、栀皮、连翘、滑石、通草、灯心。日再服，头汗齐颈，热犹蒸湿，思欲清扫弥漫，虽核消疹退，泻止胫温，而舌心已干，邪劫胃液，随用鲜地黄、石斛、麦冬、沙参、花粉、白芦根。舌已强，光燥无津，脉更促数，用透营滋液，犀角尖磨汁、鲜地黄、藕汁、天冬、西瓜翠衣、芦根、淡竹叶、栀心、知母。舌犹干黑而缩，目瞑多睡，三焦受邪，幸前药沁透心包，膻中不为热痰蒸蔽，然机窍不灵，仍用昨犀角方，加水甜梨肉二服，即以梨片安舌上，咀其凉润，越宿，舌津黑蜕，汗出热解。

（《类证治裁》）

【评析】

吴鞠通《温病条辨》对湿温病治疗有三禁之说："汗之则神昏耳聋，甚则目瞑不欲言；下之则洞泄；润之则病深不解。"该患者乃湿热疫而素体阴亏，而早投阿胶、熟地黄、鸡子黄滋腻之品，导致病深不解。林佩琴用清里彻热法，投清热渗湿之剂，汗出而邪有外解之机。然"舌心已干"，胃液被劫，先用"益胃汤""沙参麦冬汤"之属清养胃阴。复见"舌已强，光燥无津，脉更促数"，乃营阴已伤，故用鲜地黄、藕汁、天冬等滋阴养营；用西瓜翠衣、芦根、淡竹叶等冀邪外转气分；恐邪闭心包，故用犀角尖（磨汁）、栀子心、知母等清热开窍。后嘱梨肉啖食，亦是《温病条辨》"五汁饮"法，养阴和胃也。

十二、暑疫湿土郁蒸案

【医案原文】

张氏　据述病经旬余，仍头晕脘闷，热烦汗潮，今夏延境诊疫，皆湿土郁蒸致病，节交处暑，炎熇未除，必是时气晚发，胆火上冒，湿热交搏，灼及心营，神呆液涸，撮空齿齘，热极生风，遂成痉厥。速宜透邪救液，遥拟一方：生地、犀角、羚羊角、元参、赤芍、鲜梨、麦冬、蒌仁、连翘、芦根。三服症平。

（《类证治裁》）

【评析】

夏月最易被暑湿之邪侵袭，头晕脘闷，热烦汗潮即暑证。病经旬余，已至处暑之节，夏月将去，但其暑湿未去，热郁于内。时气晚发，胆火上冒，湿热交搏，待其灼及心营，则"神呆液涸，撮空齿齘，热极生风，遂成痉厥。"《温热经纬》记载："魏柳洲曰：若暑疫等邪，初受即在膜原而当胃口，无助胃之法可施，虽虚人亦必先用开达。"此案已病久热极生风，拟透邪救液方，生地黄、犀角、羚羊角、赤芍入营血，清热透邪；玄参、鲜梨、麦冬养阴生津；连翘、芦根清热泻火，生津止渴，除烦止呕；瓜蒌仁清肺化痰，利气宽胸。

十三、瘟疫愈后胃虚案

【医案原文】

肖　体微热而虚烦，不渴不寐，是疫症已退，脉虚大按之如无，此禁谷而胃虚也。经云：胃不和则卧不安。得胃阴一复，烦热自除。用潞参、玉竹、白芍、归身、麦冬、茯神、枣仁、石斛、半夏曲、甘草、香稻叶。数服全瘳。

（《类证治裁》）

【评析】

疫症已退，邪退正虚，因禁谷而胃气虚弱，脉虚大按之如无，"胃不和则卧不安"出《素问·逆调论》，原文中写到"阳明者，胃脉也，胃者六腑之海，其气亦下行，阳明逆不得从其道，故不得卧也。《下经》曰：胃不和则卧不安。此之谓也"。指胃的功能失调，不能顺降，引起烦扰不寐、卧睡不安的症状。

　　潞党参补中益气生津，治疗脾胃虚弱，气血亏虚；玉竹入肺胃二经，有养阴润燥、除烦止渴的功效；白芍养血调经，敛阴止汗；当归身补血；茯神、酸枣仁宁心安神；石斛、麦冬益胃生津；半夏曲是由半夏研末，以姜汁、白矾汤和作饼，楮叶包置篮中，待生黄衣，阴干用，半夏曲长于健脾消食，化痰和胃；甘草、香稻叶补脾养胃，益气复脉。待胃阴一复，烦热自除。

十四、瘟疫适逢经行案

【医案原文】

　　眭女　口鼻吸入疹邪，头晕脘痞，烦热面红，适值经行，连小腹亦胀闷，脉右小数，左模糊，乃湿热与气血混并，治宜上下分解。栀皮、嫩桑叶、枳壳、瓜蒌霜、郁金、杏仁、薄荷、人参、丹皮、赤芍、桃仁。日二服。头晕腹胀已减，但热烦，中脘微痛，犹是热蒸湿痰阻气，且烦出于肺，防其变现斑疹。用宣通法：枳壳、瓜蒌霜、白蔻壳、大贝母、杏仁、丹皮、赤芍、牛蒡子、连翘、灯心。二服汗出未彻，红疹稀疏，邪已外透，渴不多饮，而溺赤便溏，胸仍不宽，脉仍小数，湿热尚炽。法用辛凉透热于表，甘淡渗湿于里，薄荷、豆豉、通草、牛蒡子、杏仁、贝母、瓜蒌、枳壳、赤苓、滑石、车前子、灯心。数服诸症渐平，但口燥饥不思食，乃病后胃津未复，法宜凉润调养胃阴。麦门冬、石斛、玉竹、白芍药、沙参、薏苡仁、茯神、蔗汁。数服而瘳。

（《类证治裁》）

【评析】

　　《内经》言："二七而天癸至，任脉通，太冲脉盛，月事以时下，故有子。"冲为血海，任主胞胎，冲任皆起于胞中，任脉通，太冲脉盛，月事以时下。可见经行之时正是气血在人体作用强盛之时，又感瘟疫，湿热与气血相搏，症见头晕脘痞，烦热面红，小腹胀闷，右脉小数，左脉模糊。用上下分解法，薄荷、桑叶疏散风热，清利头目；杏仁通利肺气；枳壳、郁金行气宽中；瓜蒌霜以清降为要，宽胸利膈；牡丹皮、赤芍、栀皮清热凉血；桃仁活血通经；人参大补元气。

　　服后头晕腹胀已减，但仍烦热，中脘微痛。林氏认为其是"热蒸湿痰阻气，且烦出于肺"，用宣通法宣肺宽胸，除湿化痰，用白蔻壳、枳壳、瓜蒌霜、杏仁行气宽胸燥湿，牡丹皮、赤芍清热凉血，大贝母清热化痰，牛蒡子宣透之力强，疏散风热，宣肺透疹，连翘、灯心草清泻心火。

上剂服后"汗出未彻，红疹稀疏"，可知邪已外透，而"渴不多饮，而溺赤便溏，胸仍不宽，脉仍小数"，可知湿热尚炽。再用辛凉透热于表，甘淡渗湿于里，加赤茯苓、滑石、车前子、灯心草等渗湿利水之品。数服后唯余口燥，饥不思食，乃病后胃津未复，用麦冬、石斛、玉竹、白芍、沙参、蔗汁等凉润之品滋养胃阴，顾护胃气而痊。

十五、疫邪僭踞上中二焦案

【医案原文】

眭女　热渴脘闷，舌苔里黄尖赤，头痛未解，手心如烙，湿邪搏热，僭踞上中焦，速速透解，毋俾出入募原，酿成陷里重症。枯芩（酒炒）、豆豉、枳壳、蒌霜、栀皮、薄荷、杏仁、荷叶边，二服汗出热减，去豆豉、荷叶边，加连翘、牛蒡子、丹皮。预防入营发疹，忽咳而衄，此蕴热迫血，直犯清道，为疫毒将解之兆，用黑山栀、鲜生地、杏仁、大贝母、花粉、沙参、芦根、蔗汁。数服愈。

（《类证治裁》）

【评析】

病家湿热搏结上中焦，故热渴脘闷，当从汗解。豆豉、薄荷透出邪热，汗出而解；枯黄芩、栀皮、瓜蒌霜，清热解毒化痰；枳壳、杏仁通畅气机；荷叶边清热利湿除秽。二服汗出后，清热凉血，加连翘、牛蒡子、牡丹皮。邪热迫血，随血出而解，用黑山栀、鲜生地黄、杏仁、大贝母、天花粉、沙参、芦根、蔗汁清热凉血、滋阴生津而愈。

十六、疫后感暑三焦湿热案

【医案原文】

族某　疫后感暑，舌光薄而干，渴饮肢厥，脉右缓左微，便溏语谵，仍理三焦在里湿热。玄参、麦门冬、花粉、石斛、赤苓、车前、薏苡仁、知母。二服肢和舌润，去玄参、车前、知母，加沙参、玉竹、大麦仁。数服而安。

（《类证治裁》）

【评析】

病家湿热结在三焦，津液不得正常转输，故舌光薄而干，渴饮肢厥，便溏语谵，脉右缓左微。玄参、知母、石斛清热滋阴；麦冬、天花粉清热生津；赤苓、车前子、薏苡仁清热利湿，使热清湿祛，津液通达。热清而去玄参、车前子、知母，加沙参、玉竹、大麦仁滋阴生津、利湿和胃而愈。

十七、瘟疫初起急宣解案

【医案原文】

姬　热渴呕眩而烦，舌苔黄腻，牙垢唇燥，疫邪作热，由募原分布上中焦，阅所服方，未能透邪，势必表里分传，宜急急宣解为要。淡豆豉、人中黄、黄芩、枳壳、栀皮、连翘、半夏、牛蒡子、嫩桑叶。二服烦眩呕渴俱止，舌苔黄腻亦消，脉来虚大，数象较退，邪留气分，不难透解。原方去人中黄、枳壳、连翘、半夏、桑叶，加薄荷、青蒿、麦门冬、赤苓、蔗汁。一服微汗，未彻，两寸脉仍大，舌心灰尖绛，火邪劫营。用透热救阴，鲜生地、花粉、石斛、麦门冬、知母、玄参、牡丹皮、赤芍药、蔗汁。一服汗至胸项而还，邪犹未彻。舌心黑燥边绛干，心胃火燔，清营热以透表。犀角尖（汁）、鲜生地、牡丹皮、花粉、玄参、滑石、麦门冬、苏梗、灯心、蔗汁、甘草。一服汗周热解。

（《类证治裁》）

【评析】

病家疫病初起，未能透邪，疫邪郁结，宜宣解为要。淡豆豉、连翘、嫩桑叶，透邪从表汗出而解；人中黄、黄芩、栀皮、牛蒡子，清热解毒；枳壳、半夏调畅气机，转输津液。二服烦眩呕渴俱止，舌苔黄腻亦消，脉来虚大，数象较退，邪留气分，加薄荷、青蒿、麦冬、赤苓、蔗汁以透解。汗出未彻，传里化热，火邪劫营，用鲜生地黄、天花粉、石斛、麦冬、知母、玄参、牡丹皮、赤芍、蔗汁透热救阴。一服汗至胸项而还，邪犹未彻，用犀角尖（汁）、鲜生地黄、牡丹皮、天花粉、玄参、滑石、麦冬、苏梗、灯心草、蔗汁、甘草清营凉血，行血化瘀，滋阴生津，透解邪热而愈。

十八、时疫药误救治案

【医案原文】

贡　据述时疫脉数，热渴晕闷，误用苍芷劫液，柴葛升阳，遂至躁烦谵妄，舌黑齿焦，循衣撮空，此邪热入营，将变昏痉，为棘手重症。遥拟透营宣窍救液法，用犀角磨汁五分，鲜生地五钱，干生地三钱，山栀、连翘、赤芍药各二钱，鲜石菖蒲四钱，鲜藕、西瓜翠衣各二两。二服神清舌润，去犀角、鲜生地、石菖蒲、西瓜翠衣，加茯苓二钱，灯心八分，六一散六分，冲服。彻热渗湿而平。

(《类证治裁》)

【评析】

此案患者为邪热入营之热疫，而误用劫液升阳之药致重症。用透营宣窍之法，滋阴救液，二服即神清舌润。生地黄清热凉血、养阴生津，山栀、连翘、赤芍添清热凉血解毒之功，石菖蒲能开窍醒神。待其症稍瘥后，减清热之力，加入渗湿之品，为彻热渗湿之法。《神农本草经》言犀角："味苦，寒。主百毒虫注，邪鬼、障气，杀钩吻、鸩羽、蛇毒，除不迷或厌寐。久服轻血。生山谷。"如今多用水牛角代替。

十九、疫邪兼暑案

【医案原文】

潘　疫热夹胆火上升，头痛如裂，旬日外出热减，渴烦震眩不解，脉虚面垢，此疫邪兼暑也。用羚羊角、天麻、嫩桑叶、薄荷、香薷、山栀、麦门冬、花粉、石斛、灯心。日二服，诸症悉平。惟液涸口燥，不思纳食，宜调肺胃之阴。麦门冬、沙参、玉竹、白芍药、生地黄、扁豆。一服而思食米味，得服平，为过二三日可以痊愈。

(《类证治裁》)

【评析】

病家疫热夹胆火上升，外出热减，暑性升散是也。疫邪兼暑，渴烦震眩，脉虚面垢，用羚羊角、天麻清热平肝；嫩桑叶、薄荷平肝散邪，辛凉除秽；香薷解暑利湿除秽；山栀、灯心草清热利湿；麦冬、石斛、天花粉滋阴清热。诸药共奏平肝清热解暑、利湿除秽之效。疫热邪毒耗气伤阴，用麦冬、沙参、玉竹、白芍、生地黄、扁豆，清余热、滋阴健脾而愈。

二十、小儿瘟疫吐蛔案

【医案原文】

剡北塘口李春帆瘟疫病治略：（甲戌九月十六日）春帆病瘟疫，十余日不愈，伊父煦亭延余医治，甫入座，未及诊脉，煦亭即述病情，谓小儿年十三，自本月初七忽然乍寒乍热，至初九日又兼呕黄水，医用和胃之剂，不效。至十三日，身壮热，舌焦红，日夜躁狂，渴欲饮水，医用三黄汤，不效。次日清晨又吐蛔二条，改用加减连梅丸，舌略润，渴稍止，而呕仍不减，热亦渐加。证重固不待言，即此十余日不食不便，更属可虑。余曰：外感多不食，不食非病，不便乃病，治所当急耳。瘟疫邪入阳明，大便闭结，必使里气一通，肌表乃疏，自然汗愈。语毕就诊，脉得数实有力，右部甚于左，知是阳明府病，非下不除。余谓煦亭曰：令郎之证，其始之寒热交作者，疫邪初惑，尚无定著也。其继定呕吐黄水者，疫邪深入，邪正相争也。其后之壮热不已，时而吐蛔，时而空呕者，疫邪传里，胃热如沸，下既不通，浊气上逆，势所必然也。种种变证，总由失下所致，就证用方，惟调胃承气汤，甘草易人中黄为合剂。煦亭又谓：小儿面浮足肿，元气亏乏可知，其何能当此重剂乎？余直告之曰：急下以存津液，善策也，独惜用之不早耳。前医不知瘟疫治法，故病至于斯。速进药饵，以救危急，无事多赘。果投一剂而病减半，二剂而病如失。次朝余乃旋归，越二日，煦亭来寓转方，余往新昌，麟儿复诊，书一调理方以了事。

（《医案梦记》）

【评析】

病家初外感，邪正交争，寒热往来。初九日兼呕黄水，下既不通，浊气上逆，邪气入里是也。前医不知祛邪，和胃而已，病何得解尔？至十三日，身壮热，舌焦红，日夜躁狂，渴欲饮水，次日清晨又吐蛔二条，十余日不食不便，失下也。当急下以存津液，用调胃承气汤，甘草易人中黄为合剂。下既得通，而表肌得疏也，盖"肺与大肠相表里""肺主皮毛"也，气机得通，浊气得下，邪气得解而愈。

第十五节　朱兰台医案

一、邪蕴蒸肌表案

【医案原文】

余性僻好山水，戊子九月望后，率男光馥历览龙山。至廿六日，族人邀诊，遣男归。廿九日，遇门人方正，告余曰：树桂于廿六夜抱病，自服麻桂不应，昨主麻桂败毒散必效，先生可无虑。余心亦适。初一日接归，询属伤寒太阳证，服青龙、败毒、五积等方七八剂，汗不出，而发热更甚。热极时，微觉恶寒，欲得衣被盖覆。近日反腰痛如折，口渴小便不通，欲饮热茶，一嗑即止，少顷又索，颠倒床褥，时难耐过。诊之，左手细数，右手气口洪大，舌薄微有白色。审问间，适方正至，议前此所服之方，本属对证，不惟不愈，而反腰痛如折，小便闭。恐患房事，命正问之，曰否。予不以为然，用温托之剂，腰痛愈，小便通。乃与正议用小柴胡汤加陈皮、白芍。二三剂，热渴更甚，病更难耐。周察至夜半，思索病原，如此处治而不应者，必前感山岚疬气故尔。夫疬气中人，由口鼻入，直干肺胃。肺主皮毛，胃主肌肉，其邪透发于肺胃所主之分，故蒸蒸发热，微觉恶寒，欲得衣被盖覆也。邪在肌表，属肺胃气分，故口渴而频索茶水。邪气蕴蒸于表，必致吸动里湿，故口虽渴而喜热，一嗑即止，少顷又索也。舌薄微白，邪在肌表尚未入里也。其脉气口洪大，属肺胃之部也。肺胃受邪，惟芦根能直达其所。乃手定芦根方，顾谓方正曰：此方决效。一日一夜连服三四剂，大汗出，蒸热退，舌白除。翼日方正来视，喜而告曰：斯病斯方，何其神也。余曰：肌表之邪虽解，而入里之机已兆，汝知之乎？方愕然。余曰：汝不征之舌色乎？微白虽去，而深红紫赤，必须下之。昨日大热而不敢下者，恐表邪陷里也。今日热退而欲下者，端倪已露于斯也。不下必至变生，遂主大柴胡汤加硝，兼以大黄一味，蜜丸与之。正义高情笃，周视一日一夜。四鼓连下三四次，先硬后溏。里气一通，浑身发疹，乃止服。仍以芦根方数剂而愈，后以参苓白术散调治。

（《疫证治例·卷四·医案》）

【评析】

本案原属温邪外受，初因误治而邪热不退，甚至"发热更甚""热渴反增"，由此才意识到本证所感为温疠邪气。蒸蒸发热，口渴欲饮，脉洪大，似邪在气分肺胃，与白虎加人参汤证颇似。然而，微觉恶寒，未得汗出，实乃卫分未解，故证当属卫气同病，拟芦根方"一日一夜连服三四剂"，乃汗出热退。芦根方为朱兰台自拟方，由芦根（鲜者一二两，干者五六钱）、全蝉蜕（去泥土，三钱）、僵蚕（三钱）、金银花（三钱）、生甘草（二钱）、薄荷（二钱）组成，乃由银翘散与升降散化裁而来。本方以芦根为君药，芦根甘寒，清养肺胃，解疠邪而不伤正；臣以蝉蜕、僵蚕透邪外出，金银花清热透邪，薄荷辛凉清解；以生甘草清热解毒、调和诸药为佐使。本方卫气同治，重在清透邪气。药后汗出热透，舌白亦除，卫分邪气已解。然而，舌质"深红紫赤"，气分邪气仍未得以全除，恐"炉烟已熄，灰中有火"，以防邪入营分。主以大柴胡汤加芒硝、大黄，且以蜜丸与之，意在缓下余邪而不伤正，大便"先硬后溏"为阳明里气得通，"浑身发疹"为余邪由表外达，为顺。而后以芦根方、参苓白术散调养，以透余邪而复正气。

二、疠邪与正气混合游行上下案

【医案原文】

族瑾泉之次子棣志，体素羸弱，经余治乃成立。庚寅五月十二日在宝郡染时疫，发表清里不应，十八日归，十九日延余治。浑身厥冷，喜笑，舌苔黄黑，牙根腐烂，齿黑唇晦，小便黄，大便微溏，神明欠清，呻言热气冲上溜下，无可奈何，其脉中取四至。谛思良久，病重若此，而脉不浮不沉、不迟不数，必是疫邪横据膜原，剿之为要。唇舌乃邪气熏蒸，不可以小便黄一证，认作里热。厥冷乃邪伸①正屈②，不可以大便溏一端，误作阴寒。其心神瞀乱喜笑者，疠邪上干膻中，疫病常情，不足为怪。仿吴氏达原饮，取草果之臭，与疫同气，直达病所；槟榔、厚朴直捣中坚；甘草解毒；去知、芍、黄芩，无使淹溜阳气，不得外达；加人参扶其正气，羌活、葛根、柴胡提出三阳表分。俟阳伸厥解，再为处治。服二剂，

---

① 伸，原文作"信"，古同"伸"，故改。下同。
② 屈，原文作"诎"，古同"屈"，故改。下同。

次日诊之，果厥解而神明稍清。自知一团热气，无有定所，时而冲于心胸，时而溜于脐腹，时而注于喉关肩臂，时而游于背脊跗①腘。一至其处，初按之在是，细审之却又不在是，其烦热不可名状。细揣病情，与吴氏所论邪据膜原不同。此是疠气从口鼻而入，直干肺胃气道，邪正混合，随气升降，周流躯壳。所以上下无常，往来不定，欲出不出，外不干经，欲入不入，内不干府。草果、槟榔徒耗清空之气，恐致变生不测。忆前岁因小儿光馥病疫，悟出芦根方，证虽殊而治大同。遂用其方，径清疫热，提邪外出，使邪干血分，则从斑解，邪干气分，则从汗解，听其自然。服一剂果斑出，三四剂诸症皆除。瑾喜曰：病愈矣。余曰：未也。疠气蕴蓄，余邪难尽。方内须加参、芪、防风、归、地辈，力行拖解，使余邪皆从外出。服至五六剂，脉数、口渴、发热。热极时，反觉恶寒，欲得衣被盖覆。促令再服一剂，口更渴，热更甚。瑾以热茶数碗与之，助其气液，郁蒸大汗而解。翌日热退身凉，四肢如在井泉中出，身体尚津津汗出。遂用人参黄芪当归桂枝汤，加芦根等味以复其体。

（《疫证治例·卷四·医案》）

【评析】

本案为时疫之邪内郁阳明气分，上扰神明，甚则热深厥深，以致"浑身厥冷"，即案中所谓"邪伸正屈"。初服达原饮化裁方，因加人参扶正，羌活、葛根、柴胡透邪，使邪郁之势稍缓，暂得外达。然而，疫热弥漫气分，仍不得解，暂未内陷。急予芦根方，清透疫邪，服后斑出邪透，诸症若失。但是此儿"体素羸弱"，遭此一疫虽得暂安，恐余邪复炽，故仍以芦根方为主，稍加"参、芪、防风、归、地"，意在扶正透邪。药后热势复起，恶寒口干渴，似灰中之火复燃，有闭门留寇、补药助邪之虞。但是兰台认证清晰，胸有成竹，故而"促令再服一剂"，且"以热茶数碗与之，助其气液"，终使正邪交争，战汗而解。至此则余邪全然外达，然正气有损，故"用人参黄芪当归桂枝汤，加芦根等味以复其体"。

---

① 跗，原文作"跰"。"跰"（jiǎn），《康熙字典》指出其为"行貌"，而原文前后"心胸""脐腹""喉关肩臂""背脊""腘"，皆为身体的某个部位，故"跰"在此处不符文义，而"跗"指脚背，符合文义，故当改为"跗"。

三、疠邪缠绵日久欲出不能案

【医案原文】

朱君倬云，庚寅四月十九日染病，经李君融峰调治，至五月初十日延余。诊之，脉中取带数，壮热无汗，微觉恶风，其热入暮更甚，精神困倦，舌边肉色暗晦，中心黄，两边黑，两耳气逼，若瀑布声，若雀噪声，若金鼓声，万籁交集，殊难耐过。细审此病，虽缠绵日久，疠邪犹在中道。壮热微觉恶风，是邪欲出表而未能。两耳气逼，是疠邪熏蒸三焦胆府，府受邪蒸必循少阳脉道而上扰空窍，故有万籁交集，殊难耐过之状。舌苔黄黑，在伤寒多属下证，而在疫病不足为凭。与李君商及小子光馥病状，欲进芦根方，李君称善。遂主芦根方，加人参、归、芍扶正，柴胡提邪。一服汗出发疹，二三服舌苔减，五六服热渐退，议用清补兼投以善后。余他往，得李君调理而安。

（《疫证治例·卷四·医案》）

【评析】

本案疫邪郁伏阳明气分，故而"壮热"，卫分尚有余邪未解，故见"无汗，微觉恶风"，甚有入营之势，故见"其热入暮更甚，精神困倦"。主以芦根方清透邪热，因正气有损，故加"人参、归、芍"以扶正，因耳鸣不适，邪在少阳经，故加柴胡引经提邪外出。药后疫邪渐退，后用"清补兼投以善后"。

四、表气通里气随通下血块案

【医案原文】

申寅，壮抱病，诣余治。云：初起发热恶寒，身体痛，服表剂后身痛稍减，现头颅箍闷，内府挥霍撩乱，无可奈何。问其所苦，莫名其状，舌苔黄白。审的是疫，即主芦根方。兼口苦咳嗽，加柴胡、黄芩、桔根①、花粉、麦冬。次日又诣余治。云：病已愈，服一剂汗出，二剂五鼓时下黑血块极多，诸症皆除。今日请更

---

① 桔根，即桔梗。因其药用部位在根部，故有桔根之名，在《医学指要》《本草正义》《杂病源流犀烛》等古籍中亦有"桔根"的记载。

方。余曰：不须更，再服二三剂，以散余毒，自然体复。庚寅。

（《疫证治例·卷四·医案》）

【评析】

本案仍属卫气同病，主以芦根方，因有口苦，仿小柴胡汤意加柴胡、黄芩，拟从少阳领邪外出。加桔梗、天花粉、麦冬者，意在清热解毒，养阴利咽以止咳。下黑血块者，实乃疫邪内蕴，妨碍血行，停为瘀血，以芦根方加味，疫邪得以从表而解，则内里停滞之瘀血自下。诚然，本案"头颅箍闷，内府挥霍撩乱"似为湿疫，方内若加藿香、蔻仁、蚕沙似更贴合。

五、里气通下黑水而表气随通案

【医案原文】

从兄美成与余同时业医，九月二十一日抱病，至十月初一日遣侄自外接余归。一见而泪频频下，云：兄弟自此分别不久矣。余曰：如何？曰：得病来发热微觉恶寒，头颅紧箍胀闷，脐腹壅滞，心中无有主持，自服羌活汤、麻桂、败毒散之属七八剂，明系表证而汗不出，更有何法？诊之，脉中取带数，舌苔白黄而肿。余曰：是疫也，照光馥例治之自愈，何用忧为？遂用芦根方，加羌活、红胡[①]、葛根提出三阳表分，洋参匡扶正气。令一伏时服二三剂，至夜必从汗解。次早诊之，舌苔减。云：服二剂，夜半微汗，病觉稍松。余曰：病已松，原方更进三剂，今夜必大汗而解。次早又诊之，云：昨夜四鼓后，下黑水甚多，倦卧少顷，濈然大汗，今日自觉诸病若失，但精神疲倦奈何？余曰：病解，服调理之剂自愈。乃以人参黄芪当归桂枝汤，加防风托出余邪，后自服平补而体复。庚寅。

（《疫证治例·卷四·医案》）

【评析】

本案患者"发热微觉恶寒，头颅紧箍胀闷，脐腹壅滞"等症状与上案颇似，故断为染疫，主以芦根方加味。服药后微汗出则营卫和而邪当从表而解，此时下黑水者，以疫邪内蕴日久，里气不得疏通，津液停滞，今表气得通则见黑水自下而里气得通，而后战

---

① 红胡，即红柴胡，柴胡的一种。

386

汗而解。后服用"人参黄芪当归桂枝汤，加防风"以匡扶正气而散余邪。

六、疬邪蕴蒸神昏苔焦案

【医案原文】

族石峰其长孙体仁，于辛卯七月初八日在宝郡染疫，十五日舁归，二十四日延余治。诊之壮热无汗，微觉恶寒，其热入暮更甚，错语神昏，舌苔黑焦，耳聋，僵卧，旬日不食，六脉浮空，势危急，万难措手。时伊戚杜君逊成在坐，亦善医，述用发表、和解、清里剂均不应。余谛审病证，乃是疬邪蕴蒸，欲出表而不能。提邪外出，得汗出热解，方是活法。然六脉浮空，不顾正气即提邪透表，恐致汗脱莫救。与杜君议用芦根、薄荷、银、草直解疬毒，人参、葳蕤、归、地、白芍养液以助汗源，因咳嗽加贝母、陈皮，用柴胡一味，轻轻提之。服二剂，果大汗，热退身凉，神识清朗，舌黑渐润。大便旬日未解，用苎根导法，顷下秽恶。小便短赤，用育阴利水之剂。服三剂小便清长，六脉有神，舌转红润，议用养阴之剂。余归，渠家速求复体，方内加芪、术。服数剂，忽日晡发热，狂妄谵语。复延余，余以服芪、术太早，助其余邪。与杜君议用二阴煎去木通，易黄连以莲心，更加石斛清阳明虚热，龙骨、牡蛎交媾心肾，柴胡、白芍养血提邪。一剂狂定热除。善后仍议养阴之剂，得杜君调理而安。

（《疫证治例·卷四·医案》）

【评析】

本案邪已入营，故见"其热入暮更甚，错语神昏，舌苔黑焦，耳聋"等症，而"壮热无汗，微觉恶寒"提示气分仍有邪气，故属气营两燔。兰台所用之方，与清营汤有异曲同工之妙，属"透热转气"之法，使在营之邪由气分而解。药后"热退身凉"，诸症或解或缓，后用药以利二窍，且以养阴之剂善后。然而，病家欲求速愈，妄自加用芪、术，使余邪复炽，古人"炉烟已熄，灰中有火"实乃经验之谈！后主以育阴透邪，以二阴煎化裁而安。

七、疬邪蕴蓄不解案

【医案原文】

辛卯九月廿九日,族石峰家,复延余至。述其家妇李氏染病,即体仁母也。因昼夜周察体仁月余,寝食俱废,精力疲劳。自十八日忽病发热恶寒体痛,经戚杜君逊成多方未验,而饮食莫入口十日矣。举室仓皇,以待君来,未知能救药否。诊之,脉浮,舌黄微白,气逼两耳,耳聋,面色晦滞,发热微觉恶寒,入暮热更甚,神昏僵卧,审的是疫。顾谓石曰:此又芦根方证也,与体仁病同而治较难。以大劳忧虑后而获此病,恐病去而元难复。遂与杜君议芦根方加葳蕤、生地、归、芍、柴胡之属。一服汗微出,热减痛除。二三服续得汗出而诸症平,举家喜极。余曰:客邪虽去,主气难复。随与杜君议用理损之剂,渐渐调治以冀复元。

(《疫证治例·卷四·医案》)

【评析】

本案患者虚劳染疫,"入暮热更甚,神昏僵卧"实则邪已入营,故主以芦根方加用"葳蕤、生地、归、芍"以清营养阴。因症见"气逼两耳,耳聋",乃邪在少阳,故加用柴胡一味以提邪外出。全方实乃气营两解,有"透热转气"之妙。药后"汗微出,热减痛除",诸症渐平,后以理损之剂调理而安。

八、疬解邪溃表里分传案

【医案原文】

童子静甫,族媚妇曾氏子也。八月初染病,证类伤寒,经门人筹斋调治。筹以任重,促令延余。诊之,脉浮数,舌白黄,壮热无汗,微恶风寒,头颅时痛时止,数日不更衣,是疬邪蕴蓄中道,证甚重。与筹议进芦根方,透发中道疬毒,俟邪汗出后,看证用药。连服二剂,是夜果臭汗淋漓。翌早又延方正至。诊之,热虽少退,而舌苔黄焦,邪溃表里分传,议用大柴胡汤。服一剂大便通,即转呕逆证,此虚热上逆,改用小柴胡合橘皮竹茹汤加麦冬。因发热额痛,症未全减,更加葛根。三四剂诸症皆退。余归,议清补兼调以善后。

(《疫证治例·卷四·医案》)

【评析】

本案患者"脉浮数，舌白黄，壮热无汗，微恶风寒"，为卫气同病，且"数日不更衣"，乃阳明腑实，"头颅时痛时止"乃阳明蕴热上冲。兰台初用芦根方，邪虽从表略解，奈何疠邪内蕴，里气不通，故此证当表里双解为是，后用大柴胡汤即此意。药后里气得通，大便得下，但尚有余邪虚热上冲，以致呕逆，故改用"小柴胡合橘皮竹茹汤加麦冬"，以小柴胡汤加葛根调和表里兼解余邪、止额痛，以橘皮竹茹汤清热降逆兼以和中，加麦冬顾护阴液而安。

九、疠邪蕴蓄兼出三阳案

【医案原文】

辛卯九月三日余归。男光馥禀曰：族元昌在宝郡染疫归，比延大人数次不遇。次日男往视，扰乱烦躁，形色晦滞，舌苔黄刺，诊其脉弱疾数。询其病，云自前廿三日起，每日或巳或午后，憎寒壮热，无汗口渴，小便短赤，气逼两耳若瓮覆，体痛，头两侧锥痛，日晡更甚，夜深痛热少减。前已服柴葛麻桂五六剂，汗不出。昨归，又进柴胡桂枝汤两剂，转剧。男想药病相当，不惟罔效而反转剧，明系疫邪稽留三焦，与少阳正气相搏。正邪分争，故憎寒壮热；其头两侧锥痛者，邪出少阳；身体痛者，邪出太阳；日晡更甚者，阳明旺[1]于申酉，疠邪干胃，随阳明燥气相蒸故尔。扰乱烦躁，形色晦滞，舌苔黄刺，口渴，小便黄赤，耳若瓮覆，确属疠邪蕴蒸。即用芦根方加羌、葛、柴胡，因脉弱加人参。嘱令速服一剂，大汗病自松。昨往视，伊喜曰：药对证矣，服半剂汗出，尽剂濈然大汗，病觉已松。诊得脉弱带数，面间黑滞未退，舌转微白，而舌根尚黄，仍是疠邪稽留，令再服以托解余毒。至五鼓时汗出，大便通先硬后下黑溏极多，言未已。适延余，率馥诊之，脉洪无力，舌白微黄，病作时，憎寒壮热，头两侧痛，膝膑痛，便下秽恶。乃谓馥曰：此疠邪蕴蓄，得芦根方提解，邪出三阳而少阳为甚，势已传疟。便下秽恶，表气通而里气随通，不必顾虑。当提三阳之邪以驱疟，即以柴胡桂枝汤加芦根、薄荷、草果、槟、朴。膝膑痛是阳明经气下郁，宜加鲜常山，鼓舞阳明邪气外出。进数剂，头痛膝膑痛止，寒热少平，变作干呕。以柴胡桂枝合橘皮竹茹

---

[1] 旺，原文作"王"，通"旺"，故改。

汤，二剂干呕止。而余邪散漫肩背，两肩解痛，脉弱虚大，乃以柴胡桂枝合四兽散三四剂而愈。后因调养失宜，微作寒热，服小柴胡之属，继用十全大补汤以复其元。

四兽散

即六君子汤，加乌梅、草果、姜、枣，煎。

（《疫证治例·卷四·医案》）

【评析】

本案患者为疫邪内蕴，弥漫三阳，以少阳为甚。初用柴葛麻桂、柴胡桂枝汤为药不对症，徒耗表气，而邪热愈增。因此，后以芦根方打底，清解疠邪，配伍羌、葛、柴胡使邪提出三阳，又因脉弱而加人参一味以固正气。药后病势已减，形似疟状，故以柴胡剂化裁而愈。然而，芦根方药后"脉洪无力，舌白微黄，病作时，憎寒壮热，头两侧痛，膝膑痛，便下秽恶"，以上诸症似与《金匮要略》"温疟"病机相似，或可进服"白虎加桂枝汤"。

十、疠邪留恋中道痞满案

【医案原文】

友人袁君可知，商安邑染疫归，治经月余。延余至，上中二焦痞塞不通，按摩导引不可释手，四肢厥逆冷过肘膝，势在危急。阅所服方，在安邑则用表剂，归家纯用温剂，愈治愈甚。审之确系痞证，独不解四肢厥逆如是之甚。细而思之，必是疠邪盘踞上中，郁遏阳气不达四末，非半夏泻心汤不能使痞塞顿通，阳气四布也，遂主之。一服减半，二三服全愈，后以平补复其体。

（《疫证治例·卷四·医案》）

【评析】

本案患者前症为何不得而知，但观其用表剂、温剂，及云其染疫，当有壮热恶寒等症。然而，兰台诊疗时仅见患者"上中二焦痞塞不通，按摩导引不可释手，四肢厥逆冷过肘膝"。就此证而言，实为痞证，以张仲景半夏泻心汤辛开苦降可治，而四肢厥逆实乃因中焦痞塞日久，上下阴阳不得顺接而致，故中焦痞满得散后四肢厥逆自解。

十一、疠热弥漫三焦案

【医案原文】

病有按证处治而不应者，必深思以求之。纵或不中，而鬼神来告。如吾治脉侄新庵[①]病，热甚神识不清，按三阳热证例，治经旬日无效。忽歌声彻户外，家人恐用药不当，请人向余言更医之意。余不允，周昼夜观之。自叹药与证对，而病不愈，必思有所不到也。沉思而睡，梦至族兄松乔家，适演戏，推之上坐，见金甲神层见叠出，光烛霄汉。俄而觉，乃思松兄晚年爱诵金刚经，或吾侄得金刚神庇佑则吉，即许金刚经。又思热证例治中，有栀子金花汤，遂主其方。连进二剂，至日暮霍然而愈。噫！思之思之，鬼神通之，此语良不虚也。业斯道者，当人命存亡之际，其可不尽心乎！

（《疫证治例·卷四·医案》）

【评析】

本案患者热毒充斥三焦，上扰神明，故见"神识不清"，初以芦根方加羌、葛、柴胡不效，后悟得栀子金花汤药证相对或可一治，药后果霍然而愈。栀子金花汤，其组成常见的有两种，一种由黄芩、黄连、黄柏、栀子组成，即黄连解毒汤，出《温热经纬》；另一种在此基础上加大黄一味，出《医宗金鉴》。兰台所用者，可能为第一种，即黄连解毒汤，苦寒直折三焦火毒，火毒去则神明清。

十二、疠邪内郁体厥案

【医案原文】

李年友之妻某氏，病体厥。床下置火盆三，重衾盖覆，犹欲其子覆卧被上，以通暖气。诊之，脉紧数，舌苔白焦如积粉，口臭气粗，喷热如火。余思此乃疫病，火郁于内，阳气不达肤表，外虽若冰，而内若炭也。主吴氏三消饮，芩、知、硝、黄以荡内热，羌、葛、柴胡透发火郁。服四五剂体厥解，内热亦轻，本方减硝黄

---

① 庵，原文作"荨"，古同"庵"，故改。

又数剂而愈。

(《疫证治例·卷四·医案》)

【评析】

本案患者症见"白焦如积粉，口臭气粗，喷热如火"，疠邪内郁较重，而又恶寒体厥较甚，已有寒凝、冰伏之势。故须透达膜原，发其内郁之火，且须涤荡胃肠，急下郁热。主以吴又可三消饮化裁与之，"消内消外消不内外也"。药后"体厥解，内热亦轻"，故"减硝黄"与之而愈。

十三、邪陷太阳经腑同病案

【医案原文】

族叔湘德之继配刘氏，染病月余，医退谢不治，请余至。诊之，脉虽细数，而浮部有力，身虽热，而微觉恶寒，神识不清，舌苔黄白，小便滴沥，室中秽气刺人鼻观，僵卧不起，频用布帛换贴。医作肾虚治之，服参、茸、归、地数十剂，愈治愈危。细审病证，脉浮恶寒，表未解也。表未解而口渴，小便滴沥，是邪陷膀胱，经腑同病。忆嘉言治痢，有逆流挽舟之法，虽前后二阴不同，可比例而得也。主以人参败毒散，提陷邪从表分而出，遂令服莱菔汁数碗，一以解地黄之凝，一以止上消之渴。不日而肌表微似有汗，诸证皆除。

(《疫证治例·卷四·医案》)

【评析】

本案患者太阳经腑同病，且脉细数而神识不清，似有邪陷少阴之虞。前医以参、茸、归、地与之，药证不符，闭门留寇。兰台以人参败毒散治之，一以人参扶正，二以大队风药解表透邪。此外，另服莱菔汁以解前医误治之凝遏。数剂乃安。

十四、邪入太阳之腑蓄血案

【医案原文】

房镜堂客游省垣，抱病归。神识不清，言语善恶，不避亲疏，登高而呼，弃衣而走，治经旬日不应。细审之，每当少腹硬满难耐时，其症更甚，乃知蓄血发狂也。外用熨法，内服桃核承气汤。是夜小便下血一瓶，狂少定。服近二十剂，小便渐次清白，病乃痊①愈。

（《疫证治例·卷四·医案》）

【评析】

本案患者诸症与《伤寒论》第106条桃核承气汤证颇似，《伤寒论》云："太阳病不解，热结膀胱，其人如狂，血自下，下者愈。其外不解者，尚未可攻，当先解其外。外解已，但少腹急结者，乃可攻之，宜桃核承气汤。"乃瘀热内结膀胱，即膀胱蓄血证，与桃核承气汤，"是夜便下血一瓶"则瘀热从下窍而去，乃安。

十五、疠解邪出少阳案

【医案原文】

族笃斋之母谢氏染疫，连服麻桂败毒散五剂，汗不出。延余诊之，脉中取而数，舌苔白黄微黑，发热微觉恶寒，头颅紧箍疼痛，身体痛，口涩不能耐，内腑挥霍撩乱，无可如何。问其所苦，莫名其状，莫觉其所。知系疫证，即以芦根方加羌、葛、柴胡提出三阳表分，黄芩以清少阳腑热，因体质羸弱，加人参匡扶正气。服一剂汗出，寒热解。二剂便溏，诸症除。三剂内腑肃清，而胁下疼痛。余以邪出少阳之经，用小柴胡汤加陈皮、白芍、台乌之属而愈。后以调补剂复其体。

（《疫证治例·卷四·医案》）

【评析】

本案患者属疫邪内蕴，表里之气不通，故以芦根方加羌、葛、柴胡、黄芩，一剂汗出则表气通，病已松动，二剂便溏则里气亦通，后见胁下疼痛而以小柴胡汤化裁调治而安。

---

① 痊，原文作"全"，通"痊"，故改。

十六、邪传少阳而成结胸案

【医案原文】

戴全堂妻苏氏，病近一月，延余治。诊之，脉浮弦，舌白，胸次壅塞疼痛若石压，手不可近，匍匐床褥，刻难耐过。审系结胸证。阅所服方，皆行气导滞，间用滋补之剂，而药石究未曾下。此乃表邪传至胸中，正居少阳部分，致少阳枢机不利尔。用小柴胡汤转少阳之枢，加枳桔扩开胸次。一服小效，二三服痊愈。

（《疫证治例·卷四·医案》）

【评析】

本案脉症确似结胸证，《伤寒论》云："若心下满而硬痛者，此为结胸也。"然而，结胸证当为水热互结于胸膈，故当与大结胸汤去其水热互结。观本案所用方药为小柴胡汤加味，当属痰气壅遏少阳，而非结胸水热互结，症虽相似，病机则异。

十七、少阳经腑同病案

【医案原文】

族鼎卿之妻贺氏，病患虚损，屡经余治得安。己丑春，忽寒热咳嗽，胸满胁痛，势沉重，医作虚劳治之转剧。旋延其从侄锦堂至，锦主小柴胡汤病小瘥。旬日乃延余。诊之，脉浮弦，舌黄带黑，验证系少阳经腑同病。小柴胡汤本属对方，而不收全效者，以方中少用黄芩耳。因谓锦曰：善哉方也，但宜君黄芩。盖正伤寒邪传少阳，入府舌黄，此舌黄带黑，未免夹疫。疫属热邪，君黄芩以清热，得柴胡以提之，其病自当立解。果数剂而效。

（《疫证治例·卷四·医案》）

【评析】

本案患者虽平素体虚，但时感疫邪，症见"寒热咳嗽，胸满胁疼"，为邪在少阳，当疏利少阳。前医不识病证，唯凭素日情形，以虚劳治之，其用必谓补剂，药证相反，故病势转剧。后锦堂以小柴胡汤调治，但仅得小瘥。兰台断此证为伤寒夹疫，邪在少阳经腑，故小柴胡汤当加重黄芩用量，易黄芩为君药，如此"果数剂而效"。

十八、邪传少阳复入阳明案

【医案原文】

辛卯春，族兄廷魁子染病。诣诊之，发热微恶寒，头两侧痛，呕逆食不入，内腑挥霍撩乱，口苦，气粗而臭，舌苔白焦，脉中取而数。细思诸症，若果系春温，必渴而不恶寒。今口苦而不渴，发热而恶寒，明是疫传少阳，经腑同病。疠气蕴蓄，游行少阳三焦，故内腑挥霍撩乱；夹少阳胆热上蒸，故口苦舌焦，气粗而臭，呕逆食不入；外溢少阳之经，故头两侧痛，发热恶寒。以脉论，在伤寒邪传少阳脉弦，此中取而数，确属疫耳。遂主小柴胡汤加蝉、蚕、银花，服一剂汗出症平。次日日晡，忽壮热烦渴自汗。复诊，舌苔微白，舌根黄焦，大便溏，小便热，脉数虚大。知疠邪得前方少阳之邪已解，而余邪传入阳明，遂其旺①时而作，所以脉证若此，乃进人参白虎汤二剂立瘳。始信家严论疫，必相其出入而治，宗长沙六经，为至当不易之法也。

（《疫证治例·卷四·医案》）

【评析】

本案原附录于上案之后，为兰台之子朱光馥之医案。与上案病机相似，皆为少阳经腑同病，然外症颇殊，本案邪热较甚，表里充斥，外则侧边头痛，内则侵扰胃腑而"呕逆食不入"。主以小柴胡汤加味，以小柴胡汤疏利在少阳之邪，以僵蚕、蝉蜕透达疫邪，以金银花清解疫热。药后诸症皆平，然翌日邪热复起，以日晡发热、烦渴自汗等症断为邪传阳明，主以人参白虎汤而愈。

十九、疠邪传布太阴案

【医案原文】

门人族芳斋染病，延余治。诊之，脉微而浮，腹大痛。述日前浑身不和发风疹，疹隐则腹痛甚。余知疠邪传布太阴，出则风疹，入则腹痛。法宜提邪外出，则腹痛自愈，主以桂枝汤加人参、防风。服一剂风疹出，而腹痛顿止。奈余毒留

---

① 旺，原文作"王"，通"旺"，故改。

恋不出，喉舌麻木，心慌内乱，片刻难耐，即以银花、甘草煎汤与之。药方入口，如醍醐灌顶，沁入心脾，喉舌内腑安然。信乎银花、甘草，外科书称为化毒神品，此吾芦根方中选用二物之所由来也。

（《疫证治例·卷四·医案》）

【评析】

本案"脉微而浮，腹大痛"确为邪在太阴，《伤寒论》云："太阴病，脉浮者，可发汗，宜桂枝汤。"故本案以桂枝汤打底，因有疹隐，故加防风祛风透疹，因脉微故加人参扶正，如此"一剂风疹出，而腹痛顿止"。然尚有余邪未尽，故见"喉舌麻木，心慌内乱"，以"银花、甘草煎汤与之"则安。

二十、疠邪出入太阴少阴案

【医案原文】

胞弟和亲，由粤西归。风尘劳苦，感岚瘴疠气，途次病发，至宝郡始唤舆。十月十七日抵家，尚能行走，颜色晦滞憔悴。询其病始何日，云初二日在大埠头，发热恶寒，身体疼痛。夜服表剂发汗少愈，日强步行，现惟入暮发热、口渴思饮而已，别无他苦。十八早诊之，脉沉细数无伦次，殊觉汗骇，病虽不多，难保无虞。继而思之，必是疠毒蕴蓄，尚未发现[①]，故色脉如是，遂主芦根方。余外出，二十一日飞舆接归。诊之，脉浮而数，舌苔白，神识欠清，恶寒壮热口渴，知是疠邪出表。乃又促进二剂，猛向三阳而提之，至夜半大汗而解。二十二日热退身凉，脉亦静，用小柴胡汤去黄芩加当归、白芍、山药养阴祛邪。服二剂，至四鼓大热大渴，舌黄，脉洪大而数，用竹叶石膏汤。服剂半渴止，舌底淡白无津，舌苔黄焦而黑。适延门人颜生益善至，诊之，脉微而散，酉戌发热而不渴，热止，四肢厥。因谓余曰：先生此方难用，若果系热深厥深，用前方应当霍然而起，胡为脉转微散，其中不无可虑。并值便溏三次，恐邪陷入太阴，成协热利。为今之计，曷若舍证从脉，宜宗仲景桂枝人参汤。余曰：善。遂进一剂不应，改用大剂理中加附子。少顷，脉虽弱而舌苔忽润，熟睡一时许，食粥半盏。二十四日，益善议用参、芪、术、附、姜、草大剂。急进数剂，厥热少减，而舌黑不退。

---

① 现，原文作"见"，通"现"，故改。

二十七日益善归，守服是方。二十八日舌由黑而焦，适门人方正至，议温燥过剂，宜用温润。正然其说，遂主理阴煎加参、附。服二剂又不应，舌更焦黑，入暮热反甚。乃思此是阳气已复，而热邪不服，用地骨皮饮，清补兼投，服一剂厥热退。十一月初一日，舌黑全去，转淡红微白，大有起色。不意，初三日下午食生梨一枚，入暮复厥热，至天明汗出即解。初四日舌苔浮黑，余以生冷伤阳，进四逆汤二剂，浮黑去。初五日，以六味回阳饮进之，舌转黄。至初六日服二剂，舌黄微黑而焦，又恐热伤津液，温燥过甚。初七日以大补元煎加麦、味大剂，连服二剂。初八日人事昏沉，舌更黑焦，厥热更甚。余知尽能索，诊其鼻流清涕，乃思前此鼻孔焦若烟煤，今流清涕，不可谓全无生机。辗转思维，莫不是疬邪留著心肾脉道，捍格水火升降之气，故舌苔焦黑乃尔。欲破留著之邪，非借三甲散不能也。初九日径用三甲散，一剂舌黑减而稍润，二剂舌黑去，三剂舌上津生而淡红矣。初十日改四逆散泥浆水煎，加生地酒浸捣取清汁兑服，一剂厥热减，二三剂而厥热除。随用归脾汤、七福饮加芪、附调理，近半月渐次而愈。噫！吾弟斯病，当邪入三阴，不得益善温托于前，斯时危矣。厥后病复，乃是疬邪留著要道，不得三甲散去著于后，斯时又危矣。甚矣，治疫之难也，治疫而当正虚邪不服之尤难也。仲春同李君融峰治同宗筠轩君之病异曲同工，吾弟惟多伏邪留著之一节耳。庚寅。

三甲散

吴又可　治凡人向有他病，稍感疫气，客邪胶固，主客交浑，缠绵不解，愈久愈固，急用三甲散，多有得生者。更附加减法，随其证而调之。

鳖甲、龟甲并用酥炙黄为末，各一钱，如无酥各以醋炙代之。蝉蜕洗净炙干，五分。僵蚕白硬者切，生用，五分。穿山甲土炒黄为末，五分。牡蛎煅为末，五分。䗪虫三个，干者擘碎，鲜者捣烂，和酒少许，取汁入汤药同服，其渣入诸药同煎。当归五分。白芍药酒炒，七分。甘草三分。

水二盅，煎八分，滤渣温服。若素有老疟或瘴疟者，加牛膝一钱、何首乌一钱；胃弱欲作泻者，宜九蒸九晒；若素有郁痰者，加贝母一钱；有老痰者，加栝蒌霜五分，善呕者勿用；若咽干作痒者，加花粉、知母各五分；素有燥嗽者，加杏仁捣烂一钱五分；素有内伤瘀血者，倍䗪虫，如无䗪虫，以干漆炒烟尽为度，研末五分，及桃仁捣烂一钱代之。服后病减半勿服，当随症调理。

附：门人颜益善三甲散论

疫邪胶固血脉，主客交浑。其证大热烦躁，或热止肢厥，厥而复热，舌苔黄黑，芒刺干燥，神识昏聩，或渴，或下利污水，或便秘、鸭溏，小便时清时浊，脉或微而数，或浮大而散。种种凶候，纷更迭出。补之则邪火愈炽，泻之则脾胃益损，滋之则胶邪转固，和之则因循就死，散之则经络空虚，疏之则精气耗竭。当此万难措手之际，主之以三甲散者，以疫邪蟠踞血脉要道，如油入面，起伏出入，难可名言。譬强奴悍婢，主弱莫制，俯首听命。欲廓清而奠安之，非取刚劲不挠之物，不能当其锋而挫其锐，非用血肉有情之味，不能导其路而捣其巢。故君鳖甲之色青味酸，入肝而消坚破积；龟甲之色黑味咸，入肾而祛热除蒸；辅以僵蚕、蝉蜕之轻清，搜邪散结于无形之室；牡蛎、䗪虫之重浊，逐瘀化痰于有形之乡；更使以山甲之善窜，直达病所，无微不周；合之归、芍之养血，甘草之和中，声应气求，同为辅正胜邪之本。投此方于大肉未脱、真元未败之时，诚有起死回生之功也。吁！是方尘封二百余年矣。学者读其书未免顺口过去，见其方反狐疑而不敢用。一临此证，展转模糊，曾不知病于何治，即素以明医自待，亦惟袖手旁观，忙愕无计，而况梦梦者乎！今也得吾师起而用之，方中精蕴因而益显。泽腾不敏，敢妄析于后，虽未能畅厥全旨，然刻鹄类鹜，亦不可谓无千虑之一得也。业斯道者，其毋忽诸。

（《疫证治例·卷四·医案》）

【评析】

本案诊疗过程跌宕起伏，殊觉不易。细审之，本案辨证处方恐有不当，故致病情迁延。十月十七日兰台首诊之时"惟入暮发热、口渴思饮而已"，十八日早诊之但见"脉沉细数无伦次"，观此脉诊当为邪已入营，当以养阴清营兼以透邪为是，而兰台所用芦根方非营分之药，故药后虽邪透气分而现壮热神昏等气分见症，然营分已伤。后继用芦根方，且云"猛向三阳而提之"，则可知其必于方中加羌、葛、柴胡，如此药后虽汗出热退暂得小安，然营分大伤，余邪留恋。当此之时，应当大剂清营养阴，而其所用"小柴胡汤去黄芩加当归、白芍、山药""竹叶石膏汤"犹如隔靴搔痒，非对症之药。此后兰台门人议用"桂枝人参汤""参、芪、术、附、姜、草""理阴煎加参、附""四逆汤""六味回阳饮""大补元煎加麦、味"等温剂连服数日，则其营阴愈伤而疫邪留恋。所幸者，兰台终悟当以"三甲散"施治，药后"一剂舌黑减而稍润，二剂舌黑去，三剂舌上津生而淡红矣"，患者由危转安，后以多方调治近半月乃愈。

二十一、疠邪随少阴寒化案

【医案原文】

族兄嫂谭氏年七十染疫，身热嗜卧，错语神昏，旬日不进食，延余治。偕门人匡子凤阁同诊，脉沉无力。余顾谓凤阁曰：此系何证？曰：少阴寒化证。脉沉嗜卧，即论中少阴病提纲所云脉沉细，但欲寐也。元阳不藏，故身热。元阳沦灭，心神不能主持，故神昏错语。余不禁欣然喜曰：子可出而论治矣。医而能辨三阴，斯道其庶几乎，主附子理中汤。顷间又延某至，诊毕谓余曰：此火证，当用下剂，主六一承气汤。余不然之。主人信余甚坚，遵余主方，数剂而愈。

（《疫证治例·卷四·医案》）

【评析】

本案染疫后现身热嗜卧，错语神昏，旬日不进食，脉沉无力诸症，与《伤寒论》纲领"少阴病，脉微细，但欲寐也"相符，即文中所谓"少阴寒化证"。本案病证本当与麻黄细辛附子汤，或麻黄附子甘草汤微发汗。然而，患者"年七十……旬日不进食"，恐太阴不足，以麻黄发汗有伤正之虞，故径与附子理中汤以安太阴少阴而愈。

二十二、疠邪入少阴之脏案

【医案原文】

李谭氏家贫孀居，抚一子字喜五，年十八。春月患伤寒六七日，壮热谵语，人事昏沉，干咳引胸膈痛，小便短赤，前医力辞不治。延余治，诊得脉六七至，重按全无，舌薄微有白刺，口渴欲饮热汤。余曰：此少阴阴证伤寒也。阴寒入肾，则元阳遭其逼迫，飞越于外，外虽热而内实寒，所谓假热是也。寒盛凌心，心无主持，则语无伦次，所谓郑声是也。人事昏沉，正少阴之证。论云：少阴病但欲寐是也。阴寒射肺，故干咳，气不化精，故小便赤。脉六七至重按全无者，以元阳将脱离之际，故脉亦见欲脱欲离之象也。舌薄微有白刺，口渴欲饮热汤，明系阴病见证。遂主通脉四逆汤，因脉无神无力加洋参。是夜服二剂，热虽略减，而干咳更甚，且痰中带血，举家疑是姜附致误，急延余至。余曰：阴病难于回阳，今痰中带血，正是阳回佳兆，以血体阴而用阳也，速进数服必效。是夜又服二剂，至子丑值少阴主气之时，大汗而愈。善后用本方加芪术之类，培补正气，不半月神完气足矣。

（《疫证治例·卷四·医案》）

【评析】

本案"壮热谵语，人事昏沉"，极易辨为阳明里热，白虎汤证。然而，脉象"重按全无"，舌薄微有白，刺而不红，口渴欲饮热汤而非凉饮，以上可知此证绝非里热证，当为里虚寒而阳气外越，为"少阴阴证伤寒"。故而，当温补少阴，主以通脉四逆汤，且因脉虚故加西洋参，有"四逆加人参汤"之意，药后阳回汗出而愈，又以通脉四逆汤加芪术之类调治半月乃愈。

二十三、产后邪入少阴案

【医案原文】

族纫秋之家妇王氏，壬辰染时疾旬日。二月初，适余住其家治笃斋母氏病，请诊之，脉浮数无力，舌苔白黄。述初起壮热，咳嗽痰涎，胸满气喘，头晕，口渴。医以白虎汤与之病进，更医服败毒散亦不应，余以小柴胡汤服一剂如故。次早诊之，细询病原，云自去腊八日产后至正月初，似觉身体不和，月杪忽得此疾。余曰：口渴欲饮热否？壮热而恶寒否？曰：口渴宜热，身虽壮热，欲得重衾盖覆，而背寒更甚。余知此乃产后百脉空虚，邪气乘虚径入少阴，而成里寒外热之证。里寒极盛，故口渴欲饮热水以自温；阴盛格阳，故身壮热而欲重衾盖覆。所谓热在皮肤，寒在骨髓也。其背恶寒者，系少阴主证。咳嗽痰涎，胸满气喘，头晕，正阴寒上逆之征，遂以茯苓四逆汤加砂仁、半夏，醒脾涤饮，数服而愈。后以归脾汤调理复元。

（《疫证治例·卷四·医案》）

【评析】

本案症见"初起壮热，咳嗽痰涎，胸满气喘，头晕，口渴"，辨证之时极易与阳证混淆，故前医借兰台首诊所处之方多为三阳表药，或认为此乃麻黄杏仁甘草石膏汤证、小青龙汤证。然而，"口渴宜热，身虽壮热，欲得重衾盖覆，而背寒更甚"诸症提示患者为真寒假热，故处以"茯苓四逆汤加砂仁、半夏"，一则温少阴，二则和太阴，三则驱水饮，数剂而愈。

二十四、邪传少阴疠随寒化案

【医案原文】

壬辰二月，房兄巨卿妻邓氏，因月初巨在宝郡染疫归。服事旬日，巨愈而氏染之，发表温补不应。月杪，延馥治。诊之，脉弱数，口苦，舌苔黑滑，发热呕逆，满口白涎，唾之不已，耳聋嗜卧，少气懒言，头颅倾倒，大便旬日未通，势危迫。细审病情，乃是疫传少阴，里寒外热证也。肾阳衰微，邪入随而化寒，迫阳外越，故发热，即《内经》所谓重寒则热也。呕而口唾白涎不已，即嘉言所谓浊阴上逆也。耳聋嗜卧，少气懒言，头颅倾倒，明系少阴见证，惟此阴霾惨冽。而口苦一症殊有不可解者，论中口苦乃少阳胆热上溢，岂阴气内盛而胆尚热乎？《内经》：心热则口苦。兹舌苔黑滑，水凌火位，而心尚热乎？静思良久，乃元阳沦丧，以致三阳不升，三阴不降，而心胆虚热伴阴寒上逆。大便旬日未通，正升降失职，中枢不运使然。法宜扶阳建极，厥疾自瘳矣。主以附块三两，术、芪各四两，北姜二两，炙草八钱，人参四钱，半夏四钱，砂仁三钱。顷间又延某至，诊毕，以柴胡双解饮，议决于馥。馥曰：凡证当阴阳难辨之处，贵于公共证中，寻出专证来，庶有把握。若此发热、耳聋、口苦、呕逆、便闭，似少阳阳明病，而参以脉弱数，舌苔黑滑，嗜卧少气，头颅倾倒，其里寒外热确有明征。当此阳消阴长之时，不速以大剂猛进，真阳亡在顷刻矣。某遂称馥主方为善。进一剂，次早诊之，大有起色。馥归，嘱令服原方二三剂后，分两减半，又数剂而痊愈。

（《疫证治例·卷四·医案》）

【评析】

本案原附录于上案之后，为兰台之子朱光馥之医案。与上案相似，本案亦为邪传少阴，里寒外热。然而，本案外症更加迷惑，殊难辨识。光馥从"耳聋嗜卧，少气懒言，头颅倾倒"认定此证为少阴里虚寒，非熟读仲景书而临证多不可为也。主以四逆汤加味，温补太、少二阴且驱水饮而愈。

二十五、疬传少阴心肾不交案

【医案原文】

吾友蒋君壬秋病疫连旬，经萧君春浦调治未愈。延余至，诊之，脉洪大而虚，舌肿苔黄焦，神明瞀乱，问之不知所苦。时萧君在坐，述所服方，大剂滋补，药中加丹泽而病不退，何与？余曰：按此疬入少阴，心肾同病，水不上升，火不下降，故舌肿苔黄。水火不交，必神志两伤，故神明瞀乱。君所主方诚善，第丹泽宜易莲心。盖丹泽虽能泻火，而少既济之功。莲心味苦气寒，直解疬毒，且凡仁心向上，惟莲心倒悬，而又回环上旋，能交通子午，使心火下降，肾水上升，一物之微，而三善具备。萧君从之，果数剂而诸证悉除。只觉精神疲倦，改用参、术、茸、附、归、芪辈，峻补气血。进数剂，颇能观书。余归，得萧君调理而体复。

（《疫证治例·卷四·医案》）

【评析】

本案脉洪大，舌肿苔黄焦，神明瞀乱诸症，极易辨为阳明实热内盛。然而，脉虽洪大但按之虚而不实，且病已连旬，机体当为之亏损，故其热像并非实热，乃心肾不交之虚热。故而，本案当补其下焦肝肾，清其上焦心火，使心肾相交则病愈。萧春浦初以"大剂滋补，药中加丹泽而病不退"，兰台以原方易丹泽为莲心则病退，继以"参、术、茸、附、归、芪辈，峻补气血"而安。

二十六、邪入太阴少阴寒化案

【医案原文】

贺梅仙，余亲家德浦先生季子也，性聪颖。方成童时，道试场中，感不正之气，抱病归。医不知透发疬毒，辄用寒凉，变证蜂起，势在危急。延余至，诊之，脉数无力，身热汗出，痰涌咳嗽，饮食不进，神昏错语。余以为寒凉过剂，剥消正气，邪入太少两脏，随阴而化。是日，进四君子汤微扶阳气。次早诊之，确无疑义，即以大剂芪附六君进之。三四剂病少减，七八剂病证平。余归，嘱更服数剂少减分两。乃祖世俊公亦善医，后自以平剂复其体。尔时世后公谓余曰：是孙发愤自雄，力求上达，即值除元日，亦书声不辍，谕令搏节，癖好难移，不无隐忧。越二年梅仙入泮，后竟以用心过度，得痨瘵疾不禄。伤哉！

（《疫证治例·卷四·医案》）

【评析】

本案患者"身热汗出，痰涌咳嗽，饮食不进，神昏错语"诸症，颇似痰热壅肺，极易以清热涤痰之剂与之，前医所用寒凉之药或即因于此。然而，本案患者平素嗜书成癖，积劳伤损，本自体虚不足，其"脉数无力"即精血亏虚、阳气外浮之明证，"身热汗出"亦因于此。因本证颇难辨识，又较凶险，故兰台初以四君子汤与之，微扶阳气，以辨病机正误。药后病缓，说明药证相符，故以"大剂芪附六君进之"，数剂乃安。

二十七、邪出厥阴案

【医案原文】

刘翼卿妻朱氏染病旬日，其舅立莘公飞书召余。余至，云昨日忽变指头厥冷而麻过肘肩，渐次入心即死，徐徐用姜汤灌之，良久乃苏，日发二三次。今延君至，未知能治否？诊之脉细，乃知邪出厥阴之经，主当归四逆汤，一服而愈。经方之神，诚有令人不可思议者。立莘公自是感谢不已，视余极厚，人称为忘年交云。

（《疫证治例·卷四·医案》）

【评析】

本案患者身染疫病，兰台公诊疗之时见其"指头厥冷而麻过肘肩"，且日发二三次，此乃厥阴病也。患者脉细为血虚不足，《伤寒论》云："手足厥寒，脉细欲绝者，当归四逆汤主之。"故主以当归四逆汤，一服而愈。本案虽为染疫，但其用药并非时人所知抗疫诸药，纯然辨证所得，即仲景所云："观其脉证，知犯何逆，随证治之。"

二十八、邪入厥少二阴案

【医案原文】

朱君筠轩，素禀阴脏，常服温补，庚寅春染病，证类伤寒。治经半月，延余诊之，脉洪大而松，精神疲倦，入暮厥热，神昏错语，舌苔浮黑，势危急。默思此系疠邪传入厥阴少阴，随阴而化，法宜补气扶阳，否则厥深热退不可为矣，吾友李君融峰与吾同见。遂议参、术、茸、附辈大剂进二三服，忽夜半便溏一二次，浑身汗出，举家仓皇。余曰：中气有权，秽腐当去，加之汗出，表气又通，病当解。次日果有起色，越二日余归，李君接服平补，想已痊可。不料愈近半月，入暮发热如故，舌苔黄黑。是乃正气未复，而余邪不服，当清补兼投。复延余，议用洋参、麦冬、枸杞、山药、生甘草辈，俟邪屈正伸，随证调理以冀痊愈。

（《疫证治例·卷四·医案》）

【评析】

本案患者素体阳亏脏寒，故常服温补之剂。人染病后之证候为邪正交争之结果，故常随人的体质而不同，所谓因人而异。此患者染疠后邪随阴化为其常也，其见症精神疲惫，脉虽洪大而松，为邪在少阴；入暮厥热，则日当复常，所谓厥热反复，为病在厥阴。综之，此证为少阴、厥阴同病，当以温补之剂"补气扶阳"托邪而出。药后便溏、汗出乃正胜邪祛之征。然而，当此之时，阳气虽复，而体阴亦亏，温补亦可伤阴助热，故当清补兼投，以求正复而余热去则安。

二十九、邪传厥阴热深厥深案

【医案原文】

友人刘星轩妻曾氏，病半载。六月初，延余治。入室见门帷窗帘严密，披裘烘火，犹恶风寒。诊之，口燥干，脉浮而数，按之有力。余汗流浃背，刻不忍坐。出问其原，云自春感风寒，至夏初四末厥逆，故盛暑能着冬裘，不可离火。现手足冷过肘膝，背亦怕寒。前医皆谓虚损，所服纯用温补，愈治愈甚。余谛审其证，厥逆恶寒，乃厥阴经证，合参脉数有力，口燥舌干，背虽畏寒，尚属厥阴热邪，论中所谓热深厥深是也。遂主以四逆散加蒌蕤、当归、白薇、丹皮、生地、地骨皮、黄芩，一二服去火揭帘，三四服脱裘而服单矣。更用八味逍遥散，数剂全痊，后以平补复其体。

（《疫证治例·卷四·医案》）

【评析】

本案患者四逆，与上述诸案有相似者，但其脉象"浮而数，按之有力"，且"口燥干"，皆为实证，乃邪热内郁，表里之气不通，故在里虽热盛，而在表则恶寒，以致"手足冷过肘膝，背亦怕寒"。治当开散其郁结之热可也，故以四逆散开其郁结，佐以"萎蕤、当归、白薇、丹皮、生地、地骨皮、黄芩"诸药，一则补其内耗之阴血，二则清其在里之内热，如此则数剂而安，后以八味逍遥散调治乃愈。

三十、邪传厥阴经脏同病案

【医案原文】

族伯严七月中旬自省垣归染病，治经月余，医屡更而病愈进。至八月十七日延余治，诊得脉五至，左关寸有弦象，身热恶风，欲借衣被盖覆，胸中空旷，得布帛束缚，其空尚不能耐，气撞头摇，颠顶痛，捧扶亦不能强止，满口痰涎，唾未已，旋复生，胆怯心虚，目见无数小猴，蹲坐柜上，谛视之，实物也。默思病情，率是邪传厥阴，经脏同病。厥阴手脏，心包络也。前所服达原诸方，多伤胸中清空之气，是以包络空虚，邪传厥阴，随虚而化，则有中空不宁，目见猿物之象。足脏肝木也，风气主之。风木震动，故气撞头摇。夹胃上逆，故痰涌颠痛。遏郁不宣，故身热恶风，欲借衣被盖覆。胆怯脉弦者，厥阴少阳相表里，连类及之也。法宜扶正疏风，主以六君合桂枝汤，加黄芪、北风、吴萸、明麻。方中陈皮用白，白膜似包络，以填实心主宫城，差得海上别传。服一剂病减，二剂肤皮发疹作痒，痒乃阳虚，方中加附子数剂，诸症平。后服四君加芪、附、杞、仲、山萸、归、首、鹿胶辈，而体全复。

人参（四钱） 焦术（八钱） 茯神（三钱） 陈皮白（三钱） 生黄芪（一两）防风（二钱） 明天麻（酒蒸）（二钱） 吴茱萸（三钱） 半夏（三钱） 桂枝（三钱） 白芍（三钱） 炙草（二钱）

姜、枣引。

（《疫证治例·卷四·医案》）

【评析】

本案患者证颇难辨，以张仲景六经辨之乃得，兰台案中所论已经较为详细，可参考。《伤寒论》在厥阴病篇云："厥阴之为病，消渴，气上撞心，心中疼热，饥而不欲食，食则吐蛔。"又云："干呕，吐涎沫，头痛者，吴茱萸汤主之。"综之，本案为厥阴病证，乃正虚邪实，痰浊壅塞，故主以六君子汤扶正化痰，合用桂枝汤乃治厥阴经病身热恶风，且桂枝平肝、白芍柔肝，可平肝息风，加黄芪、防风加强扶正祛风之力，加吴茱萸暗含吴茱萸汤之意，加天麻息风。药后症平，以此化裁调治乃安。

三十一、邪入厥阴囊缩案

【医案原文】

王怀四壮年力田，染病旬日。忽舌焦囊缩，延余治。诊得脉沉数，咽干，小便黄赤，大便燥结。以脉证审之，是厥阴大承气急下之证。然未经历练，迟疑不敢。默思厥阴乃极阴之脏，而得极阳之证，非极阴之物，不足以制极阳之邪。取井底泥涂之，其囊即不缩入。速与大承气下其结粪，二服而愈。后与族兄克邻谈及此病，兄抵掌曰：吾在中湘时，因客感后亦患斯证，服温补剂，几濒于危，幸一老医进大承气汤而愈，与先生所治之证相同。甚矣！医道之不可不讲也。余曰：囊缩一证，在伤寒疫病，则有热有寒，而在杂病，则有寒无热，全在临证谛审，否则杀人在反掌间耳。

（《疫证治例·卷四·医案》）

【评析】

本案患者染疫后现囊缩一症，与四肢厥逆相似，极易辨为寒证，然则亦有邪热内郁所致者，正如兰台所述："囊缩一证，在伤寒疫病，则有热有寒，而在杂病，则有寒无热。"若欲分辨此证之寒热，须得四诊合参，脉沉数乃里有实热内郁，"咽干，小便黄赤，大便燥结"亦提示为热证无疑，故当通腑泄热，里结得散则囊纵而病安。

三十二、邪入三阴疬随寒化案

【医案原文】

壬辰夏，是编落成，适门人房侄孙成均、永承同时染疫。成均体强壮，初起证类伤寒，服五积散干呕不止，服橘皮竹茹汤呕平而热不退，继以温托之剂，虽浑身疹出而不透。五月初三日，延余诊之。脉浮数，仍主托里透表之剂。初九日复延余至，家人云：请某进大柴胡汤数剂，得大下热减，好半日。昨午后忽神昏错语，僵卧，溲便遗失，扬手掷足，四肢厥冷，喉强舌黑，痰声辘辘，喉关紧闭，灌人参生姜汤，滴不能入，未知尚可救否？诊之，脉浮洪而空。思索半响，脉证

406

若是，本不可治，然因误服寒凉，邪入三阴，疬随寒化。四肢虽厥，扪之而身尚发热，元阳正在脱离之际，用参附招之，或可归舍。第喉强痰涌，汤药何能入！即用生姜捣烂，炒热敷喉关胸膈，荡①开寒痰，煎参、附、芪、夏、竹沥、姜汁，令人以指掐腋下大筋，频灌之，即能吞下。服一剂喉关开，二剂脉少平，四五剂厥热退，至十二日人事乃知，大渴索饮，心中烦，用归脾汤合生脉散。余他往，嘱令服二剂，俟烦渴解，即请光馥调理以善其后。不意过服二三剂，忽又头重如山，呕逆痰涌不已。始请馥，以大剂芪附理中加砂、桂、白胡椒，近廿剂方愈。永承体赢弱，初起自服表剂不愈。延医以小柴胡汤加石斛、石膏等味，疬邪为寒凉郁遏，精神困倦，言微不食。急延余诊之，左脉浮数，右弱数，舌苔黄厚，自言胸膈郁热不堪耐，旬日来服药许多而汗不出。余知正气衰弱，不能托邪外出。主人参、黄芪、当归、炙草匡扶正气，芦根、柴胡、桔梗、生姜宣散疬邪，透表而出。服三剂汗出热解，乃思食，食时微欲呕，手足微厥，此误服寒凉剥削正气，疬邪随三阴寒化。余他往，命光馥调理，以姜附六君而安，后以归脾汤复元。

　　按　喉乃肺脘，腋下大筋，肺脉所过之道，凡喉痛水谷不进，汤药不入者，掐之顿开。灌以对证之药，或进糜粥，屡获奇效，并及。

（《疫证治例·卷四·医案》）

【评析】

本案有患者两人。成均之症"神昏错语，僵卧，溲便遗失，扬手掷足，四肢厥冷""脉浮洪而空"，似为脱证，而"喉强舌黑，痰声辘辘，喉关紧闭"又似闭证，实则本证为正虚邪实，病情着实凶险。治以扶正祛邪，以"参、附、芪"扶助正气，以"夏、竹沥、姜汁"涤痰化饮而安，其后病情有所反复，又宗本法以"大剂芪附理中加砂、桂、白胡椒"调治乃愈。永承素体亏虚，不堪表散，始以表剂、寒剂误治，兰台诊治之时现"左脉浮数，右弱数，舌苔黄厚，自言胸膈郁热不堪耐"等症，虽似热证，实为"寒凉郁遏"，故有"精神困倦，言微不食"诸虚证。其治亦当扶正祛邪，故"主人参、黄芪、当归、炙草匡扶正气，芦根、柴胡、桔梗、生姜宣散疬邪"，后又以"姜附六君"调治乃愈。

---

① 荡，原文作"宕"，通"荡"，故改。

第十六节　谢星焕医案

同患瘟疫治异案

【医案原文】

许庆承之子及黄起生之弟，年俱二十，同患瘟疫，医进达原饮、大柴胡汤，潮热不息，燥渴反加，因而下利谵语。许氏子病经两旬，身体倦怠，两目赤涩，谵语声高，脉来数急，知其下多亡阴，所幸小水甚长，足征下源未绝，与犀角地黄汤加蔗汁、梨汁、乌梅甘酸救阴之法，频进而安。黄氏弟悉同此证，但此病不过三日，即身重如山，躯骸疼痛，谵语重复，声微息短，脉来鼓指无力。此病虽未久，然表里有交困之象，阴阳有立绝之势，急进十全大补汤，重加附子，二十剂始安。夫同一潮热燥渴，同一谵语下利，而用药角立，亳厘千里，岂易言哉！

（《得心集医案》）

【评析】

此案乃瘟疫同病异治，两人同龄同病而治法各异，吴又可谓"疫疠为邪，着无常处，气有盛衰，所伤亦异"是也。许氏子病久，症见"身体倦怠，两目赤涩，谵语声高，脉来数急"，可知邪已内陷，而"小水甚长"，表明虽有亡阴之象但下源未绝。谢氏投以犀角地黄汤加减，犀角地黄汤出自孙思邈《备急千金要方》，由犀角、生地黄、芍药、牡丹皮组成，有清热解毒、凉血散瘀之功，后世温病学家广为运用，治疗温病邪入营血、内陷心包而致谵语神昏、发斑发疹等症。再加入蔗汁、梨汁除烦润燥，乌梅敛肺生津。诸药共奏良效，解其热、救其阴。

黄氏弟病虽不过三日，但是病势急重，症见"身重如山，躯骸疼痛，谵语重复，声微息短，脉来鼓指无力"，可见有阴阳离决之势。急投十全大补汤以补益气血，十全大补汤出自《太平惠民和剂局方》，由人参、肉桂、川芎、地黄、茯苓、白术、甘草、黄

芪、当归、白芍组成，方中四物补血，四君补气；黄芪大补元气，《长沙药解》言黄芪
"入肺胃而补气，走经络而益营"，是补气之首要；肉桂、附子温阳通脉，补命门之火。
同一潮热燥渴，同一谵语下利，而用药角立，提示当今医者面对同一疾病的不同证型，
当仔细辨别，各施其法。

第十七节　严惕安医案

一、温邪发热案

【医案原文】

余友胡世勋,年四十岁,初夏温邪发热旬余,得汗不解,得红疹亦不解,大便七日未行,舌根干黄尖绛,但脉形极沉细而软,两寸关全无脉息,参用羚羊、鲜地、鲜斛、丹皮、枳实、槟榔,仍不退热,仍不大便。今日用凉膈散一两,得泄泻两次,脉依然沉细,两寸不起,以后亦得泄泻一次,热渐退,脉渐起,以后发为瘖,下黑宿滞而愈。

（《严氏秘传锦囊》）

【评析】

此案病家初夏外感温邪日久,得汗不解,发红疹亦未解,热蕴于中焦胃腑,以致大便七日不行。热灼津液,故舌根干黄尖绛,症属危机。首用羚羊角、鲜地黄、石斛、牡丹皮等品,药虽养阴清热之品,然药过轻清,难以直达病灶,故仍不退热、仍不大便。此时当务之急乃急投泻下之品以存阴,故严氏用凉膈散一两,方得泄泻多次,蕴热乃退,余后逐渐收功。

二、冬温春发案

【医案原文】

殷友关内人年四旬,岁冬温将及立春而发,身热微汗一候余,神昏呓语,语声甚低,不相接续,此郑声也,舌黑劫津,右关脉弦数,余部如平。肝风循衣撮空,呼吸气促,发水红疹兼白瘖,形瘦神疲,言微力怯,痰黏不易咯,目睛上视,投过犀、羚、石膏、西瓜、金汁不效。神愈疲，声愈低，风动目上视，脱在顷刻。余急拟人参六钱、竹沥一两、橘红五分、石膏五钱，灌之而黏痰吐十余朵，得寐良久而愈，此症幸未投承气。

（《严氏秘传锦囊》）

【评析】

《素问》曰"冬伤于寒，春必病温"。澄江名医柳宝诒认为伏温之发，一者机体阳气鼓动，二者随来年春天生气而发，故有"冬伤于寒，春必病温"之语。此案病家症见神昏呓语，语声甚低，不相接续，舌黑劫津，可见伏温已由发至厥阴肝经。原案中曰"投过犀、羚、石膏、西瓜、金汁不效"，可见该医家未能参破病家伏温病机，将此案当外感温邪治之，仅从清热镇惊入手，何以见效。严氏辨证严谨准确，方用人参、竹沥、橘红、石膏等品，泻下之余更兼补气养阴，标本兼治，方能收功。

三、伏邪发于深秋案

【医案原文】

陆晋山孙，十四岁，童体，知识未开。伏邪发于深秋，延今旬日，但热不寒，从未得汗，即有汗泄仅得头面，齐颈而回，大便热迫旁流，粪水而宿滞不行，按腹壁坚硬。此人病前吃过汤团、面筋、糯米圆团，以致旁流粪水，脉形弦数，舌苔焦黑且干，毫无一毫津液。唇焦齿垢黑色，神志时清时愦，且时有喃喃呓语，两目时欲上视，待其朦胧之际，瞳神渐渐上视，口渴不欲多饮。幸其肝风当未掀动，然邪迫入厥、少二阴之象，投羚羊黑膏汤，豆豉同鲜生地打一两，鲜石斛七钱，花粉、知母、茯神、滑石、丹皮、青蒿、淡芩、连翘、石决，凉膈散一两另煎另服。仍下粪水，而宿滞不行，神志时愦，仍有呓语，而身热无汗，再用犀角锉一钱半，犀、羚并用，鲜生地、炒赤芍、丹皮，又加生石膏一两，知母、花粉，凉膈散一两，须得另煎另服。至将及十二日，得下黑宿滞如坏酱溏粪，其秽臭异常。今将两候下黑溏粪，后按腹稍软，热势略淡，吃犀角地黄汤、竹叶白虎汤加鲜竹沥、凉膈散仍下粪水。病将两候，目定视以后，目色发红，此孤阳上浮以后眼睛上移，牙关紧闭，昏聩而死，大抵洋参、鲜斛、茯神、花粉、知母。能有效否。

（《严氏秘传锦囊》）

【评析】

此案严氏记载颇为翔实，病家乃伏邪发于深秋，邪热郁于少阴、厥阴，又因伤食以致阳明腑实，热结旁流，中焦郁结。故严氏方用鲜生地黄、鲜石斛等养阴透邪之品，另用牡丹皮、青蒿、黄芩、连翘等品清热，更加凉膈散泻下存阴，以解脏腑之实，亦使伏邪从下焦而走，取其捷径。服药后仍下粪水、宿滞不行，且神志时聩，仍有吃语，身热无汗，故严氏于前方基础上更加犀角安神，加生石膏、知母泻下。服此药后宿滞乃下，腹部稍软，遂随症加减，以期收功。

第十八节　戚云门医案

一、风温初起案

【医案原文】

江邑赵玉圃，风温初起，即发谵妄，自汗多卧，不发热，而大便结。据述脉沉细数促，已经半月，犹以汗、下劫夺，焉望向安。今诊左脉细乱，右脉断续，口开目闭，唇板舌焦，不语失溲，头项强直，手足拘挛。种种恶象，皆成坏症，立法制方，殊为棘手。至细按胸胁、脐下、少腹宗筋上，凝滞不和，时复冲逆。此非动气，亦非燥结。因思六旬高年，津液已枯，素多操持怫郁，夏秋省墓，强涉高巅，触山岚时气，越数十日而病发，乃阴气不荣，阳邪郁伏，少阴少阳，开合不司，枢转不利，而清浊升降失度，经络机窍不灵，即《内经》所谓"精不能养神，柔不能养筋"也。考古法中，阳陷入阴，气血顽钝，每取味中之气，浊药轻投，从阴引阳，开之通之，清之泄之，补以运之，都以督之。冀其流利转运，关钥渐通，庶可斡旋于万一。

地黄饮子，用羚羊一钱、北细辛三分、玉竹三钱、茯神三钱、益元散三钱，煎汤代水，人参一钱，另煎冲入，温服。

(《戚云门医案》)

【评析】

此案病家虽外感风温，然初发即发谵妄，可见热势颇盛，与常理不相符合。而戚氏却从伏温入手，曰"因思六旬高年，津液已枯，素多操持怫郁，夏秋省墓，强涉高巅，触山岚时气，越数十日而病发，乃阴气不荣，阳邪郁伏，少阴少阳，开合不司，枢转不利，而清浊升降失度，经络机窍不灵"，此论与同乡柳宝诒伏温之法不谋而合。病家年事已高，多年操劳，肾气不足，故感受外邪后不能感而即发，外邪由表入里，郁于少阴，郁而化热，故初发即见高热惊厥。故戚氏乃用地黄饮子加减，曰"从阴引阳，开之通之，清之泄之，补以运之"。

二、湿温发黄案

【医案原文】

徽州倪瑞周令郎，时感湿温之气，阳明蓄热发黄，非疸症可比也。今脉数无神，便闭已及二旬，肠胃枯燥，腑气不通，心荣肺卫，悉被阳邪劫伤，内不守，外不固，神昏、头汗有之。但延久正气日溃，邪火固踞，有正邪交脱之虞。

人参　鲜生地　大黄汁　鲜首乌　黑山栀　茵陈　麦冬　瓜蒌　川连　枳实汁
菖蒲汁　滑石

（《戚云门医案》）

【评析】

此案病家外感湿温之气，湿温困于中焦，蓄热发黄，大便不行。故戚氏用药清热肃降，方中大黄泻下退黄，更加枳实取承气汤意，生地黄清热养阴，何首乌泻下存阴，山栀清热，茵陈利湿退黄，麦冬养阴补液，瓜蒌宽胸散结，石菖蒲开窍豁痰、化湿开胃。

三、风温神狂案

【医案原文】

茂墅墩陆，风温见证，脉躁神狂，胸腹胀闷，身半以下，痛难转侧。此邪风被火，搏击营分，致血气流行失度。妊娠五月，际此危险，难免胎堕之虞。

川连　黄芩　焦栀　犀角　丹皮　甘草　玉竹　鲜生地

（《戚云门医案》）

【评析】

此案病家风温，又有孕在身，遣方用药更当小心。症见脉躁神狂，胸腹胀闷，身半以下痛难转侧，可见热已入营血分，故以清热养血为上。

第十九节　沈登阶医案

热盛内陷厥阴案

【医案原文】

辛巳夏四月中浣，武少尉巨川，方驾部伯融来寓，出方子严观察专信见示，始知观察喆嗣揖赵患证，属余医治。余恐才识不逮，托其善为我辞。是晚二次信至，词意谆切，实难再却，当料理行装，次早乘舆赴八宝。即夕至高邮，与人困乏，遂易舟乘顺风夜行，十九日午初，抵观察寓，诊视揖赵之病。热将内陷，危险之至。先进紫雪丹驱其热，继以犀角地黄汤救其阴，周身汗出，其热解去。于是专用育阴法，舌苔回津。又用导法，燥粪两下，胃开神静，惟右手经络为湿邪所窜，致软弱不便。本古贤治痿弱独取阳明法，始获转运自如。旁观谓余是岐黄神手，余曰：命也，非人力所至。既承观察信任，自不能不竭尽心力，用副见委。兹将所开脉案药方，钞录一帙，冀同道君子正之。并书数语，以志颠末。

四月十九日，病已十余日，未曾微汗，以致外温内灼，舌苔干而焦，短而硬，直如黑铁，且牙关渐紧，言语不清，口内气味，腥臭熏人，卧床不能转侧，神气昏滞。是热炽而邪逼入阴中。盖阳津阴液，均已干涸，汗自不能外达，内陷显然，危险之至。用紫雪丹，单刀直破坚垒，继以犀角地黄汤，去热存阴。若得微汗，则吉。

紫雪丹　犀角　鲜生地　丹皮　生甘草（本方去白芍添甘草）

二十日，昨诊两寸关脉如弦，舌短硬，其苔干黑，边底光红如镜，唇破，口臭牙紧，言语不清，头热，而手足心胸腹按之尤觉火灼，睡觉不沉，神气昏滞。肠胃津液，皆为邪热耗顿，以致肌肤如鳞。病已十三日曾未出汗，邪气从何而走。当进紫雪丹、犀角地黄汤，夜间甫得浑身微汗，仅至大腿，脉自稍平，肌肤渐通，舌尖光红转淡，但津液未回。所饮汤水，皆要热服，经所谓内热极则外自生寒也。

前方加重，添生白芍、麦冬。

二十一日，昨服原方加白芍、麦冬，汗出至腿，身热已解六七，牙关能开，舌硬渐软，稍能伸缩，神气清楚，口内腥臭之味，亦退八九。但卧床难动，舌黑干燥，尚未有效。是闷遏之邪化火，犹未能由汗而退也，原方加元参以育阴气。阅吴先生一方，思古人设白虎汤，系直入阳明，药到病除。须作渴时饮，灼热汗出，方能进之。性命攸关，宁可弗药。此次内热延烧颇剧，已成内陷之象。经云：热极则风动，胃烂则吐红水。则此时候，虽神仙亦无可如何矣。救热存阴，转危为安，天也，非余力也。

原方加元参。

二十二日，连进前方加元参、麦冬，身上手足心之热退清，浑身有汗，仍未到足。缘阴为汗源，亦借阳为鼓荡，足有三阴三阳，今热伤阴液，致三阳之气，亦失其权，故未达到也。现在黑苔全退，舌尖能伸能缩，红渐转淡，至今津液未回，可见热极将阴分烧损。非重育阴气，恐难胜任，去鲜生地易大生地，停紫雪丹。

二十三日，昨进育阴重剂，始能脉静身和，眠安便浊，惟燥粪凝结腹中，舌条仍然干燥。自十九日起，二十三日止，津液尚未得回，可见水为火涸，今日始见瘦容。仿增液汤，加以淡渗之品，引热邪从小肠而出，非此不为功也。

细生地　元参　银花　茯苓　大麦冬　滑石

二十四日，昨进增液汤，佐以淡渗，小便昼清夜浊，舌条中间干燥，红色花开，边底皆有潮润之意，右手筋脉软痿，不能运动，似乎作酸。是邪化火逼入经络。仍宗前法，方能内液充复，则舌上自然生津矣。

细生地　茯苓　滑石　麦冬　银花　元参　灯草

二十五日，连进增液，舌上潮润，现在根生白苔，舌尖尚红，至右手酸软难动，俟燥粪已行后，再行料理。仍服原方，去滑石加知母。

二十六日，连进原方。今日周身潮润，舌上白苔生满，小便清利，可见云行雨施，万物皆生矣。惟舌尖尚红，燥粪未下。此系大肠津液未复，仍宗前法。

麦冬　大生地　知母　银花　元参　茯苓

二十七日，舌上潮润，舌尖仍红，口唇干燥，皆因燥粪虽动部位，未得下行，结而生火。仿养阴兼以润肠软坚为法。

大生地　元明粉　知母　麻仁　元参　茯苓　川黄柏

二十八日，进润肠之法，腹中燥粪，下至小腹，舌上潮润，前半截稍干，咳嗽一二声，吐出稠痰一口，似乎上焦肺气已舒。惟胃气未苏，苔能燥粪下行，营卫流通矣。今去其软坚，专以润肠为法。

大生地　郁李仁　知母　苏子　麻仁　杏仁　元参　柏子仁　天门冬

二十九日，停药。

三十日，腹中作胀，更衣不得，万分焦虑，拟以猪胆导法，商之于余。余曰：可如法治之。下黑粪三十余粒，病者顿觉身轻也。

五月初一日，昨用导法，燥粪立下，舌上津回，舌尖之苔未生，头痛身微热，汗出直至足底，余垢未尽。仿参麦合滋燥法。

当参　麦冬　白芍　花粉　生地　知母　丹皮

初二日，停药。

初三日，燥粪下，从头上轻按则热重，重按则热轻，口中作燥，浑身皆然，两太阳疼。前用甘寒之品，得汗而身热退清，现热又起，午后尤甚，溯进甘寒，已十一日。但未经汗下之身热，与已经汗下之身热，大有虚实之别，不能再追甘寒，恐有金寒水冷作嗽伤脾败胃等证。思维至再，经文有甘温能退大热一条。兹拟早服补中益气，晚服地黄汤，以滋肾水。

嫩黄芪　党参　柴胡　升麻　白术　茯苓　陈皮　熟地　萸肉　怀山药　丹皮　泽泻

初四日，昨进补中益气汤，并地黄汤，面上暗色开爽，身上潮热解去大半，稀粥渐增，舌条尚有些作干。此皆元气未复，宗前方加麦冬，药加重。

端阳日，停药。

初六日，初三四进补中益气，兼以六味，虚热退清，又用导法，下燥粪极多。惟病久则虚，仿八珍汤加黄芪，双补气血，至右手不能悬，候气血充复，再行专治。

黄芪　党参　於术　茯苓　炙草　熟地　川芎　当归　白芍　生姜　大枣

初七日，昨进八珍加芪，营卫之气稍和，照服原方，药味加重。

初八日，八珍加黄芪，服后胃气已苏，稠粥加倍，右手骨节，捏之知痛，肩臂手指均觉酸麻。经云：四肢为诸阳之本。邪气客于经络之中，阳气内衰，不能荣养筋脉，若不及早治，则日久必延蔓为患，为虺勿摧为蛇。将若何，宗前方，双固气血，加附子以通其阳，桑枝以引入手臂。

川芎　当归　白芍　熟地　党参　於术　云茯苓　炙甘草　制附子　桑枝

初九日，照服原方。

初十日，初八九两日，八珍加附子、桑枝，右手掌指能动能捏，并知痛痒，营气已和，忽又头痛发热，舌上作干。此阳通湿动之象也。病已四十余日，真原虚极，非附子不能扶助阴阳，以通经络。至于虚热、潮热盗汗、日汗、不寐、浮肿，病后常有，不足为虑。仿补中益气加蔓荆子，以升清降浊。

黄芪　党参　升麻　柴胡　茯苓　白术　陈皮　炙草　蔓荆子　生姜　大枣

十一日，昨服补中益气，身热虽增，小便清利，舌苔前半微干，后半潮润色黄。是营气自和，卫气未和，手臂颇觉酸痒，此是伏邪欲出不得之象。仿小柴胡汤，从少阳以枢转其邪，仍从太阳外达，由汗而出，其热自清，而手臂背肩，亦可借此活动矣。

柴胡　黄芩　党参　白芍　花粉　甘草　生姜　大枣

十二日，三十、初六两日，燥粪下尽，进八珍汤，双补气血，右手掌指，稍能伸缩。细思初病头痛背板，病从太阳而入，太阳本属寒水之经，行身之背，闻问日久，始悉前因病重热甚，用烧酒湿纸贴胸，意在拔出火邪，讵知火未引出，而邪气已窜入太阳经络。是夜右手脉息，忽伏两三刻方起，因此软弱也。当于初八、初九两日，加附子共一分五厘，服后热甚，似乎经络中之邪，为附子冲动。十一日又进小柴胡汤，以枢转其邪，从太阳外达，汗出一身，其热解去。八珍加附子，小柴胡汤，相为掎角，夺门革鼎，各有专功，胆怯焉能建补天浴日之功。仍宗前法，减轻柴胡，和解表里为法。

十三日，诊得脉息平静，虚热退清，身常带汗，胃气日健，小便清利，是脏腑之病均无矣。惟右手不能悬起，其病全在经络，专以扶正化湿治之。

黄芪　党参　钗斛　花粉　丹皮　白芍　甘草

十四日，大病愈后，未能在床靠卧，右手肘腕，尚不能悬。缘阳明湿热，熏蒸于肺而屡，元气已复，即当治痿，独取阳明，背肩臂手自愈，此治本之道。仿千金清源法。

嫩黄芪　沙参　天冬　麦冬　於术　花粉　苡米　粉草

十五日，脉静神安，仿古贤独取阳明法，以治右手。

嫩黄芪　党参　麦冬　天冬　茯神　怀药　钗斛　粉草　桑枝　苡米　生於术

十六日，昨以专治阳明法，据病者云：浑身觉得安泰之至，右手筋络，较前数日，更知酸痛，照服原方可也。

十七日，右手臂指，已能活动，惟背肩软弱，靠坐尚难，此热邪窜入经络之患。古贤治痿弱要旨，在取阳明，以阳明主宗筋，束骨通利机关。仿滋养阳明，以和经络法。

黄芪 银花 甘菊 麦冬 木通 刺蒺藜 甘草 鲜桑枝 鲜桑叶 生苡米 清阿胶（无真者勿用）

十八日，昨以滋养阳明，和通经络，右手肩膀，今日稍能悬起。仍宗前法，去阿胶，因阿胶不真也。

十九日，自初六日大便后，已十有三日矣，脉来弦紧，燥粪塞于肛门，今日又用导法，下宿粪二三十团，尚有宿粪，杜于谷道，缘正气未充，不能送出，仿保元汤当归补血汤。

炙黄芪 党参 炙甘草 当归

二十日，宿粪杜于肛门，先上猪胆，继用白银耳挖，挖出大小二十余粒。白银耳挖，已变黑色，可见热毒极重。现余垢尚未清楚，仍服前方。

二十一日，昨下宿粪时，头汗如珠，皆因病久正气未充，一派虚弱之象，幸而眠食安宁。今诊两关脉见涩，病粪虽有，亦属无几矣。仿八珍汤去川芎、茯苓，加黄芪固表，苏子降气润肠，桑寄生引入手经络。

黄芪 苏子 党参 地黄 当归 白术 桑寄生

二十二日，宿粪下尽，便溏已见，昨夜至今早，饮茶三次，口中不干，心烦作闷，似觉恶心，小便虽有而混浊不利。是上焦君火未能与肾水相交，经所谓胃不和则卧不安，小便亦因之混浊也。拟以栀子入心而下交于肾，豆豉入肾而上交于心，继以二陈加减定其心烦。

生栀子 淡豆豉

今早服栀子豉汤，小便混浊转清，惟病后表里俱虚，内之津液不足，心烦，胃口作汎而不呕，睡觉不沉，仿二陈加减。

洋参 陈皮 熟半夏 大麦冬 知母 茯苓 小麦

二十三日，停药。

二十四日，二十二日晚，进二陈加减后，半夜始能熟睡，心烦已定。惟不思饮食，小便清白而少，膀胱之气未化，兼之胃气不和，顿食在所不免。仿异功散加木香、神曲、麦芽，是开胃正方克伐之品，非病后所宜用也。

洋参 陈皮 茯苓 於术 木香 炙草 神曲 麦芽

二十五日，昨进异功散，胃气稍和，今早能食稠米汤两碗。据病者云：前两日其闷在胸下。现在觉得闷在胸下，仍宗前法加枳实消补兼行。

二十六日，原方。

二十七日，二十五六日，两进异功散，而胃气渐苏，小便混浊，并觉涩痛。是肾中之阴，与胃之津液，为结热所耗，如过于渗利，则津液反致耗竭。方中阿胶即从利水中育阴，是滋养无形，以行有形，小便自清矣。

猪苓　茯苓　泽泻　滑石　阿胶

二十八日，停药。

三十日，进猪苓汤，小便早间清利，午后短而浑，似觉涩痛，今早又清亦不涩痛。且小肠是心之府，主热，其水自小肠渗入膀胱，胞中生热，应于心，其小肠必热，经谓胞移热于膀胱。因热而耗其水，久病必气虚，则小便短而浑涩而痛也。但已五十日，经云：热甚灼，筋必传于骨，骨热则痿。又云：骨热则背脊不能举。余现任其事，不能不虑及将来，展转思维，非补其气，壮其水，其患焉能除耶。

上党参　茯苓　白芍　阿胶　萸肉　干地黄　牡丹皮　炙草　泽泻

六月初一日，昨服补气壮水药，小便清利不疼，稠粥照前时食，昨晚翻身自试，骨脊难以转侧，遂觉心中烦急。余见其初次燥粪下后，即谓《内经》有云：热甚灼，筋必传于骨。又云：骨热则背脊不举。初病在脏腑，初病在筋骨，于滋养阳明，以通利关节。与六味地黄汤，间日易服。

大生地　竹玉　菊花　归须　钗斛　蒺藜　银花藤　桑枝

初二日，原方加陈皮、白蜜。

初三日，专取阳明，以治背脊肩臂。

大生地　天冬　玉竹　钗斛　蒺藜　麦冬　归须　菊花　金银藤　桑枝　白蜜

初四日，大便如条，下来不少，脏腑无病，可以弗药，饮食以五味调和，气血自然充复，背脊肩臂，亦可因之自如矣。是日始能吃干饭，床上靠坐。初六日，移坐椅上。初十日，能自立起，举步尚须人扶。十二日，步履自如，起坐亦便。是病由三月二十四日出诊起，至六月初四日止，计六十九日，余于四月十九日按治至是，四十四日也。四十四日之中，病变各殊，方亦层易，是时始占勿药，可谓世疾矣。斯曰：固由观察任人不疑，余始得竭尽心力。然余于观察居久，见其事亲孝，得人厚，其庭训家法，皆可楷模当世。后嗣蕃昌，理所固有，揖赵世兄，天姿早擎，历金门，上玉堂，指顾间事耳，疾虽重，乌足心困之，余所以任之而不辞者也。至谓用方选药，皆能中病，此观察之谬赏，非余所敢承也。因汇集脉案药方，乞方君长孺书之，爰跋数语归之揖赵，以为他日之左券焉。登阶又记。

五月二十三日，体格生来，本不怯弱，本月十二日，正在一百六十日变之时，误作病治，乱投消散之药，延至二十一二两日，抽搐大作，角弓反张，两手足搐搦，两足及右手冷而弗热，目上窜，舌苔根黄，面焦唇裂，证极危险。经云：热极则生风，风生则火动。仿钱氏泻青丸法，如抽搐稍定，方是吉兆。

龙胆草（九厘） 栀子（九厘） 羌活（九厘） 防风（九厘） 熟军（九厘）川药（九厘） 薄荷叶（四片） 当归（九厘） 竹叶（三片）

盖此为丸，方依制折为汤剂，不宜重也。水煮服，药味共重六分三厘。

二十四日，原方。

龙胆草（一分三厘） 栀子（一分三厘） 羌活（一分） 防风（一分） 川芎（九厘） 当归（一分） 熟军（八厘） 竹叶（五片） 薄荷叶（四片）

水煎服，药味共重七分三厘，外加一捻金一小粒。

二十五日，二十三日，服泻青丸，舌苔信烦退去，其黄色如昨，二十二三两日，皆于卯时起惊，至午后抽搐稍稀，二十四日申正，角弓反张，目光昏暗，四肢乍冷乍热，至亥刻始定，利下白垢秽粪如鲜肠，今日巳刻，前往诊视，舌苔转成白滑，热去寒生，已可概见，经所谓亢害承气也。小儿筋骨娇嫩，脏腑脆薄，邪已易入，况内进消散之品，外加推拿针灸之法，浑身筋骨皆伤，故动则啼哭不休，致成危证。现在亟宜培补元气，仿加味理中地黄汤，若能搐定，方可着手。惟船小载重，施救不易，生死有命，究非人所能执其权也。

党参（四分） 於术（四分，炒） 黄芪（八分，炙） 制熟地（四分） 枣仁（四分，炒） 萸肉（四分） 破故纸（四分炒） 当归（五分） 枸杞（三分） 炮姜（三分） 肉桂（二分） 炙草（二分） 生姜（一片）

二十六日，夏至一阴始，生至二十六日寅初服药。

二十七日，服原方，减去炮姜及肉桂一分。

二十八日，两目瞤动，唇口蠕动，掉舌，吃乳不便，虚烦，右足一钩，立过即平复如初，身热而不炽，两足动时微冷，不动则和。所幸舌润不渴，能睡不露睛，虚象明著。然肝木旺必克脾土，当趁脾平肝为要，以五味异功散，加减小柴胡汤，轮流易服。

党参（五分） 於术（五分） 云茯苓（四分） 陈皮（三分） 炙草（二分）钩藤

又方

柴胡（三分） 陈皮（二分） 熟半夏（二分） 白芍（一钱） 栀子（三分）炙草（一分） 灯草（五十寸） 牡蛎

二十九日，原方。

六月初一日，昨进异功散，合加减小柴胡汤，健脾平肝，身外之热已退八九，而内里之热未减。据此情形，虽大有转关，然奏效尚不敢轻必，人小病深，定多反复。余初知其不甚易治，因观察托之谆切，仅许以可，关系匪轻，用药宜慎。仿六君子汤加味。

党参（三分） 於术（四分，炒） 半夏（三分，分制） 陈皮（三分） 茯苓（五分） 炙草（一分） 白芍（一钱） 柴胡（二分） 栀子（三分）

初二日，两目瞤动，唇口蠕动，项强不能转侧，手足小动，幸能吃乳安睡。究竟脾气不健，吃乳后即行大便。仿异功散。

党参（五分） 於术（五分，炒） 陈皮（三分） 茯苓（五分） 炙草（二分） 钩藤（一钱） 灯草（三十寸）

初三日，原方去钩藤，加六味地黄丸以滋肾。

初四日，原方加炮姜一分，木香一分。

初五日，小动及舌掉时，有心烦而啼，吐乳，似乎腹中疼痛之象，仿异功散及蝉衣散。

黄芪（八分） 党参（五分） 陈皮（二分） 茯苓（一钱） 於术（五分炒） 丁香（一粒） 安桂（二分） 灶心土（四钱）

又方

蝉衣（三十个） 钩藤（一钱） 沉香（二分） 灯草（五十寸）

初六日，热渐清，项强，反侧则啼，手足战振，腹中作痛，痛时汗多，心烦不寐，痛止则安。夫汗乃心液，多则伤阳，仍用异功散，加芪附以敛其阳，炮姜以健其脾。

黄芪（七分） 炮姜（二分） 附子（二分） 党参（五分） 於术（五分，炒） 陈皮（二分） 茯苓（八分） 炙草（一分） 生姜（一片） 大枣（一枚）

初七日，早服异功散，加炮姜、附子、黄芪。戌刻忽然烦躁，反复不安，交子时更甚，腹痛大作，吐泻兼至，面赤汗淋而冷，舌苔黑润而滑，利下吐乳。是阳飞越于外，阴寒在下之象，危在顷刻。仿仲景白通加猪胆汁汤。即进一剂，吐出冷痰一口，利下尽属痰沫，腹痛烦躁稍定，五更觅得猪胆汁。照方再进一剂，天明腹痛已止，遂能安睡矣。

熟附子（一钱五分） 干姜（一钱五分） 甘草（一钱） 葱白（二茎） 童便（一小杯）

第二次

熟附子（一钱五分） 干姜（一钱五分） 炙草（一钱） 葱白（二茎） 童便

（一杯）　猪胆汁（半小杯起）

初八日，昨进白通加猪胆汁汤，早间安静，午后时烦，手足振战，时候不大，每烦必下冷痰涎沫，下后即定，面上戴阳已退，始见形瘦，舌上黑色退净，汗止身和。进以加味理中地黄汤，初服微作呕，因徐徐冷服，至戌刻能睡，颇安静。

大熟地（一钱）　党参（一钱）　当归（一钱）　莫肉（一钱）　於术（一钱，炒）　枸杞（一钱）　炙黄芪（二钱）　炙草（三分）　枣仁（一钱，炒）　肉桂（五分）　炮姜（五分）　熟附子（一钱）　故纸（一钱，炒）　生姜（一片）　大枣（一枚）

初九日，仍服加味理中汤原方。

初十日，前日连进白通四逆，及加味理中地黄汤，亡阳证立止。昨晚亥刻，忽烦躁不寐，两目瞤动，舌条伸缩不定，腹痛反复卷屈，时呕逆，时饱隔，时叹气，乳食不多，小便不利，止胸中痞塞，关格不通，心火上亢，不能下济下焦，阴寒凝结，不得阳热之化。仿半夏泻心汤法，如小便自利，则痞格开矣。

党参（一钱）　熟半夏（二钱）　干姜（一钱）　黄芩（八分）　黄连（三分）　炙草（五分）　大枣（二枚）　生姜（一片）

十一日，昨服半夏泻心汤，小便已利，呕逆亦止，关格已开。惟舌苔微黄尖红，尚偶作烦，喉间有痰，早间八点钟后，忽手振战，面色转白，转瞬之间即定，面色亦赤，手指经纹已现青色。此心火仍未下降，痰为火升，法宜降心火，理脾阳，化痰顺气为主，六君子加味。

党参（一钱）　於术（一钱。炒）　茯苓　干姜（二分）　黄连（二分）　陈皮（三分）　半夏（二钱，制）　南星（一分）　生姜（一片）　大枣（一枚）

十二日，诊得身不热，能食乳安睡，大小便如常，舌尖红退，经纹青色亦淡，并无饱隔作呕等证，惟颈折项强，夜间时或目系上急。此针伤太阳经络，法宜舒筋和血为治。归芍四君子汤，加天麻、钩藤、苡仁。

党参（一钱）　於术（一钱，炒）　茯苓（一钱五分）　归须（六分）　白芍（一钱）　天麻（五分）　炙草（三分）　钩藤（一钱）　苡米（五钱）

十三日，乳虽能吃，而两手时振，啼而不寐。先进半夏秫米汤，继以加味理中地黄汤，夜间眠睡如常，手亦不振矣。

黄芪（一钱）　党参（一钱）　於术（一钱，炒）　枸杞（一钱）　故纸（一钱，炒）　枣仁（一钱，炒）　熟地（二钱）　莫肉（一钱）　五味（八分）　炮姜（一钱）　肉桂（五分）　当归　炙草（五分）　熟附（一分）　生姜（一片）　大枣（二

枚） 胡桃肉（一个）

十四日，服加味理中地黄汤，平安。

十五日，服加味理中地黄汤，日夜安静。

十六日，正六次变蒸，生胆身热，目不闭，耳边冷，微热，不可服药，以乱其脏气。

十七日，变蒸，身微热，停药。

十八日，弗服药。

十九日，热已退清，耳边稍有未和，是变蒸尚未退净，以加味理中地黄汤去姜桂，小其制，令候至次早与服，乃亥刻，忽又头摇而啼，摇定后复笑，举家惊骇，遂以药频频进之。

二十日，诊后以加味理中地黄汤，仍加入姜桂，增其制。

二十一日，连服加味理中地黄汤三剂，吃乳，大小便如常，能睡，并无手振头摇口动等恙。十六日正值第六次变蒸之期，生胆身热，目不闭，耳冷，因遵古训，停药三日，至十九日变蒸已毕，忽于亥刻，头摇而啼，摇定时有笑容，睡不能安。二十日仍进加味理中地黄汤，日间摇头十数次，时有笑容，夜晚啼而不寐，脊项前三日稍能活动，而强急究未能和。按心藏神，在志为喜，心气内虚，痰气遂上乘而为病，喜笑舌动，实此之由。钱仲阳曰：肝有风，则身反张，强直而头摇。总之，虚则生风，风生则火动，火动则聚液而成痰。上方加味理中地黄汤，壮水以柔肝而息风，培土以补脾而化痰，此一定之法也。惟现在眉上红色，总未见退，久病现此，究属非宜。余初诊此病，立辞不治，以观察谆谆见属，勉力应承，今变证屡屡，进退维谷，惟竭尽心力，以听天命。自揣审证不差，方药无讹，即为不负观察委任，至于成败，非所逆者。拟加味理中地黄汤，去枸杞、五味、肉桂，加阿胶、草河车为法。

大熟地（三钱） 萸肉（一钱） 党参（一钱） 炒於术（三钱） 黄芪（二钱，炙） 故纸（二钱，炒） 酸枣仁（二钱） 当归（二钱） 草河车（一钱） 炙草（四分） 生姜（一片） 大枣（二枚） 炮姜（八分）

二十二日，照服原方。

二十三日，早间夏妈奔告，以夜间不甚吃乳，哭不安，谓喉间红肿，余急往诊。见其眉上红色已退，颈项俯仰自如，头摇笑容亦止，细视喉内清楚，无红肿之事，令人抱起，则不哭而吃乳矣。始知诸病皆愈，其啼哭乃欲人抱也。抚视小儿，全在心细，审视不清，乃竟以咽喉红肿来执，使鲁莽者不加细察，投以清利之剂，则为害不浅矣。据述前有两三位小儿，俱得惊风而死，今得此惊慢而能愈者，亦十中难一耳。

　　熟地（一钱）　当归（一钱）　黄芪（一钱，炙）　萸肉（一钱）　党参（一钱五分）　於术（一钱五分）　故纸（一钱，炒）　炙草（三分）　枣仁（一钱，炒）　阿胶（一钱）　生姜（一片）　大枣（一枚）

　　二十四日。

　　熟地（一钱）　当归（八分）　於术（一钱，炒）　萸肉（六分）　故纸（一钱，炒）　阿胶（一钱）　茯神（一钱）　炙黄芪（一钱）　枣仁（六分）　炙草（三分）　麦冬（五分）　钗斛（五分）　党参（一钱）　生姜（一片）　大枣（一枚）

　　二十五日。

　　党参（一钱）　於术（一钱，炒）　半夏（二钱）　陈皮（五分）　枣仁（一钱）　炮姜（二分）　黄芪（一钱）　炒胡纸（一钱）　炙草（三分）

（《青霞医案》）

【评析】

　　沈登阶医案记述丰详，此案四月中旬至六月，患者初热病盛极，内陷厥阴，故以清心开窍之法救其急，其后神虽醒而阴津已亏，故以育阴养血之法救其本，津液渐还，故补益气血以壮其身。治温病之大法如此，兹不赘述。

第二十节　傅松元医案

一、西村沈妪大头瘟案

【医案原文】

同治七年三月，余年二十三岁。友人沈云章，嘱余至渠乡定期设诊。余从其请，甫至之日，即有开茶肆之龚某谓余曰：西村有沈妪年六十八，面生一疔，外科某先生连诊两次，第一日开三刀，第二日开四十刀，昨以辞谢不治。今且待毙，此间诸人，意欲恳先生一尽义务，可邀俯允否？余曰：可。旋一人曰：今日先生初期，未曾开诊，恐去而沈妪已死，奈何？曰：无妨。昔余先曾祖在田公初至刘河，即愈一已死之奴，设今遽去，或未死也。遂与众俱往，至则亲朋数十人，悉为之料理后事。察其病，则头大如斗，又敷末药，几乎五官不辨，诊其脉，浮而细数，扪其肤，燥而灼热。问诸旁人，则云七日不食，身热无汗，昏不知人。又问前医云何？曰：据称疔疮走黄，昨进犀角地黄汤一剂，费钱一千七百文，服之而无效。症既不治，故为之预备后事也。余曰：盍再费数十文药资，为之一治何如？众曰：苟能挽救，虽千钱亦不惜，况数十文乎。余遂投以普济消毒饮，去升麻、柴胡、连翘、甘草，加荆芥、防风、蝉蜕等味，告以服后身得汗，而面起泡者，便有转机，并嘱洗去敷药。翌晨果有人来驰报云，汗出泡起，症热已松，先生真神手也，请往复诊。于是改小其制，嘱连服两剂，并在面上刺泡去水，而以染坊之靛青水敷之。又三日，霍然愈矣。

（《医案摘奇》）

【评析】

傅松元是清末江苏太仓人，字耐寒，一字崧园。自其五世祖五叙公行道以来，历代业医。傅氏秉承家学，善用古方，人以危候见邀，一剂而知，再剂而起。此案一老妇面生一疔，他医以疔疮走黄治之，外科开刀不效，内服犀角地黄汤亦不治。傅氏见其头大如斗，昏不知人，诊其脉浮细数，肤燥灼热，知是大头瘟也。拟李东垣之经典方普济消毒饮，去升麻、柴胡等，稍减升清阳之力，加荆芥、防风祛风解表、蝉蜕宣散风热、透疹利咽，增加宣散之力发其汗。服后“汗出泡起”，热随汗解。复诊将面上刺疱去水，以染坊之靛青水敷之，靛青水有解热毒之功，《本草正》记载：“蓝叶，气味苦，寒，微甘。善解百虫、百药毒，及治天行瘟疫、热毒发狂、风热斑疹、痈疡肿痛，除烦渴，止鼻衄、吐血，杀疳蚀、金疮箭毒。凡以热兼毒者，皆宜捣汁用之。靛青，乃蓝与石灰所成，性与蓝叶稍异。其杀虫、止血，敷诸热毒、热疮之功，似有胜于蓝叶者。”又三日而愈。

二、烂喉痧疫毒深陷案

【医案原文】

光绪二十八年，南乡陈家栅金家村疫作，日毙数人，河北仅一水之隔，无有也。旬日间，疫延刘镇，其症始发热，如喉风之状，喉痛而红肿，身热如烙，喉即腐烂，烂即满口如疳，喘促气臭，身发丹痧，有延至三四日而死，有一二日即死者。余先治一外科潘守愚，得不死，继治者，即守愚之大姨沈桂山之妇，自守愚家侍疾染毒回家，已身热而咽痛，第二日邀余治。喉肿红痛，白腐如疳，身热不食，言语含糊，脉弦数。因谓之曰：此染潘家疫毒之症。为之用凉解化毒法，牛蒡、石膏、龙胆草、板蓝根、乌梅、芩、连、柏、栀、翘等，加射干、山豆根，一剂，煎送六神丸，喉吹珠黄散，此散即守愚家带来之药也。明日午后复诊，身热亢燥，满口臭腐，如走马疳状，脉洪数，开口仰息，有刻不可延之急。余因其既贫且啬，惜钱如命，乃危辞晓之曰：如守愚不死，全家同庆，如陈家栅金家村死一人，而延及百数十人，真可畏也。今汝病危在顷刻，无惜小费可乎？其家忸怩而应曰：只得从命。方用前法去牛蒡、石膏、板蓝、乌梅，加犀角、大黄、生地、寒水石，一剂，去六神丸，另研明濂珠、西瓜霜各三分，西牛黄、橄榄核炭各一分，冰片三厘，薄荷三叶，合为散，嘱以今晚须时时不断吹喉。明晨邀余复诊，八点钟至，诊其脉微数，身热已退而未解，口舌龈咽喉腭红腐尽除，可见珠黄之真赝，其效不效有如此也。后以轻浅之方，化其余邪，又三剂而霍然愈矣。此举其重而急者录之，其年自余一手而治愈数十人，未尝一失，如他人先治，而后属我医者，余若未许其生，亦无一生者。

（《医案摘奇》）

【评析】

全村瘟疫蔓延，日毙数人，患者皆症状危急。首诊症见"喉肿红痛，白腐如疳，身热不食，言语含糊，脉弦数"。傅氏用凉解化毒法，石膏、龙胆草、黄芩、黄连、黄柏清热燥湿解毒，三黄合用泄三焦之火，板蓝根清热利咽、解毒消肿，乌梅除烦生津，牛蒡子疏散风热，连翘、栀子清泄心火，加射干、山豆根清热解毒、消痰利咽，解咽喉之热毒，全方投以清热之品又添发散之力。又煎送六神丸，喉吹珠黄散，然复诊其症状未减轻反而加重，见"身热亢燥，满口臭腐，如走马疳状，脉洪数，开口仰息"。二诊方中，犀角、大黄、生地黄、寒水石皆性寒，犀角清热凉血、解毒镇惊，善治温病热入营血，大黄清热泻火解毒，既清气分之热，又清血分之热，生地黄养阴清热，寒水石清热降火，《证类本草》言："凝水石，主身热，腹中积聚邪气，皮中如火烧，烦满，水饮之。除时气热盛，五脏伏热，胃中热，烦满，止渴，水肿，小腹痹。久服不饥。一名白水石，一名寒水石，一名凌水石。"另研珍珠、西瓜霜、西牛黄、橄榄核炭、冰片、薄荷等制为珠黄吹喉散，其效力显，三诊身热已退，咽喉红腐尽除。傅氏认为吹喉散功效责之于珠黄真假，可见药材的品质对药效有着重要影响。

第二十一节 朱费元医案

一、大头瘟案

【医案原文】

初由太阳小疖，感受风邪，满面浮肿，是为大头瘟症，防游走不定。

炒僵蚕 象贝母 生桑皮 连翘 赤芍 大力子 苍耳子 羚羊角 滑石 蝉衣。

（《临证一得方》）

【评析】

小疖即粉刺、痤疮之类，《内经知要》言：汗出见湿，乃生痤（音锄）痹（音沸，汗出则玄府开张，若凉水浴之，即见湿矣。留于肤腠，甚者为痤，微者为痹。痤。小疖也。痹，暑疹也）。初太阳经病，感受风邪，风乃百病之长，而满面浮肿是为大头瘟者，其中必夹疫疠之气，但朱费元未用大头瘟之经典方普济消毒饮，乃自拟一方，羚羊角清解热毒，息风止痉；炒僵蚕息风止痉，化痰散结；浙贝母清热化痰，消痈散结；生桑白皮泄肺平喘；滑石、赤芍清热凉血，散瘀止痛；大力子（即牛蒡子）疏散风热，宣肺祛痰，利咽透疹，解毒消肿；蝉衣宣散风热，透疹利咽；连翘疏散风热，清热解毒；苍耳子味苦性温，虽为发散风寒之药，但上散头脑诸风，善治诸风头晕。诸药共奏疏风散热、息风止痉、清热散结之效。

二、蛤蟆瘟案

【医案原文】

温邪吸入肺胃，腮胀三四日，继做咽痛，肿及颈项，此虾蟆瘟也。势不剧定。

炒牛蒡　炒黄芩　毛时茹　羚片　桑皮　茅柴根　炒僵蚕　黑玄参　天花粉　象贝母　杏仁。

（《临证一得方》）

【评析】

大头瘟、蛤蟆瘟症相类似，如《针灸逢源》记载："大头瘟，因风热时邪。凡憎寒发热，咽喉肿痛头目面部肿及于耳，结块则止，不散必出脓而后愈，外科有时毒证即此也。甚至项肩俱肿，状如虾蟆，故又名虾蟆瘟也。"《验方新编》记载："所谓大头瘟者，下非不病，特甚于上耳。疙瘩瘟，内非不病，特见于外耳。虾蟆瘟，腹非不病，特痹于喉耳。"大抵大头瘟者以头面为甚，蛤蟆瘟者以颈项为甚。

治用散邪清热，炒牛蒡子疏散风热，清利咽喉；炒黄芩清热解毒；毛时茹疑为毛慈菇，清热解毒，消肿散结；羚羊角片清解热毒，息风止痉；桑白皮泄肺，善消颜面浮肿；白茅根生津止渴；炒僵蚕息风止痉，祛风止痛；黑玄参清热凉血，滋阴降火，解毒利咽喉；天花粉清热生津，润燥降火，消肿排脓；浙贝母清热化痰，消痈散结；杏仁通利肺气。与上则大头瘟案之方相比，增加了宣肺利咽之力。

第二十二节 沈奉江医案

一、疫病吐泻暴作案

【医案原文】

仆于光绪壬寅正月病春温，绵延三月，始进糜粥。至四月间，无锡时疫盛行，沿门合境，死亡者踵相接，仆亦传染疫症，吐泻暴作，指螺皆瘪，目眶黑陷，声嘶呃逆，烦躁筋转，险象叠生，群医束手，危在俄顷，衣衾棺木齐备，咸谓生机绝望矣。当一息奄奄时，向家慈索饮甘蔗汁少许，服后心烦撩乱稍定，吐泻呃逆，肢冷如故，一昼夜连饮数十碗，呕任其呕，服还自服，而呃逆吐泻、心烦撩乱顿止，病势爽然若失。仆嗣后追思疗病之由，从阳明温病后，胃液煎涸，重犯吐泻，胃之津液能有几何，《本草》载甘蔗甘寒，助胃除热，润燥止渴，并治哕恶。大凡霍乱症属热者，一经吐泻，胃液不存，肝木风翔则激浪上涌，所以呕吐不止，抽筋不休。而蔗汁既能清热润燥，味甘更可安胃，并能缓肝，而是病之得愈者，其理在是矣。若患湿霍乱症，中焦痞满者，饮之反致不可救。附志于此，以资同人研究。

（《医验随笔》）

【评析】

沈奉江，晚清人。名祖复，字礼庵，又号藤生，别号鲐翁，江苏无锡人。初习儒，后师事马培之习医，于古今医方理法，能融会贯通，后遍里行医。其弟子辑录沈奉江生平医案为《医验随笔》。

"仆"是旧时男子谦称，即"我"的意思，本案是沈先生本人患疫而自治案。始病春温，又染时疫，致"吐泻暴作，指螺皆瘪，目眶黑陷，声嘶呃逆，烦躁筋转"，病势危急，自饮甘蔗汁，虽呕仍服，连饮数十碗而痊。

盖本病春温，热邪炽盛，即阴液不足，至于感疫后吐泻暴作，热毒煎灼，则胃液干涸，气随津脱。甘蔗汁既能除热止呕，又能生津止渴、润燥，无药可施时以蔗汁为救急之法反而回生也，急救阴液之法。

二、霍乱吐泻无度案

【医案原文】

驳岸上某姓女，患霍乱，吐泻无度，脉沉苔腻，遍体如冰，气息奄奄。其母最信女巫，巫云用向东杨柳枝，煎汤熏洗，因用沸汤遍体揩洗，终日不休。汤热，揩者手皮破烂，而病人不觉其热。先生用半硫丸及附、桂、干姜大热之药，三剂汗出而愈。

（《医验随笔》）

【评析】

霍乱遍体如冰，气息奄奄，其肾阳虚，命门火衰也。而女巫之法，沸汤揩洗外肤，岂能达矣？半硫丸出自宋代《太平惠民和剂局方》，由半夏、硫黄二味，与生姜汁同熬，炊饼末搅匀，杵成丸，有温肾之功，常用来治疗肾阳不足导致的便秘或泄泻。附子辛甘大热，回阳救逆，补火助阳，散寒止痛，能上助心阳、中温脾阳、下补肾阳，是回阳救逆第一要药；肉桂补火助阳，温通经脉；干姜温中散寒，回阳通脉。半硫丸配此三味，大补命门之火，温肾回阳，散寒通脉，故三剂汗出而愈。

三、阴虚疙瘩瘟案

【医案原文】

师母张夫人素来阴虚，每交冬令，喜用脚炉，春时易生温病。一日遍体奇痒，渐发无数之块，大者如盘，小者如碗不等，肿而微红，攻于头面则目红，攻于胸肺则气逆神糊，瘙痒不止，几欲挖去其肉，日夜不寐，呼号三日，困苦莫可言状。他医惊而却走，先生以为非风疹，乃疙瘩瘟也。热毒蕴于营分，外发肌肤，防其毒陷心包则大险。重用犀角、鲜大青、鲜生地、银花、连翘、黑山栀、丹皮、牛蒡子、人中黄、绿豆、茅根等。服三四剂而块渐小渐减，痒亦渐止，调理六七剂而愈。

(《医验随笔》)

【评析】

疙瘩瘟，以遍身红肿发块如瘤为特征。《伤寒指掌》记载："疙瘩瘟，发块如瘤，遍身流走，旦发夕死者是。"是书又载："在上焦者，为大头瘟、捻颈瘟；在中焦者，为瓜瓤瘟、杨梅瘟、疙瘩瘟；在下焦者，为绞肠瘟、软脚瘟等症。治法当宗河间三焦立论，分心营肺卫。用手经辛凉之药，清热解毒，是为正治。"

患者症见"遍体奇痒，渐发无数之块，大者如盘，小者如碗不等，肿而微红"，沈氏明察详辨，指出此非风疹，乃热毒蕴于营分，外发肌肤之瘟疫也。鲜大青叶善治天行时疫、热毒发斑，《本草纲目》记载了大青叶的多种功效："主治：时气头痛，大热口疮（《别录》）。除时行热毒，甚良（弘景）。治温疫寒热（甄权）。治热毒风，心烦闷，渴疾口干，小儿身热疾风疹，及金石药毒。涂罯肿毒（大明）。主热毒痢，黄疸、喉痹、丹毒（时珍）。"犀角、鲜生地黄、牡丹皮、黑山栀、人中黄、白茅根、绿豆清热凉血，泻火解毒；牛蒡子、金银花、连翘疏风散热。服三四剂即初见成效。

四、温热夹湿发痧案

【医案原文】

寿州孙夫人，年近六十。忽身热，胸闷不畅，延先生诊视，用辛凉泄肺之药。翌日，胸前发出红点而圆。先生以为营分之热，温毒发痧也，用生地、紫草茸、连翘、黑栀、丹皮、茅根。胸背前后，又透约有数百粒，渐起浆汁。仍用犀角、人中黄、银花、丹皮一派清营之品，收浆结疤而热势退，再服解毒数剂而愈。据云：痧安徽时有之。寺后门大头金官之子，咳嗽壮热，胸闷烦躁。三日后，头面及体遍发痧点，内含稀浆。先生曰：此温热挟湿，故含水气也，并非水痘。重用辛凉透泄，继用解毒之药而愈。

(《医验随笔》)

【评析】

此案二位病者，虽均有发痧之象，孙夫人症见身热胸闷不畅，胸出红点，乃营分之热，温毒发痘也；大头金官之子症见咳嗽壮热，胸闷烦躁，三日后头面及体遍发痧点，乃温热夹湿。予孙夫人清营解毒之品，待透疹出浆，再予犀角、人中黄、金银花、牡丹皮等清营凉血之品，最后用解毒之品收尾，顾护周全。

五、小儿痧疹不透案

【医案原文】

琴雪轩某牙科之女，病顿咳已四月，不咳则已，咳则百余声不止，气不接续，骨瘦如柴。先生用麻杏石甘汤，两剂而愈。年余，又病寒热咳嗽，痧点隐约不透。先生偕门人士镛同去诊视，脉象闷郁，舌苔光红，壮热口糜，神情模糊。曰：此邪热炽，故痧点不能透达也。时医仅知透发，但余须用犀角、紫草清凉一派。此药非君家不开，防时医之訾议也。其家信服之，大便得解，痧点外达。再剂点齐，三服而愈。观此则吾邑过玉书所著治痧书专用温透者，未可一概论也。

（《医验随笔》）

【评析】

病顿咳四月，肺气已伤，肺失宣降。麻杏石甘汤出自张仲景之《伤寒论》，原文言："发汗后，不可更行桂枝汤，汗出而喘，无大热者，可与麻黄杏仁石膏甘草汤。""下后，不可更行桂枝汤，若汗出而喘，无大热者，可与麻黄杏仁石膏甘草汤。"全方由麻黄、杏仁、炙甘草、石膏四味组成，以麻黄、杏仁之辛而入肺者，利肺气，散邪气。甘草之甘平，石膏之甘辛而寒者，益肺气，除热气。盖肺之邪，非麻黄、杏仁不能发，而郁之热，非石膏不能除。麻杏石甘汤有辛凉宣肺、清肺平喘之功，善治邪热壅肺之证。

后又病寒热咳嗽，痧点隐约不透。见"脉象闷郁，舌苔光红，壮热口糜，神情模糊"，一派热象，沈奉江认为不可一概温透，当于透发之中加入犀角、紫草等清凉一派，犀角、紫草清热凉血，活血解毒，透疹消斑，善治血热毒盛，斑疹紫黑，麻疹不透。服之果愈。

六、霍乱变生他病案

【医案原文】

西门外陈打鼓弄口嘉太米行高君。甲子七月，吐泻交作，转筋不止，名曰霍乱。此系清浊不分，挥霍撩乱也。两日后，吐泻虽止，不寒独热，胸痞烦躁，频频哕恶，呃忒音底，阳缩溲少而酸臭，神识时清时迷，脉来至数糊小，舌苔中心干黄，两边微润，四肢厥冷过节，汗出如雨，风动抽搐。清阳之气窒痹，暑热浊痰交滞于中，种种叠见，无非险象。兹拟息风化痰，升清降浊之法，用磨羚羊角五分、石决明二两、贝母三钱、晚蚕沙（荷叶包）五钱、藿梗三钱、宣木瓜七钱、柿蒂七个、刀豆子三钱、郁金三钱、枇杷叶（去毛）五斤，另雄精二分、血珀三分、猪牙皂五厘、制胆星三分、石菖蒲三分，研末，用荷花露二两，温热调服。再诊，风定神清，呃止汗减，且能安眠，醒后胸闷烦躁如故。四肢虽属转温，有时发冷，午后稍觉倦迷，所吐稠痰如脓。况易动怒，一怒起呃，四肢稍搐，片时即定，脉象右手弦数，左手觉软，舌苔糙黄。体虽丰腴，实则外强中虚，浊痰弥漫三焦，清气不能流利，暑热引动肝火也。病情尚险，风动神糊，犹恐不免。再拟息风化痰，清泄暑热，磨羚羊角四分、至宝丹一粒，二味同荷花露先调服。川雅连（吴萸汤炒）一钱、川贝母三钱、天竺黄三钱、柿蒂十个、郁金三钱、竹茹四钱、珍珠母二两、炒枳实二钱、海浮石一两、瓜蒌皮五钱、九节菖蒲七分、枇杷叶（去毛）五斤、西瓜翠衣一两、竹沥二两（冲），另煎羚羊角七分，煎一炷香，频频与服。因症急，而羚羊角久煎出味，恐不及待，故先服磨，后服煎也。三诊，病机已转佳象，脉象交蒸，清阳之气失于舒展。肺主一身郁，膀胱气化不宣，小溲故不爽利。用黄芩黄连泻心汤，复以芳香化浊，略参息风法，川连盐水炒，一钱，淡芩二钱，川贝母三钱，石决明二两，玄精石四钱，盐半夏二钱，竹茹三钱，辰滑石七钱，赤猪苓各三钱，竹叶卷心三十片，通草二钱，另，犀角尖三分、西月石二分、雄精一分半、石菖蒲三分、郁金三分，血珀三分，研细，用竹沥一两、荷花露一两和匀，温热调服。病势日退，用芳香化浊调理而瘥。

（《医验随笔》）

【评析】

此案病者初起患霍乱，乃清浊不分，挥霍缭乱所致。后吐泻虽止，而风痰交阻，清阳之气窒痹，暑热浊痰交滞于中，致"神识时清时迷，脉来至数糊小，舌苔中心干黄，两边微润，四肢厥冷过节，汗出如雨，风动抽搐"，方用羚羊角、石决明平肝息风，清肝明目；贝母清热润肺，化痰止咳，散结消痈；蚕沙祛风除湿，活血定痛；藿梗芳香化浊，和中止呕，发表解暑；宣木瓜舒筋活络，和胃化湿；柿蒂、刀豆子温中降逆止呃；郁金活血止痛，行气解郁，清心凉血；枇杷叶清肺止咳，降逆止呕；雄精燥湿祛痰，解毒截疟；血珀镇惊安神；制胆南星、石菖蒲、猪牙皂息风定惊，开窍豁痰；再加荷花露清暑益气。全方息风化痰，升清降浊。

再诊，虽有好转，但实则外强中虚，浊痰弥漫三焦，清气不能流利，暑热引动肝火也。拟息风化痰，清泄暑热。三诊，病机已转佳象，但脉象交蒸，清阳之气失于舒展，膀胱气化不宣，乃用黄芩黄连泻心汤，复以芳香化浊，平肝息风，调理而痊。

第二十三节　钱艺医案

一、疫痧无汗下利案

【医案原文】

甲女，疫痧大发，灼热无汗，咽痛下利，脘痞脉数，喘咳鼻扇，齿焦唇燥。风温毒邪内袭肺胃，当用辛凉之品清泻之。

牛蒡子（四钱）　射干（一钱半）　蝉衣（一钱半）　生草（七分）　枇杷叶（一两）　桑叶（三钱）　薄荷（六分）　苇根（七钱）　金银花（一钱半）　前胡（一钱半）　浮萍（一钱）　川贝（三钱）。

（《慎五堂治验录》）

【评析】

钱艺，清末江苏太仓人，字兰陔，晚号隐谷，擅内科。晚年编撰其多年之医案，著成《慎五堂治验录》一书，该书是其临证经验的重要体现。钱艺在临床中注重四诊合参，尤重舌脉，强调早期预判以防微杜渐，病机上重视热邪、伏邪滞塞机窍，久病入络，土气为本；治疗上多清泄开窍，分消伏邪，清通和络，培元护阴，用药机圆法活，屡起沉疴。

疫痧即疫症遍身发痧，因传染性强而大多烂喉，又称烂喉疫痧。《疫痧草》对此有详细描述，言："而近年发痧，大半烂喉，且复重险，何也？感疫毒也。感疫轻，则喉烂轻而痧亦轻；感疫重，则喉烂重而痧亦重。重者最易传染，往往一家连毙数口，可谓险之极也。"疫病发痧，疫邪轻者易治，重者难瘥。

本案风温毒邪内袭肺胃致疫痧大发、咽痛下利、齿焦唇燥等症，钱氏用辛凉清泄之法，牛蒡子、蝉衣、金银花、桑叶、薄荷、浮萍疏散风热、透疹利咽；射干清热解毒、消痰利咽，善治热毒痰火郁结的咽喉肿痛，射干、前胡、川贝母、枇杷叶清肺润肺、止咳祛痰；生草即生甘草，清热解毒、祛痰止咳；芦根清热生津、除烦止呕。清泻火毒的同时兼顾疏风，共奏清热解毒、利咽透疹之功。

二、疫疹燥火刑金案

【医案原文】

乙酉正月中旬，疫疹大作，是燥火刑金，医投三春温散，死者大半。有庄芳者，年方壮盛而患疫疹，肤赤如朱，有汗热炽，咽痛喘咳，舌绛苔黄，神昏脉数，口渴欲饮。温邪既陷宫城，屡投清透，正如隔靴搔痒，而疑症神昏谵语渐增，勉予大剂救津涤邪，病不增减，遂以犀角地黄汤加味，以清热化毒，二剂神清咳血，知其热从血去，仍以清营化热，数日而愈。

（《慎五堂治验录》）

【评析】

燥火刑金，当清热凉血润燥，法当辛凉，而医投温散之剂，则死者众。病家年方壮盛而患疫疹，疫疹毒邪入里化热。入营血分，故舌绛苔黄，脉数，口渴欲饮，神昏谵语。疫邪初起，在卫、气以清透为上，"入营犹可透热转气"，而"入血直须凉血散血"。故以犀角地黄汤加味，犀角地黄汤出自孙思邈《备急千金要方》，由犀角、生地黄、芍药、牡丹皮组成，凉血散血、清热化毒，使血平而气清，热从血去而解。

三、霍乱吐下皆血案

【医案原文】

通州人袁道士。素有鼻血，面色薄黄。壬午八月霍乱盛行，袁亦染此而吐下皆血，神惫如尸，脉微苔白。余曰：非霍乱也，乃络伤血溢。勉拟三七、藕、茹，大剂予之，血定思食，改予薄味调养。复有陈金铃昆仲，同时霍乱，其兄一吐即止，而其弟则吐下皆血，脘间拒按。余以为疫也。询之因食疫肉而起，予楂肉、神曲、降香、贯众，大剂灌之，一剂即定。

（《慎五堂治验录》）

【评析】

霍乱是以大吐大泻，甚则呕血为主证的疾病，发病急骤，且具有一定的传染性。《内经》认为气乱于肠胃则为霍乱，《灵枢·五乱》言："清气在阴，浊气在阳，营气顺脉，卫气逆行，清浊相干，乱于胸中，是谓大愧。故气乱于心，则烦心密嘿，俯首静伏；乱于肺，则俯仰喘喝，接手以呼；乱于肠胃，是为霍乱；乱于臂胫，则为四厥；乱于头，则为厥逆，头重眩仆。"《伤寒论》言："呕吐而利，是为霍乱。"《医便》言："霍乱吐泻，始因饮冷，或冒寒，或大饥，或大怒，或乘舟车马，伤动胃气而致。若心痛则先吐，腹痛则先痢，心腹齐痛，吐痢并作，名曰霍乱。其症头旋眼晕，手足转筋，四肢逆冷，用药稍迟，须臾不救。若误饮食立死。治宜温药解散，腹痛面青不渴为寒，腹痛燥渴面赤为热。"

霍乱盛行，钱艺诊三人，能明察详辨，辨明袁道士"吐下皆血，神倦如尸，脉微苔白"乃络伤血溢，陈氏弟"吐下皆血，脘间拒按"乃疫也，询之果因食疫肉而起病。予袁氏三七、藕、竹茹以清热止血养阴，予陈氏弟楂肉、神曲、降香、贯众，清热解毒，消食化积、凉血止血。

四、疫痧吐蛔案

【医案原文】

周金观，乙酉正月。疫痧初发，吐利交作，即吞洋烟，泻虽止，而吐益甚，吐蛔六条，吐时脘腹攻痛难支，声哑喘咳，痰稠口渴，鼻扇，脉弦数，舌赤苔薄黄。此痧邪恋肺，烟毒炎胃，斯危症也。

　　桑叶　瓜蒌皮　贯众　旋覆花　薄荷　枇杷叶　竹茹　金石斛　甘中黄　恶实银花

一剂痊愈。

（《慎五堂治验录》）

【评析】

疫痧，即丹痧烂喉，《疫痧草》言："疫痧者，疫毒直干肺脏。"此患者又好吸洋烟，痧邪恋肺，烟毒犯胃，致吐泻交作，脘腹攻痛，声哑喘咳，病势危急。

方中桑叶疏散风热、清肺润燥；瓜蒌皮清肺化痰、宽胸散结；贯众苦寒，有清热解毒、凉血止血、杀虫之功，既可以清气分实热，解血分热毒，还可以杀灭蛔虫，《神农本草经》言："贯众，味苦，微寒。主腹中邪热气，诸毒，杀三虫。"寒能清热，苦能下蛔也；旋覆花降气消痰，行水止呕；薄荷疏散风热，清利头目，利咽透疹；枇杷叶清肺化痰，止咳平喘，降逆止呕；竹茹清热化痰，除烦止呕；金石斛益胃生津，滋阴清热，《神农本草经》言石斛"味甘，平，主伤中，除痹，下气，补五脏，虚劳羸瘦，强阴，久服厚肠胃，轻身延年"；甘中黄即人中黄，清热凉血解毒；恶实即牛蒡子，疏散风热，宣肺透疹，解毒利咽；金银花清热解毒，疏散风热。全方共奏疏风散热、清热化痰、降逆止呕之功。

五、痢疾流行成疫案

【医案原文】

丁亥八月，痢疾流行成疫，远近患者多莫救。陈少塘姑丈亦得斯症，心甚惶惶，急延余治。诊其脉右寸微细，其痢觉自尾闾酸楚，而下腹无痛苦，舌苔薄白。曰：此不可以常痢视也。疏木香、芍、防、藿、卷、贯众等，二帖痢减半，乃去卷、众，加黄芪、沙参而安。

按　此症若以痢疾时行投药，势必气脱而危。因询其平素寅卯时多汗，兼之右寸脉微，遂决其为肺虚气陷，且肺与大肠相表里也，乃用三奇散固效。

（《慎五堂治验录》）

【评析】

该患者染痢疾，心甚惶惶，脉右寸微细，尾闾酸楚，舌苔薄白。钱艺在诊治中遵循因时因地因人之则明察详辨，当地虽痢疾流行成疫，但该患者肺虚气陷，若痢疾时行投药，势必气脱而危。木香行气止痛，温中和胃，涩肠止泻；芍药养血敛阴，平抑肝阳，柔肝止痛；防风祛风解表，胜湿止痛；藿香味甘辛，性微温，入肺、脾、胃三经，解表祛湿、止霍乱、除吐逆，入肺经可以调气；卷柏、贯众清热解毒活血。

三奇散源于明代《普济方》，善治痢疾病后重不除，明代《张氏医通》用治"气虚停湿，气机不畅，痢后下重"。方由黄芪、防风、枳壳三味组成，黄芪为君，大补元气；枳壳行魄门之滞气；防风散肝邪而条达肝气。全方补气而不滞气，行滞而不耗气。

六、春疫盛行案

【医案原文】

丁亥之春疫疠盛行，有发斑者，有发疹者，有一起即神昏不语者，有初病即舌赤苔灰，连投充津化热，虽见热凉能食，卒变神昏狂走而逝者。群续相连，多相传染，盛至沿门阖境。良由去冬冰雪鲜少，冬失收藏，即《内经》"冬不藏精，春必病温"。暴病暴死皆属火之类欤？其时见者，有树江门顾姓，用犀角地黄合牛黄丸，服后神醒，面发如斑如麻，大如饼，掌中有红点如针头。作余毒上壅，阳毒病治，用原方加化毒，且加大黄以引毒下趋，果获全功。同时，后江唐姓，病亦如顾，径投煎法，神清热退，失于清解，陡变痰潮而逝。又有赵庄角吴蔼亭者，夜半起病，诘朝往视已舌强苔灰，身如炽炭，急投大剂犀、元、地、斛、大青、猪矢之类，一剂浑身汗出，红斑即见，中夹针头如疹如麻，且加咽喉腐烂，即以原方加蒡、射、甘、豆以化毒存阴，锡类散吹喉。明日复诊，略进汤粥，灰苔转润化半，热亦略淡，神亦渐清，喉腐大化，大有回生之兆，仍用原法加甘凉化毒。适余他事南旋，另延老医马芹圃诊视，方用轻扬之品而且撤去吹药，以致咽门不通，腐秽之气达于户外，竟以不下汤水，燎原复炽而不及投药矣。呜呼！此人不死于病而死于医，不死于医之误药，而死于医者懦弱，少于周详。此病不应不用吹药，吹药去喉腐，渐滋直至于不受汤水，虽有良计深谋安能措其手足哉！越数日得邵步青先生四时病机，有异功散贴颈一法，极为大妙，故医者理宜内外兼谙，方能应挥霍缭乱之时也。又有用大剂石膏药应手而瘥者。有官界河宋兆之孙染疫，身热无汗，肢痉神昏，呕吐青水，赤疹隐隐，脉形弦数，舌黄而干，即投清泄透疹，得汗疹达，呕吐仍如草滋，热淡神清不食，气喘如吼，是肝木内动化风也。即以前方去羚羊角，加石决明，呕止能食，旬日而起。因劳役复病，再以清化，又得白疹，是邪伏之深而周折之多也。医者可不撤哉？

（《慎五堂治验录》）

【评析】

该案记载了疫疠盛行时期，钱艺对不同患者不同病情的治疗方法，可以窥见其治疗疫病的思路。发斑、发疹、神昏不语，暴病暴死多属于火，治疗当清热凉营解毒，但亦有他变，医者理宜内外兼谙，方能应挥霍缭乱之时也。

如该案中，顾氏染病，用犀角地黄汤合牛黄丸，服后神醒，余毒上壅致面发斑疹，用原方加化毒，且加大黄以引毒下趋，即痊愈；唐氏病亦如前，径投煎法，神清热退，但失于清解，陡变痰潮而逝；又有赵庄角吴蔼亭者，舌强苔灰，身如炽炭，是热毒深重之象，急投大剂犀、元、地、斛、大青、猪矢之类，一剂汗出斑现，但咽喉腐烂，用原方加蒡、射、甘、豆以化毒存阴，锡类散吹喉。服后大有回生之兆，惜后之医者未能沿用治法，方用轻扬之品，而且撤去吹药，以致咽门不通，腐秽之气达于户外，不下汤水，燎原复炽而亡；有官界河宋兆之孙染疫，"身热无汗，肢痉神昏，呕吐青水，赤疹隐隐，脉形弦数，舌黄而干"，投清泄透疹之药，使其汗出疹畅。肝木内动化风仍见呕吐不食，气喘如吼，加石决明平肝潜阳则呕止能食。后又因劳役复病，再用清化之法，又得白疹，是邪伏之深而周折之多也。

七、秋疫盛行案

【医案原文】

丁亥孟秋疫疠又起，吐泻交作，呼病即亡，针药不及，殆由暑邪内炽，干霍乱之病耶。初起兹疫者，丁江门西梢王姓，已脉伏肢冷，目陷音嘶。余以王氏法治之而愈。树江门又起，余投左金丸又愈。至七月二十六日移居码头，上舟过河川镇，见西梢一家出殡，闻之路人云：昨夜起病，至旦即亡。余曰：嘻！此疫病也。恐其流行不息耳。越旬余日，大湾信云：河川镇已死十余人矣。双凤赵姓一门七人，要娄俞姓二门十二人。而三图西门外同时大疫，延医不及，即淹缠数日，药亦不效。大凡病霍乱之疾，总由暑湿夹食，酝酿者多。前日视俞小竹室之时，闻多楮臭，举目人皆丧服，见之惨然。阅所服之方，皆用藿香正气及浆水冷香之类，此及以药酿成之疫，非此病本欲成疫也。投以驾轻洗毒、解毒活血等，汤幸功者四人，而此病始息。夫天暑烁石流金，河水渐涸，暑热之气氲蓄于中，一朝卒发，有不可扑灭之象。况更加以温热轻扬之药，油添火上，不致时疫而不休也。学医人费遂为信然。

（《慎五堂治验录》）

【评析】

此案秋疫盛行，发病迅速，吐泻交作，呼病即亡，针药不及，钱艺认为此由暑邪内炽，霍乱之病也，大凡病霍乱之疾，总由暑湿夹食，酝酿者多。

钱艺阅他人所用之方，其治疗不效者，皆用藿香正气及浆水冷香之类，乃用药不当酿成此疫，非此病本欲成疫也。投以驾轻洗毒、解毒活血等，存者四人，而此病始息。天暑之时如铄石流金，河水渐涸，暑热之气氤蓄于中，一朝卒发，有不可扑灭之象。而藿香正气及浆水冷香之类温热轻扬之药，如火上添油，不致时疫而不休也。

另外，本案中钱艺所用左金丸，出自《丹溪心法》，功效为清泻肝火，降逆止呕。方中重用黄连苦寒泻火为君，佐以辛热之吴茱萸，既能降逆止呕，制酸止痛，又能制约黄连之过于寒凉。二味配合，一清一温，苦降辛开，有相反相成之效。

八、霍乱脉伏案

【医案原文】

姚，幼，网船。霍乱，双手脉伏，疫邪为患，勉方希冀万一。

淡豆豉（三钱）　橘红（一钱）　制半夏（一钱半）　范志曲（三钱）　紫苏叶（一钱）　降香（一钱半）　鬼箭羽（一钱半）　原蚕沙（三钱）　左金丸（四分）　莱菔丹（五十粒）　地丁草（三钱）

两服调和阴阳，霍乱大势已平，余氛未靖，再拟和中安抚，小心珍摄，庶无反复。

金石斛（一钱半）　大麦仁（三钱）　竹二青（一钱半）　藿香（一钱半）　生枳壳（五分）　橘红（五分）　生苡仁（三钱）　云茯神（三钱）　宋半夏（一钱半）　六神曲（一钱半）

前方扶胃醒脾，因饮冷伤中复致作泻，调理不善而反复，勉再拟方，希图百一。

大麦仁（三钱）　川石斛（四钱）　佩兰叶（一钱半）　扁豆衣（二钱半）　橘皮（五分）　生苡米（三钱）　北秫米（三钱）　生香附（一钱半）　制半夏（一钱半）　鲜荷蒂（一枚半）

（《慎五堂治验录》）

【评析】

初诊，患者年幼，染霍乱，两手脉浮，提示邪伏深重，病危欲绝。方用淡豆豉解表除烦，宣发郁热；橘红理气宽中，燥湿化痰；制半夏燥湿化痰，降逆止呕，消痞散结；范志曲又名百草曲、建神曲，出福建泉州府，《药性考》云："泉州神曲：微苦香甘，搜风解表，调胃行痰，止嗽疟痢吐泻，能安瘟疫岚瘴，散疹消斑，感冒头痛，食滞心烦。"《蔡氏药帖》云："治风寒暑湿头眩发热，表汗立愈。能消积，开胸理膈，调胃健脾，及四时未定之气。兼能止泻消肿，及饮食不进等症。又能止霍乱吐泻、咳嗽、赤白痢疾、小儿伤饥失饱一切症。倘外出四方，不服水土，瘴气肚痛，皆取效如神。"紫苏叶解表散寒，行气和胃；降香化瘀止血，理气止痛；鬼箭羽又名卫矛，破瘀散结，解毒消肿；原蚕沙辛甘而温，属火性燥，燥湿祛风；左金丸清泻肝火，降逆止呕；莱菔丹出自《滇南本草》，有行气消肿之功；地丁草清热解毒，散结消肿，用于时疫感冒、咽喉肿痛、疔疮肿痛、痈疽发背、痄腮丹毒。

二诊，见"两服调和阴阳，霍乱大势已平"，再拟一方，金石斛滋阴降火，补益脾胃；大麦仁消食益胃；竹二青即竹茹，味甘性寒，归于肺胃二经，清热化痰，除烦止呕；藿香解表、止呕、化湿；枳壳、橘红理气宽中，化痰消积；生薏苡仁利水渗湿，健脾止泻；云茯神健脾宁心；半夏燥湿化痰，降逆止呕，消痞散结；六神曲消食化积，健脾和胃。其中橘红、半夏、茯苓乃健脾燥湿常用之角药，全方共奏和中安抚、扶胃醒脾之功，防其反复。

三诊，因饮冷伤中复致作泻，调理不善而反复，方用大麦仁、生薏苡仁、北秫米，健脾和胃；石斛滋阴降火，补益脾胃；橘皮、半夏健脾燥湿；佩兰叶芳香化湿，发表解暑，醒脾开胃；扁豆衣消暑化湿，健脾和胃；生香附疏肝解郁，理气宽中；鲜荷蒂清暑化湿，补中益气。

九、外感疫疠邪中厥阴案

【医案原文】

丁亥，天符之岁，风木司天，燥气大盛，人多病疫。初起头痛，少顷即神昏不语，口噤狂躁，危殆在即。饭团泾王姓，稚年亦染此症，余诊之脉来弦滑，弦则为风，滑乃痰阻，确是风邪直中厥阴，鼓动痰涎，风性急，故病亦急也。为治之法，当急平其风，佐以化痰。乃用蝎、蚕、天麻、羚、甘、菖、胆、菊、半、钩钩等为方，一剂即愈。张泾潘荣堂之女，年十四，病亦相似，惟狂语，脑痛不堪，且红而肿，用蚕、羚、蒡、菊、板兰、天麻、钩藤等，外用硝末搐鼻，二剂而安。是症也，良由春令温暖，真气未固，风邪易袭。《经》谓"天符之岁，其病速而危"，即此证也。

（《慎五堂治验录》）

【评析】

《内经》中关于"天符之岁"的描述为"天符岁会何如？岐伯曰：太一天符之会也。帝曰：其贵贱何如？岐伯曰：天符为执法，岁位为行令，太一天符为贵人。帝曰：邪之中也奈何？岐伯曰：中执法者，其病速而危；中行令者，其病徐而持；中贵人者，其病暴而死"。《类经》中张景岳对其详细解释，言："中执法者，犯司天之气也。天者生之本，故其病速而危。"结合时岁进行治疗，这是天人相应观念的体现。

本案为两小儿染病，见其症状，王姓孩童，初起头痛，少顷即神昏不语，口噤狂躁，脉来弦滑，乃风邪直中厥阴，鼓动痰涎也。全蝎息风镇痉，通络止痛，攻毒散结；僵蚕息风止痉，祛风止痛，化痰散结；天麻息风止痉，平抑肝阳，祛风通络；羚羊角平肝息风，清肝明目，散血解毒；甘草祛痰止咳，调和诸药；石菖蒲开窍豁痰，醒神益智；胆南星清热化痰，息风定惊；菊花散风清热，平肝明目，清热解毒；半夏燥湿化痰，降逆止呕，消痞散结；钩藤息风定惊，清热平肝。全方药味共奏息风止痉、燥湿化痰、通络散结之功，急平其风，佐以化痰。

另有十四岁之女，病亦相似，"惟狂语，脑痛不堪，且红而肿"，概因春令温暖，真气未固，风邪易袭。用药大致相似，予僵蚕、羚羊角、天麻、钩藤之类，又有牛蒡子疏散风热，菊花、板蓝根清热解毒、凉血利咽。外用硝末搐鼻，二剂而安。

第二十四节　王式钰医案

一、霍乱吐泻交作案

【医案原文】

一人夏月冒暑远行，途间吐泻交作，抵家即昏仆，六脉俱伏。延医治之，辞以脉绝不救。余闻而知其霍乱也，往覆其手诊脉，摸其心腹甚热，手足厥冷。先针足三里穴而苏，取其泄六腑之热也，再投以霍香正气散而愈。

（《东皋草堂医案》）

【评析】

王式钰乃清初医家，字仲坚，旧宁翔千。古吴（今江苏苏州）人，生世业儒。精于医，博览医经，所治多效。常请教于喻嘉言、程郊倩，尤与程氏友善。尝撰《东皋草堂医案》，程为之鉴定，并谓"医如仲坚之读书明理，方不为费人之医"。书中以症类案，辨证简明，针药并用，内外兼治，方药剂量详备。同时，《东皋草堂医案》重视脉诊，医案中记录脉诊的超过百首，除脉症合参进行诊断外，亦多有以脉断其病机者。

夏月霍乱，病者症状见"吐泻交作，抵家即昏仆，六脉俱伏"，在诊察过程中，王式钰察其脉象，触其心腹四肢，可见其诊断过程中十分注重四诊合参，"手足厥冷"，也叫手足逆冷、四逆，指手足四肢由下而上冷至肘膝的症状，但其心腹甚热，乃阳气阻遏心腹，不能温通也；在治疗过程中，先针刺而救急，刺病者足三里穴而使其苏醒，再投以汤药去其病根。

足三里是治疗脾胃病的要穴，《素问·针解》言："所谓三里者，下膝三寸也。"《针灸大成》对足三里的描述为"膝下三寸，胻骨外廉大筋内宛宛中，两筋肉分间，举足取之，极重按之，则附上动脉止矣"。又有《灵枢·海论》言："胃者水谷之海，其输上在气街（冲），下至三里。"可见足阳明胃经的经气在下由足三里输注，因而足三里具有调理人体一身之气血的作用，是治疗各种胃痛、呕吐、噎膈、腹胀、腹泻、痢疾、便秘等脾胃诸疾的首选穴。《玉龙赋》曰："欲调饱满之气逆，三里可胜。"《灵枢·四时气》："肠中不便，取三里，盛泻之，虚补之。"此处说明足三里既是补虚的重要腧穴，又是泻实的重要腧穴。此案中王式钰刺病者足三里，乃泄实之意也，泄其六腑之热。

本案中提到的名方藿香正气散，出自《太平惠民和剂局方》，由大腹皮、白芷、紫苏、茯苓、半夏曲、白术、陈皮、厚朴、苦桔梗、藿香、炙甘草组成。方中藿香发表解暑，理气和中，辟恶止呕；紫苏、白芷、桔梗解表散邪，祛痰利膈；大腹皮、厚朴行气宽中，消积除满；陈皮、半夏燥湿除痰以疏里滞；茯苓、白术、甘草益脾祛湿，以辅正气，正气通畅，则邪逆自去矣。全方解表化湿，理气和中。

二、间日疟案

【医案原文】

一人患疟，间日一发，辰时寒热，夜半凉已多汗，左脉弦而洪，右脉弱。法当泻左而培右，用苍术、香薷、厚朴、青皮、柴胡、陈皮、半夏、紫苏、黄芩、桂枝、升麻、生姜，二剂，左脉渐平，右脉已起。用升麻、柴胡、甘草、白术、归身、桂枝、半夏、陈皮、白芍、姜、枣，又二剂而两手脉俱虚濡。急为养正，以人参、升麻、半夏、陈皮、柴胡、白术、归身、青皮、泽泻、厚朴、黄芩而愈。

（《东皋草堂医案》）

【评析】

疟疾，先寒后热者，名寒疟；先热后寒者，名温疟；寒而不热者，名牝疟；热而不寒者，名瘅疟；不寒而热，骨疼节痛，身重腹胀，自汗善呕者，名湿疟；嗳气吞酸，胸膈不利者，名食疟。一日一发，受病一月，间日一发，受病半年，连发二日，间一日者，气血俱病也。起于三阳者，多热而发于日，起于三阴者，多寒而发于夜。发于日者，随症而治，发于夜者，加血药并用升提。暂疟可截，久疟加补。经久不愈，纵儿饮水，结癖中脘，名曰疟母，此最难痊。

本方中香薷发汗解表，化湿和中；厚朴燥湿化痰，下气除满；青皮疏肝破气，消积化滞；苍术、陈皮、半夏理气健脾，燥湿化痰；紫苏解表散寒，行气和胃；桂枝发汗解肌，温通经脉；柴胡、升麻疏肝解郁，发表退热，升举阳气；生姜解表散寒，温中止呕；黄芩清热燥湿，泻火解毒。全方发汗解表，行气燥湿，又有柴胡、升麻升举阳气。

服后"左脉渐平，右脉已起"，第二方略加减，加甘草、白术、当归、白芍、姜、枣等补益正气，服后"二剂而两手脉俱虚濡"，乃正气虚弱，加入人参等急以养正。

三、外感变疟案

【医案原文】

一人感冒后变疟，辰刻发，申刻止，下血积，口苦溺黄，脉芤。此三阳邪热也。用大黄、柴胡、半夏、甘草、干葛、当归、黄柏、山楂、黄芩、知母、木通、山栀、紫苏、金银花、红花，两剂而愈。

（《东皋草堂医案》）

【评析】

病者"下血积，口苦溺黄，脉芤"，《脉经》言："芤脉，浮大而软，按之中央空，两边实。"又曰："寸口脉芤，吐血；微芤者，衄血。空虚，去血故也……关脉芤，大便去血数斗者，以膈俞伤故也……尺脉芤，下焦虚，小便去血。"脉芤多为大虚之象，《濒湖脉学》中记载："寸芤积血在于胸。关内逢之肠胃痈。尺部见之多下血，赤淋红痢漏崩中。"《脉神章》言："芤为阳脉，为孤阳脱阴之候，为失血脱血，为气无所归，为阳无所附，为阴虚发热，为头晕目眩，为惊悸怔忡，为喘急盗汗。"《脉诀汇辨》言："营行脉中，血失则脉芤。"

方中大黄泻下攻积，清热泻火，凉血解毒；柴胡、葛根解肌退热，通经活络，疏散退热，疏肝解郁，升举阳气；半夏燥湿化痰，降逆止呕，消痞散结；甘草清热解毒的同时能补脾益气，调和诸药；当归、红花补血活血，散瘀止痛；山楂消食健胃，行气散瘀，化浊降脂；黄芩、黄柏清热燥湿，泻火解毒；金银花、知母、山栀清热泻火，凉血解毒，疏散风热；木通清心除烦，利尿通淋；紫苏解表散寒，行气和胃。

四、久疟缠绵案

【医案原文】

一妇人，每年发疟，缠绵不已。乙巳秋复发，自揣决难速愈。余诊其六脉弦长，乃疟之正脉也，且频频呕吐，吐中便有升发之意，决其不数作而遂瘳，果以四剂而愈。

第一方　柴胡　青皮　半夏　橘红　甘草　黄芩　厚朴　生姜

第二方　鳖甲（八分）　柴胡（八分）　白术（八分）　半夏（八分）　橘红（八分）　当归（一钱）　何首乌（三钱）　茯苓（八分）　甘草（四分）　人参（一钱）

（《东皋草堂医案》）

【评析】

六脉弦长，乃疟之正脉也，责之与肝也，且频频呕吐，借其升发之意。

第一方：柴胡疏散退热，疏肝解郁，升举阳气；青皮疏肝破气，消积化滞；厚朴燥湿消痰，下气除满；橘红、半夏理气宽中，燥湿化痰，降逆止呕，消痞散结；甘草补脾益气，清热解毒，祛痰止咳，缓急止痛，调和诸药；黄芩清热燥湿，泻火解毒；生姜解表散寒，温中止呕。

第二方：鳖甲滋阴潜阳，退热除蒸，软坚散结；柴胡疏散退热，疏肝解郁，升举阳气；橘红、半夏、茯苓理气宽中，燥湿化痰；当归补血活血；何首乌解毒截疟；人参、甘草、白术补脾益气，复脉固脱。

五、暑疟发热案

【医案原文】

吴钦文，暑疟，用清暑益气汤加减治之，桂枝、陈皮、神曲、苍术、干葛、升麻、半夏、青皮、五味子、麦冬、厚朴、甘草，三剂而疟止。单热，不思食，又疏一方，柴胡、黄芩、人参、甘草、半夏、石膏、知母、桂枝、白术，继服补中益气汤加白芍、麦芽、神曲而愈。

（《东皋草堂医案》）

【评析】

《证治汇补》言："暑疟者，其症大汗大烦、大喘大渴，静则多言，体若燔炭，汗出而散，单热微寒，宜清暑解表。"清暑益气汤流传较广的有王氏和李氏两种：李氏清暑益气汤出自李东垣的《脾胃论》，由黄芪、苍术、白术、升麻、葛根、人参、麦冬、五味子、泽泻、当归、黄柏、陈皮、青皮、神曲、炙甘草组成，具有益气生津、健脾利湿之功效；王氏清暑益气汤出自王孟英的《温热经纬》，由西洋参、石斛、麦冬、黄连、竹叶、荷梗、知母、甘草、粳米、西瓜翠衣组成。本方当为李氏清暑益气汤加减而成。

对于暑病，李东垣认为，长夏时节湿热大胜，湿热交结合为溽暑，李氏主张以清燥之法治疗暑病。

本案中所用，未以原方黄芪为君，乃用桂枝发汗解肌，温通经脉，助阳化气；陈皮理气健脾，燥湿化痰；神曲健胃消食；苍术燥湿健脾，祛风散寒；葛根、升麻解肌退热，发表透疹，生津止渴，升阳止泻；半夏、厚朴燥湿化痰，下气除满，消痞散结；青皮疏肝破气，消积化滞；五味子、麦冬泻阴火以滋肺阴；甘草补脾益气，清热解毒，缓急止痛，调和诸药。

服后"单热，不思食"，继用柴胡疏散退热，疏肝解郁，升举阳气；黄芩清热燥湿，泻火解毒；人参、甘草、白术补益元气，生津复脉，安神益智；半夏燥湿化痰，降逆止呕，消痞散结；石膏、知母清热泻火，除烦润燥；桂枝发汗解肌，温通经脉，助阳化气，平冲降气。此方增加了清热泻火之力。最后以补中益气汤补虚健脾，加白芍、麦芽、神曲行气消食，健脾开胃。

六、怀妊暑疟案

【医案原文】

一妇人，怀孕八月患疟，胎气渐欲堕，脉虚多汗。余用人参五钱，黄芪二钱，白术二钱，黄芩二钱，甘草五分，川芎五分，当归一钱，白芍一钱，生地一钱，二帖疟止，胎亦固。

（《东皋草堂医案》）

【评析】

唐代医家孙思邈于《备急千金要方》中云："怀胎妊娠而夹病者，避其毒药耳。"治疗孕妇当谨慎使用毒性较强或药性峻烈的药物。孕八月而患疟，更当谨慎用药。

"胎气渐欲堕，脉虚多汗"，是气虚不固也。人参大补元气，复脉固脱，补脾益肺，生津养血，安神益智；黄芪补气升阳，固表止汗，生津养血；白术健脾益气，燥湿利水，止汗安胎；黄芩清热燥湿，泻火解毒，止血安胎；甘草补脾益气，缓急止痛，调和诸药；川芎、当归、白芍补血活血，敛阴止汗；生地黄清热生津凉血。全方补气、止汗、安胎。

七、瘟疫少阳阳明合病案

【医案原文】

一人恶寒发热，头痛腰痛，烦躁口渴。庸医欲汗之，余为力争云：此瘟病也，其人本虚，可误汗乎？症兼少阳阳明，宜小柴胡升麻葛根合而服之。

柴胡　黄芩　人参　甘草　葛根　升麻　白芍

（《东皋草堂医案》）

【评析】

此瘟病也，其人本虚，不可误汗也。柴胡疏散退热，疏肝解郁，升举阳气；黄芩清热燥湿，泻火解毒；人参大补元气，复脉固脱，补脾益肺，生津养血，安神益智；甘草补脾益气，清热解毒，缓急止痛，调和诸药；葛根解肌退热，生津止渴，透疹，升阳；升麻气平，味微苦，足阳明胃、足太阴脾引经药，若补其脾胃，非此为引用不能补，发表透疹，清热解毒，升举阳气；白芍养血调经，敛阴止汗，柔肝止痛，平抑肝阳。

八、瘟疫阳明头痛热渴案

【医案原文】

一人于五月间，面赤头痛，大热而渴，自汗，脉数有力。用石膏一两，知母三钱，甘草一钱，粳米一勺，山栀一钱，豉二钱，童便一杯，水二钟，煎服，脉势稍平。继以大剂六味地黄汤加麦冬、山楂，三服而愈。

（《东皋草堂医案》）

【评析】

面赤头痛，大热而渴，自汗，脉数有力，乃热盛也。用石膏清热泻火，除烦止渴；知母清热泻火，滋阴润燥；粳米、甘草补脾益气，滋阴补肾，健脾益胃；山栀子泻火除烦，清热利湿，凉血解毒；豆豉解表除烦，宣发郁热；童便性凉，滋阴降火凉血，尤善清上中二焦之火。六味地黄汤出自宋代钱乙的《小儿药证直诀》，由熟地黄、山萸肉、怀山药、茯苓、牡丹皮、泽泻六味组成，脱胎于汉代《金匮要略》所载的八味丸。有滋阴补肾、清热泻火之功，主治肝肾阴虚，腰膝酸软，头晕眼花，耳鸣耳聋，小儿囟开不合，盗汗遗精，或骨蒸潮热，或足心热，或消渴，或虚火牙痛，舌燥喉痛，舌红少苔，脉细数者。方中熟地黄补血滋阴，益精填髓；山茱萸补益肝肾，收涩固脱；山药补脾养胃，生津益肺，补肾涩精；牡丹皮清热凉血，活血化瘀；茯苓利水渗湿，健脾宁心；泽泻利水渗湿，化浊降脂。再加入麦冬养阴生津，润肺清心；山楂消食健胃。

九、瘟疫发斑案

【医案原文】

一人患瘟疫，斑势甚危。医用凉膈散加减主治，托亲持方问余，连翘、山栀、薄荷、黄芩、桔梗、淡竹叶、草黄连、青黛，余谓此方甚王道，但不识口渴之甚不甚，热势之衰与未衰而。拉余诊视，口渴已减，热往来，唯斑未退。余曰，前方虽正，不如活人败毒散，平之中有人参一味大力者，负荷其正，驱逐其邪，指日可愈矣，已而果然。

羌活　柴胡　川芎　枳壳　茯苓　桔梗　人参　甘草

（《东皋草堂医案》）

【评析】

凉膈散出自《太平惠民和剂局方》，言："治大人小儿脏腑积热，烦躁多渴，面热头昏，唇焦咽燥，舌肿喉闭，目赤鼻衄，颔颊结硬，口舌生疮，痰实不利，涕唾稠黏，睡卧不宁，谵语狂妄，肠胃燥涩，便溺秘结，一切风壅，并宜服之。"该方由川大黄、朴硝、甘草、山栀子、薄荷叶、黄芩、连翘组成，具有宣透郁热，清泄腑实的作用，善治上中二焦热邪炽盛、燥实内结之证。瘟疫，斑出势危，用此方甚王道，连翘清热解毒，消肿散结，疏散风热；山栀泻火除烦，清热利湿，凉血解毒；薄荷疏散风热，清利头目，利咽透疹，疏肝行气；黄连、黄芩清热燥湿，泻火解毒；桔梗宣肺，利咽，祛痰；淡竹叶清热泻火，除烦止渴，利尿通淋；青黛清热解毒，凉血消斑，泻火定惊。

王式钰诊后，改用活人败毒散，其中人参力大味专，扶正祛邪；羌活解表散寒，祛风除湿，止痛；柴胡疏散退热，疏肝解郁，升举阳气；川芎活血行气，祛风止痛；枳壳理气宽中，行滞消胀；茯苓利水渗湿，健脾宁心；桔梗宣肺利咽，祛痰排脓；人参、甘草补脾益气。

第二十五节 王三尊医案

一、疫得自汗表和而解案

【医案原文】

伤寒与时疫下利，皆用寒凉之药，未见有用温热而愈者。钱妇廿五岁疫兼感寒，饮冷水太多，遂日夜泻五六遍，大小腹皆痛，痛甚则汗出腹有水声，头痛，午后恶寒，右脉小数无力，左脉无力更甚，以疫邪未出募原之脉原小，加以饮冷过度，则脉愈伏矣，舌白胎，渴饮，先以五苓散去桂加木香、草果一帖，痛除泻止，表终不解，继以小柴胡汤二帖而愈。仲景云："伤寒医下之，续得下利清谷不止，身疼痛者，急当救里，后身疼痛，清便自调者，急当救表，救里宜四逆汤，救表宜桂枝汤。"此因表未解而妄下，以致下利清谷不止，但里重于表，故先以四逆汤救其里，待里清便既调，表犹不解而身疼痛，仍以桂枝汤解其表也。兹症虽未误下，以多饮冷而下利，与寒药攻下何异？但未至清谷不止，且兼疫症，桂在所忌，故以五苓去桂加木香、草果，而不用四逆汤也。意谓痛甚则汗出而表必解，究竟不解者，一以痛出之汗，里气闭结，终不若自汗调畅，而上下表里俱解，一以痛止初汗，止解外缚，而疫邪犹未能溃，故仍以小柴胡汤以达之。彼系太阳，故用桂枝汤，此系少阳兼疫，故用小柴胡汤，只取仲景救里救表之意，而不用其方也。又储方兴廿四岁，同时病疫，多食连渣生藕，且未禁食，致腹痛甚，汗出不时，但未至泻，予以二陈、槟榔、草果、厚朴一帖，痛止，复自汗而愈。钱妇兼感寒，故痛止汗出，而犹用小柴胡汤以解未尽之缚，兼以达疫。方兴单系疫症，故痛一止而邪即外溃，不必用药解表，而自汗出愈也。此二症若认为协热下利，而投以寒凉之剂，则殆矣。

（《医权初编》）

【评析】

王三尊是清代医学家,字达士,海陵(今江苏泰兴)人。究心医学三十余年,擅长内科杂症,治病善于通权达变。提出"既不可离乎书以治病,亦不可泥乎书以立方""医者立方,当先立案""庸医误人,忙医亦误人"等观点,故其治学注重实践。撰有《医权初编》二卷,录平素所治之医案、医论而成,其医案中通常有方有论,启迪后人之思。

此案记载了两则病案,通过比较,言明了"伤寒与时疫下利,皆用寒凉之药,未见有用温热而愈者"的说法并不绝对。钱妇饮冷过度,与寒药攻下之力相当,且疫邪未出膜原,先以五苓散去桂加木香、草果一帖,救里散结,继以小柴胡汤达之。故言:"钱妇兼感寒,故痛止汗出,而犹用小柴胡汤以解未尽之缚,兼以达疫。"储方兴因肆意饮食致腹痛甚,予以二陈、槟榔、草果、厚朴一帖,燥湿温中,消积除满,行气利水。故言:"方兴单系疫症,故痛一止而邪即外溃,不必用药解表,而自汗出愈也。此二症若认为协热下利,而投以寒凉之剂,则殆矣。"

二、疫兼虚实案

【医案原文】

先见之明,固为医人美处,然终不若如镜之照物,随见而有,毫无意必之为尽善也。梁妇廿余岁,生产半月,夫患疫,即日夜服劳,夫方愈,便卧疫。一医见腹泻口渴,于止泻药中,加黄连一钱,滞与疫俱闭,愈甚。复延予治,见其面黄体弱,又兼产后劳碌,定属虚证,但胃口痛满欲呕,夜间恶寒无汗,此少阳风寒夹滞不出,而兼时疫也。脉在虚实之间,舌无胎,思热饮,以小柴胡汤合达原饮一帖,下稀粪四五遍,觉少快又进一帖,恶寒止,汗渐出,但腹胀满终不愈,前方加枳、桔、青皮、熟军一帖,觉下一物,愈大半,又小其制一帖,痊愈。服药四帖,共行廿余遍,并未用补收功。康僧子年二十,未娶,素无疾,同时染疫,脉弱,舌润黄影,膈间微癁,予舍脉从症,以大柴胡汤微下之。至七日自汗,舌黄退,身仍热,不安静,身现隐隐红疹,脉愈弱,予思内外俱通,脉当出而愈小者,真虚脉也。身热疹现者,虚火炎也。再视小便已如象牙色,予令速进稀粥渐愈。若断以先见,则梁妇决当虚,而康子决当实矣。孰知反是?是知无意无必,方为尽善之道也。

按　二症喜年少故痊，梁妇未有不虚者，但虚少实多，因年少，犹能当消伐之药，实去而虚证未现，故愈。康子虚多实少，故灾去而虚证即现，因年少，未至虚脱，幸辨之早，速进稀粥救之。二症若系老人，则亡阳而死矣。

（《医权初编》）

【评析】

梁妇产后劳碌，感时疫，又被误治，使滞与疫俱闭。予小柴胡汤合达原饮，小柴胡汤和解少阳，达原饮开达膜原，两者合用透达膜原内外，服后"恶寒止，汗渐出，但腹胀满终不愈"，予枳壳、桔梗、青皮、制大黄，行滞消胀。期间并未用补收功，因梁妇"虚少实多，因年少，犹能当消伐之药，实去而虚症未现"，故愈。

康僧子年二十，同时染疫，王三尊诊视之后，舍脉从症，以大柴胡汤微下之。大柴胡汤出自张仲景《伤寒论》，治少阳阳明合病，为少阳郁热兼阳明里实证之主方。服后内外俱通，虚证俱显，欲虚脱也，乃令速进稀粥渐愈而幸救之。因康僧子"虚多实少，故灾去而虚证即现，因年少，未至虚脱，幸辨之早"。

第二十六节　郑重光医案

一、时疫现戴阳证案

【医案原文】

赵宅寡居蒋氏，年四十外，五月得时疫伤寒。初医未辨时疫，概作伤寒证治，发表有汗而热不退，再用清热，即干呕吐蛔。七日后延余往治，脉弦数而无力。余曰：此时疫证，乃邪自里发于表，非若伤寒自表而传于里也。初因误汗，徒伤正气，清热必定寒中，以致干呕吐蛔，急宜温中安蛔，免邪入里。即以小柴胡汤加炮姜，去黄芩，四剂呕止蛔安。而经水适至，夜则谵语，即前方加当归、赤芍、红花，作热入血室施治。至十一日，乃大战汗出而解，已身凉脉静，一日一夜矣，忽复烦躁，面赤戴阳，渴欲冷饮，赤身跳足，或歌或哭，谵妄如狂。他医有谓汗后余热未尽，当用竹叶石膏者，有谓汗虽出而里未通，宜用承气者，又有谓余先误用炮姜药贻患者，议论杂出。余答曰：皆不然，初因邪未出表而误汗，以伤阳气，致中寒干呕吐蛔，又值行经而伤阴血，气血两虚，故出战汗。幸战而有汗，邪方外解，若战而无汗，正属不治。今身不热而脉反大，乃真阳外越，不急用参附，必再战而脱。余主用四逆汤加人参，煎成而不敢服。瞬息间，病人索被恶寒，方信余言。即以前四逆汤乘冷灌之，面赤渐淡，就枕略睡片刻。醒则又躁，即急煎如前大剂，亦用冷饮。方熟寐一时，及醒，问前事全然不知，反蜷卧于床，不能昂首矣。用参、术、炮姜，一月方瘥。

（《素圃医案·卷一·伤寒治效》）

【评析】

此案患者患时疫伤寒，初治未辨时疫，发汗解表清热，以致使干呕吐蛔，即以小柴胡汤加减止呕安蛔，因经水适至，予加活血化瘀之品治之。后患者汗出而解，身凉脉静，面赤戴阳，谵妄如狂。医者众说纷纭，建议竹叶石膏汤或承气汤施之。然病情突变，出现真阳外越之戴阳证，此乃真寒假热之象。而郑氏主用四逆汤加人参温中驱寒，回阳救逆，以热药凉服，以防服药格拒，乃"热因寒用"之法。

二、时疫阴斑亡阳案

【医案原文】

余青岩广文令眷，年近三十，夏初得时疫伤寒，初起不恶寒，但发热身痛目赤。用败毒散，二日微汗，而热不退。延至六七日，身发稠密赤斑，狂乱谵语，声变北音，发则不识人，似属阳明热证，但脉细如丝而弦紧，口虽干而不渴。有议用凉膈化斑者，余以脉为主，作时疫阴斑亡阳危证，幸程至飞团弘春，定议金同。主以真武理中合剂，重用参附者五日，阳回斑散，始克有生。此余致恭同道冢媳，因自如医，故弗疑而治效也。

（《素圃医案·卷一·伤寒治效》）

【评析】

此案要点为"真寒假热证"，患者得时疫伤寒，用败毒散而热不退，继而身发赤斑，狂乱谵语，酷似阳明热证，可投凉膈散。但郑氏据其脉症，辨证为疫阴斑亡阳危证，主以真武理中合剂，重用参附，阳回阴散，转危为安。

三、大劳后时疫案

【医案原文】

吴隐南主政尊堂，因大劳后得时疫，初病但发热身痛，胸胀作呕，脉弦数。外无表证，此邪从内发，所谓混合三焦，难分经络者也。用芎苏饮疏解之，至第三日，两颐连颈肿痛，此邪由太少二阳而出，正合败毒散证。服二剂，邪不外解，次日，反内陷而入少阴，变为胸胀呕哕，烦躁不寐。因病增剧，日请数医，皆用柴胡、苍、朴、半夏、青陈皮、枳壳。余虽日到，而诊视者五人，药剂杂投，余不能肩任。至第九日，脉变细疾，烦躁下利，干呕胸满，令汗自出，遂直告隐南曰：病危矣。不知连日所服何药，已传少阴，将致亡阳，若不急救，明日即不可治。遂立方立论，用茯苓四逆汤，茯苓三钱，附子二钱，干姜钱半，人参八分，甘草三分，留药为备卷，以俟众议。其日历医八位，皆曰不可服。延至二鼓，病人不躁，忽变为笑矣。隐南和笑为恶证，勉煎服半剂，即安睡。至四鼓醒，索余药尽剂服之，又熟睡。至天明，再请不准服四逆之医，又云当服矣，但造议宜减附加参。病家崇信，减附一半，加参一倍。甫下咽，即烦躁干呕，急复相招，竟去人参而加附子，随即相安。盖寒邪在少阴，重在附子，其加人参，不过助正气耳。终竟去人参，以俟邪尽，六日后，方用人参理中汤加半夏，弥月乃安。病九日而传变三经，医不明经，何能治病。

(《素圃医案·卷一·伤寒治效》)

【评析】

本案患者大劳后得时疫，混合三焦，难分经络，九日而传变三经，日请数医，药剂杂投，转为恶证，而郑重光力排众议，以四逆医之。此乃"医不明经，何能治病"。

四、发颐变证案

【医案原文】

方纯石兄，五月初，两颐肿痛，先为疡科所医，外敷内服，不知何药，至八日见招，肿势将陷，寒热交作。余曰：此时行之虾蟆瘟也。用荆防败毒散二剂，表热随退，肿消大半。不虞少阳之邪，直入厥阴，脉变沉弦，喉痛厥冷，呕吐胸胀。改用当归四逆汤，加附子、干姜、吴萸。坚服三四日，得微汗，喉不痛而呕止，脉起足温尚有微肿。病家以为愈矣，次日往看，肿处尽消，但笑不休，问其所笑何事。答曰：我亦不知，脉复沉细，舌有灰苔，已笑半日矣。追思初病，必服凉药，所以少阳传入厥阴，厥阴不解，又传入少阴，少阴寒水，上逼心火，心为水逼，发声为笑。不早治之，将亡阳谵语，不可治矣。幸孙叶两医，以予言不谬，遂用大剂四逆汤，加人参三钱。服后片时，略睡须臾醒，即笑止，一昼夜共服三剂。次日肿处复起，仍用当归四逆汤，加附子、干姜，三四日肿处回阳发痒起皮而解。其时有不解事者，谓予多用姜附而致狂。医难用药，有如此夫。

(《素圃医案·卷一·伤寒治效》)

【评析】

两颐肿痛称虾蟆瘟，又称发颐，是常见疫病之一。病家以荆防败毒散二剂肿消大半，改用当归四逆汤，肿处尽消，但笑不休。郑素圃不拘泥于方书常用清热解毒、疏散风邪，而使用温补回阳之法，以大剂四逆汤加人参，服后即笑止。

五、疫邪直中少阴案

【医案原文】

辛酉仲夏，予迁郡城之次年，其时疫气盛行，因看一贫人斗室之内，病方出汗，旋即大便，就床诊视，染其臭汗之气，比时遂觉身麻，而犹应酬如常，至第三日病发，头眩欲仆，身痛呕哕外，无大热，即腹痛下利，脉沉细而紧。盖本质孱弱，初病邪气即入少阴，脉症如斯，不得不用姜附人参以温里。如此六七日，里温利止，而疫气遂彰，谵言狂妄，胸发赤斑数点，舌苔淡黄而生绿点，耳聋神昏，脉转弦数，此由阴而出阳，必须汗解之证也。病剧回真州，诸医束手不治。适山紫家叔来探问，数当不死。余忽清爽，细道病源，谓非正伤寒，乃染时疫，缘本质虚寒，邪气直入少阴，服参附里气得温，逼邪外发，但正气甚弱，不能作汗。今脉弦耳聋，邪在少阳，乞用小柴胡汤本方，加人参三钱，必然取效。山紫家叔遂照古方，一味不加增减而入人参三钱，一剂得寐，再剂又熟寐。夜又进一剂，中夜遂大汗至五更，次日即霍然矣。继服人参半斤始健。

（《素圃医案·卷一·伤寒治效》）

【评析】

本案患者腹痛下利，脉沉细而紧，此属邪在少阴，故用姜附人参以温里，使得邪气透里出表。而数日后疫气显现，脉弦耳聋，邪在少阳，继而改弦易辙，用小柴胡汤本方，加人参三钱，必然取效，患者汗出而愈。

六、露姜饮法治时疫案

【医案原文】

戊寅年九月杪，余年六十一矣，又染时疫，初则颠顶微痛，夜则两腿酸痛，次日即呕哕，午后寒热似疟，而无汗解，夜半热退，邪气混合三焦难分经络，若六七日不得汗，势必要死。预召门人熊青选，授以治法。而脉弦紧无常，寒则细，热即数，漫无专经。惟以初病颠痛，作厥阴病治。用桂枝、细辛、赤芍、半夏、

459

姜、附、吴萸、人参、甘草，解肌温里。如斯五日，病不减而增剧。至六日，中夜寒热不得汗，烦躁欲死。与门人商之，余非邪气实不得汗，乃正气虚不能汗也。以人参三钱，生姜三钱，仿露姜饮法试之。煎服颇安，渣再煎服，有欲睡之机，而胃中饥甚，索米饮。家人见热甚不与，余勉起床，取糕数片，索汤，家人不得已，与汤一碗，将糕泡化，尽食之，觉胸中泰然，就枕片刻，即汗出，自顶至踵，衣为之湿，至五更汗方敛，次日即全解矣。《经》云汗生于谷，良不诬也。以此征之。时疫邪不传胃，不能尽绝谷气。

（《素圃医案·卷一·伤寒治效》）

【评析】

本案要点是"顾护胃气"。此案患者初病颠顶头痛，作厥阴病治，解肌温里，病不减反增。郑氏仿露姜饮法试之，方选人参加生姜，方中人参大补脾中之气，生姜辛温以散余邪，补而不滞，散而不泄。患者服药后，胃气盛，索米饮、汤饮、糕食，即汗出，次日全愈。如《素问·平人气象论》云："得胃气则生，失胃气则亡。"

七、疫中厥少二经案

【医案原文】

吴西烁兄，酷暑染病，身无大热，但称下体酸痛，多饥欲食，小便频出，下气频泄而不臭，口中反秽气逼人，舌紫苔白，自以为虚，又疑为暑。及诊脉则弦紧而细，皆阴脉也，无经络之可凭。若谓口臭多饥为阳明，而脉不长大，无恶寒发热头痛，全非阳证，且不腹满自利，断非太阴。今脉弦细而紧，心悬如病饥，腐气上逆，清气下泄，舌紫便频，皆属厥少二阴之病。初病不暴者，邪从中发，其势未彰，乃时疫也。因脉细紧，用桂枝、赤芍、细辛、独活、半夏、干姜、赤苓、甘草，温里解肌，俾邪外出，二剂颇安。遂加附子，服后一刻，即周身皆麻。病者畏，停后剂。三日后，其邪乃发，遂头眩身热，烦躁作渴，身疼腹痛，脉仍细紧，全现厥阴经证。竟用前剂，得汗数身，邪气稍解。病者因夜烦躁，令去干姜。次日即下利呕哕，易以温里治法，用附子、干姜、茯苓、半夏、甘草四剂，则热退利止，渐次则愈。数日后，食鲜鸡海味，即发热腹痛，下利脓血，日夜十余次，脉复弦大而紧，自称痢疾。余曰：乃厥阴余邪，因复而下利脓血，非痢疾也。脉变弦大，宜从汗解。复用厥阴之当归四逆汤，加干姜、附子以温里。二剂大汗，病遂减半。四剂热退利止。次日忽阴囊肿大如瓜，痛不能立，称旧疝复发。余曰：尚是厥阴余邪，甫离后阴，又注前阴，非疝也。仍用前剂，疝亦旋消。因脉尚弦，知邪未尽，药不易方。二剂后，周身皆麻。如初服附子状，随即手足拘挛，颈项强直，俨如痉证，少刻大汗，通身痉麻皆定。余慰之曰：可不药矣。病者但称口渴，胸中热甚，此厥阴逆上之虚阳，令吞乌梅丸二十粒，顷刻渴热皆除，脱然而解。病家因麻痉惊骇，延他医诊视，不识病因，但称附子毒而已，嗟乎！殊不知初服附子麻者，欲作汗也。若不畏而再剂，必大汗而解，失此汗机，使邪蟠踞于表里之间，入藏则利，注经则疝，出表则麻，乃邪自里出表，其病实解，而反似危。因始终未用苦寒，里气得温，逼邪外解，病复五日而三变证。惟执厥阴一经，不为利疝所惑。此认经不认证也。

（《素圃医案·卷一·伤寒治效》）

【评析】

酷暑染疫，多数热病，多采用清热涤暑法，方选清瘟败毒饮。本病患者症状复杂多变，郑重光凭症参脉，认定"全非阳证"，并以六经辨证为纲，诊断为厥少二阴之病，治以温里解肌、引邪外出。本案如素圃云："始终未用苦寒，里气得温，逼邪外解，病复五日而三变证。惟执厥阴一经，不为利疝所惑。此认经不认证也。"可见医者治病，贵在对病因、病机和病位认识准确。

八、疫毒痢案

【医案原文】

朱贞启文学，年六十外，初秋患痢，其症恶寒发热，脉浮而散，头痛身痛，目赤口干而又腹痛，痢下脓血，不离秽桶，此虽夹表之证，其势甚危，乃疫毒痢也，表里皆病。必须先解其表，而后攻里，正合败毒散加陈仓米，乃属仓廪汤之证。遂以羌活、独活、柴胡、前胡、川芎、茯苓、枳壳、桔梗、甘草、陈仓米，日投二剂，身得微汗，表热里痢皆减半，浮脉虽平而虚数不敛。此高年气虚，即以前药遵古方加人参一钱，二剂遂大汗通身，热退痢止，邪从外解，竟不须攻里矣。

（《素圃医案·卷二·痢疾治效》）

【评析】

本案要点是"表里双解"。此证患者恶寒发热，脉浮而散，头痛身痛，目赤口干而又腹痛，痢下脓血，此乃疫毒痢，投以败毒散加陈仓米，二剂则热退痢止，邪从外解，无须攻里。

第二十七节　汪廷元医案

一、染疫神昏脉厥案

【医案原文】

邑尊桐王公，署中谭幕友病疫，神昏谵语，身热恶热，口苦耳聋，扬手掷足。医以阳证阴脉为难治，公乃延予。予曰：此脉厥也。邪在少阳阳明，热盛气壅，故脉厥。但时疫与伤寒所受不同，诸名家论之详矣。临证制宜，不可拘执。如此脉症，当兼清下以解其毒，可无忧也。公问愈期，予曰：七日可愈。遂仿大柴胡汤，柴胡、黄芩、芍药、枳实、石膏、大黄，为之两解，果如期而愈，公自是加敬焉。

(《赤厓医案·瘟疫案》)

【评析】

本案要点为"舍脉从症"。本病患疫，神昏谵语，身热恶热，口苦耳聋，扬手掷足，医者以为脉微欲绝，阳证得阴脉而难治，委而弃之。汪廷元认为邪在少阳阳明，此为脉厥，当因清下以解毒，遂方大柴胡汤治之，果如期而愈。此法与吴又可《温疫论》中"脉厥"的治法如出一辙。

二、疫痧咽痛案

【医案原文】

罗衡书学兄，合之四日，与令眷同发热，恶寒，喉痛。时严镇与附近村坊，发咽喉痛痧，传染方盛，状类伤寒温热，但一见昏沉闷乱，痧毒攻入心胞，不知治之之法，即顷刻不救，较之伤寒温热，其祸尤速。盖痧本疠气，亦有寒热，医家须详辨论治，方免差误，不可一途而取。但是年咽喉痛痧，其所见诸兼证，大抵皆属于热，亦感触之气然也。乃诸医率用辛温散寒，故往往轻者致重，重者致死。衡兄燕尔新婚，病已三日，始邀予诊，舌赤起刺，涎多干呕，喉肿急痛，皮肤蒸热。予即令其刮痧，欲用辛凉之药，不信，另请他医，仍主温散，又令捣生艾叶汁含漱，喉中热如火灼，痛如刀割，其势更甚，滴水亦难咽矣。次日，复来促予，诊其脉，则洪大而数，视其喉，则色如紫葡萄。予谓伊令叔籍云兄曰：事急矣，不可不尽言。时人以房失即为阴证，此世俗谬论，前贤驳之极是，故有无房失而当用温热者，有有房失而不可妄用温热者，令侄乃染痧疫，按之脉与兼证，皆为阳火，绝无丝毫阴寒，况在新婚之后，肾水先已大伤，所以燎原之势，更难响迩。幸年少病实，急为清君相之火，解时行之秽，尚或可救。若再犹豫不决，恐失时莫追矣。籍兄乃曰：吾今听子而行。予为针两手少商穴，以泄其毒，方用知母、黄连、大力子、忍冬花、川郁金、连翘、元参、天花粉、丹皮、桔梗、射干。夜分，其痛大减，可以合眼而睡。次日再饮一剂，外热既除，喉舌亦退，大便如酱，小便黄长，则疫邪已解矣。为增损四服而全安。其令眷感受较浅，为之清解亦愈。

（《赤厓医案·瘟疫案》）

【评析】

本案患者症见发热、恶寒、咽喉疼痛，此为疫痧，又称"烂喉疫痧"，属瘟疫病范畴。疫痧又寒热之分，医家应详细辨证论治。此证诊其脉象，洪大而数，其喉色紫，当属温热无疑。故针刺两手少商穴，以泄肺经热毒，方选清热解毒之品。针药合用，清解而愈。

三、劳疫大实有羸状案

【医案原文】

江景岳翁，因劳染疫，身热口干，呢喃呓语，四肢不举，僵卧如塑，扶起则头倾视深，毫不能动。予以为大实有羸状，不信，医为汗之，而病如故。医又疑其正虚，用归脾等补剂，病人云此药甚好，心中方有把握，遂更进一服，至夜半而热甚，舌黑唇裂，浑身眴动，反昏聩不语，循衣摸床，目睛不转。凡乡城有名者率请至，咸谓不治，本家议备后事，勿复与药矣。予以脉尚可救，急与生地黄、人中黄、黄芩、麦冬、犀角、枳实、花粉等剂。热减神清，再剂则所见危症皆退，生机勃然矣。但久未更衣，而阴津已为热耗，即于前方增减，少加大黄外，仍用蜜导，大便遂通，余邪尽去，乃渐次调补以起。

（《赤厓医案·瘟疫案》）

【评析】

本案患者因劳染疫，身热口干，呢喃呓语，四肢不举，医者汗之，归脾补之均无效，病情加剧，以致夜半热甚，舌黑唇裂，浑身𣇼动，反昏聩不语，循衣摸床，目睛不转。汪氏诊其脉象，投以生地黄、人中黄、黄芩、麦冬、犀角、枳实、天花粉等滋阴清热解毒之品，热减神清，再加大黄蜜导通便，遂余邪尽去。本案如《顾氏医镜》云，实邪结聚的病证，出现类似虚弱的假象，乃"真实假虚"。

第二十八节　沈尧封医案

温药和之治瘟疫案

【医案原文】

故友丁汉奇兄素嗜酒，十二月初醉中夜行二里许，次日咳嗽身微热，两目肿，自用羌、芷、芎、芩等药，颐皆肿，又进一剂，肿至喉肩胸膛，咳声频而不爽，气息微急，喉有痰声。其肿如匏，按之热痛，目赤如血，而便泻足冷。六脉细数，右手尤细软，略一重按即无，有用普济消毒饮子者。予疑其脉之虚恐非芩、连、升麻所宜，劝邀沈尧封先生诊之，曰：此虚阳上攻，断勿作大头天行治。病者曰：内子归宁，绝欲两月矣，何虚之有？沈曰：唇上黑痕一条，如干焦状，舌白如敷粉，舌尖亦白不赤，乃虚寒之确据，况泄泻足冷，右脉濡微，断非风火之象，若有风火，必现痞闷烦热，燥渴不安，岂有外肿如此，而内里安贴如平人者乎？遂用菟丝、枸杞、牛膝、茯苓、益智、龙骨。一剂而肿定，二剂而肿渐退，右脉稍起，唇上黑痕亦退，但舌仍白浓，伸舌即颤掉，手亦微振。乃用六君加沉香而肿大退，目赤亦减，嗽缓痰稀，舌上白胎去大半矣。又次日再诊，右脉应指不微细，重按仍觉空豁，肝气时动，两颧常赤，口反微渴，复用参、苓、杞、芍、橘红、龙骨、沙蒺，补元益肾敛肝而痊愈。

（《古今医案按选·卷一·瘟疫》）

【评析】

本案患者平素嗜好饮酒，醉后次日咳嗽身微热，两目肿，自用羌、芷、芎、芩等药却致颐肿，有医家用普济消毒饮，也有认为黄芩、黄连清热加升麻所宜。邀沈尧封先生诊之，察其舌脉，六脉细数，右手尤细软，非大头天行。治以补肝肾、强筋骨之品，引火归原，一剂而肿定，二剂而肿渐退，复用参、苓、杞、芍、橘红、龙骨、沙蒺，补元益肾敛肝而痊愈。

第二十九节　齐秉慧医案

疫当明辨寒热案

【医案原文】

舌苔积粉，满口布白，寒疫亦有此证。曾治王元双患寒疫，人事倦卧，饮食不进，满口布白，牙龈、上颚以及喉间皆无空隙。余验其证，舌上滑而冷，四肢厥冷，小便色白，其为寒疫也明矣，证与喉间白骨无异。即令浓煎生附汁，绵蘸频口舌。遂用人参、白术、茯苓、故纸、干姜、白蔻、生附、熟附，大剂煎饮二剂，温醒胸中冷痰，呕出碗许，二人事稍安。前药再投，冷痰渐活，布白渐退，旬日而痊。若是热证，则必心烦口臭，声音清亮，身轻恶热，又当斟酌于白虎、承气诸法，庶无差误。

（《齐氏医案·卷六·寒疫治法》）

【评析】

疫病分寒热，本案应明辨寒热之分。患者症见舌上滑而冷，四肢厥冷，小便色白，齐氏结合患者脉症表现，诊断其为寒疫。故予以人参、白术、茯苓、补骨脂、干姜、附子等一派温阳之品，温阳益气，温肾健脾。如果是热证，可出现心烦口臭，声音清亮，身轻恶热等症，可用白虎汤、承气汤治之。

第三十节　孙御千医案

达原饮治瘟疫初起案

【医案原文】

毛禹谟时疫症。丁亥五月，长泾镇毛禹谟患时症，本镇医家，以三阳经药发表，苦寒药清火杂治，自余汗后，热不衰，神昏默沉，遍身似斑非斑。时复躁扰狂越，谵语片晌方定，胸腹按之痞满，咽嗌多痰，舌苔色白中央黄，诊脉皆数大。此时行疫邪，横连募原，不易解散。遵吴又可法，用达原饮疏利之。

槟榔　厚朴　芍药　草果仁　知母　黄芩　甘草

二剂后症减二三，但暂时有如狂之状，欲殴人，大便闭结，于前方中加生大黄三钱利之，所谓三消饮也。其病遂不劳余力而愈矣。

(《龙砂八家医案》)

【评析】

本案患者患时疫，经汗、清两法治疗均无效，结果为热不衰，神昏默沉，遍身似斑非斑，说明疫邪由里化热。医者见胸腹按之痞满，咽嗌多痰，舌苔色白中央黄，诊脉皆数大。此为湿热疫邪结于三焦膜原，当尊吴又可疏达膜原之法，使用达原饮进行治疗。化秽浊，清热邪，则邪气溃散，速离膜原，然大便闭结，故加大黄通腑泄热，病遂痊愈。

第三十一节　壶仙翁医案

时疫脉伏案

【医案原文】

壶仙翁治张文学，病时疫，他医诊其脉，两手俱伏，曰：阳证见阴不治。欲用阳毒升汤升提之，壶曰：此风热之极，火盛则伏，非阴脉也，升之则死矣。卒用连翘凉膈之剂。一震按此条是温疫病以证为则，勿专以脉为凭之一据。

（《古今医案按选》）

【评析】

本案患者染时疫，他医诊其脉两手俱伏，遂以阳毒升汤升提之。而壶仙翁则不以为然，认为此乃风热火胜，遂用连翘凉膈之剂。此方养阴清热，泻火除烦。此条是温疫病以证为则，勿专以脉为凭之一据。

第三十二节 黄述宁医案

时疫误用寒凉案

【医案原文】

吴立夫，贫人也。患时邪四五日，寸关皆沉，手足逆冷，舌堆厚苔，腹大而痛，起卧不宁，虽诊脉时，片刻亦不自持，而人事甚清，乃阴燥也。以达原饮去芩，加桂枝、炮姜，一服而脉出肢温，三服而脉大。始复发热，待其壮热，复用小柴胡全方，一服而平。询其初起之时，前医已用凉剂，症乃因药制成，时邪瘟疫之中，本无阴证也。

《黄澹翁医案·卷二·瘟疫案》

【评析】

本案属邪伏膜原的瘟疫，患者症见手足逆冷，腹大而痛，舌苔厚腻，脉寸关皆沉。他医先投凉剂，反成阴证，而黄氏遵吴又可《温疫论》之法，以达原饮宣透膜原，使之外达而解。待患者壮热，继服小柴胡汤和解半表半里，病遂痊愈。

第三十三节　陈修园医案

一、染疫表里俱实案

【医案原文】

当夏忽冷忽暖，感染疫疠不正之气，憎寒壮热而无汗出。头目昏眩，口苦鼻塞，面颊俱肿，大便闭，小便赤涩，风火相乘，内热壅而为毒，表实三焦俱实，拟用防风通圣散加味。

防风（五分）　连翘（五分）　荆芥（五分）　炒白芍（五分）　石膏（一钱）　滑石（三钱）　川芎（五分）　当归身（五分）　黑山栀（五分）　牛蒡子（五分）　金银花（一钱）　川贝母（五分）　炒白术（五分）　麻黄（五分）　薄荷（五分）　桔梗（一钱）　瓜蒌仁（一钱）　淡黄芩（一钱）　火黄（五分，酒蒸）　芒硝（五分）　甘草（二钱）　生姜（两片）　葱白（三枚）

（《南雅堂医案·瘟疫案》）

【评析】

本案为感染疫疠不正之气，症见憎寒壮热而无汗出，头目昏眩，口苦鼻塞等。表里三焦俱实，治以防风通圣散加减。本方来源于《宣明论方》，具有发汗达表、疏风退热、泻火通便、解酒、解利诸邪所伤、宣通气血、上下分消、表里交治等功效，适合治疗瘟疫在内的各类外感病。

二、芳香逐秽治烂喉痧案

【医案原文】

疫毒上壅喉哑，口糜舌赤，丹疹隐约未透，急以芳香逐秽消毒，免有窍闭神昏之虞。

犀角（一钱）　金银花（三钱）　连翘（二钱）　玄参（二钱）　鲜生地（三钱）石菖蒲（一钱五分）　金汁（一盏。注：原书是"杯"，今改为"汁"，中药名有金汁）　另吞至宝丹（三分）

（《南雅堂医案·瘟疫案》）

【评析】

本案是陈修园所记载的烂喉痧医案，治以芳香逐秽消毒，免有窍闭神昏之虞。方选犀角地黄汤加减凉血解毒，复加至宝丹逐秽开窍。本方中金汁擅清热解毒，因药源不洁，现已不用。

三、人参败毒散治疫案

【医案原文】

感受时疫之气，头痛憎寒，壮热不已，腮肿喉痹，拟用人参败毒散，为扶正托邪法。

人参（一钱）　白茯苓（一钱）　枳壳（一钱）　生甘草（五分）　桔梗（一钱）前胡（一钱）　羌活（一钱）　独活（一钱）　柴胡（一钱）　川芎（一钱）　生姜（两片）

（《南雅堂医案·瘟疫案》）

【评析】

本案是用人参败毒散治疗腮肿喉痹，壮热不已。人参败毒散出自《太平惠民和剂局方》，主治伤寒时气，头痛项强，壮热恶寒，身体烦痛，以及寒壅咳嗽，鼻塞声重，风痰头痛，呕哕寒热，具有扶正祛邪等功效，温毒之疫病亦可用之。

四、达原饮治疟案

【医案原文】

寒热往来如疟，口渴，脉右手独大，时邪干袭膜原，用吴氏达原饮法。

草果仁（五分）　川朴（一钱）　淡黄芩（一钱）　生甘草（五分）　槟榔（二

473

钱） 白芍药（一钱） 知母（一钱）

（《南雅堂医案·瘟疫案》）

【评析】

寒热往来成为疟，时邪袭膜原，用吴氏达原饮。本方由槟榔、厚朴、草果、知母、芍药、黄芩、甘草七味药组成。主治瘟疫或疟疾，邪伏膜原证。憎寒壮热，或一日三次，或一日一次，发无定时，胸闷呕恶，头痛烦躁，脉弦数，舌边深红，舌苔垢腻，或苔白厚如积粉。本方专为瘟疫秽浊毒邪伏于膜原而设。

五、凉膈散治时疫案

【医案原文】

时疫来势甚暴，目赤口渴，壮热无汗，斑疹隐约未透，烦躁不已，脘腹按之作痛，大小便闭涩，热毒内炽，邪势不能外达，防有内陷昏喘之变，考诸《内经》病机，暴注下迫，皆属于热。长沙方论急下一法，亦正为存阴而设。兹拟仿凉膈法，并加味酌治，俾热从外出，火从下泻，冀其邪去正复，得有转机。

连翘（三钱） 大黄（一钱，酒浸） 芒硝（一钱五分） 牛蒡子（一钱五分）枳实（一钱） 栀子（八分，炒黑） 甘草（一钱五分） 淡黄芩（八分） 薄荷（八分） 竹叶（一钱） 生白蜜（半盏）

（《南雅堂医案·瘟疫案》）

【评析】

本案症见目赤口渴，壮热无汗，斑疹隐约未透，仿凉膈散法急下存阴。凉膈散出自《太平惠民和剂局方》，具有泻火解毒、清上泄下的功效。方中的连翘是君药，具有苦、微寒的特性，归心、肺、小肠经，轻清透散，长于清热解毒，可以透散上焦的热邪，因此被重用为君药；大黄和芒硝作为臣药，能泻火通便，荡涤中焦燥热内结，协助君药清解上焦邪热；黄芩可以清胸膈郁热，山栀通泻三焦以引火下行，薄荷和竹叶清头目、利咽喉，四药作为佐药，能轻清疏散，协助君药和臣药清泄上焦郁热；甘草和白蜜为使药，不仅能缓和硝、黄峻泻的力度，而且可以生津润燥，调和诸药。此案热从外出，火从下泻，邪去正复，得有转机。

474

六、清宫汤治时疫发热案

【医案原文】

时疫发热，恶心脘闷，斑发未透，神烦无寐，舌绛，热邪欲入营分，滋腻辛燥之剂，均在禁例。

连翘心（三钱）　竹叶心（二钱）　金银花（二钱）　川贝母（一钱）　鲜菖蒲（一钱）　玄参（一钱五分）　麦门冬（一钱五分，不去心）

（《南雅堂医案·瘟疫案》）

【评析】

本案因时疫发热，出现恶心脘闷，斑发未透，神烦无寐，舌绛，此乃热入营分。本案治疗以清心热、养阴液为主，全方根据吴鞠通《温病条辨》化裁而来，清宫汤主治温病液伤、邪陷心包证，发热神昏谵语。与清营汤相较，则本方重在清心包之热，兼以养阴辟秽解毒，清营汤重在清营中之热，兼以透热转气，故所治各有不同。

七、热疫清解案

【医案原文】

传染时邪，忽而头痛晕眩，胸膈胀闷，呕吐黄水臭浊，脉洪大无伦，此为热疫。乃火郁成热，热闭成毒，至速至危之症，急宜泻火清热泄毒，勿使蔓延乃吉。

石膏（五钱）　玄参（五钱）　荆芥（三钱）　生甘草（一钱）　天花粉（二钱）　淡黄芩（二钱）　麦芽（一钱）　神曲（一钱）　白茯苓（三钱）　陈皮（八分）

（《南雅堂医案·瘟疫案》）

【评析】

本案症见头痛晕眩，胸膈胀闷，呕吐黄水臭浊，脉洪大，此乃热证。治疗上予以石膏、玄参、黄芩、天花粉清热生津为主，配麦芽、神曲、茯苓、陈皮益气健脾消食。

第三十四节　王旭高医案

一、疟兼风温案

【医案原文】

某　久患三疟未愈，劳力更感风温，而发时证，及今八日。壮热烦躁，汗不能出，疹不能透，热郁蒸痰，神糊呓语，两胁疼痛，难以转侧，胸闷气粗，动则欲厥。所以然者，邪热与瘀伤混合，痰浊与气血交阻，莫能分解，以致扰乱神明，渐有昏喘之险。

豆豉（五钱）　苏梗（一钱）　郁金（一钱）　赤茯神（三钱）　连翘（三钱）丹皮（钱半）　当归（三钱）　杏仁（三钱）　天竺黄（钱半）　木通（一钱）　猩绛（七分）　菖蒲（五分）　青葱　枇杷叶

（《王旭高临证医案·卷之一·温邪门》）

【评析】

本案为久疟复感风温而诱发时症，病之根本为热邪瘀伤相混，痰浊气血交阻。治须清热祛瘀，化痰行气，均有兼顾。宿有方仁渊按曰："郁金、杏仁解气郁，当归、葱、猩解血郁，豆豉、苏梗从里达表，尤宜佐黄芩、鲜地等以解热郁，否则热不解而诸郁亦不开，热蒸痰阻，陷入胞络易易。"将处方用药分析得颇为清晰，可为临床借鉴。

二、湿温斑疹并见案

【医案原文】

宋　湿温过候，斑疹并见，心胸烦懊，神识模糊。脉数混混而不清，舌心苔干而不腻。湿蕴化热，热渐化燥。气粗短促，目赤耳聋。阴精下亏，风阳上亢。虑其内陷昏痉。拟生津达邪，兼芳香逐秽。

鲜斛　淡豆豉　竹茹　连翘　橘红　赤苓　天竺黄　黑栀　菖蒲　郁金　羚羊陈胆星　牛黄清心丸（五分）（加）犀黄（三厘）

又　湿温邪在太阴、阳明，湿胜于热，太阴为多；热胜于湿，阳明为甚。日晡烦躁，阳明旺时也。口虽渴，苔仍白腻，乃湿蕴化热，余湿犹滞，气火熏蒸，蒙蔽清窍，故斑疹虽透而神识时糊，脉沉小而数疾，皆邪郁不达之象。倘若热甚风动变劲，便难措手。

半夏　赤苓　鲜斛　连翘　川连（姜汁炒）菖蒲　通草　豆豉　郁金　益元散　竹茹　茅根　黑栀

渊按　宜参凉膈散缓缓通下，不致下文化燥内陷耳。盖湿温虽不可早下，而热胜挟滞者，不下则热邪夹滞不去。湿邪亦从热化燥化火也。

又　湿温旬日，脉数较大于昨，热势较盛于前，所谓数则烦心，大为病进，并非阴转为阳、自内达外之象。舌苔白浓，上罩微灰，面红目赤，阳盛之征；头昏耳聋，阴虚之象；小溲窒塞，气化不及也。当生津以彻热，利窍以化湿。救阴不在肾而在生胃津，去湿不可燥而在通小便。盖汗生于津，津充汗出而热解；小肠为心之腑，小便通利，心火降而神清。

羚羊角　赤苓　菖蒲　竺黄　泽泻　益元散　知母　鲜斛　通草　竹叶　鲜薄荷根

另　用珠子（五分）血珀（五分），为末，调服。

渊按　名言傥论，勿草草读过。

又　湿热郁蒸，如烟如雾，神识沉迷，脉时躁时静。静则神倦若寐，躁则起坐如狂，邪内陷矣。虽便不通，而腹鸣不满，肠胃不实，其粪必溏，未可骤攻下之。大凡温邪时症，验舌为先。

今尖苔白，上罩微霉，邪在营气之交。叶氏云：邪乍入营，犹可透热，仍转气分而解，如犀、羚、元、翘等是也。从此立方，参以芳香宣窍。

犀角　羚羊角　鲜斛　竺黄　元参　连翘　益元散　赤苓　竹茹　至宝丹（一粒）

又　前方加鲜地、瓜蒌仁、枳实。

又　舌黑而干，湿已化燥，频转矢气，脘腹按痛，邪聚阳明，肠胃已实，当商通腑。但小便自遗，肾气虚也。正虚邪实，津枯火炽，惟有泻南补北，勉进黄龙汤法。

鲜地　人参　生军　元参　元明粉　菖蒲　竺黄　连翘　竹叶　甘蔗汁（代水煎药）

渊按　蔗汁生饮最妙。代水煎药，不但腻膈，且失凉润之性矣。

又　下后舌黑稍退，而脉反洪大，神识仍昏，阳明火旺也。

清阳明燔灼之火，救少阴涸竭之阴，用景岳玉女煎。

鲜地　元参　鲜斛　知母　竺黄　麦冬　石膏　竹叶　芦根　蔗汁（一杯，冲）

又　津回舌润，固属休征，风动头摇，仍为忌款。温邪虽退，元气大虚，虚风上扰不息，又防眩晕厥脱。今当扶正息风，参以生津和胃。

生洋参　钩钩　天麻　茯神　制半夏　石决明　秫米　陈皮　麦冬　竹茹　甘蔗皮

渊按　热滞虽从下而松，肝家阴液早为燥火所伤，故见证如此，迟下之累也。

（《王旭高临证医案·卷之一·温邪门》）

【评析】

本案记载了王旭高医治一位湿温患者并前后七次复诊调方的经过。方仁渊全程跟踪评点，既指出王旭高治疗湿温化火的独到之处，也点出医疗过程中犯了"晚下"之误。王氏面对已经化热且热胜夹滞的湿温，没有及时通下泄热，导致病情进展，化燥内陷，即便后以黄龙汤泄热得安，也使得患者津液大伤，阴虚风动，正是渊按所点出的"迟下之累"。

三、湿温夹积案

【医案原文】

胡　素有肝胃病，适夹湿温，七日汗解，八日复热。舌灰唇焦，齿板口渴，欲得热饮。右脉洪大数疾，左亦弦数。脘中仍痛，经事适来。静思其故，请明析之。夫肝胃乃腹中一脏一腑，木乘土则气郁而痛。若不夹邪，安得寒热？即有寒热，断无大热，以此为辨也。又询大便坚硬而黑，是肠胃有实热，所谓燥屎也。考胃气痛门，无燥屎症，惟瘀血痛门有便血，然此症无发狂妄喜之状，则断乎非蓄血，此又一辨也。渴喜热饮，疑其为寒似矣。不知湿与热合，热处湿中，湿居热外，必饮热汤而湿乃开，胸中乃快，与阴寒假热不同，再合脉与唇，其属湿温夹积无疑。

《伤寒大白》云：唇焦为食积。此言诸书不载，可云高出前古。

豆豉　郁金　延胡　山栀　香附　赤苓　连翘　竹茹　蒌皮

外用葱头十四个，盐一杯，炒热，熨痛处。

按　病本湿温夹食，交候战汗而解，少顷复热为一忌。汗出而脉躁疾者，又一忌。适值经来，恐热邪陷入血室，从此滋变，亦一忌。故用豆豉以解肌，黑栀以清里，一宣一泄，祛表里之客邪。延胡索通血中气滞、气中血滞，兼治上下诸痛。郁金苦泄以散肝郁，香附辛散以利诸气，二味合治妇人经脉之逆行，即可杜热入血室之大患。栝蒌通腑，赤苓利湿。加竹茹、连翘，一以开胃气之郁，一以治上焦之烦。外用葱、盐热熨，即古人摩按之法，相赞成功。

渊按　此虽有食积，亦不可下，以胸痞脘痛，渴喜热饮，中焦湿饮郁遏不开，寒热错杂，阳明之气失于顺降。若遽下之，轻则痞膈，重即结胸矣。同一湿温夹滞，其不同有如此者。

又　服药后大便一次，色黑如栗者数枚，兼带溏粪。脘痛大减，舌霉、唇焦俱少退，原为美事。惟脉数大者变为虚小无力，心中觉空，是邪减正虚之象，防神糊痉厥等变。今方九日，延过两候乃吉。

香豉　青蒿　沙参　赤芍　川贝　郁金　黑栀　竹茹　稻叶　金橘饼

渊按　大便通而痛减，乃葱盐按摩之功也。葱能通气，咸能顺下，阳明之气得通，胃气自然下降；胃气通降，大便无有不通者。夫便犹舟也，气犹水也，水流顺畅，舟无停滞之理。若但知苦寒攻下，不明中气之逆顺，是塞流以行舟耳！

（《王旭高临证医案·卷之一·温邪门》）

【评析】

本医案中患者有肝胃宿疾，复感湿温，痰湿中阻，郁而化热，唇焦口燥且欲热饮，兼有燥结便秘，是湿温夹积滞证。孙氏以豆豉解肌，黑栀清里，一宣一泄，祛表里之客邪。延胡索通血中气滞、气中血滞，兼治上下诸痛。郁金苦泄以散肝郁，香附辛散以利诸气，合治经脉气逆。瓜蒌通腑，赤苓利湿。加竹茹、连翘，一以开胃气之郁，一以治上焦之烦。外用葱、盐热熨以奏功。葱能通气，咸能顺下，阳明之气得通，胃气自然下降；胃气通降，大便得通利。本案治法方药方仁渊评点极恰。患者湿温夹积，而喜热饮，是湿胜于热之故，切不可苦寒妄下。用诸清宣行气、通滞利湿之品，辅以葱盐按摩，后谨慎将养，方使患者康复。

四、温病阴阳两虚案

【医案原文】

秦　温邪十二日，斑疹遍透，神识仍糊，大便屡行，齿垢未脱。舌尖红，中心焦，阴津灼也。左脉大，右脉小，元气弱也。

昨投清泄芳开，是从邪面着笔；今诊脉神萎顿，当从元气推求。

要知温属阳邪，始终务存津液；胃为阳土，到底宜济甘凉。所虑液涸动风，易生痉厥之变；胃虚气逆，每致呃忒之虞耳！

羚羊角　沙参　生草　竺黄　菖蒲　鲜石斛　犀角　元参　洋参　泽泻　茯神　芦根　蔗汁

另用濂珠粉三分，上血珀末三分，开水调服。

又　昨用甘寒生津扶正，病势无增无减。然小便得通，亦气化津回之兆也。症交十三日，是谓过经，乃邪正胜负关头。从此津液渐回，神气渐清，便是邪退之机；从此而津液不回，神糊益甚，便是邪进之局。正胜邪则生，邪胜正则重。仍以生津救液，冀其应手。

羚羊　鲜斛　沙参　洋参　麦冬　泽泻　赤苓　元参　蔗汁　芦根　珠黄散
又加知母、川贝。

又　甘寒清润，固足生津，亦能滋湿。向之舌绛干焦者，今转白腻，口多白沫，是胃浊上泛也。小便由于气化，湿滞中焦，气机不畅，三焦失于输化，故不饥，不思纳，小便不利也。法宜宣畅三焦。

豆卷　赤苓　猪苓　泽泻　生苡仁　杏仁　通草　竹茹　陈皮　半夏曲　谷芽
血珀（五分，研末，冲服）

渊按　帆随湘转，妙于转环。脾肾阳气素虚，阳邪一化，阴湿即来。在脉神萎顿时早防之，庶免此日波变。然不料其变之如是速耳。古方大豆卷治筋挛湿痹，苏地用麻黄汤浸，借以发汗，与此证总不相宜。

又　瘀热蓄于下焦，膀胱气痹不化，少腹硬满，小溲不利。

下既不通，必反上逆，恐生喘呃之变。开上、疏中、渗下，俾得三焦宣畅，决渎流通。

紫菀　杏仁　桔梗　川朴　陈皮　赤苓　猪苓　泽泻　苏梗　血珀　通草

又　照方加参须（五分），煎汤调下血珀（五分）。外用田螺二枚，葱白一握，桃仁三钱，曲少许，麝香五厘，肉桂五分，合打烂，炖温，敷脐下关元穴。

又　温邪甫退，少腹板硬，膀胱气化无权。昨议疏泄三焦，小便仍不畅。今少腹硬满过脐，其大如盘，按之不痛，脉沉小，舌白腻，身无热，口不渴，所谓上热方除中寒复起是也。夫膀胱与肾相表里，膀胱气化赖肾中阳气蒸腾。肾阳不足，膀胱水气凝而为瘕，须防犯胃冲心呃厥等变。急急温肾通阳泄水，犹恐莫及。

肉桂五苓散，送下金匮肾气丸三钱。

渊按　须此方解下焦之围，再佐葱、盐按摩更妙。

又　通阳泄水，与病相投，虽未大减已奏小效。腹中觉冷，中阳衰弱显然。

照方加木香、炮姜。

（《王旭高临证医案·卷之一·温邪门》）

【评析】

此医案记载了一位患者温病后期邪热流连，阴阳两虚，寒热错杂，证候变化多端的状况。医者先投甘凉之剂解津液干涸之急。患者津液稍复，辄因阳气虚弱无力运化津液，湿滞中焦，气机不畅。宣畅三焦后仍小便不通，少腹硬满，查舌苔脉象知是上热方除，中寒复起，以温肾助阳法治之得效。此病复杂多变，究其原因，乃是温邪耗伤人体正气，导致阴阳两虚，气机错乱之故。

五、温病肺胃津伤案

【医案原文】

尤　症交十二日，目赤耳聋，舌白烦渴，脉洪大而汗出。当辛凉以彻气分之热邪，甘凉以救肺胃之津液。

北沙参　麦冬　知母　竺黄　元参　生石膏（薄荷同打）　滑石　竹叶　芦根

又　目张不语而神慧，与汤则咽，身能转侧。舌苔灰白，脉形洪滑。并非邪闭心包，乃肝阳夹痰火阻塞清明之府。勿再芳香开达，开则邪反内陷矣，慎之！

羚羊角　川贝　郁金　茯苓　胆星　石决明　远志　鲜斛　竹油　姜汁　北沙参

渊按　清火息风，豁痰通窍，丝丝入扣。惟沙参可斟酌，以其补肺也。舌苔灰白，痰火征兆。

又　目张不语，多汗脉大。阳盛阴虚，防其厥脱。急救其阴，希图万一。

生洋参　石决明　沙参　茯神　麦冬　川贝母　五味子

又　目已能合，口已能言，但舌謇而言涩。汗多稍收，脉大稍敛，似有一线生机。所嫌两臂动强，恐其发痉。拟存阴息风法。

羚羊角　鲜地　生地　洋参　沙参　石决明　麦冬　钩钩　蔗汁

渊按　几乎类中。大抵平素肺肾阴气不足，肝阳有余，年过四十者，每有是证。

（《王旭高临证医案·卷之一·温邪门》）

【评析】

此医案中，患者患病已有十二日，症状为目赤耳聋，舌白烦渴，脉洪大，汗大出。乃是气分大热，肺胃津伤。王氏"当辛凉以彻气分之热邪，甘凉以救肺胃之津液"，所治极是。用药后患者神志有所恢复，但舌苔灰白，脉形洪滑。王氏判断此不为邪闭心包，乃是肝阳夹痰火，阻塞清明之府，并点出此时不可再行芳香开达之药，不然反而助火，使邪反内陷。具体方药，方仁渊所评甚是。服药后患者热证虽去，阳甚阴虚，因此以存阴息风法治之。方仁渊的评议中提及此类患者大多平素肺肾阴气不足，肝阳有余，多见于四十岁以上者。

六、温病热结旁流案

【医案原文】

华　温邪八日，神识模糊，斑色红紫，脘腹拒按，结热旁流。舌红干燥，目赤唇焦，而又肤冷汗出，脉伏如无。邪热内闭，阴津外泄，颇有内闭外脱之虑。勉进黄龙汤法。

大生地　参须　生军　枳实　连翘　天竺黄　元参　菖蒲　鲜斛

渊按　肤冷、汗出、脉伏，非虚象，乃闭象也。从斑色红紫上看出，参须可斟酌。

（《王旭高临证医案·卷之一·温邪门》）

【评析】

本医案中，患者罹患温病八日，意识模糊，斑疹紫红，气血两燔，里实热结。王旭高以肤冷汗出，脉伏如无判断其为内闭外脱，以黄龙汤治之。黄龙汤为泻下剂，具有攻下通便、补气养血之功效。主治阳明腑实、气血不足证，症见自利清水，色纯清，或大便秘结，脘腹胀满，腹痛拒按，身热口渴，神疲少气，谵语，甚则循衣摸床，撮空理线，舌苔焦黄或焦黑，脉虚。本方临床常用于治疗伤寒、副伤寒、流行性脑脊髓膜炎、乙型脑炎、老年性肠梗阻等属于阳明腑实兼气血不足者。方中大黄、枳实攻下热结，荡涤肠热；生地黄、玄参、人参益气养阴补血，扶正祛邪；连翘清宣解毒；石菖蒲、鲜石斛化痰除湿。而方仁渊在评议中提出异议，认为肤冷、汗出、脉伏，并非表虚之象，而是邪热内郁，阳气不得外达之真实假虚，不赞同使用人参，可供参考。

七、里虚复感湿温案

【医案原文】

某　久病元气未复，又感湿温，已愈旬日。解表、疏中、通下之药，皆已服过。现脉仍数，舌白腻。头汗多，身热不解，咳嗽不扬，小溲不爽。且以分泄三焦，再看转机。

豆卷　杏仁　赤苓　腹皮　川朴　桔梗　蒌皮　苏梗　泽泻　滑石　通草

（《王旭高临证医案·卷之一·温邪门》）

【评析】

此医案中患者因久病元气亏虚，复感湿温，病势缠绵，屡治不愈，迁延至今。解表、疏中、通下之药皆不能治，但观其症状，仍是湿温湿热并重之相，故以分泄三焦治之。此方宣畅气机、清热利湿。方中杏仁、桔梗、苏梗宣利上焦肺气，气行则湿化；大腹皮、瓜蒌皮行气宽中，畅中焦之脾气；赤茯苓甘淡性寒，渗湿利水而健脾，合泽泻、滑石等使湿热从下焦而去；以上共为君药。通草甘寒淡渗，豆卷清热利湿，加强君药利湿清热之功，是为臣药。川朴行气化湿，散结除满，是为佐药。

八、湿温夹积化燥结胸案

【医案原文】

高　舌白，口渴，咽痛。湿温化热，症方四日。年高正虚，势防战汗。冀其无变为佳。

薄荷　桔梗　射干　滑石　牛蒡子　橘红　杏仁　枳壳　蔻仁　芦根

又　温邪夹积化燥。昨服药后战汗不透，大热虽减，里热仍炽。舌霉边白，脉形不显。高年恐其内陷。

大力子　香豉　鲜斛　连翘　黑栀　薄荷根　滑石　枳实

又　胸脘板痛拒按，此属结胸。舌心燥边白，此夹痰水，夹气积。症交七日，温邪内伏，将燥未燥，将陷未陷。昨午投生津达邪一剂，今结胸证已具。势不容缓，再进小陷胸法。

川连　半夏　枳实　蒌仁　香豉　黑栀

（《王旭高临证医案·卷之一·温邪门》）

【评析】

本医案中，患者年高正虚，不耐攻伐。初为湿温化热，湿胜于热之象，以三仁汤加减宣畅气机，清利湿热。然清热之力不足，里热犹在。故加连翘、黑栀，加清热之力，入鲜斛滋阴润燥，其间又加生津达邪一剂。患者湿温之邪未去，热邪化燥的过程被药剂打断，但又因痰气交阻，胸中疼痛拒按，为小结胸证，故以小陷胸汤治疗。对于小陷胸汤，方仁渊评议曰："仲景小陷胸以枳实佐川连，瓜蒌佐半夏，苦泄辛润，开中焦之痞，以化痰水热邪。方名陷胸，与诸泻心汤出入，并非下剂。今人以蒌、枳为通腑之药，殊属可笑。"

九、温邪食复案

【医案原文】

顾　温邪得食则复。舌心尖焦黄而干，边苔白腻，心胸痞闷，此夹积、夹气、夹痰、夹水。大便已十二日不通，其势不得不下。

半夏　茯苓　泽泻　川连　枳实　川朴　蒌仁　大黄　元明粉

（《王旭高临证医案·卷之一·温邪门》）

【评析】

本案中，患者温病食复，温邪入里化燥，内有痰气交阻，痰热胶结于胸中，心胸痞闷。以小陷胸汤清热化痰，宽胸散结，治疗邪热内陷与痰浊结于心下的小结胸病。痰热互结心下或胸膈，气郁不通，故胃脘或心胸痞闷，按之则痛。治宜清热涤痰，宽胸散结。方中全瓜蒌甘寒，清热涤痰，宽胸散结，用时先煮，意在"以缓治上"，而通胸膈之痹。臣以黄连苦寒泄热除痞，半夏辛温化痰散结。患者同时有十二日大便不通，燥结里积严重，故以小承气汤加减，入茯苓、泽泻利水化痰，使邪热随积滞而下。

十、余邪未尽食复案

【医案原文】

杨　胸闷头痛，寒热往来。邪在少阳，有汗而热不解，是伤于风也。舌薄白，边色干红。阴亏之体，邪未外达，而津液暗伤，渐有化燥之象。症交七日，中脘拒按，似欲大便而不得出，少阳之邪传及阳明，胃家将燥实矣。防其谵语，拟少阳、阳明两解法。

柴胡　淡芩　半夏　枳实　甘草　香豉　黑栀　蒌仁　桔梗　滚痰丸（钱半）

渊按　从大柴胡、陷胸变化，不用大黄、黄连，以阴亏液伤，拒按在中脘，不在大腹也。借滚痰丸以微通之，心灵手敏。

又　得汗得便，邪有松机，是以胸闷、心跳、烦躁等症悉除，而头痛略减也。虽自觉虚馁，未便多进谷食，亦未可就进补剂，但和其胃，化其邪可耳。

香豉　豆卷　半夏　川贝　赤苓　陈皮　郁金　川斛　通草　竹茹

又　用和胃化邪法，一剂颇安，二剂反剧。良以畏虚多进谷食，留恋其邪，不能宣化，郁于心胸之间，湿蕴生痰，热蒸灼液，烦躁、恶心、错语。两手寸关脉细滑数，两尺少神，舌边干红，心苔黄腻，皆将燥未燥，将陷未陷之象。拟导赤泻心各半法，生津化浊，和胃清心。

犀角　川连　鲜斛　枳实　半夏　赤苓　连翘　黑栀　橘红　生甘草　通草郁金　竹茹　芦根

万氏牛黄清心丸（五分）。

渊按　阳明痰热未清，遽进谷食，致有下文如是大变。宜仿仲景食服法，佐大黄以微下之。

又　症交十三日，身热不扬，神昏，舌短苔霉。邪入膻中，闭而不达。急急清泄芳开，希冀转机。

犀角　连翘　枳实　竺黄　芦根　菖蒲　黑膏　牛蒡　元参　薄荷根　郁金鲜斛

紫雪丹五分，另调服。

又　神情呼唤稍清，语仍不出，邪欲达而不达。胸胁红点稍现，迹稀不显，斑欲透而不透。口臭便秘，时觉矢气，阳明燥实复聚。舌短心焦边绛，膻中之火方炽。芳开清泄之中，参以生津荡实。

前方加沙参、细生地、磨大黄。

又　口臭喷人，胃火极盛。斑疹虽见，透而未足。目赤神糊，脉洪口渴。急急化斑为要。古法化斑，以白虎为主。今仍参以犀地清营解毒，再复存阴玉女煎。

犀角　黑膏　麦冬　竺黄　大生地　知母　沙参　洋参　菖蒲　人中黄　芦根　石膏（薄荷打）

渊按　前方未知下否。若未通，可再下之，所谓急下以存阴也。有犀地、白虎清营救液，见证有实无虚，不妨放胆。

又　目能识人，舌能退场门，症渐有生机。当大剂存阴，冀其津回乃吉。

大生地　鲜石斛　麦冬　洋参　元参　生甘草　鲜生地　石膏　犀角　沙参　蔗汁

又　黑苔剥落，舌质深红，阴津大伤，燥火未退，左脉细小，右脉洪大，是其征也。际此阴伤火旺，少阴不足，阳明有余，惟景岳玉女煎最合。一面存阴，一面泻火，守过三候，其阴当复。

鲜生地　生石膏　元参　洋参　大生地　黑山栀　生甘草　知母　沙参　连翘　芦根

渊按　右脉洪大，阳明热结夹滞显然。

又　频转矢气，咽喉干燥，燥则语不出声。此阳明火势熏蒸，津不上承。重救其阴，兼通其腑，再商。

大生地　鲜生地　麦冬　生军　海参　北沙参　生甘草　元参　元明粉

渊按　从前欠下，尚是实热见象，海参嫌腻膈。

又　下后液未回，急当养阴醒胃。

生洋参　茯苓　橘红　麦冬　蔗皮　大生地　石斛　沙参　元参　谷芽

又　耳聋无闻，舌干难掉，阴津大伤。用复脉法。

大生地　麦冬　元参　洋参　阿胶（川连三分，拌炒）　生甘草　鸡子黄

又　迭进滋阴大剂，生津则有余，泻火则不足。今交三候，齿垢退而复起，神识已清，非阴之不复，乃燥火未清耳。今当法取轻灵。

洋参　枳壳　川贝　橘红　赤苓　枣仁（猪胆汁炒）　川连

雪羹汤煎。

又　诸恙向安。每啜稀粥，必汗沾濡，非虚也，乃津液复而营气敷布周流也。

小溲涩痛，余火未清。惟宜清化。

冬瓜子　鲜石斛　通草　黑栀　生谷芽　甜杏仁　甘草梢

又　病退。日间安静，至夜发热神昏，乃余热留于营分也。

小溲热痛，心火下趋小肠。仿病后遗热例，用百合知母滑石汤合导赤散。

木通　草梢　竹叶　知母　鲜生地　滑石　百合

泉水煎服。

（《王旭高临证医案·卷之一·温邪门》）

【评析】

本案中，医者以阳明少阳两清法治风温二阳同病，本已见愈，患者却因多进谷食而食复，并且邪热来势猛烈，夹杂痰湿。邪热煎灼津液导致阴亏燥结，出现了阳明腑证。王氏随即紧跟病情，每每根据症状变化调整药方，从清热、通腑、祛湿、滋阴多个方面辨证施治，患者最终得治。其用药得失，方仁渊随文所评颇有见地。

十一、阴虚夹湿复感风温案

【医案原文】

范　阴虚夹湿之体，感受时令风温，初起背微恶寒，头略胀痛，欲咳不爽，发热不扬，舌苔白腻，大便溏泄。峻投消散，暗劫胃津，以至饥不欲食，嗜卧神糊，呃忒断连，斑疹隐约。症方八日，势涉危机。阅周先生方，洵尽美善，僭加甘草一味以和之，具生津补中之力，未始非赞襄之一助也。若云甘能滋湿，甘能满中，孰不知之！须知苔薄光滑，胸不满而知饥，乃无形湿热，已有中虚之象，此叶氏所以深戒苦辛消克之剂，幸知者察焉！

牛蒡子　前胡　橘红　天竺黄　郁金　刀豆子　桔梗　神曲　菖蒲　连翘　薄荷叶　竹茹　甘草　枇杷叶

渊按　此痰呃也。中虚夹痰，胃气通降不顺所致。

诒按　审证精细，论亦透澈。苔白滑而光亮无津，此湿蕴津伤之候，专投香燥，每每涸液增变，案中议论，洵属阅历之言。

复诊，症逾旬日，系温邪夹湿，病在气营之交。苔白腻而边红，疹点透而不爽。寐则谵语，寤则神清。呃声徐而未除。脉象软而小数。周先生清营泄卫，理气化浊，恰如其分。僭加一味，仍候主裁。

犀角　连翘　天竺黄　川连　橘红　半夏　牛蒡子　丁香　柿蒂　竹茹　薄荷根　通草　茅根　枇杷叶

渊按　寐昏寤明，痰火阻塞上中焦显然。方较上首好。

三诊，热处湿中，神蒙嗜卧，呼之则清，语言了了。舌白腻，脉软数，知非邪陷膻中，乃湿热弥漫于上焦，肺气失宣布耳。呃尚未除，胃浊未化。拟从肺胃立法。

射干　杏仁　郁金　橘红　代赭石　川贝　沙参　桔梗　通草　旋覆花　茅根　冬瓜子

渊按　开肺降胃，更为得旨，所以呃除神清。

诒按　论病清切。此时若误认入营，而投清营之品，则邪机愈遏，而增病矣。以中虚阴弱之体，患温邪夹湿之病，过投辛燥则阴泄，过与消克则中伤。若回护其虚，又恐助浊增病。此等证用药最难，观前后六案，论病亲切，用药清灵，疏邪扶正，虚实兼顾，自非老手不办。

四诊，呃除，苔稍化，欲咳不扬。仍从前法加减。

前方去代赭石，加蛤壳、赤苓。

五诊，去旋覆花、射干、桔梗，加豆卷。

六诊，便泄数次，黏腻垢污。胃浊以下行为顺，故连日沉迷嗜卧，昨宵便惺惺少寐，且屡起更衣，愈觉神烦倦乏耳。今便泄未止，舌苔仍白，身热已和，酒客中虚湿胜，拟和中化浊，仿子和甘露饮。

生洋参　於术　赤苓　泽泻　滑石　鸡距子　广藿香　木香　葛花　橘红　通草　竹茹

渊按　痰从便去，热亦随之，中焦之浊清，上焦之热亦降，故诸恙若失，转惺惺少寐耳。然苔未化，余湿未清，脾胃转运未复也，不可早补。

七诊，病已退，湿未楚。前方加减。

前方加参须、神曲、谷芽。

（《环溪草堂医案·卷一·风温温热》）

【评析】

本案中，患者本为阴虚夹湿之体，复感时令风温，温热之邪煎灼津液而生痰化燥，兼投以峻烈发散之药，使阴虚更虚，热邪更热，由是先生湿蕴津伤，中虚夹痰，胃气通降不顺之昏眩呃逆，后生中虚湿胜之泄泻嗜卧。王氏用药清灵，疏邪扶正，虚实兼顾，方仁渊与柳宝诒所评甚详。

十二、温病痰热蕴肺津伤案

【医案原文】

孙 温邪袭肺，肺失清肃，湿夹热而生痰，火载气而逆上。喘息痰嘶，舌干口腻。昨日之脉据云弦硬，现诊脉象小而涩数，阴津暗伤，元气渐馁，颇有喘汗厥脱之虑。夫温邪为病，隶乎手经，肺胃位高，治宜清肃。痰随气涌，化痰以降气为先；气因火逆，降气以清肃为要。姑拟一方，备候高明酌夺。

鲜石斛 射干 杏仁 象贝 沙参 苏子 桑皮 沉香 芦根 竹油（冲服）冬瓜子 枇杷叶 姜汁

（《王旭高临证医案·卷之一·温邪门》）

【评析】

本医案中患者受温邪袭肺，导致肺气升降失调，邪热蕴肺而灼伤肺津，生痰化燥。肺气郁而化火，气火痰胶结上逆而喘息、喑哑。王氏查脉而知阴伤气耗，为防喘脱，急以清肃之法，降气、化痰、清热并顾。用药一派清润肃降，而方仁渊有按语曰："议论明晰，最宜学步。方中沉香易黄芩则善矣。盖热化肺清，不患不降。凡诸清肺药皆能降气，沉香属木，降肝不降肺耳。"值得参考。

十三、温燥犯肺案

【医案原文】

黄 舌干而绛，齿燥唇焦，痰气喘粗，脉象细数。无形邪热熏蒸于膻中，有形痰浊阻塞于肺胃，而又津枯液燥，正气内亏，恐有厥脱之变。拟化痰涤热治其标，扶正生津救其本。必得痰喘平，神气清，庶几可图。

羚羊角 旋覆花 葶苈 杏仁 川贝 鲜石斛 元参 茅根 竹油 沉香 代赭石 苏子 姜汁 枇杷叶 滚痰丸（三钱，人参汤送下）

诒按 虚实兼到，立方颇为详尽。方中药品已多，苏子、旋、赭可以去之。

又 头汗淋漓，痰喘不止，脉形洪大，面色青晦，舌红干润，齿板唇焦。此少阴阴津不足，阳明邪火有余，火载气而上逆，肺失降而为喘，症势危险，深虑厥脱。勉拟救少阴之津，清阳明之火，益气以敛其汗，但肺以定其喘，转辗图维，冀其应手乃妙。

大生地（海浮石拌捣）　洋参　牛膝　五味子　石膏　桑皮　川贝　炙甘草麦冬　人参（一钱，另煎，冲）

陈粳米煎汤代水。

渊按　脉形洪大，合之头汗面青，上实下虚大着。从补下纳气之中，想出清热救津之法，故能应手。人参、石膏、粳米，救肺清热，亦所以救肾也。

诒按　前后三案，均有齿垢唇焦见证，其胃府中有垢热可知，用玉女法清胃救肾，大致亦合。若于中稍参泄热之意，则见效更速矣。方中五味酸敛，炙草、粳米甘腻，均不相宜。

又　汗稍收，喘稍平，脉大稍软。但气仍急促，心中烦躁，舌红干润，齿垢唇焦。津液犹未回，虚阳犹未息，上逆之气犹未降，虽逾险岭，未涉坦途。今少腹似有透之象，是亦邪之出路。仍拟救少阴，清阳明，再望转机。

大生地（蛤粉炒）　洋参　沙参　元参　麦冬　鲜生地　牛膝　通草　豆卷五味子　竹叶　枇杷叶

陈粳米煎汤代水。

渊按　前方应手，此即头头是道。通草、豆卷，淡渗泄表。

诒按　此与前方同意。恐其耗津，不必虑邪之不去，津气回而邪自不容矣。

又　阴津稍回，气火未平。仍宜步步小心，勿致变端为幸。

大生地　洋参　沙参　元参　泽泻　麦冬　天竺黄　鲜石斛　石决明　茯神芦根

诒按　仍以养阴之法收功。

（《王旭高临证医案·卷之一·温邪门》）

【评析】

王氏治温邪犯肺之痰热喘息经验颇丰，上述医案皆以化痰涤热治其标，扶正生津救其本，虚实兼顾，主次分明。医者按脉辨病，脉细阴伤而重救阴，脉洪气虚则气津并补。温邪易于化热伤津，而肺为娇脏，易为燥伤，由是治温邪犯肺需着眼于养阴生津救肺，不可妄投温燥之剂。具体处方用药，柳宝诒认为"方中五味酸敛，炙草、粳米甘腻，均不相宜"，值得一参。

十四、温邪神昏案

【医案原文】

张　温邪两候不解，脉形洪大中空，神昏蒙而如醉，舌淡红而无苔。与汤亦不却，不与亦不讨，呓语如呢喃，叮咛重复道。

昨日用芳开，神情略觉好。然凭症而论之，乃津枯而液燥。是必甘寒润燥生津液，俾得气化津回方保吉。聊立方法以备参，候高明以商夺。

大生地　鲜石斛　沙参　茯苓　麦冬　羚羊角　鲜生地　竺黄　甘蔗汁　芦根尖

渊按　案语清华，方法简洁，非学识兼到者不能。

（《王旭高临证医案·卷之一·温邪门》）

【评析】

此医案中，张氏感温邪不解，脉形洪大中空，精神昏蒙，郑声，舌淡红而无苔，食欲不振而能饮食。王氏判断其病机为津枯液燥，定甘寒润燥、生津益气之法，故用大批清润养阴之品，佐以茯苓益气，羚羊角大清邪热。

十五、温邪实热夹痰案

【医案原文】

许　温邪内蕴，痰浊上泛，壮热无汗，神识模糊，气逆痰多，舌腻尖红，大便不通，势防厥脱。

羚羊角　葶苈　杏仁　川贝　竺黄　黑山栀　蒌仁　枳实　豆豉　菖蒲

滚痰丸三钱。此方效。

（《王旭高临证医案·卷之一·温邪门》）

【评析】

王氏以清热化痰之法治温邪实热夹痰证。热盛痰多，是故壮热无汗，神识模糊，大便不通。羚羊角平肝息风，清肝明目，散血解毒；葶苈泻肺行水，祛痰平喘；杏仁止咳平喘，润肠通便；川贝母、天竺黄清热化痰生津；山栀泻火除烦，清热利湿，凉血解毒；瓜蒌仁润肺，化痰，滑肠；枳实破气消积，化痰散痞；豆豉疏风解表，清热除烦，解毒；石菖蒲开窍豁痰，醒神益智，化湿开胃。再合滚痰丸泻火逐痰。故方仁渊按曰："实热夹痰，滚痰丸甚合，煎方亦好。"

十六、温邪结胸案

【医案原文】

吴　温邪五日，舌苔干黄，壮热无汗，胸腹板满硬痛，手不可近。此属结胸。烦躁气喘，口吐涎沫。防其喘厥。

黑山栀　豆豉　蒌仁　川连　杏仁　生大黄　葶苈　柴胡　枳实　淡芩　元明粉　皂荚子

凡结胸症，烦躁气促者死。此方是大柴胡汤、大小陷胸、栀豉合剂。

渊按　烦躁无汗而有气喘者，柴胡不可用。用柴胡仍蹈前人治伤寒之故辙也。幸有硝、黄、连、杏主持其间，否则坏矣。

又　下后结胸之硬满已消，而烦躁昏狂略无定刻，舌苔干燥，渴欲凉饮，壮热无汗。邪气犹在气分。以苦辛寒清里达表，冀其战汗无变为妙。幸其壮热无汗，可冀战汗。若汗出而仍壮热，则内陷矣。此方三黄石膏汤、鸡苏散与栀豉合剂。

又　战而得汗，脉静身凉，邪已解矣。舌黄未夫，胃中余浊未清，尚宜和化。

川贝　赤苓　豆豉（炒）　连翘　黑山栀　通草　滑石　枳壳（炒）　竹茹

凡战汗后脉静身凉，用方大法，不外乎此。

（《王旭高临证医案·卷之一·温邪门》）

【评析】

结胸证是有形之邪阻结胸膈脘腹，以胸脘硬满胀痛拒按为证候特点的病证。本医案中，吴氏因温邪热势盛壮，热郁胸膈，痰热胶结而结胸，烦躁气喘，口吐涎沫，病势凶险，有厥逆之患。王氏以大柴胡汤、大小陷胸、栀豉合剂清热化痰，宽胸散结。方仁渊在此提出"烦躁无汗而有气喘者，柴胡不可用"。柴胡味辛，升举阳气，气虚下陷、阴虚阳亢、肝风内动者用之可能加重病情。结胸患者须降气而不可升提，故不宜用柴胡。但王氏方多入苦寒降气之品，仍行之有效。后以三黄石膏汤、鸡苏散与栀豉合剂苦辛寒清里达表，使病者之郁热战汗而解。

十七、正虚温邪乘之案

【医案原文】

严　病后元气未复，温邪乘虚窃发。初起即壮热神糊，舌干，肩膊胁肋疼痛。今方二日，邪未宣达，已见津涸之象，其为重候可知。当此论治，是宜达邪以解其表。然叶氏云：初起舌即干，神略糊者，宜急养正，微加透邪之药。若昏瞶而后救里，有措手不及之虞矣。

北沙参（一两）　牛蒡（三钱）　杏仁（三钱）　焦曲（三钱）　黑山栀（钱半）豆豉（三钱）　连翘（三钱）　竺黄（一钱）　枳壳（一钱）　茅根（一两）　鲜薄荷根（五钱）

渊按　深得叶氏心传。

（《王旭高临证医案·卷之一·温邪门》）

【评析】

《内经》有"正气存内，邪不可干""邪之所凑，其气必虚"之言。体虚之人复感温邪，易出现虚实夹杂的复杂病症。而温邪起病急，热势进展快，易于伤津耗液，生风动火，故而"初起舌即干，神略糊"，即在病程前期就出现舌干神昏的症状。对这种本虚标实的患者，王氏的处理原则与叶天士一脉相承，即在治疗伊始就注意养护阴津，培补正气，以防阴亏津伤之重证。

十八、阴亏复感温邪案

【医案原文】

孙　营阴素亏之体，感受温邪，病起肢麻寒热，旋即便泄神糊。今交七日，脉数而洪，舌燥齿干，必荡气促。阳明之火方炽，少阴之阴已涸。又腹硬痛，大便三日不通。积聚于中不下，气火尽浮于上，似宜通降为先。然阴津大涸，不得不先养其津。姑拟一方备商。

鲜生地（一两四钱）　北沙参（二两）　磨苏梗（五分，冲）　杏仁（三钱）天竺黄（钱半）　茯神（三钱）　麦冬（五钱）　川贝（三钱）　悉尼汁（一杯，冲）枇杷叶（三片）

渊按　先养正救津，斯为老眼无花。

又　津回舌润，汗出甚多，热势亦退。惟心烦不寐，大便不通。仍以前方加减。

前方去苏梗，加细生地一两，天冬三钱，麻仁三钱。

（《王旭高临证医案·卷之一·温邪门》）

【评析】

温邪易伤人体阴液，素体阴亏之人感温邪则更有津亏液耗之危。本医案中，病家阳明壮热，神昏便秘，脉数而洪。阴液亏极而舌燥齿干，四肢失却津液濡养而麻木。王氏以养正救津之法急救其阴，阴液充而汗出有源，热随汗去，而后行通降之法亦有行舟之水矣。

十九、妇人温邪发斑案

【医案原文】

蔡　温邪发斑透疹，总在肺胃两经。邪热郁蒸，从里达外。

血分热炽则发斑，气分热炽则发疹。邪从外入，由气传营。热自内出，由营达气。此证胸前先发斑点，身未觉热。数日之后，始发寒热，续布痧疹。似乎营分先有伏热，而后温邪凑集，肺胃受病，始见咳嗽寒热等症。然斑已将化，疹已透齐，即有余邪，清之解之可已；乃反胸痞烦闷，气升恶心，喉痛难咽，其故何欤？良以怀孕八月，适当太阴、阳明养胎之候，邪热甚于肺胃，胎气失荫而上逆，由是胸高气逆，烦躁不得卧，岂非病虽由热，而实乃胎气上冲所致也。为今之计，清解肺胃温邪，以化斑疹热毒，是为正治。然燎原之下，液灼津伤，亦必养其津液。胎气上升，为变最速，尤要先平胎气。肺主一身之主，又必降其肺气。肺气降而得卧，胎安不上冲，庶无喘厥之虞矣。

鲜生地（一两）　淡豆豉（三钱，同鲜地研）　川贝母（三钱）　磨苏梗（五分，冲）磨犀角（五分，冲）　磨郁金（五分，冲）　纹银（一两，先煎）　元参（二钱）　白薇（三钱）　竹茹（一钱）　野苎根（五钱）　枇杷叶（三片，去毛）

又　温邪上受，自气传营；而化火上炎，由胃及肺。喉属肺经，咽属胃经。凡咽喉之症，属实火者多，因肺胃之阳盛。肾脉循喉，肝脉绕咽，系虚火者，始关肝肾之阴亏。是其大略也。此症乃斑痧之后，喉痛色赤，全由邪火炽张。图治之方，犀角地黄，不出甘寒清解。昨吐红痰，无非气火熏蒸。今观脉色，已觉神清爽朗。喜逢知己，共斟酌而揣摩，幸谢主人，转忧疑为欣慰。立夏恰今朝，病能减而即是退；怀麟当此疾，胎不动即是安。大便才通，亦是转机之兆。小心调理，冀无欲速之讥。略泐数行，伏希晒政。

犀角　羚羊角　川贝　鲜石斛　元参　知母　鲜生地　麦冬　枇杷叶

金银花露、绿豆皮煎汤，与燕窝汤相和频饮。

又　夫温邪燔灼之余，余热固未能净；肺胃燎原之下，阴津必受其戕。养阴不在血而在津与汗，叶氏之名言；安胎须顺气，阴火忌上冲，妇科之要论。此症儿及两候，温痧既退，安得邪火复炽？喉肿既消，何以燥痛复盛？所以然者，胎当七八月之间，正肺与大肠司养之际，肺肠相为表里，肺主气而大肠主津，肺受火淫，燥热移于大肠，大肠当养胎之际，遂移热于胞络。《内经》云：人有重身，九月而喑，是胞之络脉绝也。胞脉者，系于肾而络胞胎。今热上迫肺，故音哑、咳嗽而喉复痛也。按此段经文，明指胎中阴火，当九月之期有此喑哑一症，教人勿亟治之，惟恐伤其胎气耳。兹方八月，即得音哑咳频，岂非殃及池鱼之谓欤！今以甘凉生津治其上燥，参入咸寒以降阴中伏火，经所谓热淫于内，治以咸寒是也。须知治病要察机宜，养阴而火自降，指久病虚羸而言。火退而阴自充，乃暴病未虚之症。先辈有提其要曰：暴病多实，久病多虚。是其义也。然欤否欤，仍候华先生裁正。

北沙参（一两）　川贝（去心，勿研，三钱）　元精石（三钱）　知母（三钱，秋石煎汤拌浸）　蝉衣（一钱，去翅足）　大豆卷（三钱）　元参（三钱）　天花粉（三钱）　枇杷露（一杯，冲服）　野苎根（三钱）　赤苓（三钱）　生甘草（四分）纹银（五分）

改方加羚羊角钱半，鲜生地七钱，黑山栀钱半。

（《王旭高临证医案·卷之一·温邪门》）

【评析】

上述医案中可见王氏治疗孕妇温热病的宝贵经验。王氏提出，温热病邪扰乱肺胃气机可引起胎气上逆，治疗时应兼顾清解肺胃温邪、培养津液、降胎气与肺气。且妇人孕中感受温病，如不及时治疗，温邪移于胞脉，致人喑哑，当治以咸寒。方仁渊素按曰："伏温由内达外，由里传表，从少阴而出太阴，所以退而复来，轻而再重，不尽由乎胎热。疹属肺，肺主一身之表。斑属胃，胃为万物所归，温邪每从两经而达也。胞络者，乃胞门子户之胞，非心包络。胞络系肾，少阴之脉贯肾，上入喉中，热邪由少阴上干喉中，故音哑。甚则喉痛。"叙之机理甚详。

二十、温病阳明燥结案

【医案原文】

鲍　半月不大便，症交十二日，神昏舌煤，齿垢干枯。阳明邪火极炽，少阴阴液已亏，肠中宿垢不下，邪热无从出路。不下恐火盛劫液而痉厥，下之恐亡阴而呃脱。极难着笔，姑备一方。

犀角　鲜生地　生大黄　茯神　当归　菖蒲　大生地　连翘　枳实　麦冬　竺黄　元明粉

渊按　一面养阴彻热，一面通腑最稳当。硝、黄宜轻用。

又　便解三次，神气渐清，舌煤已化。今拟生津。

鲜石斛（一两）　川贝（二钱）　茯神（三钱）　元参（三钱）　生甘草（五分）麦冬（三钱）　竺黄（钱半）　竹茹（一钱）　北沙参（一两）　大生地（一两）　甘蔗皮（一两）

（《王旭高临证医案·卷之一·温邪门》）

【评析】

本医案中患者温邪入里，大便燥结半月，神昏舌煤，齿垢干枯，是阳明邪火亢盛、阴液已亏之相。王氏以犀角、鲜生地黄等甘寒之品养阴彻热，加硝、黄通腑，是为稳妥之法。

二十一、温邪逗留案

【医案原文】

沈　阴虚之体，感受温邪，反复。今交九日，神识时迷，舌满碎腐，脉象渐沉。防其昏厥。备方候致和先生晒政。

犀角（四分，磨冲）　连翘（三钱）　丹皮（钱半）　瓜蒌仁（三钱）　鲜生地（五钱）　元参（三钱）　竺黄（钱半）　鲜薄荷根（一两）

另　珠子三分，血珀四分，研细末，芦根汤送下。

又　照前方去蒌仁，加大生地、生洋参、沙参、麦冬。

又　阴津大亏，痰火炽盛，内风暗动，痉厥将至。煎药不肯沾唇，姑以汤方备试。

参须（一钱）　川贝（二钱）　石决明（八钱）　杏仁（三钱）　芦根（一两）竹油（三十匙，冲）　麦冬（三钱）　羚羊角（钱半，先煎）　悉尼汁（一杯，冲）蔗汁（一杯，冲）

又　症势稍转机。仍候济慎先生裁正。

羚羊角　鲜生地　大生地　天冬　麦冬　鲜石斛　北沙参　石决明　西洋参钩藤　芦根　竹油　茯神　蔗汁　梨汁　淡姜汁　生甘草　元参（二味，济慎先生加）

渊按　数方养阴则有余，泻火尚不足，致有下文邪热逗留之弊。

又　照前方加元精石，备候济慎先生裁正。

大生地　川贝　鲜石斛　石决明　元参　丹皮　麦冬　生洋参　北沙参　芦根甘蔗汁

又　腑气不通，阳火不降，阴津不升。元气虽虚，不得不通其腑。

大生地（八钱）　鲜石斛（五分）　北沙参（一两）　元参（三钱）　知母（钱半）　生大黄（三钱）　当归（三钱）　生洋参（三钱）　麦冬（三钱）　芦根（一两）

（《王旭高临证医案·卷之一·温邪门》）

【评析】

本医案中，素体阴虚之人复感温热病邪，因而本虚标实，热愈重，阴愈亏。诚如方仁渊所评，治此病既要注重养阴，亦不可忽略泻火清热。若养阴有余，泻火不足，则有邪热逗留之弊。本案中首方似犀角地黄汤，清热解毒，凉血化瘀之余，以玄参、天竺黄滋阴生津，少佐连翘、薄荷清宣透热。稍后入大生地黄、生西洋参、沙参、麦冬大力养阴，患者却热势再起，且邪热亢盛，生风扰神。再减滋阴之力，而以羚羊角、石决明清热解毒，平肝息风。热势仍剧，病重药清，再入玄精石养阴清热。几番易方，皆由清热之力不足而起。

二十二、温邪初起胸闷头痛案

【医案原文】

洪　温邪初起，胸闷头痛，发热有汗，先宜凉解。

牛蒡子　豆豉　黑山栀　连翘　桔梗　橘红　荆芥　杏仁　薄荷　芦根

（《王旭高临证医案·卷之一·温邪门》）

【评析】

叶天士对温病采用卫气营血辨证，卫分证便以桑菊饮或银翘散等疏解卫分，气分证便以白虎汤一类清气，若热入营血则以清营汤、犀角地黄汤等清营凉血透热。此案温邪初起，病邪在卫表，故最宜以连翘、薄荷、芦根之剂凉解。

二十三、温病发汗太过案

【医案原文】

秦　发汗太过，津液内夺。昨日生津以达邪，汗虽未出而疹点已化，热虽未退而脉象稍和，是佳兆也。苔煤而不甚燥，神糊而有时清，犀角、地黄虽可用，然大势无变，方亦无事更张，仍照前方加味。

北沙参（一两）　竺黄（钱半）　鲜石斛（一两）　连翘（三钱）　麦冬（三钱）茯神（三钱，朱拌）　生甘草（四分）　元参（三钱）茅根（一两，去心）　灯心（三尺，朱拌）　九节菖蒲（八分）

（《王旭高临证医案·卷之一·温邪门》）

【评析】

本案以甘寒生津之品救温病发汗太过、津液内夺之病家。方仁渊对此案用药有评议曰："神糊苔煤，鲜石斛可用，北沙参不可用。虽养肺阴，究嫌补肺助痰，麦冬亦然。此老好用二物，瑕瑜并见。"宜参之。

二十四、阴伤复感温邪夹积案

【医案原文】

张　久患便血，阴气先伤于下。今感温邪夹积，肺胃之气阻塞。上喘下泄，发热口渴，舌绛如朱，额汗不止，遍体无汗，脉小数疾。厥脱险象，勉拟一方备正。

葛根（一钱）　黄芩（钱半）　石膏（三钱，薄荷同研）　赤苓（三钱）　黄连（四分）　杏仁（三钱）　牛蒡（元米炒，三钱）　生甘草（四分）　枇杷叶（三片）

上药用水两盏，煎至一盏。另用

人参（一钱）　麦冬（钱半）　五味子（五分，炒）　生地（四钱）　阿胶（二钱，蛤粉炒）

用水两盏另煎，煎至半盏，冲和前煎，徐徐服下。

此为复方法。病系温邪，而阴虚欲脱，故立此法。凡暴喘多实，而壮热舌干，宜从清解。惟久患便血，今更下泄不止，所谓喘而不休，泄痢不止，水浆不入者不治。故不得不救其阴，希图万一。

（《王旭高临证医案·卷之一·温邪门》）

【评析】

本则医案中，便血家阴血素虚，复感温邪，邪热煎灼津液，易伤真阴。加之邪热内扰肺胃气机，致使上喘下泄，津气两伤。热势重而阴亏已极，是故须以黄连、石膏苦寒之辈清其邪热，又入生脉饮加阿胶、生地黄，以期复其气阴。方仁渊素按论其机理更详："阴血既耗于下，脾气复伤于中，故一感温邪而上喘下泄。泄为脾陷，喘为肾逆，两脏不守，厥脱易易。头汗者，阴不守而阳越也。身无汗者，阴液虚而气不能化也。舌绛如朱，胃阴亏而心火炽。脉小数疾，阴血虚而邪火伏。两方颇有心思，惟葛根嫌升发，牛蒡嫌泄肺。盖阴阳两虚，中气不守，气虽陷，不可升，汗虽无，不可发，急急顾虑中气阴液，犹恐不及。然肯用心如此，敬服之至。"

二十五、暑湿热满布三焦案

【医案原文】

吴　劳碌之人，中气必虚。暑湿热秽浊之气，自口鼻吸入气道，满布三焦，虽舌苔满布，而胸无痞闷，非邪伏膜原之比。重浊之药，徒伤中气，与湿热弥漫之邪无益。今交五日，神气似清而浑，恐其过候有耳聋、神迷、呃逆等变。为治之法，且以芳香理气逐秽再议。

刀豆子　郁金　泽泻　石菖蒲　杏仁　瓜蒌仁　陈皮　滑石　香薷　桔梗　北沙参　赤苓　藿香　佛手　鲜荷叶　鲜佩兰叶

（《王旭高临证医案·卷之一·暑邪门》）

【评析】

本医案中，吴氏素体劳累，其中气必虚，复又感暑湿热邪，表现为舌苔满布，无胸闷症状，此时邪气侵袭仅在表，未达半表半里膜原之处，治疗应避免重浊药伤中气，宜芳香理气化浊。

二十六、温疟湿遏热伏案

【医案原文】

顾　久处南方，阳气泄越，中脏常寒，惯服温补。现患温疟，及今旬日。舌尖已红，根苔满白，便泄稀水，兼有蛔虫，渴不欲饮，口中甜腻，皆是湿遏热伏之象。就锡邑治法，葛根芩连是主方。若合体质而论，似宜温中渗下，清上解肌，拟用桂苓甘露法，试服之以观验否。

生石膏（三钱）　猪苓（三钱）　泽泻（钱半）　肉桂（三分）　滑石（三钱）生茅术（一钱）　茯苓（三钱）　藿香（一钱）　通草（八分）　木香（四分）

又照前方加北沙参五钱。

（《王旭高临证医案·卷之一·暑邪门》）

【评析】

本案中，顾氏久居南方潮湿之地，素体中脏虚寒，致使面色苍白、四肢不温，常服温补之剂。现温疟十日，表现为但热不寒，舌尖红，根部苔满白，稀水样大便，渴不欲饮，口中甜腻，其病机为湿阻于内，致使热伏于外。按照湿遏热伏之证宜用葛根芩连汤加减，但王旭高根据患者个人体质，治疗以温中渗下、清上解肌为宜。

二十七、三疟复感暑风案

【医案原文】

蒋　三疟日久，又感暑风，咳呛痰血，热势变乱。且以解暑，清肃肺胃。

香薷（一钱）　北沙参（五钱）　冬瓜皮（三钱）　六一散（四钱）　神曲（三钱）　青蒿（钱半）　杏仁（三钱）　丹皮（钱半）　桑叶（钱半）　白扁豆（三钱）　枇杷叶（二片）

渊按　咳呛痰血，肺阴、肺气已伤，虽有表邪，香薷用宜斟酌。

（《王旭高临证医案·卷之一·暑邪门》）

【评析】

《症因脉治》曰："三阴经疟也，发于子午卯酉日者，少阴疟也；发于寅申巳亥日者，厥阴疟也，发于辰戌丑未日者，太阴疟也。以其间两日而发，故名三疟症也。"本医案中，蒋氏素有三疟，又感暑邪贼风，表现为呛咳、血痰，致使发热不规律，王氏以清热解暑、清肃肺胃为宜。

二十八、暑疟表里分消案

【医案原文】

李　暑湿先伏于内，凉风复袭于外，交蒸互郁，皆能化火，湿遏热伏，其热愈炽。故其为疟也，先寒后热，日轻夜重。经旨所谓先伤于热，后感于寒。喻氏所谓阴日助阴，则热减而轻，阳日助阳，则热甚而重也。夫疟之发，必从四末始，既必扰及中宫，故心胸烦躁，中脘痞塞。又必先呕吐而泄泻，泻已乃衰，腹中犹胀。所以然者，热甚于中，蒸熏水谷之湿，上泛而复下泄，热势得越，烦躁乃安，余湿复聚，故仍作胀也。今当疟退，脉弦带数，舌苔白腻，小溲不爽，本有胃寒，痰浊素盛，虽从未得汗，表邪未解，而病机偏重于里，法从里治。大旨泄热为主，祛湿兼之，解表佐之，是亦表里分消，三焦并治意。

葛根　淡芩　川连　甘草　苍术　川朴　橘皮　藿香　菖蒲　赤苓　泽泻　薄荷　滑石　郁金　竹茹

渊按　泄泻呕吐，乃兼有之症，非必有之症，由暑湿秽浊郁遏中宫，太阴失升，阳明失降，不克分化使然。

（《王旭高临证医案·卷之一·伏暑门》）

【评析】

本医案中，患者因暑湿在内，感寒于外，而得疟。疟伤中脏，致心胸烦躁。呕吐和泄泻为兼有之证，腹部胀痛。疟退后，舌苔白腻，脉弦数，小便不利，素体胃寒，痰浊盛，病机在暑湿内阻中焦，寒邪外袭于表，治疗宜泄热为主，祛湿次之，解表佐之，表里分清。

二十九、伏邪夹积传变案

【医案原文】

杨　年过花甲，病逾旬日，远途归家，舟车跋涉，脉沉神昧，舌强白，中心焦，身热不扬，手足寒冷，气短作呃，便泄溏臭。是属伏邪夹积，正虚邪陷之象。深虑厥脱。

大黄　人参　制附子　柴胡　半夏　茯苓　陈皮　淡芩　泽泻　当归　枳实丁香　柿蒂　竹茹

渊按　虚象实象杂沓而至，立方最宜斟酌，如无实在把握，还从轻面着笔，否恐一误不可收拾。

又　症尚险重，再望转机。

桂枝　柴胡　人参　白芍　川连　半夏　枳实　丁香　陈皮　蔻仁　炙甘草竹茹

又　伏暑化燥，劫津动风，舌黑唇焦，鼻煤齿燥，神昏，手指牵引。今早大便自通，据云病势略减。然两脉促疾，阴津消涸，邪火燎原，仍属险象，恐其复剧。

犀角　羚羊角　鲜生地　元参　芦根　钩钩　鲜石斛　六一散　沙参　连翘通草　天竺黄　枇杷叶　竹叶

珠黄散，另调服。

（《王旭高临证医案·卷之一·伏暑门》）

【评析】

本医案中，杨氏年逾花甲，感伏暑十日，加之舟车劳顿，致使身热不扬，手足寒冷，气短作呃，便泄溏臭，舌强白，脉沉神昧，是为伏邪夹积、正虚邪陷之证，考虑患者年龄及体质，宜从清暑热不伤正着手，观察病势走向。伏暑入里化热，热极生燥，致使舌黑唇焦，鼻煤齿燥，神昏，虽大便自通，伏邪未清，阴津干涸，脉促疾，病情险象，以滋阴兼清热并重为宜。

三十、新邪伏邪宜表里两解案

【医案原文】

陆　外有寒热超伏之势，里有热结痞痛之形；上为烦懑呕恶，下则便泄溏臭。此新邪伏邪，湿热积滞，表里三焦同病也。易至昏呃变端。拟从表里两解，佐以芳香逐秽。

柴胡　生大黄　淡芩　枳实　半夏　川连　栝蒌皮　赤苓　郁金　菖蒲　蔻仁

又　投两解法，得汗得便，竟安两日。昨以起床照镜，开窗看菊，渐渐发热，热甚神糊，两目上视，几乎厥脱。逮黄昏，神渐清，热渐减，脉沉不起。据述热时舌色干红，热退舌色黄腻。此乃湿遏热炽，将燥未燥，将陷未陷，但阳证阴脉，相反可虞。勉拟河间甘露饮，涤热燥湿之中，更借桂以通阳，苓以通阴，复入草果祛太阴湿土之寒，知母清阳明燥金之热。

甘露饮去滑石、白术，加茅术、草果、知母、姜汁、葱白头。

（《王旭高临证医案·卷之一·伏暑门》）

【评析】

本医案中，患者外感寒热表邪，内有郁结热邪，致使心烦、恶心、呕吐，大便泄泻浊臭，其病机为新邪上犯肺胃，伏邪内郁中焦，表里二焦同病，治疗以表里双解，芳香逐秽。随后复感暑邪，热盛动风，引动伏邪，湿盛热炽，治疗以涤热燥湿，拟用甘露饮。

三十一、伏邪晚发为疟案

【医案原文】

某　营阴素亏，伏邪晚发，热势起伏，心嘈胸闷，舌心光红，边薄白。疟邪初起，势防加重。

豆豉　赤苓　半夏　沙参　桑叶　青蒿　黑山栀　陈皮　淡芩

（《王旭高临证医案·卷之一·伏暑门》）

【评析】

《重订广温热论·湿火之症治》言："至于秋暑，由夏令吸收之暑气，与湿气蕴伏膜原，至秋后而发者是也……发于处暑以后者，名曰伏暑，病尚易治；发于霜降后、立冬前者，名曰伏暑晚发，病最重而难治。"患者素体营阴亏虚，暑湿晚发，症见热势起，心胸嘈杂，胸闷，舌心光红，边薄白，畏寒，类似疟邪初症状。治疗以和解表里、清热保津液为宜。

三十二、瘅疟外发流注案

【医案原文】

吴　伏邪内蕴为瘅疟，外发为流注。入于肺则喘咳，注于肠则便溏。正虚不克支持，幼孩当此，易致成惊。

青蒿　杏仁　淡芩　泽泻　荆芥　象贝　桔梗　橘红　赤苓　六一散　双钩钩

（《王旭高临证医案·卷之一·伏暑门》）

【评析】

《素问·疟论》曰："但热而不寒者，阴气先绝，阳气独发，则少气烦冤，手足热而欲呕，名曰瘅疟。"瘅疟为伏暑邪内蕴所致，阴气已虚不能收敛阳气入里，阳气外发于肺引起咳喘，发于肠则大便溏泄，其病机为正虚不克外邪，阴不敛阳，治疗以滋阴清虚热为宜。

三十三、伏邪深重湿遏热炽案

【医案原文】

顾　病方三日，外无大热，而虚烦懊，反复不安，寐则神思扰乱，舌苔白腻，恶心欲呕，腹中鸣响，大便溏泄秽臭。邪积在里，气机不达。用栀、豉以发越其上，陈、朴以疏理其中，蒿以散之，芩以泄之，夏、秫和胃而通阴阳，阴阳交则得寐。明日再议。

渊按　起病即是湿痰夹滞，阻遏中宫，热郁不达之象，勿谓外热不扬而轻视之。

又　伏暑至秋而发，其发愈晚，其伏愈深，故其为病也，大起而大伏，热一日，退亦一日，既非间疟，又非瘅疟。瘅疟则但热不寒，间疟则寒热往来。此症微寒发热，热一昼夜而退，退亦不清，名之伏暑，其说最通。夫暑必夹湿，湿蕴则化热蒸痰，痰不易出，热盛劫津也。身重属湿，烦躁属热，热来口渴，渴不多饮，仍是湿遏热炽见象。舌苔白而干枯，是湿邪在于气分，气虚故湿不易化也。叶氏云：舌白而薄者，肺液伤也。病方八日，邪未宣达，刻下用方无庸深刻，但须解表而不伤正，去湿而不伤阴，清热而不助湿，生津而不碍浊，中正和平，耐心守服，扶过两候，始冀渐安。

黑山栀　连翘　茯苓　川贝　通草　北沙参　滑石　泽泻　豆豉　枇杷叶　鲜薄荷根

渊按　伏邪深重，脾肺气弱，力不足以化达之，故大起大伏耳。

（《王旭高临证医案·卷之一·伏暑门》）

【评析】

伏暑晚发，起病时外无大热，而心烦热，致夜寐神思，恶心欲呕，腹中肠鸣，大便溏泄秽臭，舌苔白腻，其病机为湿痰夹滞在里，阻滞中焦，热郁不散，给予泄热、健脾、和胃之法以交通阴阳。服方后，邪气未散，因伏邪深重，脾肺气弱，其正气不足以化邪，须解表不伤正，去湿不伤阴，清热不助湿，生津不碍浊，中正和平以治之。

三十四、暑湿伏邪脾胃为病案

【医案原文】

浦　伏邪夹积，阻塞中宫。疟发日轻日重，重则神糊烦躁，起卧如狂。此乃食积蒸痰，邪热化火，痰火上蒙包络，怕其风动痉厥。脉沉实而舌苔黄，邪积聚于阳明，法当通下，仿大柴胡例备商。

柴胡　淡芩　川朴　枳实　生大黄　栝蒌仁　半夏

又　下后热净神清，竟若脱然无恙。惟是病退太速，仍恐变幻莫测。拟方再望转机。

川连（姜汁炒）　陈皮　半夏　淡豆豉　淡芩　枳实　郁金　栝蒌仁　六神曲

竹茹

病退太速，仍恐变幻，老练之言宜省。

凡下后方法总以泻心加减，仍用栝蒌、枳实何也？盖因胸痞未舒，舌苔未化故耳。

又　昨日疟来，手足寒冷，即腹中气撑，上塞咽喉，几乎发厥，但不昏狂耳。此乃少阴疟邪，内陷厥阴，上走心包为昏狂，下乘脾土为腹撑。脾与胃为表里，前日昏狂，病机偏在阳明，故法从下夺。今腹胀，舌白，脉细，病机偏在太阴，法当辛温通阳，转运中气为要。随机应变，急者为先，莫道用寒用热之不侔也。

淡芩　半夏　陈皮　茯苓　熟附子　川朴　丁香　槟榔　草果　白蔻仁　通草

前方用寒，后方用热，随症用药，转换敏捷，不避俗嫌，的是一腔热血。

渊按　少阴阴邪，上凌君火，下乘脾土，经所谓有余则制己所不胜，而侮己所胜。案亦老练，必如此转语，方不为病家指摘，否则虽有热肠，亦招谤怨。

又　投姜、附、达原、神、香、二陈合剂，喉中痰声顿时即平，腹胀遂松。今脉缓大，神气安和，腹中微觉胀满，痰多黏腻。脾脏阳气虽通，寒热痰涎未化。仍宗前法，轻减其制。

前方去附子、槟榔，加大腹皮。

又　腹中之气稍平，湿热余邪未尽，所以微寒微热，仍归疟象。头胀身痛，知饥能食。法拟疏和，兼调营卫。

二陈（去甘草）　豆卷　青蒿　秦艽　焦六曲　谷芽　生姜　红枣

仁渊曰　暑邪与温邪异，伏暑亦然。当暑感而即发者，为暑邪。暑天受暑湿之邪，不即发，秋后复感凉风，闭其汗孔，欲发不能速发，外则形寒，内则发热，寒热起伏无已，有类乎疟，为伏暑。古人谓往来寒热属少阳。余谓暑湿伏邪，往来寒热，全由脾胃为病。少阳胆甲，因脾胃失化波及之耳。盖脾为阴土，恶湿喜燥，燥则升化，湿郁之而不得升；胃为阳土，恶热喜凉，凉则顺降，热阻之而不得降。升降窒滞，故多胸腹痞闷。木寄土居，土失温凉，木不条畅，必然之势。湿重者多寒，热甚者多热。热则消水而口渴。湿郁于中，又渴不多饮。湿热互蒸，胃浊不化，舌苔每布白腻。底绛者，热为湿遏也；淡白者，湿胜也。化黄、化燥、化灰，热胜于湿。湿亦化燥，化火也。胸腹痞满，板硬拒按，或夹痰夹食，视其人之本体及所感之轻重而为变迁。

论治初病以苦辛芳淡为正轨，徒为发汗无益。盖苦能泄热，辛能通气，芳可解郁，淡可利水，使中宫郁遏通解，不汗自汗，不便自便，为邪在气分治法。入营则不然，若初入营分，犹可透营就气，仍从气分而解。已陷营分，昏蒙狂呓，犀地、牛黄、至宝之类，亦所必需。劫津化燥，痞结硬满，邪实阳明，救阴通腑与温邪同治。但温邪从温化火，火退而病解；伏暑从湿化燥，燥去而湿或再来。所以然者，湿虽化燥，终属阴邪，且湿最伤中，中虚而阴湿易生。故清到六、七，须为审顾。下法亦有不同。温邪可下宜速，伏暑可下宜缓。温邪下之邪清，伏暑下之邪未必清。温属火，为阳，性速，暑夹湿，多阴，性迟。温邪阳明兼少阴者多，伏暑兼太阴者多也。甚有大便半月不通，胸腹痞满，仍属无形湿热而不可下者。总宜验舌，若浓白而未化黄燥者，虽满亦不可下。下之不但邪势不服，中气大伤，更为难治。须识气通病解四字，其于治伏暑，思过半矣。再者热虽灼而汗少，苔虽燥而灰黄，若渴饮不多，或多而胸痞，凉苦可用，须佐芳香。若龟板、鳖甲、鲜石斛、鲜生地等，清滋沉降宜慎，每见愈投愈燥者矣。其故由暑必夹湿，中气不升化，清滋抑遏而邪愈不化也。

（《王旭高临证医案·卷之一·伏暑门》）

【评析】

伏邪夹积，阻塞中焦，其病机为邪积阻遏阳明，热酿蒸痰，邪热化火，痰火上蒙，治疗宜通下法，大柴胡汤加减，加瓜蒌、枳实因胸痞未舒，以宽胸行气。药后病退太速，仍恐防变。随后少阴疟邪，内陷厥阴，手足寒冷，腹部撑胀，几乎昏厥，病机在太阴，应辛温通阳，补中气为要，不可寒凉加重。暑湿伏邪，往来寒热，全由脾胃为病。初病应苦辛芳淡化热；初入营分，透营就气，热从气分而解；已陷营分，昏蒙狂呓，凉血解毒。

第三十五节　黄凯钧医案

承气汤治春瘟疫症案

【医案原文】

毛　二二，发热旬日，舌黄口燥，大腹有块，按之甚痛，大便难通，所解无几，两脉疲软带数，此春瘟疫症，热邪结于大肠，当用承气汤下之。

大黄（三钱）　芒硝（一钱）　枳实（一钱）　石膏（八钱）　知母（二钱）　橘皮（一钱）　甘草（四分）

一服之后，能下燥粪数块，腹和不硬，热缓神清而愈。

（《友渔斋医话·证治一》）

【评析】

大承气汤乃传统峻下热结方，具有通大便、除腹满、除谵语等功效，也是著名的治疫仙方。本方出自《伤寒论》，治疗瘟疫以攻逐疫邪为本为急。本案患者发热，口干，痞满，大便燥结不通，腹部硬满而痛，方中大黄、芒硝合用，泻下攻积，通腑泄热；枳实行气散结，消除痞满；石膏、知母合用清热除疫效果更佳。全方合用，一服即愈。

第三十六节　方略医案

一、寒滞方解复染时疫案

【医案原文】

义宁州余浪千，由京回省，沿途感受寒滞，诸病丛生。其侄光友与予素好，嘱治于予。诊得人迎、气口脉俱浮大，察其恶寒发热，腹痛泄泻，症系寒滞为标，先宜发表导滞。光友见形骸骨立，恐表药伤元。余曰：《内经》云有故无殒，亦无殒也。甫进二剂，泄泻止而寒热解，体健思食。越二日，忽浑身壮热，口渴泄泻，舌上苔如白粉，六脉俱数。余曰：此因体气虚弱，前病方愈而复染时疫热证也，法宜柴葛解肌汤加高丽参以扶正气，效喻公用人参败毒散治瘟疫之义，但服药后必大汗淋漓，身冷如冰，脉细如发，幸勿惊怖。至半夜，果汗出如浴，僵卧如尸，嘱同伴者为记绝时，达旦乃苏。光友大恐，余曰：脉静身凉，此为愈兆，续以生津理脾之药，数剂而愈。是症也，托伏邪于皮毛之外，挽元气于无何有之乡，苟非有知人之哲，曷能信吾言而中吾用也哉！

（《尚友堂医案·瘟疫案》）

【评析】

本案患者症见浑身壮热，口渴泄泻，舌上苔如白粉，六脉俱数。此因体气虚弱，前病方愈而复染时疫热证也，治疗可用柴葛解肌汤加高丽参以扶正气，参考喻嘉言用人参败毒散治瘟疫后大汗淋漓，出现"战汗"的征象。本方加用高丽参扶正，汗后脉静身凉，为向愈之佳兆。

历代疫病医案评析

二、温疫危候救治案

【医案原文】

庚寅辛卯，连年水灾，大饥之后，继以疫症。余同居患病者二十余人，皆发热口渴，面赤唇焦，便闭烦躁，医者不识何症，寒热互投，舍药而亡者五六人，亲族不敢过问。内子张亦染此症，迭经医治，月余不减，形骸骨立，耳无闻，目无见，儿媳惶惶，治棺以待，遣人赴省告余。余归，投以生地、麦冬、天冬、洋参、玉竹、龟板，大剂煎服，调治半月，乃获生还，亦大幸也。

(《尚友堂医案·瘟疫案》)

【评析】

本案患者皆症见发热口渴，面赤唇焦，便闭烦躁。他医寒热互投，均无见效。后患者出现月余不减，形骸骨立，此乃危象，肾精阴液即将耗尽，死亡在即。方略予以生地黄、麦冬、天冬、人参、玉竹、龟甲等大剂量甘寒养阴之品，乃获生还。

三、瘟疫本虚标实案

【医案原文】

梁某病瘟疫，恶寒发热咳嗽，目红面赤，口渴烦躁，六脉似浮非浮，似数非数，重按无根。余曰：此症大难，初服药，轻病反重，再服重病即危，必三服后，乃得由重转轻，第恐信不真而酿成莫救，勿谓言之不早也。初用葛根汤加苏梗、桔梗、川芎、秦艽、前胡、甘草服之，遂卧床不起；次用柴葛解肌汤加麦冬、贝母、花粉、泽泻服之，竟神识不清；末用真元饮合生脉散服之，乃得汗出热解，诸病一一如扫。

(《尚友堂医案·瘟疫案》)

【评析】

本患者症见恶寒发热咳嗽，目红面赤，口渴烦躁，属于表证，而脉重按无根，属"本虚标实"的里证。故医者先用葛根汤加味解表散邪，次用柴葛解肌汤解肌清热，继用真元饮合生脉散服之，大补元气，敛阴止汗，乃得汗出热解。

第三十七节 刘金方医案

痧症救治验案

【医案原文】

本城丁光桥陈（左），考古痧症乃因天之风雨，寒暖不时，地之潮湿，疫邪蒸动，随天地升降流行，其间人届气交中，无可逃避。虚质犯染，重则为紧痧，轻则为暗痧，暗者轻缓之说也。其发无定，或十日半月一发，或一月二月一发，久必元气日衰，邪气日盛，戊己不充。每逢交夏，精神少而疲倦，饮食懒思。诊脉濡细，理宜固其根蒂，培其胃气则痧自可除矣。

赤苓　白苓　山药　扁豆　鸡内金　新会皮　半夏曲　霜桑叶　粉丹皮　山栀子　六和曲　须谷芽　使君子　冬瓜仁　苡米仁

以上共碾极细之净末用荷叶蒂、陈老米煎浓汁为丸，如小绿豆大，每早空心服，开水送咽。

（《临症经应录·卷一·痧》）

【评析】

本案是刘金方痧症治验。痧症，指痧疹的形态外貌，皮肤现小红点如粟，指循皮肤，稍有阻碍的疹点。痧症主要是由内风、湿、火之气相搏而为病，一年四季都有发生的可能，但夏季多见。本案医者固其根蒂，培其胃气，方用赤白茯苓益气健脾，山药、砂仁补脾胃之气，白扁豆理气化湿，鸡内金、神曲、谷芽健脾消食，二陈理气消痰，桑叶丹栀清热凉血。全方共用，痧自可除。

第三十八节　俊笃士雅医案

疫眼肿黑案

【医案原文】

崎阳一商客，沾染疫眼，两目满肿，其色紫黑，肿上更生多少粟粒许小肿疡，胬肉翻胀，而溢出于胞睑外，头痛目痛尤甚，大渴引饮，不能平卧。一医诊云，实阳真热也，与大承气汤，点寒冷之药，刺络大为放血，而病热愈剧，疼痛益甚。于是接予诊之，脉沉数，而好热饮，舌上赤色有光。予断云：此极阴之证，若误用攻下，则盲瞶在旦夕焉。即投乌头汤五帖，疼痛如忘。服用桂枝加附子汤二十日许，而告平快。

（《眼科锦囊·卷一·阴阳拟似证》）

【评析】

本则出自日本医家俊笃士雅医案，患者染眼疫，症见两目满肿，头痛目痛尤甚，大渴引饮，不能平卧，他医认为是热证，治以大承气汤，寒冷之药，刺络放血。而医者认为此为真寒假热之证，予服用乌头汤五剂，继服桂枝加附子汤二十日而愈，两方均以辛温驱寒为主，患者服后即愈。

第三十九节 林佩琴医案

一、时疫躁烦谵妄案

【医案原文】

贡 据述时疫脉数，热渴晕闷，误用苍、芷劫液，柴、葛升阳，遂致躁烦谵妄，舌黑齿焦，循衣撮空，此邪热入营，将变昏痉，为棘手重症。遥拟透营宣窍救液法，用犀角（磨汁）五分，鲜生地五钱，干生地三钱，山栀、连翘、赤芍药各二钱，鲜石菖蒲四钱，鲜藕、西瓜翠衣各二两。二服神清舌润，去犀角、鲜生地、石菖蒲、西瓜翠衣，加茯苓二钱，灯心八分，六一散六分，冲服。彻热渗湿而平。

（《类证治裁》）

【评析】

此案患者为邪热入营之热疫，而误用劫液升阳之药致重症。用透营宣窍之法，滋阴救液，二服即神清舌润。生地黄清热凉血、养阴生津，山栀、连翘、赤芍添清热凉血解毒之功，石菖蒲能开窍醒神。待其症稍瘥后，减清热之力，加入渗湿之品，为彻热渗湿之法。《神农本草经》言犀角"味苦，寒。主百毒虫注、邪鬼、障气，杀钩吻、鸩羽、蛇毒，除不迷或厌寐。久服轻血，生山谷"。如今多用水牛角代替。

二、热疫误用温散救治案

【医案原文】

赵氏 疫疠用五积散，烦渴，昏谵不寐，舌缩唇黑。又误进麻黄汤，肢搐鼻衄，脉数无度。窃谓五积散治伤寒恶寒，方中姜、桂、苍、朴皆热燥，疫症本不恶寒，服此营液愈涸，邪焰益炽，是抱薪救焚，再服麻、桂，强汗劫津，更伤表气，与内陷热邪风马不及，势必痉厥衄红矣。勉用鲜生地、石斛各五钱，天门冬、麦门冬各二钱，山栀、知母、赤芍药、连翘各钱半，犀角磨汁七分，蔗汁一杯冲服，即安睡，醒而神苏。

（《类证治裁》）

【评析】

此案患者为热疫，而误用辛温剂，致"营液愈涸，邪焰益炽"。急用救阴之药，鲜生地、石斛、天冬、麦冬养阴生津，山栀、知母、赤芍、连翘、犀角合清热凉血解毒之效。甘蔗汁微寒，有清热生津的功效，《温病条辨》的"五汁饮"及《重订广温热论》的"新定五汁饮"中皆用之，王孟英在《随息居饮食谱》中称其为"天生复脉汤"。故本案以养阴清热为主，正如《温病条辨》所云"急急救阴""急以救阴为务"，方药对症，见效神速。

三、时疫早投滋腻救治案

【医案原文】

贡氏妹 时疫秋发，传染必深，初起寒热，耳后结核，头眩胫冷，疹出便泻，宜从少阳透热泄湿，表里分解。医虑其体素阴虚，早投阿胶、熟地、鸡子黄滋腻，致壅气分之邪，脉来沉数，热势深陷，必难汗解，姑用清里彻热法，黄芩、羚羊角、人中黄、栀皮、连翘、滑石、通草、灯心。日再服，头汗齐颈，热犹蒸湿，思欲清扫弥漫，虽核消疹退，泻止胫温，而舌心已干，邪劫胃液，随用鲜地黄、石斛、麦门冬、沙参、花粉、白芦根。舌已强，光燥无津，脉更促数，用透营滋液，犀角尖（磨汁）、鲜地黄、藕汁、天门冬、西瓜翠衣、芦根、淡竹叶、栀心、知母。舌犹干黑而缩，目瞑多睡，三焦受邪，幸前药沁透心包，膻中不为热痰蒸蔽，然机窍不灵，仍用昨犀角方，加水甜梨肉二服，即以梨片安舌上，咀其凉润，越宿，舌津黑蜕，汗出热解。

（《类证治裁》）

【评析】

吴鞠通《温病条辨》对湿温病治疗有三禁之说，即"汗之则神昏耳聋，甚则目瞑不欲言；下之则洞泄；润之则病深不解"。该患者乃湿热疫而素体阴亏，而早投阿胶、熟地黄、鸡子黄滋腻之品，导致病深不解。林佩琴用清里彻热法，投清热渗湿之剂，汗出而邪有外解之机。然"舌心已干"，胃液被劫，先用"益胃汤""沙参麦冬汤"之属清养胃阴。复见"舌已强，光燥无津，脉更促数"，乃营阴已伤，故用鲜地黄、藕汁、天冬等滋阴养营；用西瓜翠衣、芦根、淡竹叶等冀邪外转气分；恐邪闭心包，故用犀角尖（磨汁）、栀心、知母等清热开窍。后嘱梨肉啖食，亦是《温病条辨》"五汁饮"法，养阴和胃也。

四、达原饮治高年染疫案

【医案原文】

冷 高年染疫，脉右大于左，由邪从口鼻吸受。客于夹脊，溢自募原，见症头痛，胸中怫郁，务彻其邪，使速离募原。仿达原饮，用黄芩、知母、花粉、厚朴、枳壳、赤芍、豆豉，汗出热退，间日前症仍作，恶热，更加谵妄。诊时扬手掷足，揭去衣被，卧不安席，此欲战汗也。顷之，臂胫冷，身振战，逾一炊时，肢温汗透，脉静身凉。

（《类证治裁》）

【评析】

募原，即膜原，《黄帝内经太素·疟解》曰："平按：膜原《素问》《甲乙》作募原，《素问》新校正云：'全元起本募作膜。《太素》、巢元方并同，《举痛论》亦作膜原。'"《重订通俗伤寒论》云："膜者，横膈之膜；原者，空隙之处。外通肌腠，内近胃腑，即三焦之关键，为内外交界之地，实一身之半表半里也。"达原饮出自吴又可《温疫论》，说："疫者感天地之疠气……邪从口鼻而入，则其所客，内不在脏腑，外不在经络，舍于伏脊之内，去表不远，附近于胃，乃表里之分界，是为半表半里，即《针经》所谓'横连膜原'者也。"为开达膜原、辟秽化浊之方，林佩琴显然受其学术思想的深刻影响。

本案"脉右大于左"，吴鞠通在《温病条辨》中云"右大于左，纯然肺病"，林氏意在说明本案患者所患乃"邪从口鼻吸受"的温病，而非邪从皮毛而受的伤寒。"头痛，胸中怫郁"是邪伏膜原的见症，但本案症状记载较略，并不能直接指向达原饮方药，寒热交作、舌苔白腻是达原饮更为关键的用药指征，但本案并未言及。陈修园云"胸为阳位似天空"，故本案"头痛，胸中怫郁"亦可为太阳经栀子豉汤见症，也可见于他证。

本案所用方药乃达原饮化裁之方，去达原饮中槟榔、草果、甘草，加天花粉、豆豉，意在加强本方清热透邪之功，且降低本方燥湿利水之用以防伤阴。战汗而解，说明本案患者素体正虚，或邪正交争之时正气受损，总之汗后正气亏虚，当静卧调养，饮食以清粥为主，以求胃气来复。

第四十节　张聿青医案

一、风温袭肺胃热津伤案

【医案原文】

陆（左）　咳嗽不爽，发热汗出不解，气从上逆，大便溏泄。脉数右大，苔厚心黄。风温袭于肺胃，症方七日，为势甚炽。

牛蒡子（三钱）　川贝母（二钱）　甜广皮（一钱）　杏仁（三钱）　竹茹（水炒二钱）　生甘草（四分）　炙桑皮（二钱）　大连翘（三钱）　茯苓（三钱）

二诊　苔黄稍化。仍然腻浊，大便不利，每至日晡，辄仍凛热。外风引动湿热，郁阻营卫。再为宣化。

杏仁（三钱）　蔻仁（五分）　淡芩（一钱）　滑石（三钱）　鲜竹茹（水炒一钱）　米仁（三钱）　广郁金（一钱五分）　通草（一钱）　赤茯苓（三钱）　鲜佛手（一钱）

三诊　轻宣肺气而化湿邪，每晨汗出，上焦之湿，理当从汗而解，乃日晡仍然似疟，便不畅行，腹膨脘痞欲呕，频转矢气。脉形滑数。此必有形之积，阻而不化。拟导滞兼清湿热。

南楂炭（三钱）　缩砂仁（五分）　云茯苓（三钱）　青陈皮（各一钱）　泽泻（二钱）　范志曲（二钱）　莱菔子（炒研三钱）　木香槟榔丸（三钱先服）

（《张聿青医案·卷一·风温》）

【评析】

风温袭伤肺胃，热盛则津伤，发热而汗出。华盖之脏，既失宣降，气机不畅则咳嗽气逆，水道不调则大便溏泄，脉数右大，苔厚发黄，此中焦脾胃为邪热炽盛所伤也。方以桑皮、连翘、牛蒡子清泄肺热，解毒利咽，兼川贝母、杏仁、竹茹共奏清热化痰之功，又以广陈皮理气和中，茯苓渗湿利水，甘草调和为使。主从肺论治以缓咳逆证。

再诊，见苔黄稍解而腻浊依旧，此邪热入里，湿热胶着不解也。湿热蕴阻下焦，则大便不利。邪客表里，正邪交争，则寒热往来，营卫阻滞。改以杏蔻二仁开宣肺气，通调水道，导邪热从下焦出，滑石、薏苡仁清利湿热，通草、竹茹、赤苓甘寒利湿，郁金、佛手理气和中，佐淡芩以清上焦余热。方以三仁汤化裁而来，取宣畅气机、清热化湿之意。

湿邪停滞日久，中焦运化失司，邪既不除，水谷不化，循环往复，湿热邪气夹以水谷停聚中焦，故病家疟症依旧，脉形滑数。水道不通，气机不调，则大便不畅，脘腹胀满，气逆欲呕，矢气频转。拟以木香槟榔丸、南楂炭、莱菔子消食导滞，又以范志曲、青陈皮、云茯苓、泽泻化湿和中，健运脾胃。全方祛邪固本，标本兼顾，预后当佳。

二、风温犯肺痰凝气喘案

【医案原文】

某　气喘不定，痰多稠厚。苔白转黄，舌边尖红绛，唇朱颧赤，脉数至六至以外。夫风为阳邪，阳邪易于化火，所有痰浊，尽从阳化，华盖之脏，独当其炎，所以清肃之令不行，右降之权尽失。痰鸣气喘，如梦语，将有耗气伤阴等变矣。

磨犀尖（四分）　杏仁泥（三钱）　桑白皮（二钱）　冬瓜子（四钱）　生石膏（五钱）　肥知母（二钱炒）　马兜铃（一钱五分）　川贝母（二钱炒）　生薏仁（四钱）　栝蒌霜（三钱）　茯苓（三钱）　连翘（三钱）　青芦管（一两）　枇杷叶（去毛一两）

（《张聿青医案·卷一·风温》）

【评析】

风邪犯肺，清肃失司，肺气上逆而气喘不定；肺气不宣，气阻痰凝，又邪滞日久化热，湿热交织则痰多稠厚。舌体红绛而苔转黄，唇朱颧赤而脉六至，是风邪滞久化火之征也。"肺者，脏之长也。"以肺居高位，行宣肃之功，护诸脏周全。此际当清肺脏之热邪，化凝聚之痰浊，以复宣肃之力，诸症则解。方以清金化痰汤为底，伍连翘、磨犀尖、生石膏甘寒之品，共清泄肺中郁热；兼有杏仁泥、马兜铃、枇杷叶，共奏润肺止咳，祛痰平喘之功；又以生薏仁、冬瓜子以渗湿利水，化凝聚之痰浊，复太阴运化升清之职；青芦管养阴生津，防邪客日久，耗气伤阴。全方甘寒清润，泄热化痰，预后当佳。

三、风燥热盛肺胃两伤案

【医案原文】

邹（右） 天燥太过，肺胃风热内烁，更兼肝火凌金，咳痰带血，沉迷多睡。脉数而滑。盖阴虚则火炽，其热势内蕴胸中，如烟雾弥漫，所以沉迷而多睡也。恐昏痉等变。从云瞻兄方中，参入扩清胸中之热。

黑山栀（三钱） 栝蒌霜（三钱） 海浮石（三钱） 箴竹叶（一把） 真川贝（五分） 上濂珠（三分，二味研极细末，调服）

（《张聿青医案·卷一·风温》）

【评析】

肺体清虚，不耐寒热，天燥热盛，肺胃先伤。又兼肝火凌金，外邪内热聚攻。肺失宣降则咳嗽气逆，水道不调则炼津成痰。热盛灼津，故咳痰带血。《灵枢·邪客》曰："心者，五脏六腑之大主也，精神之所舍也。"胸中热势本盛，又阴虚火炽，邪陷心包，故病家清窍受阻，神明蒙蔽，沉迷而多睡也。法当清泄热邪，益阴安神，诸症可解。方以苦寒清降之黑山栀，泻三焦之火邪，清心火而除烦；真贝母、海浮石清肺化痰止咳；瓜蒌霜、箴竹叶二味，共奏清热生津、滋阴润燥之功，滋阴液以敛虚火，清窍既开，神明自清，兼以上濂珠镇静安神。全方清补并用，标本兼治，预后当佳。

四、风温袭肺痰热内灼案

【医案原文】

徐（右） 咳剧身热，痰稠头目昏晕，胁痛神烦不寐，脉数弦滑。此风温袭肺，化热内灼。适值经来，有暴喘之虞。

连翘（三钱） 天花粉（二钱） 桑叶（一钱） 光杏仁（打三钱） 广郁金（一钱五分） 山栀（三钱） 川贝母（二钱） 甘菊花（一钱五分） 丝瓜子（打三钱） 丹皮炭（二钱） 枇杷叶（去毛炙四片）

二诊 咳嗽大减，而仍凛寒身热，汗不多达，痰色黄厚。脉数带滑，苔白心黄。邪热郁于肺胃。夹经未净，还恐神昏气喘之变。

炙麻黄（后入四分） 光杏仁（三钱） 丝瓜子（研四钱） 连翘（三钱） 枳壳（一钱） 煨石膏（四钱） 生甘草（二分） 紫丹参（二钱） 桔梗（一钱） 郁金（一钱五分）

（《张聿青医案·卷一·风温》）

【评析】

《温热条辨》曰："凡病温者，始于上焦，在手太阴。"肺卫相通，故温病初起，邪在卫分，两阳相争则身热。肺气不宣则上逆咳喘，热灼凝津则痰稠黏滞。清阳不升，浊阴不降，故头目昏晕。痰热交阻，则生胁痛；热扰神明，则神烦不寐。方以轻宣透散之桑菊为君，配以苦降之杏仁，透邪之连翘，取桑菊饮疏风清热、宣肺止咳之意；川贝母、枇杷叶二味，共奏润肺止咳、祛痰平喘之功。兼以山栀、丹皮炭、广郁金，共奏泄热凉血之功，防邪热阻经。以生津之天花粉，利水之丝瓜子，清补并用，滋灼伤之阴津，化凝滞之痰浊。

方药对症，故咳嗽大减。表邪不解而入里，热邪充斥内外，肺卫闭郁，正邪交争，故凛寒身热，汗不多达。里热炽盛，痰热互结，故痰色黄厚，脉数带滑。舌苔由胃气熏蒸谷气上乘而来，苔心为脾胃中土之分候。苔白心黄者，此邪热炽盛、壅滞肺胃之征象也。方以麻杏石甘汤清泄肺中伏热，兼以连翘、丝瓜子清热散结，桔梗、枳壳宣肺止咳。郁金、紫丹参清热凉血，除未净之夹经。

五、温邪热炽痰湿抑郁案

【医案原文】

冯（左） 温邪七日，热炽神迷，肢节引动，脉见歇止，舌黑质红，颧颊红赤，喉间霍霍痰鸣，气粗短促。此热炽于内，而痰湿抑郁，热不得泄，转从内窜之象，有痰涌昏喘之虞。

羚羊角 陈胆星 天竺黄 竹茹 九节石菖蒲 大连乔 杏仁泥 旋覆花 枳实 至宝丹（一九两服）

（《张聿青医案·卷一·风温》）

【评析】

温邪日久，转而内陷。痰热秽浊热闭阻心包，扰乱神明，故神昏谵语，身热烦躁；

痰涎壅盛，阻塞气道，故喉中霍霍痰鸣，气粗短促；邪热内炽，燔灼筋脉，引动肝风，故肢节引动，脉见歇止。热势上乘，故见舌黑质红，颧颊红赤。法当清热开窍、化痰息风。方以至宝丹化浊开窍，疗痰热闭阻心包；羚羊角、陈胆南星平息肝风，兼以天竺黄、竹茹、九节石菖蒲清热豁痰；又以苦降之大黄内解热毒，清泄热邪，杏仁泥、旋覆花、枳实降气化痰，止咳平喘。

六、邪热内炽痰迷神昏案

【医案原文】

左　邪势不解，热日以炽，咳嗽痰多，频渴引饮，神识有时迷糊。邪湿痰交蒸，有神昏气喘之虞。

栝蒌仁（四钱研）　杏仁泥（三钱）　乌犀尖（磨冲四分）　广玉金（磨冲四分）　天竺黄（三分半磨冲）　淡黄芩（一钱五分）　滑石块（四钱）　辰砂（一分二味同研绢包）　川贝母（二钱）　马兜铃（二钱）　冬瓜子（五钱）　煨石膏（四钱）　青芦管（一两）　万氏牛黄清心丸（五分开水先送下）

（《张聿青医案·卷一·风温》）

【评析】

温病初起，首先犯肺，肺失宣肃则咳嗽气喘，湿聚成痰。邪热内炽，热盛灼津，肺脏治节失司，津液输布受阻，故病家烦渴引饮。热毒内陷心包，痰热蒙蔽清窍，故有神昏谵语诸症。《内经》曰："热淫所胜，平以咸寒，佐以苦甘。"方以万氏牛黄清心丸清心豁痰，开窍醒神。兼辰砂甘寒重镇，降亢盛之心火，广玉金、乌犀尖、天竺黄清心凉血，除营分之热邪。淡黄芩清解上焦湿热，杏仁泥、川贝母、马兜铃、瓜蒌仁、冬瓜子有清化热痰，止咳平喘之功，除咳嗽痰饮之症。佐以煨石膏、青芦管清热养阴生津，防邪热滞久伤阴；滑石块清解暑热，导湿热下行。

七、痰热伤金喘脱案

【医案原文】

左　咳嗽身热，痰鸣音哑，吸气短促，汗出发润。金伤已极喘脱之虞，行将立至。勉用喻氏法以尽人力。

煨石膏（五钱）　北沙参（六钱）　玄参（三钱）　阿胶（二钱）　生甘草（五分）　牛膝炭（三钱）　川贝（二钱）　炒麦冬（三钱）　枇杷叶（去毛六片）

（《张聿青医案·卷一·风温》）

【评析】

热盛阴亏，肺肾精损。肺燥而热郁，咳喘劳伤日久，阴津不能上乘，咽喉失于濡养，故痰鸣音哑。肺为气之主，肾为气之根，今肺肾亏虚，故气短而无力；汗出发润，实热炽灼津尤甚，血中津液外渗以充。病家形体伤极，法当滋补肺肾之阴以治其本，痰鸣音哑诸症自缓。方以玄参、炒麦冬滋养邪热灼伤之阴津，北沙参、阿胶二味滋阴润肺，阿胶兼有补血养血之功，缓病家阴虚劳咳汗润之苦。牛膝炭补肝肾之虚损，敛上炎之虚火，煨石膏清肺脏之邪热，敛外泄之津液。川贝母、枇杷叶有清肺化痰止咳之功，生甘草清解热毒，兼调和之使。

八、湿温蕴蒸案

【医案原文】

陈（左）　湿温热势起伏，湿包热外，热处湿中，热胜于湿，夹滞蒸腾，太阴之邪，还并于阳明之分。舌红苔黄，中心微燥。便阻频转矢气，阳明之湿热，渐化燥热矣。

淡黄芩　川连　光杏仁　通草　郁金　生薏仁　滑石　竹叶心（十二片）　枳实导滞丸（通草佛手汤下）

二诊　两投苦泄，热势仍然起伏，起则烦渴欲饮。湿热蒸腾，津不上布，盖热如釜中之沸，邪之与湿，犹釜底之薪。仍以泄化主之。

香豉　广郁金　光杏仁　桔梗　通草　制半夏　淡黄芩　连翘　泽泻　滑石　生薏仁　赤猪苓　竹叶心

（《张聿青医案·卷二·湿温》）

【评析】

《温热论》曰："太阴内伤，湿饮停聚，客邪再至，内外相引，故病湿热。"温热病属阳明太阴经者居多。湿邪为阴，其性黏滞，热处湿中，为湿所遏，故身热不扬，热势起伏。湿热交织夹滞，阻碍脾土健运，水液运化失司，痰饮湿邪内生。水湿既生，反遏脾气，湿遏热伏，热势反复。热炽灼津，便道不畅，则频转矢气。阴津既伤，水道不畅，阳明胃土不运，湿热渐化燥热矣，故见舌红苔黄，中心微燥。方以淡黄芩、川黄连、郁金，苦寒清泄，化中上焦邪热，又以薏苡仁、滑石、通草清利湿邪，导邪热从小便出。光杏仁降气润肠，竹叶心清热生津，兼枳实导滞丸，以行气之通草佛手汤送服，泄久滞之便邪，复津液之输布。

湿邪氤氲黏腻，况夹热蒸腾，其病难速解矣。湿热蒸腾，津液难布，故病家烦渴欲饮。仍当以清利湿热为法，外宣邪热，内化湿浊。方以淡黄芩、郁金苦寒清解，兼以香豉、连翘，有轻宣热邪之功。以猪苓汤去茯苓、阿胶，加薏苡仁、通草、竹叶心，有利水渗湿、养阴清热之功。湿热若除，阴津渐复，水道通调，则病可解。

九、湿温赤疹不透案

【医案原文】

张（左） 湿温旬日，烦热无汗，赤疹隐约不透，胸次窒闷异常，咳不扬爽，时带谵语，频渴不欲饮，饮喜极沸之汤。脉数糊滑，苔白心黄，近根厚揩。此由无形之邪，有形之湿，相持不化，邪虽欲泄，而里湿郁结，则表气不能外通，所以疏之汗之，而疹汗仍不能畅。热与湿交蒸，胸中清旷之地，遂如云雾之乡，神机转致弥漫。深恐湿蒸为痰，内蒙昏痉。

三仁汤去滑石、川朴、竹叶，加豆豉、橘红、郁金、枳壳、桔梗、菖蒲、佛手。

二诊 昨进辛宣淡化，上焦之气分稍开，熏蒸之热势稍缓，神识沉迷转清，谵语抽搐已定，烦闷亦得略松，舌苔较退。但气时上冲，冲则咳逆，脉数糊滑。良以郁蒸稍解，而邪湿之势，尚在极甚之时，虽有退机，犹不足济。肺胃被蒸气难下降，所以气冲欲咳，仍未俱减也。前法之中，再参疏肺下气。

甜葶苈（五分） 通草 光杏仁 制半夏 冬瓜子 广郁金 薄橘红 滑石块 炒枳壳 枇杷叶 桔梗 竹茹

三诊 胸闷懊烦，气冲咳逆，次第减轻，咯吐之痰，亦觉爽利。舌苔亦得大化，但脉仍不扬。其肺胃之间，尚是熏蒸之地，表不得越，邪无出路，还难恃为稳当也。

光杏仁 广郁金 淡黄芩 桑叶 甜葶苈 桔梗 白蔻仁 生薏仁 制半夏 炒香豆豉 橘红 枇杷叶

四诊　咳嗽气逆大退，痰亦爽利，谵语热烦亦得渐减，特小溲清而不爽，大便不行，频转矢气，脉数糊滑，苔化而中独厚。犹是湿痰内阻，邪难泄越再导其滞。

郁金　橘红　桔梗　制半夏　赤茯苓　生薏仁　滑石　通草　草薢　竹沥达痰丸（三钱佛手通草汤先送下）

五诊　大便畅行，懊烦大定，热亦较轻，口渴亦减。但赤疹虽布，甚属寥寥汗不外达。脉象较爽，舌根苔白尚措。邪湿之熏蒸，虽得渐松而未能透泄。须望其外越方为稳妥也。

光杏仁　郁金　橘红　生薏仁　枳壳　滑石块　炒蒌皮　葶苈子　桔梗　通草　木通　制半夏　赤白茯苓

六诊　熏蒸弥漫之势虽松，而湿性黏腻不克遽行泄化，里气不宣表气难达，汗瘔不得发越，咳嗽气逆小溲不爽。脉数滑苔白，邪湿互相犄角，尚难稳当。

郁金　光杏仁　橘红　冬瓜子　桔梗　鲜佛手　制半夏　生薏仁　蔻仁　赤猪苓　通草　苇茎

七诊　热势递减，咳亦渐松，然湿从内搏，邪从外越，是以热势恋恋不退，不能外达，而欲从内化，非欲速可以从事也。

豆卷　滑石　光杏仁　郁金　制半夏　通草　新会红　猪苓　桔梗　枳壳　生薏仁　鲜佛手

八诊　清理余蕴方

豆卷　生薏仁　制半夏　通草　广皮　福泽泻　光杏仁　鲜佛手　白蔻仁　真佩兰

如胸闷加桔梗、郁金，甚者川朴、枳壳、藿香，头胀加蒺藜、天麻、僵蚕，理胃加生熟谷芽、沉香曲、玫瑰花。

按　此症湿温胸闷，始起即有谵语。张骧云先诊，以其高年神志不清，案有防其内闭痉厥之语。首方用青蒿、橘络猩绛之类，继用豆卷、牛蒡、赤芍、前胡、竺黄、朱翘、茯神、玉雪救苦丹之类，不效续请巢崇山，案载咳不爽，渴欲饮，热由气分内陷厥少，谵语风动之险象。方用豆卷、蝉衣、生薏、前胡、光杏、郁金、青蒿、桔梗、翘心、至宝丹。既而热势仍炽，案有邪火内窜心胞之势，倘其势甚防动内风。改用羚羊、芦根、紫雪之属，仍不效。乃请师去。诊其脉糊数苔白腻，审其神，则沉迷，投开展气，化轻描淡写，服一剂后，即有松机。窃观此案，何以沪上诸名家于湿温一症，尚亦茫然，无怪偏僻之区，悉以青蒿、黄芩、鲜斛等一派阴柔之品，为自保声名唯一之妙术也。不禁为之忾然三叹。（清儒

附志）

（《张聿青医案·卷二·湿温》）

【评析】

　　湿邪阻滞肺道，气机不畅，故咳喘不爽。湿温日久，闷窒于胸，故胸次室闷异常。暑湿蒸腾，蒙蔽于上，清窍为之壅塞，浊邪害清，心神受扰，故见神昏谵语。里湿郁积，气机不畅，水道不通，津液不能上乘，故见口渴。湿属阴邪，得暖则开，故渴喜热饮。遍发赤疹，是有热邪，隐约不透，乃里湿郁结，表气不通之故也。方以三仁汤化裁，以芳香宣透、行气化湿为要，加橘红、枳壳、石菖蒲、佛手之品以行气化湿开窍。

　　既经芳香宣化，神志转清，谵语已定，良以郁蒸稍解，而邪湿仍存，甚极一时。方以制半夏、竹茹、冬瓜子燥湿化痰，薄橘红、炒枳壳、广郁金理气宽中，甜葶苈、光杏仁、枇杷叶、桔梗泻肺止咳平喘，滑石块、通草清解暑热，导热下行。湿热乃症结所在，法以泻肺除热，理气化痰，是获佳效。故三诊仍遵前法，以清肺胃湿温熏蒸之象为要。

　　咳嗽大减，肺道痰爽，谵语热烦亦得稍减，然小溲清而不爽，大便不行，频转矢气。辨以湿痰内阻，故见便泻留滞。方以制半夏燥湿化痰，竹沥达痰丸清解上壅之痰热，郁金、橘红、桔梗理气宣肺祛痰，共克肺道痰喘之症，以固其效。肺与大肠互为表里，桔梗有宣肺通便之功，有"提壶揭盖"之用。赤茯苓、生薏苡仁、滑石、通草、萆薢之品，功能清热利湿，分清别浊，助大小二便畅通。

　　二便畅通，神烦大定，肺道通畅，口渴亦减，是前方得效也。今赤疹虽布，然甚属寥寥汗不外达。前贤多言，湿邪黏着反复，最是难除。今病家脉象较爽，然舌根苔白尚指，是邪湿之熏蒸仍未能透泄之象。是以五六诊后皆以清解湿邪，透浊宣表为要，以葶苈子、桔梗、半夏、杏仁之品清肺化痰，木通、通草、蔻仁、生薏苡仁、苇茎、赤猪苓之属渗湿利水，又参郁金、橘红、佛手之类理气宽中，以助湿化。

　　药后见效，然湿从内搏，邪从外越，是以热势恋恋不退，不可外达，当速从内解。方仍以制半夏、杏仁、桔梗、枳壳、鲜佛手、新会陈皮之品清上焦肺道，祛痰浊湿邪。滑石、通草、猪苓、生薏苡仁导湿热下行。豆卷外可透发表邪，内可化除水湿并解热，是以为君。药后得效，八诊以上方化裁，参白蔻仁、真佩兰类芳化之品，宣化余蕴之湿温，以固药效。

十、邪蕴化热湿蕴肺胃案

【医案原文】

杨（右） 症属两候有余，热势并不甚重。夫病至半月邪，虽不化为火，断无不化热之理，亦断无化热而热不甚之理，其所以淹淹者，邪轻于湿，湿重于邪也。湿蕴肺胃，胃气不降，所以饮汤入口，似有噎塞之状，并作恶心。热蒸则口渴，而湿究内踞，所以仍不欲饮。湿为水属，得暖则开，所以喜进热饮。大便一日数次，皆是稀水，《内经》所谓湿胜则泄也。湿郁之极，阴阳不通，以致振寒而战。郁极而通，得以汗泄，肌表之风，随湿外越，发为白疹，虽属邪湿之出路，然肌肤分肉之事，于三焦之熏蒸，依然无益耳窍不聪，浊邪之害清也。鼻起烟霉，是熏蒸之炎，有诸内形诸外也。刻下神情呆钝，时带错语，若以热扰神明，灵机被塞，自必有一种昏聩情形。今似糊非糊，似爽非爽，皆是无形之邪，与有形之湿，蒸腾弥漫，其胸中清旷之地，遂成烟雾之区，大有蒙闭之虞。脉象沉细不爽，舌苔淡黄揩腻，尤为湿郁热蒸之确据。兹拟辛以开，苦以泄，芳香以破浊，淡渗以引湿下行。

川雅连（姜汁炒五分） 制半夏（三钱） 郁金（磨冲六分） 九节石菖蒲（八分） 陈橘皮（一钱五分） 赤白苓（各二钱） 淡干姜（五分） 竹茹（一钱五分姜汁炒） 香豉（三钱） 白蔻仁（入煎四粒） 生薏仁（四钱） 通草（一钱）

改方去川连、干姜，加滑石块三钱，广藿香三钱，石菖蒲减二分。

二诊 投药之后，神情大为灵爽，耳窍略聪，便泄亦减，湿之如雾迷蒙者，得化稍开而蕴蓄之热，亦于此勃发，所以午后甚为烦热，不若日前之沉迷困觉也。脉象较爽，苔亦略化，然中心黄揩。脐下作痛拒按，频转矢气，口渴欲饮。良由湿积交蒸，不能泄化，还恐昏燥等变。

制半夏（一钱五分） 黄芩（酒炒，一钱） 石菖蒲（五分） 竹二青（一钱五分，姜汁炒） 广郁金（磨冲，六分） 白蔻仁（入煎，四粒） 赤猪苓（各二钱） 光杏仁（勿研，三钱） 滑石块（三钱） 方通草（一钱） 香豆豉（三钱） 木香槟榔丸（三钱，先服）

改方去木香槟榔丸，加芦根一两，滑石加重二钱。

三诊 丸药缓下，便泄已止，而腹中依然满痛，频转矢气。热势叠次轻退，而胸次不舒，格格欲嗳，屡涌酸涎。其为湿积交阻了然可见。所可异者，口渴欲饮，不能稍缓，若系津枯，则内既燥涸，其酸涎何由而至，所以然者，都由积阻于下，湿郁于上，清气不能上行，则虽有清津无从流布，所以愈燥则愈饮，愈饮而更燥也。再拟疏化三焦，参以导滞。

香豆豉（三钱） 广郁金（一钱五分） 制半夏（一钱五分） 淡干姜（炒松三分） 通草（一钱） 生薏仁（四钱） 川朴（五分） 石菖蒲（五分） 上湘军（三钱后下） 杏仁泥（三钱） 猪苓（二钱） 枳实（磨冲五分）

改方去川朴上湘军，加滑石块三钱，白蔻仁入煎两粒，西血珀研先服五分，上沉香三分磨先服。

四诊 以燥治燥，津液果回，其为气湿郁遏，清津无以上供，固无疑义。复下数，次腹胀已松，少腹偏左之痛已退，偏右按之仍痛。脉细沉数，舌心干毛。幸边道已润。良由郁蒸渐解，气机渐得施化，津液渐得通行，而余滞积湿，犹未尽达。将及三候，元气支离，未便叠次峻攻，暂为退守待稍能安谷，再商续下可耳。

川雅连（一分） 香豆豉（三钱） 杏仁泥（三钱） 赤猪苓（各三钱） 泽泻（一钱五分） 白蔻仁（入煎，三粒） 广郁金（一钱五分） 淡干姜（四分） 枳实（炒成炭，一钱） 制香附（二钱） 通草（一钱） 枇杷叶（去毛，四片）

方有白㾦，以燥治燥，津回而舌心干毛，肺胃之津液已亏，宜于此际酌用甘凉，后案统宜删削。此先生检点存案自批于后者也。先生于湿温一门，具有心得，以燥化燥生平之效果，历历不爽。独于此案不自满意，记此数语。先生之虚心如此，详慎如此。从可知症变万端，毫厘千里，断不可坚于自信，而孟浪投方也。（文涵志）

（《张聿青医案·卷二·湿温》）

【评析】

邪滞日久，蕴而化热，热势蕴积，气机受阻，水道不畅，故生有水湿。里湿郁积，水道不通，津液不能上乘，故见口渴。湿属阴邪，得暖则开，故渴喜热饮。湿蕴肺胃，胃气上逆，故饮食噎塞，并作恶心。湿浊中阻，运化失司，故便泄数次。湿郁之极，得以汗泄，肌表风邪随湿发越，故发有白疹。湿浊上泛，蒙蔽清窍，无形之邪与有形之湿蒸腾弥漫于胸中，心神有扰，故神情呆钝，时带错语，当速芳化湿浊，以避蒙闭之虞。方以味辛之制半夏燥湿化痰，姜竹茹清热化痰，淡干姜辛温行散，助水湿之运化。以味苦之黄连清泻心火，九节菖蒲开窍豁痰，醒神益智，郁金有行气解郁之功，陈皮有理气化痰之用，香豉外能宣郁解表，内可清心除烦。以芳香之白蔻仁芳化中阻滞湿浊，兼淡渗之生薏苡仁、赤白苓、通草清热利尿，导湿浊下行。

药后得效，湿浊稍化，神情灵爽，耳窍略聪，便泄亦减，然蕴热由此勃发，故见午后潮热。湿性黏滞，反复无常，湿积交蒸，不能泄化，故脐下作痛拒按，频转矢气。方以制半夏燥湿化痰，竹二青清热化痰，除烦止呕，光杏仁润肺祛痰止咳，酒黄芩清上焦热邪，共解上焦蕴积之湿热。白蔻仁、赤猪苓、滑石块、方通草有清热利尿之功，木香槟榔丸功能行气导滞，泄热通便，导湿热从二便出。香豆豉宣发郁热，解表除烦，广郁金理气活血止痛，既除胸中烦热，又助痰湿祛除。石菖蒲开窍豁痰，醒神益智，以复心神。

湿邪阻滞中焦，脾胃运化失司，水湿不化，气机郁满不畅，湿积交阻，故腹中满痛。胃气上逆，则胸次不舒，格格欲嗳，屡涌酸涎。湿浊郁积，水道不畅，清气不能上升，则口渴欲饮。法以疏化三焦，参以导滞之品。方以制半夏、杏仁泥、枳实燥湿化痰，清化上焦；通草、生薏苡仁、猪苓渗湿利水，上湘军泄热通便，清利下焦；广郁金、川朴行气和中，淡干姜辛温行散水湿，石菖蒲化湿和胃，共清解中焦；香豆豉宣郁除烦，疏化三焦。诸药相配，利湿浊之外排，复津液之输布。是方以燥药治燥病，乃反治法也。

上方药效，湿浊祛则气机畅，水道通则津液复。病家口干大缓，腹胀稍减，仍有余滞积湿未能尽达，谨遵前法。方以香豆豉清利三焦，宣郁除烦，杏仁泥、枇杷叶润肺祛痰止咳，清化上焦痰浊，川雅连清泻中焦火邪，赤猪苓、泽泻、白蔻仁、通草清利下焦湿邪，淡干姜辛温行散，广郁金、枳实、制香附理气活血，共助湿邪之运化。

张师明辨症结在于湿温，旁症因湿浊起，诊治以疏化三焦，气机畅达为要。辨证论治得效，实乃临证佳案；技高虚心若此，真为高德良医！

十一、痰热内闭愈后调护案

【医案原文】

蒋（左）　神识已清，热亦大减，然频频呃忒，胸脘不舒。舌苔炱黑，脉数糊滑。内闭之热已开，而痰湿滞交阻不化，虽略转机，尚不足恃也商进。

郁金（磨冲五分）　川雅连（姜汁炒四分）　杏仁泥（三钱）　刀豆子（磨冲五分）　制半夏（一钱五分）　滑石块（四钱）　冬瓜子（四钱打）　炒竹茹（一钱五分）　方通草（一钱）　九节石菖蒲（五分）　新会皮（一钱）　青芦管（一两）　竹

沥达痰丸（三钱开水先送下）

（《张聿青医案·卷二·湿温》）

【评析】

观医者言，知病家药前热势大盛，有痰热秽浊之邪内闭心包，扰乱神明之忧。服药后热势大减，神志已清，是痰热内闭之象已解。频频呃忒，胸脘不舒者，是痰湿未化，阻塞气道之故也。舌象臭黑，脉数糊滑，是痰热余邪未清，湿邪不化之征象。方以苦寒清泄之川雅连、郁金，清解中上焦邪热。滑石块、方通草、冬瓜子、青芦管清利湿邪，导邪热从小便出。炒竹茹、制半夏、竹沥达痰丸、九节菖蒲，有清热燥湿、豁痰开窍之功，痰饮除，清窍通，则神明清。新会陈皮理气燥湿，杏仁泥润肺止咳，刀豆子下气止呃，三味共除胸脘不舒、呃逆频发之症。

十二、湿温烦热谵语案

【医案原文】

某　呕吐已止，而气湿不化，烦热仍然不退，耳聋不聪，时带谵语，脉糊数不扬。此湿邪弥漫，清窍被阻。有神昏发痉之虞。拟方即请商正。

光杏仁　郁金　桔梗　赤茯苓　蔻仁　制半夏　香豆豉　橘红　枳壳　晚蚕沙　九节菖蒲　万氏牛黄清心丸（七分灯心汤先送下）

（《张聿青医案·卷二·湿温》）

【评析】

《症因脉治》言："湿热呕吐之症，内热烦躁，口臭身热，面目黄肿，满闷恶心，闻谷气即呕。"病犯湿温，湿热熏蒸胃口，谷气上蒸，有口苦呕吐之征。药后呕吐止，邪虽外达，然体内蕴湿未清。湿性弥漫，脉见糊数不扬；湿邪蒙蔽清窍，是以神情胡乱，时带谵语，或有头晕耳聋之症。方以万氏牛黄清心丸清心豁痰，开窍醒神。郁金凉血开郁，香豉清热除烦，解神乱谵语之症。制半夏、九节菖蒲燥湿化痰，蔻仁行气温中，晚蚕沙和胃化浊，赤苓利水消肿，共治湿浊中阻，气湿不化。杏仁、桔梗合橘红、枳壳，润肺止咳，理气化痰。

十三、温病余邪未尽案

【医案原文】

夏（左）　大邪已退，余蕴宿积未清，便不行而频转矢气，病已多日，本不敢浪用重药，叠为推荡。然以姑息为心，实蹈引虎自卫之弊，不可不察也。

豆卷　广皮　杏仁泥　生薏仁　通草　郁金　苦桔梗　赤猪苓　制半夏　枳实导滞丸（佛手通草汤下）

二诊　流畅三焦，气机宣通，内蕴之浊，得以上越，呕出痰涎其多。里气既通，表当自达，随后尚有微汗而热解也。

制半夏　南星　豆卷　泽泻　桔梗　通草　橘红　枳实　广郁金　杏仁　薏仁淡黄芩

（《张聿青医案·卷二·湿温》）

【评析】

观张氏用药，知病家大邪方解，然余邪未清，蕴浊不化，湿热胶着，故便道不畅，秽浊滞留，矢气频转。若放任便浊不解，通道堵塞，企以患者病损之正气抗邪复元，实难事矣，恐邪滞日久，病情反复，有邪势更甚之象。目下当以清利为法，畅达三焦为要。方用枳实导滞丸，以行气之通草佛手汤送服，清利合法，以下助消，泄久滞之便邪，除蕴积之湿热。取二陈合杏仁、桔梗，有宣肺燥湿化痰之功；薏苡仁、赤茯苓、通草三味，有甘淡利湿之用，导热从小便出。郁金活血行气，豆卷通利畅达。

诸药合用，三焦流畅，气机宣通。里气既通，则湿热邪浊得以泄化，余邪自内向外而畅，故微汗而热解也。仍以畅达三焦为要，法首诊二陈合杏仁、桔梗清宣上焦，薏苡仁、泽泻、通草清利下行，郁金活血行气，豆卷清利中焦。更兼胆南星燥湿化痰，枳实理气化痰，淡黄芩清解上焦痰热。宣上、畅中、渗下三法并行，化湿于宣畅气机之中，清热于淡渗利湿之内。

十四、湿痰素盛复感时邪神昏案

【医案原文】

薛金楣　湿痰素盛，复感时邪，邪与湿蒸，发热不解，湿邪相持于内，表气不能外通，旬日已来，未经畅汗，邪势正炽之际，更兼误食面包，胃口为之壅实，湿痰因而弥漫，清津被抑不能上供，以致神识迷糊。舌干无津，苔黑而舌质淡白。斑点隐约不透，大便不行。脉形滑数。邪湿化燥，弥漫神机，内窜昏厥，指顾间事也。与子范仁兄大人同议宣通郁遏。以望神机通灵，清津流布，然恐难得也。

枳实（六分，磨） 广郁金（二钱） 滑石块（四钱） 天竺黄（三钱） 陈胆星（八分） 川雅连（五分，炒） 光杏仁（去尖，打，三钱） 栝蒌仁（七钱打） 鲜石菖蒲（连根叶洗，打，三钱） 白萝卜汁（一两，冲） 陈关蛰（洗淡，二两） 活水芦根（二两）

二诊 昨进开通蕴遏，流湿润燥舌干转润，迷糊稍清，面色稍淡，郁遏较开。清津得以上供，所以舌燥转润。表气渐得外通，斑点略为透露。然仍大便不行，迷蒙如睡。脉象糊滑，舌苔灰滞垢腻。胃中之浊邪，闭郁尚盛，胃脉通心，还恐昏痉。与子范兄同议苦辛泄化，参以劫痰。大敌当前，成败非所知也。即请商裁。

川雅连（姜汁炒，五分） 栝蒌仁（五钱） 光杏仁（三钱） 淡黄芩（酒炒，一钱五分） 淡干姜（二分） 佩兰叶（三钱） 豆蔻花（四分） 制半夏（三钱） 陈胆星（七分） 莱菔子（四钱，炒） 竹茹（一钱五分） 郁金（四分） 菖蒲（二分） 明矾（二分） 明雄精（二分，以上四味同研极细末，先调服）

三诊 苦辛通降，参以化痰，神识略为清爽，而仍迷蒙如寐。日前神情安静，今则时揭衣被，颇有懊烦之意。清津既回之后，津液复劫。舌苔焦黑，舌质深红，脉弦滑而数。良由痰湿积蕴遏，渐化为火，火劫阴津，胃脉通心，深恐热入胞络，症极郑重。勉与子瞻仁兄大人同议急下存阴法。即请商裁。

鲜首乌（洗，打，六钱） 连翘（三钱） 天花粉（二钱） 光杏仁（去尖，打，三钱） 广郁金（一钱，五分） 元明粉（冲，一钱半） 枳实（一钱） 竹茹（一钱，水炒） 生广军（一钱五分） 礞石滚痰丸（三钱，开水先化服） 至宝丹（一丸服，煎药后隔二点钟用灯心汤化服）

四诊 投剂之后，大便畅行，神情大为清爽，痰亦爽利。而日晡后又复渐见迷蒙，脉形转细。舌干质红苔黑，以汤润之，则浮糙浊苔满布，齿垢唇焦。斑点虽渐透露，而未畅达。良由邪浊化火，遂令阳明热炽，劫烁阴津。仍恐热从内窜，而神昏痉厥。勉拟泻南补北，泄热透斑。留候子范仁兄酌夺。

镑犀角（先煎，四分） 川贝母（二钱） 阿胶珠（三钱） 镑羚羊角（先煎，二钱） 连翘（三钱） 大天冬（三钱） 鲜石菖蒲（连根叶，洗，打三钱） 细生地（五钱） 芦根（一两五钱） 竹沥（滴入姜汁少许，一两） 濂珠粉（三分，灯

心汤先调服）

五诊　泻南补北，泄热透斑，斑点渐畅，神识较清，脉亦稍起，舌津稍回，稍稍饮汤，舌质即腻。清津虽回，而痰浊昏蒙，气不能化，津不上升。与子范仁兄大人共议，乘此津液稍回之际，急急流化气分，以通津液，仍以化痰宣窍参之。

香豆豉（二钱）　光杏仁（去尖打三钱）　川贝（二钱炒）　活水芦根（去节，一两）　滑石块（四钱）　广郁金（一钱五分）　栝蒌皮（三钱）　陈胆星（一钱五分）　鲜石菖蒲（连根叶洗，打，三钱）　干枇杷叶（去毛，三钱）　天竺黄（三钱）　竹沥（一两，用明矾四分磨极细末和入，冲服）

六诊　神识较清，而烦热复盛，欲揭衣被不时谵语。脉象弦数，舌苔黑质红，仍然少津。斑点未畅，而已经化淡。邪热内郁，与浊交蒸，化火劫津，所谓火必为烦也。还恐内窜。以透热救阴，仍参化痰留候子范兄商政。

羚羊片（先煎，三钱）　黑山栀（三钱）　大天冬（三钱）　细生地（五钱）　元参（三钱）　连翘心（三钱）　天竺黄（三钱）　阿胶珠（三钱）　鲜石菖蒲（连根叶洗，打，三钱）　滑石块（重加辰砂拌，三钱）　青竹叶（二十片）　活水芦根（去节，一两五钱）

七诊　神识渐清，舌黑稍化而邪热尚盛，阴津劫夺不复。舌质尚觉干燥。邪热内扰，神烦不宁。心与小肠，表里相应，内扰之热，从上下趋，所以神明渐清，而小溲痛甚，囊胯之间，时作奇痒。为今之计，泄热救阴，所不能缓。前人有上病而下取之法，与子范仁兄同议泻下焦湿热。

细生地（五钱）　大麦冬（去心，四钱）　光杏仁（去尖，打，三钱）　广郁金（一钱五分）　龙胆草（六分）　车前子（三钱）　木通（七分）　黑元参（六钱）　青竹叶（二十片）　益元散（重加辰砂拌，绢包，四钱）　黑山栀（三钱）

八诊　用增液兼清下焦湿热，大便未行，小溲作痛，涓滴不爽，气粗颧红，懊烦不宁。脉沉实，舌干苔黑，中心有断纹。邪热夹积，复聚阳明，劫烁津液，有昏厥之虞。拟调胃承气以抽釜薪。留候子范仁兄商政，并请高明裁夺。

生广军（后入，四钱）　生甘草（五分）　大麦冬（去心，三钱）　元明粉（冲，一钱五分）　滑石块（四钱）　细生地（四钱）　黑玄参（三钱）　活水芦根（去节，一两）　车前子（三钱）　青竹叶（二十片）

九诊　昨用调胃承气合增液法，小便已通。而积热仍聚阳明，不能曲折而下，大便仍然未行，腹满拒按作痛，频转矢气。舌干苔黑，脉沉，重按有力。大肠与胃相联属，阳明胃脉上通于心，肠胃为积所阻，则阳土之气，尽化燥火，劫液烁津。热气自胃上冲，则心胸之间，遂成氤氲之地，所以不为烦躁，即为迷蒙。病中盗食面包，前次畅下，似不应再有余积。殊不知大肠之垢滞虽行，而后进之食，为热熏蒸，自然燥结于中，不克盘旋而下，所以前人有复下之法也。前法再展一筹。留候子范仁兄裁夺，并请高明商之。

广郁金（二钱） 光杏仁（打，三钱） 鲜石斛（洗，打，一两） 鲜首乌（细切，洗，打，八钱） 枳实（一钱） 桔梗（一钱） 栝蒌皮（四钱） 鲜生地（洗，打，一两） 元明粉（三钱，冲） 车前子（三钱） 滑石块（四钱） 生广军（三钱，水浸，绞汁冲服） 干枇杷叶（去毛，绢包，三钱） 活水芦根（去节，一两五钱）

十诊 下后仍未行，液枯故也备用。

金汁 竹沥 梨汁 青果汁 芦根汁

五味频频服之。（此日回绍兴）

（《张聿青医案·卷二·湿温》）

【评析】

痰饮既成，则随一身之气流窜全身。《杂病源流犀烛·痰饮源流》曰："其为物则流动不测，故其为害，上至颠顶，下至涌泉，随气升降，周身内外皆到，五脏六腑俱有。"痰饮实邪，留滞经脉脏腑，则阻气血运行。气机不畅，水道不通，又碍水液输布。痰浊上泛，蒙蔽清窍，则扰乱心神，可致病家神昏谵语，癫狂发病诸症。痰饮随气流行，内而五脏六腑，外而四肢百骸、肌肤腠理，其性黏滞，致病广泛，变化多端，断难速愈。

张师首诊，辨薛氏痰湿素盛，复感时邪，湿邪相持于内，表气不能外通。邪无出路，邪势正炽之际，又误食发物，胃口为之壅实，湿痰因而弥漫。清津受阻不能上承，则口干欲饮；邪盛外透不得，则斑点隐隐不发；气机不畅，便道不通，故大便不爽；邪湿化燥，弥漫神机，故内窜昏厥，指股间事也。法以宣通郁遏，以望神机通灵，清津流布。首诊方以天竺黄、陈胆南星清热化痰，枳实、白萝卜汁疏肝理气，广郁金理气活血，共助痰湿之运化。光杏仁润肺止咳平喘，瓜蒌仁功能润肺燥、涤痰结，清解上焦痰浊。滑石块、活水芦根功能清热泻火利尿，导湿热从下焦行。陈关蛰味咸性平，《医林纂要》谓其能"补心益肺，滋阴化痰，去结核，行邪湿"，功能清热养阴消痰。其为血肉有情之品，擅入阴分，滋阴清火。川雅连能清中上焦火邪，鲜石菖蒲功能开窍豁痰，醒神益智，共解神昏郁蔽诸症。

数诊药至，则见病家心灵神清，懊恼渐解，口燥转润，斑疹外透，大便润畅。虽即见药效，怎奈痰湿黏着反复，痰浊郁遏日久，邪浊化火，劫烁阴津，又深入胞络，扰乱心神。既拟泻南补北之法，滋肾阴以泄郁热，泻心火以复神明。纵观张师十诊，虽病家诸症变幻，予其方药各异，然皆重在宣通郁热，祛湿化痰，使表气得通，气机畅达，邪有出路。其根本者，无外化湿、泄热、救阴也，纵不难解。然病状变幻万千，时时不同，是为医者，当明辨细斟，辨证论治，急患者之所急，救患者于危难。

十五、疟后胃钝少纳案

【医案原文】

沈（左）久疟屡止屡发，刻虽止住，而食入不舒，左胁下按之板滞，胃钝少纳。脉濡，苔白质腻。脾胃气弱，余邪结聚肝络。拟和中运脾疏络。

于潜术（二钱炒）陈皮（一钱）川朴（一钱）制半夏（一钱五分）沉香曲（一钱五分）焦楂炭（三钱）茯苓（一钱）炒竹茹（一钱）鳖甲煎丸（一钱五分开水先服）

二诊 脉濡滑，苔白质腻。胃钝少纳，形体恶寒，饮食入胃，命火蒸变，则胃如大烹之鼎，旋入旋化。今湿有余阳不足，胃气呆钝，亦所不免。拟化湿和中，温助阳气。脾胃能得转旋，则络邪亦归默化也。

奎党参（三钱）炒於术（一钱）茯苓（三钱）煨益智仁（六分）藿香（三钱）炒沉香曲（一钱五分）制半夏（一钱五分）生熟谷芽（各一钱）玫瑰花（二朵）

（《张聿青医案·卷三·疟》）

【评析】

脾胃为后天之本，脾主运化升清，胃主受纳腐熟。疟疾攻伐，日久伤正，则脾运化水湿受阻，胃腐熟水谷不畅。水湿停聚则脉濡苔腻，运化不畅则胃钝少纳，气血运行亦受阻，故食入不舒，胁下板滞。初用二陈兼茯苓、竹茹、川朴，取温胆汤理气燥湿化痰之义，配以于潜术健脾益气以绝痰湿之源；焦楂炭消食导滞，沉香曲行气和胃，共解胃钝少纳之患；方用鳖甲煎丸软坚散结通络，除余邪结聚之弊。然邪聚日久，水湿泛滥，机体奋力抗邪而阳因之衰，是以形体恶寒，胃钝少纳，饮食入胃则旋入旋化。方用四君子汤健脾益气；藿香化湿和中、半夏燥湿化痰，共除泛滥之水湿；生熟谷芽消食开胃，炒沉香曲行气和胃，解食少纳呆之患；配以益智仁温脾暖肾，补阳气之不足，玫瑰疏肝理气，除聚络之余邪。扶正祛邪，标本兼顾，预后必佳。

十六、无痰不成疟案

【医案原文】

周（左）　疟症必有黄涎聚于胸中，故曰无痰不成疟也。脉弦主痰饮，故曰疟脉自弦。疟疾湿痰未清，以西药止截，遂致腹满肤肿面浮，为疟胀重症，未可轻视。

川朴（一钱）　广皮（一钱）　木猪苓（二钱）　五加皮（三钱）　生姜衣（三分）　白术（一钱）　腹皮（一钱五分）　泽泻（一钱五分）　薏仁（四钱）　炙内金（研末调服一钱五分）　范志曲（二钱）

（《张聿青医案·卷三·疟》）

【评析】

夫受疟者，疟邪随人身卫气出入，其所停聚而阻津液输布之道者，痰饮生也。今痰饮阻滞气机，脉道为之紧，故成弦象。以西药截痰之出路，湿痰疟邪受困，邪无出路，其症必重也。湿痰停聚则腹中满，阻滞脾胃气机，则清气不升，故发头面浮肿，湿邪外溢，则肤肿体胖。方用泽泻、木猪苓、五加皮，利水渗湿祛痰，生姜衣温肺祛痰，增祛痰之力，配川朴、广陈皮、尤腹皮，取其理气宽中、燥湿化痰之性，共助湿邪排出；白术、薏苡仁、炙鸡内金、范志曲等，健运脾胃之气，又兼燥湿化饮，杜绝生痰之源，从根论治。标本兼顾，其症自解，预后必佳。

所谓无痰不成疟者，笔者愚见，疟疾侵体，其邪阻气血运行，可生积聚；邪阻水谷通道，可致宿食；邪阻津液输布，可生痰饮。是故痰饮或为疟邪之果，而非疟邪之因也。张介宾《质疑录》有言："若指痰为疟邪之主，反以疟邪为痰病之客矣。岂有人身津液变痰，而为寒为热以成疟者乎？痰本因疟邪以生，而非因痰以有疟邪者。"

十七、温疟久咳见红案

【医案原文】

周（江阴）　久咳屡次见红，痰阻营卫，阴阳不能交通，寒热三日而至，其营卫郁勃之气，欲借阳经泄越，间有衄交，气血由此凝滞，偏左有形。脉象弦滑而带微数。阴气有渐伤之虑。欲和阴阳，当通营卫之痹。

拟白虎加桂法，参宣通搜络之品。

川桂枝（四分）　肥知母（一钱五分）　生甘草（三分）　云茯苓（三钱）　枳实（一钱）　杏仁泥（三钱）　广郁金（一钱五分）　石膏（煅研五钱）　粉当归（一钱五分）　鳖甲煎丸（九粒开水先送下）

（《张聿青医案·卷三·疟》）

【评析】

温疟之邪，首先犯肺，肺阴受灼日久，故久咳见红。邪阻肝脾气机，津液输布失司，故生痰饮。痰阻营卫，血气不通，故凝滞成形。脉弦滑者，乃肝气不舒，兼夹痰饮；脉微数者，乃邪热在内，虚热渐生。方用白虎汤加川桂，清热生津，调和营卫，治温疟风热，鳖甲煎丸活血化瘀，消左胁之癥块，杏仁捣泥，止咳平喘，解病家久咳见红之苦。肝主藏血，脾主升清，其病痰阻营卫，气血凝滞，阻肝气之疏泄，碍清阳之升发。故佐以枳实、郁金，理气活血，化痰散结，除肝脏气血郁结；云茯苓健脾，止生痰之源，又利湿去痰，于痰饮有标本兼治之妙。温疟侵体日久，阴液渐伤，配以当归少许，活血助营气运行，养血补阴之不足。配伍精当，量轻效专，善。

十八、少阳阳明合病类疟案

【医案原文】

凌（左）　类疟数次，少阳之邪，并归阳明，遂致不寒但热，发疹发痦，唇口牵动，谵语神乱，风动之后，继以发厥。今大势虽定，而热恋不解，大便经月不行，酸涎上涌，胸脘不舒，吐出酸水，略觉稍适，渴不多饮。舌红苔白花糙，左脉弦大，右脉濡滑，俱重按少力。久热之下，肝胃阴伤，胃失通降，所有湿邪，不能旋运。恐虚中生变。拟甘凉育阴，酸苦泄热，复入辛燥为之反佐。即请诸高明商进。

霍石斛　生白芍　青盐半夏　大麦冬　云茯苓　水炒竹茹　盐水炒陈皮　蒺藜　左金丸　枇杷叶

二诊　甘寒育阴，酸苦泄热，复入辛燥为之反佐，酸涎上涌已定。左脉弦大稍收，而苔白花糙，退而复起，竟是糜腐情形。不饥不纳，稍进糜饮，胸脘辄觉难过，而又并非被阻。小溲结滞不爽，临溲之际，往往中止。大便不行。无非肝胃阴伤，肺津并损，致虚火夹膀胱湿热，熏蒸胃口。既为虚火湿热熏蒸，则不纳不饥，胸脘不适。小肠与膀胱手足相应，膀胱之湿热，既随虚火上炎蕴蒸胃口，则小肠火府，自然秘结，大便因而不行。深入重地，聊明其理，以尽人力。即请诸高明商进。

细生地　甘草梢　细木通　北沙参　川石斛　白茯苓　天花粉　青竹叶　外用姜柏散搽口。

三诊　糜腐稍化，热邪减轻，小溲略爽，脉亦较缓。然仍不饥，稍进糜饮，仍觉气冲。气阴并亏，何能遽复，浊蒸胃口，何能遽化。唯有循理按法，以觇其后。

细生地　北沙参　川贝母　木通　滑石　茯苓　川石斛　甘草梢　竹茹　竹叶

四诊　小溲色红且浊，湿热之气，稍得下行，而大敌不能摧散，熏蒸之炎，仍不克平。糜腐退者自退，起者仍起，胸中梗阻，欲噫不爽。足见糜布于舌，而糜之源，实在于胃，源之不清，流安能洁。大肠与胃相连属，勉再通导阳明腑气，而泄胃热，以降胃浊。即请商之。

导赤加黄连、黄芩、滑石、竹茹、茯苓、荷花露，外用猪胆汁导法。

五诊　大腑得通，并有黏腻之物带出，糜腐较昨大化，口渴较数日前大减。然中州郁郁不舒，时有痰涎随气上冲，饮喜暖热。右脉糊滑。阴液虽虚，而胃中之痰湿郁结不化，遂令清津转难上升，气火无从下降。病至于此，首尾无从兼顾。非辛不开，非苦不降，拟泻心法。虚家善变。势不暇顾矣。即请商进。

青盐半夏（一钱五分）　白蒺藜（三钱）　川雅连（四分）　鲜竹茹（姜汁炒，二钱）　细木通（七分）　橘红（盐水炒，一钱）　车前子（一钱五分）　白茯苓（三钱）　老姜衣（七分）

六诊　病久阴气兼亏，木火夹浊蒸腾，胃糜舌腐。阴液既亏，则不化气，浊不得化，气火内烁，热从内陷。左脉弦细急促，右脉濡滑，不耐重按。深入重地，勉与崇山先生同议方以尽人力。

洋参（三钱）　细生地（四钱）　金石斛（四钱）　橘红（盐水炒，五分）　大麦冬（三钱）　川贝（三钱）　蛤壳（八钱）　竹茹（水炒，一钱五分）　真玳瑁（四钱）　濂珠（一钱）　金箔（一大张，三味研极细末，调服）

（《张聿青医案·卷二·湿温》）

【评析】

少阳之邪，伏于半表半里之间，内搏五脏，横连募原，出与营卫相搏，正邪相争则病，其症类疟发。《重订通俗伤寒论》曰："膜者，横膈之膜；原者，空隙之处。外通肌腠，内近胃腑，即三焦之关键，为内外交界之地，实一身之半表半里也。"少阳之邪并入阳明，邪聚郁热，故发疹发瘰。肝风内动，故唇口牵动，谵语神乱。热郁不解，则大便不畅；热阻中焦，熏蒸胃口，故胸脘不舒，酸涩上涌。方以青盐半夏、水炒竹茹清热化痰，枇杷叶清肺止咳，降逆止呕，清解上焦痰湿。云茯苓淡渗利水，导湿热下行。蒺藜平肝解郁，左金丸清热泻火，舒肝和胃，霍石斛、生白芍、大麦冬甘寒养阴清热，共复肝脏疏泄之功，胃土运化之职。

上投以甘寒育阴，酸苦泄热，复入辛燥为之反佐，酸涩上涌。然苔白花糙，一派糜腐之象。胸脘难过不畅，小溲结滞不爽，究是肝胃阴伤，肺津并损，虚火夹膀胱湿热，熏蒸胃口。方用大队甘寒生津之品，北沙参清肺润燥，川石斛滋养胃阴，细生地黄清热滋养阴血，天花粉、青竹叶清热泻火，生津止渴，甘草梢清热益气和中，细木通、白茯苓清热渗湿，导湿热下行。

上方得效，然邪浊蒸腾胃口，气阴亏损，胃气上逆仍频，三诊后谨遵前法，以益气养阴、祛湿化浊为要，加减化裁予方。药后小溲色红且浊，湿热外泄，然舌口糜腐频仍，胸脘痞闷不畅，实胃肠不清，邪浊上泛。方以导赤散加茯苓滑石之属，共奏清热利尿之功，导湿热从小便而出。又参芩连、猪胆汁等苦寒清泄之品，厘清胃肠腐浊，源清则流洁。

药后大便得通，腐浊之物随出，体内痰湿亦减，舌苔糜腐、口渴欲饮之象大减。然痰湿黏着反复，阻于胃中，郁结不化，病家中脘郁郁不畅，仍有痰涎上冲。痰阻气滞，气阴两亏，阴津不能上承，气火无从以降。药以辛开苦降，以治其根。方中青盐半夏、鲜竹茹、橘红燥湿理气化痰，清解上焦痰湿。细木通、车前子、白茯苓、老姜衣清热利尿，利湿浊从小便出。川雅连清泻心火，白蒺藜补益肝肾。诸药相配，兼顾痰湿之清利，火邪之清泻。怎奈病程甚久，气阴兼亏，热从内陷，难以消解。方用橘红、川贝母、竹茹、蛤壳清肺化痰，以西洋参、细生地黄、金石斛、大麦冬大队甘寒之品滋阴清热，参玳瑁、濂珠、金箔之类清热镇惊，以复心清神明。

斟读医案，每有所得。张师首诊方以酸苦泄热，辛燥反佐，当有酸涩上涌之症。湿热郁内，三诊药后小溲色红且浊，乃湿热之气下行之象。此皆邪浊外透之征。每读于此，既感先贤临证高超之医技，慷慨育人之高德，又窃自省，当勉励勤学，临证遇诸象非常，切莫惊慌，当明察秋毫，细斟医理，剖析诸症是邪透外出之势或误治失治之象，差之毫厘便失之千里。

十九、湿热交蒸阻滞三焦案

【医案原文】

陈（左） 热势不扬，恶心胸闷，汗不畅达。感邪夹湿交蒸，三焦为之阻窒，一候正炽之际也。

香豆豉（三钱） 广郁金（一钱五分） 制半夏（一钱五分） 白蔻仁（七分）
枳实（一钱） 光杏仁（三钱） 干佛手（一钱五分） 广皮（一钱） 桔梗（一钱）
制川朴（一钱） 竹茹（一钱）

（《张聿青医案·卷二·湿温》）

【评析】

邪热夹湿蕴阻中上二焦，故气机阻滞，胸闷恶心。湿热熏蒸，通道闭阻，故热势不扬，汗出不畅。病属湿温，法当宣畅气机，清热化湿。杏蔻二仁化湿行气，宣肺祛痰，半夏、竹茹、桔梗燥湿化痰，有止呕除烦之用，枳实、佛手、广皮、川朴四味，共奏行气宽中、消积除满之功，兼郁金、豆豉宣郁除烦，解恶心胸闷之症。方以三仁汤化裁，以化痰除湿、行气除烦为要。《温病条辨》曰："惟以三仁汤轻开上焦肺气，盖肺主一身之气，气化则湿亦化。"诸药合用，气机条达，湿化热除，诸症可解。

二十、湿郁三焦气逆咽喉案

【医案原文】

某 湿温旬日，有汗不解，胸闷不舒，甚至气逆塞至咽喉，呼吸难于流利，脐旁按之辘辘，今日忽又便泄，小溲不通。脉数糊滑，舌苔薄白，而底质甚腻。此湿郁三焦，恐其转痫。

川朴 白蔻仁 滑石块 通草 橘红 生香附 木香 广郁金 沉香片 竹茹
枳实 鲜佛手

（《张聿青医案·卷二·湿温》）

【评析】

《温热论》曰："太阴内伤，湿饮停聚，客邪再至，内外相引，故病湿热。"病家感湿温数日，湿浊内蕴，气机不畅，故胸闷不舒。湿热熏蒸，脾胃失和，卫阳受遏，故有汗不解。湿邪黏滞，其遏热伏，阻滞三焦，是以上焦气机受阻，呼吸困难，气逆塞至咽喉；湿浊中阻，脐旁按之辘辘；气机失畅，脾胃升降运化失常，故下有便泄、小溲不通诸症。脉数糊滑，舌白质腻，此皆湿重热轻之象也。方以白蔻仁为君，芳香化湿，利气宽胸，畅中焦之脾气以助祛湿。竹茹清热化痰，橘红理气燥湿，川朴下气宽中，共解上焦气逆，呼吸不畅诸症。湿温日久，湿遏热伏，阻滞三焦，则三焦气机失畅，脾脏运化失司，继而有便泄、小溲不通等症。佐以香附、沉香通理三焦，尤善行脾胃之气滞，辛行苦降，阻病家湿温转痢之弊也。又以佛手、郁金、木香、枳实等疏肝理气和胃，脾胃健运则湿得以化，三焦畅达。通草、滑石清热利尿，除湿热淋证、小溲不通之症。

二十一、湿温不扬中宫受阻案

【医案原文】

丁（左）　热不外扬，神情烦闷，中脘痞阻，哕恶呕吐，不能容纳，头目晕眩，渴喜沸饮。左脉弦滑，右部糊滞。此肝阳上逆，夹停饮窒塞气机，恐发痉发呃。

制半夏　炒竹茹　广藿香　郁金　川朴　枳实　白蔻仁　煨天麻　生熟香附　玉枢丹（三分研末先调服）

（《张聿青医案·卷二·湿温》）

【评析】

《温病条辨·湿温》曰："肝为刚脏，内寄相火，非纯刚所能折。"肝气升动太过，易于上亢、逆乱。肝木者，体阴而用阳也，以血为体，以气为用。今太阴内伤，湿浊中阻，则气机不畅，运化失司，故病家中脘痞阻，饮食不纳；湿浊中阻，胃失和降，故哕恶呕吐。气郁不畅，肝阳亢逆，气血上冲，则神情烦闷，头晕目眩。热处湿中，为湿所遏，故虽发热而身热不扬。病家渴喜沸饮，可探知其寒湿中阻，湿邪停聚日久而化热也。左脉弦滑，右部糊滞，病指中焦肝脾，尽是一派湿象，法当燥湿化痰，疏肝行气。以半夏、竹茹燥湿化痰，消痞散结，芳香轻宣之蔻仁、藿香化湿醒脾，发表和中，兼玉枢丹解毒辟秽，涤痰开窍，除中脘痞阻、哕恶呕吐之症。《医方考·郁门》曰："肝木也，有垂枝布叶之象，喜条达而恶抑郁。"方以枳实、香附疏肝破气，郁金行气活血，川朴宽中除满，使肝脏行疏泄之职，气机复通畅之能，湿浊停饮既消，诸症可解。又以煨天麻平抑肝阳，除头目晕眩之症。

二十二、外感伏暑湿阻中宫案

【医案原文】

温明远 微寒热甚，热在心胸，肌表并不炙手，一味烦懊，邪气交会于中宫，恶心欲呕。脉忽大忽小忽歇，舌苔白掮。此伏暑之邪，为湿所抑，不能泄越。虽有津气，不克上承，所以恶燥喜润也。与云瞻先生议流化气湿，参以芳香破浊法。

郁金（磨冲七分） 白桔梗（一钱） 制半夏（三钱） 广藿香（三钱） 橘红（一钱） 大腹皮（三钱） 杏仁泥（三钱） 白蔻仁（七分研后入） 炒竹茹（一钱） 玉枢丹（四分研先调服）

二诊 稍稍得寐，胃腑略和之象。烦闷虽甚，较昨稍安。但脉仍歇止。频渴欲饮，饮则呕吐。气湿未能流化，清津安能上供。燥也，皆湿也。从昨法参入苦辛合化。

制半夏（三钱） 橘红（一钱） 蔻仁（七分后入） 郁金（一钱五分） 石菖蒲（五分） 川雅连（姜汁炒一分） 赤白苓（三钱） 香豆豉（三钱） 淡干姜（四分炒黄） 桔梗（一钱） 木猪苓（二钱） 广藿香（一钱五分）

三诊 辛开苦降，气通汗出。其郁遏亦既开矣，其脉气宜如何畅爽，而乃闷细如昨，右部仿佛沉伏。汗收则烦懊复盛，汗出之际，肌肤发冷。足见闭郁欲开而未能果开，卫阳已经亏损。内闭外脱，可虞之至。勉拟连附泻心法。以备商榷。

人参须（另煎冲四分） 川雅连（五分炒） 制半夏（三钱） 益元散（三钱绢包） 茯苓（三钱） 制附子（三分） 淡黄芩（一钱五分） 竹茹（姜汁炒一钱）

四诊 昨进连附泻心法，烦懊大定，渴亦大退，汗稍出不至淋漓，肤冷较温。六脉皆起。但仍歇止。足见正虚邪郁，营卫几不相续，虽为转机，还怕里陷。

川雅连（五分炒） 黑草（三分炙） 吉林大参（一钱） 制半夏（一钱五分） 熟附片（三分） 淡黄芩（酒炒一钱五分） 茯苓（三钱） 白粳米（一撮煎汤代水）

按师云，此际舌苔，业已抽心，中虚极矣。（清儒附志）

五诊 同汪艺香合参方，案未录。

人参须（另煎冲一钱） 炙黑草（五分） 炒白芍（三钱） 辰拌块滑石（五钱） 龟板（六钱炙打） 制半夏（三钱） 陈皮（一钱） 熟附片（五分） 鲜佩兰（一钱五分） 辰拌茯苓神（各三钱） 姜汁炒竹二青（二钱） 僭加姜汁炒川连

（五分） 淡干姜（三分）

此际舌苔，不特抽心，而且色绛，气虚阴亦虚矣。

六诊 此方服后，脉之细涩，转为弦滑，舌之剥痕，已被浊苔满布，未始不为退象。同汪君议方。

人参条（一钱） 茯苓神（各三钱） 炙黑草（六分） 龟板（六钱炙） 广皮（一钱） 制半夏（三钱） 鲜佩兰（一钱五分） 川熟附（五分） 辰拌滑石块（五钱） 炒白芍（一钱五分） 姜汁炒竹茹（一钱） 加姜汁炒川连（五分）

七诊 服后寒热日重，起伏依然，痰黏舌腻。气阴渐复，暑湿究未达化故耳。

人参须（一钱） 茯苓神（各三钱） 陈皮（一钱五分） 制香附（三钱） 藿香（三钱） 淡干姜（五分） 制半夏（三钱） 粉猪苓（二钱） 姜汁炒竹二青（一钱） 建泽泻（一钱五分）

八诊 寒热虽不甚盛，而仍有起伏。大波大折之余，邪热与湿，不能遽楚，不问可知。所可异者，脉又转细，神情亦少爽利，胸闷不舒，时仍有烦懊情形。当其脉见歇止，甚至隐伏，其时进以连附泻心，脉即顿起，数日甚属和平。撤龟甲，脉未变。撤草彻芍，脉亦未变。昨方之中，补中气，扶中阳，并未撤防，而脉情转异。谓是气不足而不能鼓舞，则参须虽为大参之余气，其时隐伏之脉，尚足以鼓之而出，今竟不足以保守旧地，于情于理，有所不通。细询其今日咯吐之痰，不及昨日之多，倦睡较昨为甚，是否上中两焦之湿热未清，弥漫于中，遮蔽脉道，不能鼓舞。质之艺香先生，以为何如。并请云瞻老宗台定夺。

制半夏（三钱） 广藿香（三钱） 淡干姜（六分） 大腹皮（二钱） 广橘红（一钱） 猪茯苓（各二钱） 白蔻仁（研末三分冲服四分后入） 川雅连（重姜汁炒二分） 郁金（一钱五分） 泽泻（一钱五分）

九诊 气湿开通，脉歇及数象皆退，大便畅行。胃气将起，惟祈谨慎。艺香先生商定。

赤白苓（辰砂拌各三钱） 粉猪苓（二钱） 香豆豉（一钱五分） 佩兰叶（一钱五分） 制半夏（二钱） 广藿香（二钱） 泽泻（一钱五分） 新会皮（一钱） 生米仁（三钱） 杏仁泥（三钱） 檀香（二钱劈）

改方去豉檀，加益元散四钱，枳壳一钱五分，炒竹茹一钱。

（《张聿青医案·卷三·伏暑》）

【评析】

邪热郁阻胸中，为湿所遏，不得泄越，故胸中烦闷欲呕，烦闷懊恼不得眠。痰湿瘀阻，气机不畅，水道不通，津不上乘，故口渴欲饮。以芳香化浊为要，药后胃腑略和，烦闷稍减，谨遵前法，参以半夏、黄连类苦辛之品以开泄邪热，降气化痰。

辛开苦降，气通汗出。郁遏微开，则脉气稍爽而不畅，汗出而不尽。汗出肌肤发冷，即卫阳已亏，不足固护。《伤寒论》云："心下痞，而复恶寒、汗出者，附子泻心汤主之。"拟以连附泻心法，清泄中焦实热，参以人参须、益元散等固护卫阳。药后见烦懊大定，渴亦大退，汗稍出不至淋漓，肤冷较温。然六脉虽起仍有歇止，是邪盛正虚，营卫不畅，当遵前法，清泄实热，固护卫阳。其后五至七诊，皆以益气养阴、清化暑湿为要。

究是湿浊黏滞，眷恋难除。数诊药后，病况仍起伏不定，邪热湿浊尚有眷留，脉象转细，神情又复懊恼，胸闷既发不畅。予前方变方化裁，辨解药性，细斟医理，以明病状。概是上中两焦之湿热未清，弥漫胸中，遮蔽脉道之故也。法以芳化湿浊、清泄邪热。方以制半夏、白蔻仁、广藿香芳化湿浊，大腹皮、广橘红、郁金理气化痰，猪茯苓、泽泻导利痰浊水湿，淡干姜辛温行散，助清化湿浊，川雅连清泻中上焦邪热，以解胸闷烦躁之苦。

药后气湿开通，脉歇及数象皆退，大便畅行。谨遵前法，以制半夏、杏仁泥、新会陈皮清化上焦痰湿，赤白苓、粉猪苓、泽泻、生薏苡仁利导下焦湿热，佩兰叶、广藿香、檀香、香豆豉类芳香之品以疏化三焦，芳化滞留之湿浊。

纵观此案，张师明晰医理，辨证以论治，药若不效，亦不耻下问，急病人之所急，而非重自身虚名，勉以试药。孰轻孰重，亦有启于后人也。

二十三、暑湿内闭神迷痱疹案

【医案原文】

盛（幼）暑与湿合，湿重暑轻者为湿温。身热起伏，屡次得汗，热仍不解，口腻渴不多饮，渐致迷蒙多睡，耳窍不聪，胸项间痱疹密布。脉形糊滑，苔虽不厚，而舌质滑白。似属邪与湿蒸，熏蒸之气，弥漫胸中，所以时多迷睡。浊占清位，清窍不宣，所以耳聋不聪。恐由湿而蒙，由蒙而闭。即请商裁。

香豉（三钱） 杏仁（三钱） 广郁金（一钱五分） 制半夏（一钱五分） 生

薏仁（三钱）　桔梗（一钱）　白蔻仁（三分）　滑石块（三钱）　猪苓（二钱）　云茯苓（三钱）　僵蚕（二钱）　鲜佛手（一钱）　通草（七分）

（《张聿青医案·卷三·伏暑》）

【评析】

《医门棒喝·湿温》曰："湿温者，以夏令湿盛，或人禀体阳虚多湿，而感四时杂气，遂成湿温。"暑季炎热，热蒸湿动，水气弥漫，故暑邪致病，常夹湿邪为患。湿性黏滞，易阻气机，湿邪致病，常胶着难解，缠绵难愈，故病家身热起伏，屡次得汗，而热仍不解，胸项间痱疹密布，亦为热势外透之象。湿热上蒸，故口舌黏腻，湿为阴邪，与水同类，故病家渴不多饮。浊占清位，清窍不宣，故迷蒙多睡，耳窍不聪，即叶天士《温热论》言"湿与温合，蒸郁而蒙蔽于上，清窍为之壅塞，浊邪害清"。脉形糊滑，舌质滑白，皆为湿浊黏腻之象。方以三仁汤为底，宣畅气机，清利湿热，兼以僵蚕辛散化痰，除顽固之痰湿；桔梗宣肺祛痰，香豉宣郁解表，宣发黏着在里之热邪；猪苓、茯苓利水渗湿，导湿热下行，茯苓又兼宁心安神之功，共治病家湿盛弥漫所致口腻渴不多饮，迷蒙多睡，耳窍不聪之症。郁金、佛手理气和中，脾胃健运，气机畅通，则湿除热透，诸症可解。

二十四、伏暑热蒸头痛呕恶案

【医案原文】

孙（左）　头痛遽见退轻，而每至热蒸，其痛辄甚，咽中牵腻，频作恶心，窒闷尤甚。脉数糊大。良以暑湿内蒸，火风随之上旋，肺胃之气，不能开降。病起即发白㾦，气分素虚。恐湿热交蒸，致内窜昏厥。再从三焦宣化，参以清泄。

光杏仁　郁金　制半夏　赤猪苓　鲜佛手　通草　橘红　白蔻仁　淡黄芩　竹茹

改方加防己、枇杷叶、丝瓜叶、西瓜翠衣、荷叶梗。

（《张聿青医案·卷三·伏暑》）

【评析】

暑令多夹湿邪，暑湿蒸腾，故咽中黏腻，肺胃之气升降失司，故频作恶心，窒闷尤甚。暑热内灼，夹湿蒸腾，故见头痛，重者可见昏厥，盖热气闭塞，浊占清位，清窍不宣之故也。湿邪有透泄外出之势，恐病家气虚无力，故病发白㾦于肌表。《温病条辨》曰："盖肺主一身之气，气化则湿亦化。"方以黄芩、杏仁清热宣肺，半夏、竹茹燥湿化痰；湿阻中焦运化，以白蔻仁芳香化湿，兼佛手、橘红、郁金之品理气宽胸，畅中焦之脾气以助祛湿；佐以赤猪苓、通草，导热邪从小便出。诸药相合，使三焦湿热上下分消，气行湿化，热清暑解，水道通利，则暑湿之邪可除。该方以枇杷叶清肺止咳，荷叶梗理气宽中，丝瓜叶、西瓜翠衣清热祛暑，防己清热利水，当获佳效。

二十五、少阳阳明合病湿疟案

【医案原文】

翰臣　症起七日，先寒后热，寒则震战，热则烦渴，恶心胸闷，汗出溱溱，而气味甚秽。脉象弦滑，苔白质腻。病起之际，适值失精，若论邪势直入阴经，则喻氏治黄长人房劳后伤寒论极详细。此盖由时感之邪，与湿混合，阻遏于少阳阳明，名曰湿疟。所恐少阳之邪，并入阳明，而转但热不寒，或热而不退，便多变局，以少阳主半表半里，无出无入，而阳明胃络，上通于心也。若有寒有热，当无大患耳。用小柴胡以和解表里，合达原饮以达募原之邪。即请商政。

净柴胡（五分）　草果仁（五分炒）　花槟榔（八分）　赤茯苓（三钱）　橘红（一钱）　黄芩（酒炒一钱五分）　制半夏（一钱五分）　枳壳（一钱炒）　制川朴（一钱）　竹茹（一钱五分姜汁炒）

（《张聿青医案·卷三·疟》）

【评析】

此病因时邪与湿邪混合阻遏所致，湿疟邪气阻遏于少阳，正邪相争，邪胜欲入里并于阴，正胜欲拒邪出于表，故见寒热错杂，汗出溱溱。邪在少阳，经气不利，郁而化热，又入阳明胃络，中焦运化失司，气机不畅，湿浊阻遏，故见恶心胸闷。方以柴胡、黄芩和解少阳，疏散气机之郁滞，清泄少阳之邪热；半夏、竹茹清热燥湿，化痰止呕，草果、槟榔宣透伏邪，辟秽化浊，兼橘红、枳壳、川朴三味行气燥湿化痰，共除恶心胸闷诸症。赤茯苓甘淡清利，导邪浊从下焦而出。诸药相合，苦寒清热兼苦温芳化，透散清泄，升清降浊，当获佳效。

二十六、痰湿蕴蒸阳明疟案

【医案原文】

某　大疟而转寒热叠来，汗多而气酸带秽。右脉濡软，左部细弦。此由痰湿不运，熏蒸阳明，营卫阴阳，亦为之阻。宜和中化痰，兼通营卫。

制半夏（二钱）　枳实（二钱）　川桂枝（五分）　炒冬术（二钱）　石膏（煨研四钱）　橘红（一钱）　泽泻（一钱五分）　白茯苓（四钱）　竹二青（姜汁炒一钱）

（《张聿青医案·卷三·疟》）

【评析】

疟邪内伏日久，邪正交争，故寒热往来。湿毒蕴肤，秽浊外透，故汗多而气酸。痰湿内蕴，阻中焦之运化，碍营卫之调和，法当和中化痰，兼通营卫。方取二陈汤与五苓散化裁而成。制半夏、姜竹茹燥湿清热化痰，《本草从新》言半夏为"治湿痰之主药"。又痰阻气机，以辛苦温燥之枳实、橘红以理气行滞，乃"治痰先治气，气顺则痰消"之意。泽泻、茯苓渗湿利水，冬术补气健脾，以杜生痰之源。桂枝辛温，温通经脉，有解肌透邪之功。石膏清热泻火，除烦止渴，解痰阻水道之忧。

二十七、暑湿内伏少阳疟案

【医案原文】

正蒙　暑湿先伏膜原，兹从少阳外达，热壮烦恶，热退汗畅，舌苔中黄边赤。恐成瘅疟，拟方即请正之。

肥知母（二钱）　茯苓皮（四钱）　黑山栀（二钱）　广郁金（一钱）　大豆卷（三钱）　白蔻仁（五分）　益元散（四钱）　淡黄芩（酒炒一钱五分）　香青蒿（一钱五分）　荷梗（六钱）

二诊　畅汗热达，痰热未净，夜寐不安。苔根黄腻，脉弦滑转甚。拟加味温胆法，候正。

半夏（青盐水炒二钱）　川石斛（先煎三钱）　广皮（一钱）　川毛连（姜汁炒四分）　益元散（包四钱）　丹皮炭（一钱五分）　栝蒌皮（三钱）　朱茯神（各

三钱）　小枳实（一钱）　黑山栀（一钱五分）　竹二青（盐水炒一钱半）　荷梗
（五钱）

（《张聿青医案·卷三·疟》）

【评析】

　　疟邪侵袭，暑湿内伏。《重订通俗伤寒论》曰："膜者，横膈之膜；原者，空隙之处。外通肌腠，内近胃腑，即三焦之关键，为内外交界之地，实一身之半表半里也。"秽浊毒邪入膜半表半里，邪正交争，故壮热烦恶，邪透则热退汗畅。方以黄芩、栀子清热燥湿、泻火解毒；大豆卷、香青蒿清热祛暑，白豆蔻芳香化湿行气，透解内伏之疟邪；知母清热滋阴，补耗伤之津液，益元散合茯苓有清心解暑、渗湿利水之功，郁金、荷梗共奏理气宽中之效。诸药相合，清热解暑与渗湿利水合法，暑湿得治，秽浊既除，疗效当佳。

　　上方服之，汗畅热透，唯余痰热未净，故虚烦而不得眠也。苔根黄腻，是下焦热盛未清之象。法以清胆和胃，理气化痰。方用半夏燥湿化痰，和胃止呕，竹二青清胆和胃，化痰除烦；枳实、广陈皮、荷梗理气宽中化痰；瓜蒌皮清热化痰，利气宽胸；川毛连、黑山栀、丹皮炭三味有清热泻火燥湿之功；益元散合朱茯神清暑利湿，导下焦邪热从小便出，朱茯神兼有宁心安神之功，缓病家虚烦夜寐不安之症；川石斛益胃生津，填耗伤之津，复运化之职。

二十八、少阳湿疟案

【医案原文】

　　贾（左）　寒热间作，脉糊不爽，此湿疟也。和以化之。

　　制半夏（一钱五分）　上广皮（一钱）　柴胡（五分）　枳实（一钱）　淡黄芩（一钱五分）　大腹皮（二钱）　川朴（一钱）　草果（四分）

　　二诊　寒热仍来，汗不获畅。邪势为湿所遏，不得外越。再和以化之。

　　柴胡　炒杏仁　制半夏　淡黄芩　草果仁　广皮　郁金　赤猪苓　枳实　竹茹

（《张聿青医案·卷三·疟》）

【评析】

　　《三因极一病证方论》曰："因汗出复浴，湿舍皮肤，及冒雨湿，名曰湿疟。"法当和中化痰，除秽化浊。方以制半夏燥湿化痰，枳实、广陈皮理气和中。柴胡透泄少阳之邪，疏泄气机之郁，黄芩苦寒，清泄少阳之热，二药相配，和解少阳，外透半表半里之疟邪。草果辛香化浊，辟秽止呕，大腹皮辛温行散，利气宽中，厚朴芳香化浊，理气祛湿。三药气味辛烈，可直达膜原，逐邪外出。

药后寒热仍来，汗不获畅，邪势为湿所遏，当重以除湿和中。守前方和解少阳之柴胡、黄芩，燥湿化痰之半夏、竹茹，理气和中之枳实，辛香化浊之草果。方所变动者，以郁金行脾胃之气滞，助湿痰之健运，赤猪苓利水渗湿，炒杏仁宣降肺气，有提壶揭盖之意，导湿邪从下而出。

二十九、疟母结聚营卫闭阻案

【医案原文】

某　疟母结聚，寒热不期而来。营卫阴阳闭阻。再为宣通。

川朴（一钱）　归须（一钱五分）　桂枝（五分）　冬术（二钱炒）　青蒿（鳖血拌炒三钱）　广皮（一钱）　乌药（一钱五分）　槟榔（一钱五分）　焦麦芽（四钱）　焦楂炭（三钱）　延胡索（一钱五分）

二诊　邪结于营络之中，聚形坚硬满而不化。未可过于攻克，以防其散漫等变。

当归尾　蓬术　焦麦芽　西潞党　南楂炭　川桂枝　延胡　炒於术　制川朴

（《张聿青医案·卷三·疟》）

【评析】

《医阶辨证》曰："疟母，腹胁有形块，饮食阻滞，四者皆由先外感暑湿，复有内伤，积痰、停食、蓄血、留饮而成。"疟母结聚于内，寒热往来不定，营卫闭阻不通。法当活血祛瘀，除湿截疟。方以归须、焦楂炭、延胡索活血破瘀，攻结聚之形块。槟榔行气、利水、截疟；鳖血拌炒青蒿，入肝胆经，善截疟，消除寒热，为治疟疾寒热之要药。冬术、麦芽健脾祛湿，川朴、广陈皮行气和中，共除痰湿邪浊，助脾胃之健运。桂枝辛温，发汗解肌，温扶脾阳以助运水，乌药辛温，温肾散寒以助膀胱气化，行水湿痰饮之邪。

邪浊散于营络，不能过于攻克，当疏补结合，以扶正为要。遵前方当归尾、南楂炭、延胡索活血破瘀，蓬术行气破血，消积止痛，西潞党、炒於术健脾祛湿，焦麦芽健脾开胃，川朴燥湿消痰，下气除满；川桂枝发汗解肌，调和营卫。

三十、大疟愈后正虚痰实案

【医案原文】

杨（左）　大疟虽止，漫热不退，中脘不舒。痰湿内聚，营卫开合失常。阳气宣畅，其热自退。

川桂枝（四分）　干姜（四分）　制首乌（三钱）　炙鳖甲（先煎五钱）　制香附（二钱）　熟附片（五分）　当归（酒炒二钱）　炒沉香曲（二钱）　制半夏（一钱五分）　茯苓（三钱）

（《张聿青医案·卷三·疟》）

【评析】

病家患疟日久，正气衰乏，余邪流滞，故漫热不退。痰湿邪浊内蕴，中焦运化失司，故中脘不舒。痰阻气滞，气机不畅，水道不通，营卫失和。法当温阳扶正，调和营卫。方以炙鳖甲滋阴潜阳，退热除蒸，解漫热不退之症。制半夏燥湿化痰，茯苓利水渗湿，除内蕴之痰湿。制首乌调补肝肾、补益精血，酒当归养血活血，附片、干姜温中散寒，回阳救逆，扶耗伤之正。制香附、炒沉香曲疏肝理气，气顺则痰消，湿去则胃和。川桂枝发汗解肌，调和营卫。

三十一、少阳间疟木郁克土案

【医案原文】

王（左）　少阳间疟。而少阳胆为肝之外腑，疟虽止住，肝木纵横，腹痛甚剧，拟疏泄木郁。

杭白芍（一钱五分，川桂枝四分同炒）　柴胡（醋炒五分）　香附（醋炒二钱）　茯苓（三钱）　焦楂炭（三钱）　青皮（醋炒一钱）　缩砂仁（五分）　煨姜（二片）

二诊　腹痛大减。肝邪横扰，络滞不宣。效方进退。

杭白芍（一钱五分，川桂枝五分同炒）　柴胡（醋炒五分）　金铃子（一钱五分炒）　香附（醋炒二钱）　延胡索（一钱五分）　青皮（醋炒八分）　茯苓（三钱）

楂炭（三钱）　鳖甲煎丸（二钱先服）

（《张聿青医案·卷三·疟》）

【评析】

《类经·藏象类》说："胆附于肝，相为表里。"疟邪伏于少阳半表半里，是故疟虽有止，然肝木郁结，气机不畅，日久气血阻滞，土壅木郁，不通则痛矣。当以疏肝理气为要。方以醋柴胡疏肝解郁，杭白芍养阴柔肝，醋青皮、醋香附疏理肝胆之气滞。诸药相和，疏肝理脾，透邪解郁。桂枝温通经脉，散寒止痛，焦楂炭健脾开胃，又兼活血之功，缓和腹痛诸症。缩砂仁芳化湿浊，茯苓渗湿利水，痰湿去则中焦和。煨姜和中止呕，主脾胃不和诸症。《素问·宣明五气》曰："五味所入，酸入肝。"方中柴胡、香附、青皮诸药皆以醋制，可增疏肝解郁之功、破气散结之力。

上方服之，腹痛大减，当遵原方加以化裁，以疏肝活血透邪为要，方加延胡索理气痛血凝，鳖甲煎丸活血化瘀、软坚散结，搜横扰肝络之邪。金铃子补气益血，补疟邪之耗伤，助诸药之力达。

三十二、痰湿内蕴阻滞中宫案

【医案原文】

张（左）　喻氏谓疟必有黄涎聚于胸中，疟而截止，涎安能尽。大泻数次，痰湿当由此而发泄矣。再和中为主。

沉香曲　上广皮　藿香　川朴　赤白苓　泽泻　炒薏仁　煨木香　制半夏

（《张聿青医案·卷三·疟》）

【评析】

昔贤云无痰不成疟也。疟邪停滞，气机不畅，水道不通，故痰涎内蕴，或兼湿热，见有流涎不止，泻水样便诸症，当以化湿和中为要。方以制半夏燥湿化痰，《本草从新》言其为"治湿痰之主药"。藿香芳化湿浊，兼广陈皮、川朴理气和中，共除中阻之湿浊。赤白苓、泽泻、炒薏苡仁渗湿利水，导蕴结之湿热从小便出，又兼健运脾胃之功，使中焦清升浊降，尤宜于脾虚湿盛之泄泻。木香苦泄温通，善行脾胃之气滞，沉香曲疏表化滞，疏肝理气，二药相配，使气机畅通，痰消浊去，湿浊除则中焦和，诸症自解。

三十三、疟邪内伏邪正交争案

【医案原文】

陈（左）　大便通行，热仍起伏，汗出即解。脉象滑数，苔腻心黄。有形之积，虽已下达，而湿热氤氲，极难泄化。从泄化之中，参入辛温寒以通营卫。

制半夏（一钱五分）　生薏仁（四钱）　赤白苓（四钱）　知母（二钱）　通草（一钱）　草果仁（五分）　上广皮（一钱）　川桂枝（三分）　石膏（煨打三钱）

二诊　昨晚寒热分明，阳明之邪，并归少阳，极为正色。阳明胃脉，上通于心，而少阳胆经，无出无入，虽有邪居，不能蔓延脏腑，从此不虑病变矣。

制半夏（一钱五分）　淡黄芩（酒炒一钱五分）　建泽泻（一钱五分）　细柴胡（五分）　橘皮（一钱）　通草（一钱）　蔻仁（五分）　生薏仁（四钱）　茯苓（三钱）

三诊　疟未复来，苔未净化。拟和中利湿。

制半夏（一钱五分）　白茯苓（一钱）　陈皮（一钱）　猪苓（二钱）　佛手（七分）　白术（二钱）　川朴（七分）　泽泻（一钱五分）　生熟薏仁（各二钱）

（《张聿青医案·卷三·疟》）

【评析】

疟邪内伏，邪正交争，故热势不解，随之起伏。正胜之际，邪随汗出，则热随汗解。湿存则脉滑苔腻，热伏则脉数苔黄。方以制半夏燥湿化痰，上广皮理气和中，草果仁截疟除痰，祛伏里之邪浊。生薏苡仁、赤白苓、通草渗湿利水，健脾助运，导湿浊从小便出。白虎加桂，清气分热，兼通营卫，犹善治温疟。

药后疟邪外透，由阳明入于少阳，少阳居于表里之间，不能蔓延内里之脏腑，有邪除正复之象。湿浊最是黏着反复，《温病条辨》言："其性氤氲黏腻，非若寒邪之一汗即解，温热之一凉即退，故难速已。"仍以祛湿化浊为要，遵前方二陈汤燥湿化痰，泽泻、通草、蔻仁、薏苡仁渗湿利水，助湿浊之外排。柴芩相配，疏泄气机之郁，清泄少阳之热，一散一清，恰入少阳，以解少阳之邪。

再诊，诉疟未复来，苔未净化，是湿浊邪滞之象。法当祛湿化浊，清利和中。方以二陈汤燥湿化痰，五苓散渗湿利水，兼有生熟薏苡仁健脾祛湿，助中焦之运化，佛手、川朴辛散理气，助湿邪之外排，当获佳效。

三十四、霍乱吐泻中州受阻案

【医案原文】

朱（左）吐泻交作。中州阻窒，恐致内闭。

川朴（一钱）槟榔（一钱）制半夏（二钱）青陈皮（各一钱）鲜佛手（一钱五分）川雅连（吴萸汤拌炒三分）木香（五分）范志曲（二钱）赤白苓（各二钱）淡干姜（六分）广藿香（三钱）枳实（磨冲五分）鲜生姜（二钱）伏龙肝（一两煎汤代水）玉枢丹（一锭用佛手藿香汤旋磨旋冲旋饮）

（《张聿青医案·卷三·霍乱》）

【评析】

《灵枢·五乱》曰："清气在阴，浊气在阳，营气顺脉，卫气逆行。清浊相干，乱于肠胃，则为霍乱。"霍乱，以猝然发作上吐下泻，腹痛或不痛为主证。今病家吐泻交作，以致中州阻窒。法当芳香化浊，行气和中，方以藿香正气散化裁。方中藿香辛温芳香，外散风寒，内化湿滞，辟秽和中，为治霍乱吐泻之要药。制半夏燥湿化痰，玉枢丹涤痰开窍，解毒辟秽，化在里之湿浊。青陈皮、鲜佛手、枳实、川朴、木香、槟榔诸药相配，理气和中，兼范志曲散寒解表、行气导滞，赤白苓渗湿利水，健脾止泻，解下泻不断之苦。吴茱萸汤拌黄连，有清肝泻火、和胃降逆之功，生干姜、伏龙肝温中止呕，除上吐不止之症。病家苦于吐泻，然不予镇吐止泻之方药，实遵通因通用之法，盖邪祛正安，诸症自消，此防闭门留寇之弊也。

三十五、感寒食滞交结霍乱案

【医案原文】

郁（左）带病入闱，病邪未澈，昨复啖饭二次，复食冷柿三枚，寒食交阻，胸中阳气逆乱，阴阳之气，一时挥霍变乱。泄泻稀水，继而复吐。阳气闭郁，肢厥脉伏，汗出不温，目陷音低。频渴欲饮，中脘不通，胸中大痛。中阳毫无旋转之权，有内闭外脱之虞。拟黄连汤以通胃中阴阳，参以芳化而开闭郁。

台参须（一钱）甘草（四分）淡干姜（七分）枳实（一钱）制半夏（二钱）川雅连（七分）川桂枝（七分）焦楂炭（三钱）车前子（三钱）橘皮

（一钱） 辟瘟丹（七分）

二诊 用仲景黄连汤以和胃中阴阳，参以芳化而开气机，六脉俱起，肢厥转温，胸痛亦止，泄泻亦减。病虽转机，而湿热何能遽楚，以致湿化为热，劫烁阴津。舌苔干黄，毫无津液。频渴欲饮，时带呃忒，小溲全无，神识迷沉。极为危险。勉拟辛咸寒合方，参以芳开。

生石膏（一两） 滑石（四钱） 官桂（六分） 茯苓（三钱） 寒水石（三钱）猪苓（二钱） 於术（一钱五分） 泽泻（一钱五分） 鲜荷梗（一尺） 紫雪丹（六分）

（《张聿青医案·卷三·霍乱》）

【评析】

患者外感秽浊邪气，又复食生冷，阻遏阳气宣发。脾阳受损，运化失司，水湿稽留，升降失常，清浊相干，则霍乱吐泻。阳气闭郁，不能达于四末，而见手足不温，肢厥脉伏，目陷音低。气机不畅，津液输布失司，故见烦渴欲饮。寒湿中阻，清阳闭郁，故中脘不通，胸中大痛。法当并调寒热，和胃降逆。方以伤寒黄连汤化裁，以苦寒之黄连，清热燥湿，泻火解毒；兼辛热之干姜，温中散寒，降逆止呕，二药寒热并用，共解吐泻之症。半夏辛温，散结除痞，降逆止呕，兼枳实橘皮理气和中，除在里之湿浊。车前子渗湿止泻，分清别浊，利小便以实大便。焦楂炭健脾开胃，又兼收涩止痢之功，防外泄太过。参须补益气血，甘草健脾和中，补邪疟滞久耗伤之正。桂枝辛温，温通经脉，调和营卫。辟瘟丹主治湿浊中阻，腹痛吐泻，服之当佳。

再诊，肢厥转温，胸痛亦止，泄泻亦减，病有转机。然湿热蕴积日久，邪盛正伤，阴津亏耗甚重，以至频渴欲饮，小溲全无，气道不畅，故时带呃忒，又温热之邪内陷心包，扰乱神明，故见神志昏迷。方以桂苓甘露饮化裁，日寒淡渗合法，清暑解热，化气利湿，治霍乱吐泻最有成效。又以紫雪丹清热开窍，息风止痉，速解神志昏迷之症。兼鲜荷梗理气和中，清暑滋阴。诸药合用，共奏清热养阴、芳香开窍之用。

三十六、外寒里热霍乱吐泻案

【医案原文】

姚（左） 外寒束缚里热，致寒热互阻，三焦清浊相干。吐泻交作，中脘不通。宜苦辛以开三焦。但霍乱时症，未可与寻常并论。

制半夏（二钱）　川朴（一钱）　淡吴萸（三分）　川雅连（五分）　云茯苓（三钱）　晚蚕砂（三钱）　藿香（三钱）　炒竹茹（一钱五分）　白蔻仁（五分）　广皮（一钱）　香薷（一钱）　太乙丹（五分）

（《张聿青医案·卷三·霍乱》）

【评析】

内热秽浊乱于中焦，又外寒包裹内热，热势不解，以致寒热互阻，是以三焦气机失畅，升降失司，清浊不分，故病家吐泻交作，中脘不通。法当清热化湿，化浊透表。方以辛温之半夏燥湿化痰，萸黄连清肝泻火，降逆止呕，三药相配，辛开苦降，清化中焦之湿浊。藿香、香薷芳化湿浊，竹茹清热化痰止呕，蚕沙除湿和胃化浊，兼白蔻仁、广陈皮、川朴理气和中，太乙丹辛散，主诸风疾，茯苓淡渗利湿。诸药相合，以苦辛之味开三焦，使气机畅通，邪有出路，诸症自解。

三十七、外感春温疫疠丹痧案

【医案原文】

金（左）　春温疫疠之邪从内而发。发热咽痛，热势甚炽，遍身丹赤，痧点连片不分，咽痛外连颈肿。右脉滑数，左脉弦紧，舌红边尖满布赤点。此由温疫之邪，一发而便化为火，充斥内外，蔓延三焦。丹也，痧也，皆火也。刻当五日，邪势正盛，恐火从内窜，而致神昏发痉。拟咸寒泄热，甘凉保津。

犀尖（五分磨）　鲜生地（七钱）　粉丹皮（二钱）　大青叶（三钱）　金银花（二钱）　霜桑叶（一钱五分）　大力子（二钱）　黑玄参（三钱）　薄荷（五分）　金汁（五钱）　鲜茅芦根肉（各一两）

二诊　咸寒泄热，甘凉保津，丹痧较化，热亦稍轻。然咽中仍然肿痛，左耳下结块作胀，亦属火风所结。大势稍定，未为稳当。

大连翘　黑山栀　粉丹皮　淡黄芩　白桔梗　人中黄　大玄参　大力子　荆芥　芦根

（《张聿青医案·卷三·丹痧》）

【评析】

《素问·阴阳应象大论》曰："冬伤于寒，春必温病。"冬季伤于风寒之邪，虽不即发，然邪气伏藏，邪蕴日久而化热，随春至而内发。温毒壅炽，燔灼气血，病势凶恶。热毒上炽则发热咽痛，邪火外透则遍身丹赤，痧点连片。法当清热解毒，透邪养阴。方以犀角、生地黄、牡丹皮、玄参、金汁类苦寒清热之品，泄营血分之热邪；大青叶、金银花性味苦寒，清热解毒，治热毒壅盛于外之丹痧、喉痹卓有成效。桑叶、薄荷、大力子辛凉解表，清透气分热邪，助毒邪外散。鲜茅根清热利尿，导热从小便出。芦根清热养阴，补热毒耗伤之津液。

药后，丹痧较化，热亦稍轻。盖热邪未能透尽，风火邪气相结，故咽中肿痛，左耳结块作胀。方以黑山栀清泻三焦火邪，黄芩、连翘、荆芥、牛蒡子清泄气分邪热，白桔梗轻宣上焦气机，有利咽解毒之功；粉丹皮、人中黄清泄营分热毒，玄参、芦根清热生津。诸药合用，泄热保津，共奏清热解毒、透邪固阴之效。

三十八、痧毒内郁高热神烦案

【医案原文】

金　热势甚重，咽肿作痛，丹痧透露未畅，胸闷神烦。脉形紧数而弦。时疫之邪，郁于肺胃。恐邪化为火，致生枝节。

荆芥　炒牛蒡子　连翘壳　玄参　薄荷　枳实　郁金　生甘草　范志曲　淡子芩　黑山栀

二诊　痧瘰畅达，兼发起浆白㾦，其风火热毒之重可知。再拟利膈清咽，而导热下行。

连翘壳　川雅连（三分）　防风　淡芩　玄参　丹皮　人中黄（四分）　牛蒡子
防风通圣散（三钱）

（《张聿青医案·卷三·丹痧》）

【评析】

时疫邪毒内壅，郁久生热。热毒上攻咽喉，故咽肿作痛。热毒外透，故生丹痧。邪毒郁积肺胃，气机宣降不畅，中焦运化失司，秽浊积堵，气血不畅，故见胸闷不畅、心烦神乱诸症。方以黑山栀清解三焦火邪，玄参清热凉血解毒，主邪毒壅滞化热之苦。淡芩清解上焦之热，荆芥、薄荷、牛蒡子、连翘壳诸药有疏热解毒、利咽消肿之功，解上焦热毒壅盛诸症。范志曲和中化滞，解脾胃郁堵之苦，又发散解表，透解内伏之邪。郁金善疏肝理气，枳实能行气消痞，甘草益气解毒，兼调和诸药。诸药相配，清解热毒，气机畅通，邪有出路，诸症自解。

药后，痧瘄畅达，又并发起浆白疹，盖邪毒炽盛，余毒未清，仍以苦寒清解为要。方以淡芩、雅连清热燥湿，玄参、牡丹皮、人中黄苦寒清热，清解营血分之热毒，防风、连翘壳、牛蒡子上能清利咽膈，外能发表透疹，助邪毒外排。兼防风通圣散疏风解表，导热下行，当获佳效。

三十九、痧毒炽盛邪入肺胃案

【医案原文】

某　春温疫疠之邪，由募原而入胃腑，邪化为火，熏蒸于肺，充斥上下，蔓延内外。以致热炽丹痧密布，上则咽赤肿痛，下则协热下利。脉象紧数，舌红无苔。今则渐增气喘，危象已著。勉拟黄连解毒汤出入。即请高明商榷行之。

川雅连（五分）　生山栀（二钱）　大青叶（三钱）　犀尖（五分磨）　丹皮（二钱）　川黄柏（三钱炒）　大麦冬（三钱）　淡黄芩（一钱五分）　鲜芦根（去节二两）　竹叶（三十片）

（《张聿青医案·卷三·丹痧》）

【评析】

《素问·阴阳应象大论》曰："冬伤于寒，春必温病。"温毒壅炽，热毒上炽则咽赤肿痛，热盛下壅则胁热下利，邪火外透则丹痧密布。热毒炽盛日久，气阴耗伤，法当清解热毒，兼补益气阴。方以黄连解毒汤加减化裁，黄连入中上二焦，清心泻火，除蕴结脾胃之湿热，黄芩清解上焦肺热，解咽喉肿痛之苦，黄柏苦燥坚阴，清泻下焦火毒，三黄苦寒，合山栀共清解三焦之火毒热盛。热毒易入血分，犀角、牡丹皮、大青叶三味清热解毒，凉血消斑，主热炽丹痧密布之症。芦根、竹叶清热利尿，导热邪从小便出。麦冬甘寒，清心除烦，养阴生津，合芦根、竹叶二味，滋养热毒邪炽耗伤之气阴。

四十、温邪化火喉风发痧案

【医案原文】

张（左）　外风引动温邪，邪从内发，即化为火。喉风发痧，舌心焦黑，黏痰缠扰咽中，咯吐不尽。脉数弦滑。时行急病，变端不测。

紫背浮萍（一钱五分）　大元参（四钱）　桔梗（一钱）　马勃（一钱）　光杏仁（三钱）　生石膏（六钱）　生甘草（五分）　连翘（三钱）　射干（七分）　广郁金（一钱五分）　白茅根肉（一两）　竹沥（一两）

二诊　痧疹畅发，咽中黏痰稍利，痛势略轻。舌苔焦黑已化，而里质绛赤，干燥无津。喉关之内，白腐星布。肺胃之火，灼烁阴津，恐其暴窜。

磨犀尖（五分）　鲜生地（一两洗打）　细生地（五钱）　大麦冬（三钱）　桔梗（一钱）　粉丹皮（二钱）　炒知母（二钱）　煨石膏（四钱）　大玄参（二钱）　金汁（七钱冲）　茅根肉（一两）　鲜芦根（一两）　银花露（一两冲）

（原注）已后未来看，病亦渐松矣。

（《张聿青医案·卷三·丹痧》）

【评析】

寒冬伤于风寒，若不即发，则邪气伏藏，春季木气引动，故邪从内发，化而为火。热毒上壅，致喉风发痧，邪热痰气相搏，则黏痰咯吐不尽。热毒壅滞，湿痰黏腻，气阻不畅，故舌心焦黑，脉数弦滑。法当清热解毒，利咽化痰。方以紫背浮萍宣散风热，解表透疹；连翘外宣，解毒透疹，元参内清，解营血热；杏仁止咳化痰，郁金行气以助痰湿外排；桔梗、射干、马勃有清热解毒咽喉之功，石膏、竹沥、茅根有清热生津利尿之用，导湿热邪浊外排；甘草清热解毒，兼调和诸药。

药后，痧疹畅发，咽中稍利，痛势略轻，药对证矣。湿浊黏腻，气阻不畅，津不上承，故喉关白腐密布，又热毒壅滞日久，气津耗伤，故舌苔焦黑，舌质绛红，干燥无津。法当清热解毒，滋阴凉血。方以犀角地黄汤加减，配以苦寒之金汁、银花露，清解营血分之热毒，桔梗能宣肺利咽祛痰，又作舟楫之剂，载药上行；白虎配以玄参、茅根、芦根、麦冬大队甘寒生津之品，补灼伤之津液，复机体之正气。

四十一、痧毒时疫化火内灼案

【医案原文】

金（幼）时疫七日，丹痧回没太早，火热内灼，口干咽痛，热胜则肿，面目肢体虚浮，脉象弦数。恐变肿胀，急导火下行。

鲜生地（五钱）　玄参（三钱）　茯苓皮（三钱）　细甘草（五分）　元明粉（一钱）　车前子（一钱五分）　木通（五分）　丝瓜络（二钱）　金银花（二钱）　上湘

军（二钱）

二诊　身热已退，口干稍轻，四肢仍带肿胀。火风阻闭，脾湿因而不运，随风流布。恐肿胀日甚。再理湿祛风。

大腹皮（二钱）　宣木瓜（一钱）　冬瓜皮（四钱炒）　茯苓皮（三钱）　泽泻（一钱五分）　生米仁（四钱）　汉防己（一钱五分）　猪苓（二钱）　青防风（一钱）　左秦艽（一钱五分）

（原注）服后渐愈。

（《张聿青医案·卷三·丹痧》）

【评析】

病家感时疫日久，痧毒疫疠之邪蕴于肺胃。邪毒上乘，火热内灼，口干咽痛，蕴久生热，甚有红肿疼痛之象。邪犯太阴，肺失通调，故面目肢体虚浮。生地黄甘润，凉血滋阴，木通苦寒，清心泻火，拟导赤散意清热利水养阴。金银花、玄参、丝瓜络清营血分热毒；茯苓皮、车前子利水渗湿以消水肿。少兼上湘军、玄明粉，泻下以清蕴积之热毒；甘草清热解毒，兼调和诸药。诸药共奏清热泻火、利水通淋之功。

药后患者身热已退，口干稍轻，然四肢肿胀不退，此火热与风邪闭阻于内，脾失健运，故水湿不化，溢散肌肤。湿浊不运，随风流布，拟理湿祛风为法。方以大腹皮、冬瓜皮、茯苓皮诸药行气化湿，取"以皮治皮"意，青防风祛风解表，左秦艽攻风逐水，汉防己祛风湿利水消肿，祛客表之风邪水湿。泽泻、猪苓、生薏苡仁利水渗湿，宣木瓜和胃化湿，湿去则中焦得运，肿胀得解。

四十二、素有痰火复感时疫案

【医案原文】

某　素有痰喘旧证，前以辛温开饮，极著成效。又以劳勚感邪，于九日前忽先寒后热，继但热不寒，刻今热势虽衰，而淋淋汗出，欲寐未寐之际，谵如梦语，肢搐引动，咽中作痛，喉关偏右白糜星布。脉数濡滑，舌绛赤，苔黄罩灰。此由邪湿内蒸，所有浊痰，悉化为火，致肺胃之阴津消灼。阴分愈亏，则火热愈炽，有虚脱之虞。勉拟泄热和阴一法。谋事在人，成事在天。

金石斛（四钱）　朱茯神（三钱）　北沙参（五钱）　大元参（三钱）　光杏仁（三钱）　冬瓜子（三钱）　煨石膏（三钱）　制半夏（一钱五分）　炒黄川贝（一钱

五分） 枇杷叶（四片） 青芦管（八钱） 竹沥（四钱） 濂珠（三分） 川贝（五分） 犀黄（三厘三味研末吹喉） 枇杷叶并鲜竹茹代茶。

二诊 泄热和阴，而清肺胃，咽痛糜腐大退，属痰热化火烁阴。药既应手，姑宗前法扩充。

北沙参（五钱） 大麦冬（三钱） 煨石膏（三钱） 川贝母（二钱） 生薏仁（三钱） 炒蒌皮（三钱） 光杏仁（三钱） 冬瓜子（四钱） 青芦管（八钱） 竹沥（四钱）

（《张聿青医案·卷八·痰火》）

【评析】

夫先寒后热者，乃病家劳勚伤正，卫外不固，风寒袭表则先寒，正邪交争则发热；继但热不寒者，概邪气蕴于机体，久则化热。热势蒸腾，灼煎阴津，故淋漓汗出；阴津亏损，筋脉失养，故肢搐引动；阴不敛阳，故寝卧难寐，奇梦谵语。湿邪痰浊内蒸，循肺道而上，故喉关偏右白糜星布。脉数濡滑，舌色绛赤，苔黄罩灰，概痰浊内蕴，湿邪化火，灼伤阴津之象。阴分遭邪热煎灼日久，有虚脱之虞，急以泄热和阴为法。方以金石斛、大元参、青芦管清热凉血，益阴和营，急固耗损之阴津，阴分足则热势减。病家患有痰喘旧疾，虽以辛温开饮有功，然旧患不瘥，肺道有损，今阴液亏损，又有咽痛白糜诸症。以北沙参、煨石膏清润肺道，半夏、杏仁、川贝母、枇杷叶化痰止咳平喘，冬瓜子、竹沥有清热化痰利水之功，痰浊既治，热势削弱，肺道诸症有解。濂珠性寒坠痰，犀黄豁痰开窍，又以朱茯神安神宁心，除病家神昏谵语、卧寐不安之苦。

诊断不误，药既应手，则肺胃热清，痰浊化减，阴分得固，故咽痛糜腐大退，宗前泄热和阴之法，巩固药效，拟图痊复。方以北沙参、大麦冬、青芦管、煨石膏滋阴清热，川贝母、光杏仁、冬瓜子化痰止咳平喘，炒蒌皮、竹沥清热化痰，利气宽胸，共清肃肺道。生薏苡仁健脾止泻，脾运得畅，则痰浊不藏。

四十三、痰喘日久复感春温案

【医案原文】

雷（左） 脾肾两亏，饮食生痰，痰阻为喘者久。兹值春升之际，痰凭木火之势而化为热，以致竟夜不能交睫。脉左尺不藏，苔黄舌红。龙相亦动，拟潜阳和阴，参以苦泄。

川雅连（四分，酸枣仁三钱同炒）　肥知母（三钱）　炒枳壳（七分）　制半夏（一钱五分盐水炒）　鲜竹茹（一钱五分）　茯苓神（各二钱）　上濂珠（三分）　真川贝（五分二味研细末调服）

（《张聿青医案·卷八·痰火》）

【评析】

病家痰喘日久，今夜不能交睫，龙相妄动。脾者生痰之源，肾者生痰之根。饮食水谷入于胃，患者脾肾两亏，脾失健运则水湿不化，肾虚气化失司则痰湿内蕴。痰阻气滞，故喘而不愈。春日生发，痰浊凭升，化而为热。邪热壅滞于上，致双眼不可安和，夜不能寐。是谓百病多由痰作祟。方以制半夏燥湿化痰，鲜竹茹清热祛痰，真川贝母化痰止咳，炒枳壳理气宽中行滞，共解病家痰喘之苦。半夏以盐水炒制，盐者味咸入肾，引药入脏以制痰，兼清妄动之相火。川雅连清心泻火，肥知母滋阴润燥，茯苓神、酸枣仁安神宁心，上濂珠清热坠痰，养阴息风。诸药相配，苦泄清火，阴分得养，心神安定，夜寐无碍。

四十四、痰火相合闭阻心肾案

【医案原文】

左　平素痰多，交夏君火行令，火与痰合，遂致弥漫心窍，言语不能自如。今神识虽清，而健忘胃钝，左关脉滑。此痰阻于中，心肾不相交通。欲交心肾，当祛浊痰。

参须（一钱）　制半夏（一钱五分）　陈胆星（五分）　橘红（一钱）　栝蒌仁（三钱炒）　远志（八分）　茯苓神（各二钱）　九节菖蒲（五分）　枳实（一钱）　姜竹茹（一钱）　竹沥（六钱滴入姜汁少许）

（《张聿青医案·卷八·痰火》）

【评析】

春夏之交，少阴君火行令，暑热蒸腾。痰浊为病，随气上逆，火与痰合，蒙蔽清窍，神明受扰，故言语不能自如。痰性黏滞，阻滞中焦，脾胃运化有损，故胃钝少纳。痰阻于中，心肾不相交通，肾阴不得上养心阴，心火偏亢，上犯清窍，则生健忘。痰阻气滞，气机不畅，肝木不疏，故见左关脉滑。症结在黏滞之痰浊，痰浊祛则心肾可交，诸症渐解。方以制半夏、陈胆南星燥湿化痰，苦泄辛散以除痰，姜竹茹、姜竹沥清热化痰，清心利窍，涤痰泄热以开窍。橘红理气宽中，枳实化痰散痞，瓜蒌仁润肺化痰，佐上药除黏滞之痰浊。远志苦辛性温，宣泄通达，有祛痰开窍、交通心肾、安神定志之功，茯苓、茯神有宁心安神之用，九节菖蒲功能化痰开窍，宣湿醒脾，又兼安神之益。方用参须，有益气生津之功，一补病家耗损之元气，二助诸药效用而力尽。诸药剑指痰浊，以除病根。

四十五、中气不足肝木克土案

【医案原文】

盛（右）　凡虚里之穴，其动应衣，宗气泄越之征。中流无砥柱之权，肝阳从而撼扰，神舍因而不宁。拟补中气以御肝木。

盐水炙绵芪　吉林参　云茯苓　阿胶珠　土炒白芍　远志肉　块辰砂　左牡蛎　龙齿　金器

又　补中以御木，育阴以柔肝，神呆如昨，时多恐怖，心中自觉窒而不开。脉左寸沉滞，关部细弦，尺中小涩，右寸滑而濡软，关部滑而带弦，尺脉较劲。皆中气脏阴有亏，夹痰内蔽之象。夫既亏矣，何复生痰。盖肝禀将军之性，其刚柔之用，正施之则主一身之生发，逆施之则为火风之厉阶。今当产后未满百日，血虚气弱，肝木偏亢，遂为虚里跳动。厥阳上旋，则清津浊液，悉为阳气所炼，凝结成痰。心为离火，火本下降，与水相交者也。今阳气且从上旋，心火何能独降，心胸清旷之区，转为阳火燔蒸之地，窒闷之由实在于此。譬如酷暑之时，独居斗室，虽旷达之士，亦且闷不能堪，所谓闷者，皆阳之闷也。夫至阳闷于中，灼液成痰，神明为痰火所扰，便是不能自主之局。所最难者，阳可以熄，火可以降，痰可以豁，而三者之药，无不戕贼元气。今以水亏不能涵濡，气虚不能制伏，然后有肝阳之升，痰热之蔽。消之降之，前者未定，后者又来。若补之涵之，则远水不能济急也。大药之似乎虚设者为此。兹从补养之中，参入治痰之品，标本并顾。未识勃然欲发之阳，能得渐平否。备正。

吉林参（一钱）　煅龙齿（五钱）　九节菖蒲（五分）　块辰砂（三钱）　茯苓神（各二钱）　清阿胶（二钱）　焦远志（八分）　辰砂拌麦冬（三钱）　川贝（二钱）　炒松生地（四钱）　马宝（先化服一分）

又　每至动作，虚里辄大跳动，《内经》谓其动应衣，宗气泄也。病之着眼处，当在于此，所以前诊脉细弦而并不洪大，与病相应，直认其为中气虚而不能制木，致魂不安谧，神不守舍。欲遵经训，似非补其中气，交其心神不可也。乃投之罔效，其中必有曲折。此次偶服攻劫之方，大吐大下。今诊右部之脉转滑微大，寸脉依然细滞。因思肝用在左在于肤胁，肝郁之极，气结不行，由肤胁而蔓及虚里，气郁则痰滞，滞则机窍不宣，是神机不运，在乎痰之多寡，痰踞机窍之要地，是以阻神明、乱魂魄。然而吐下之后，神志而未灵爽者，盖肠胃直行之道，积痰虽一扫而空，至窍络迂回之处，非郁开气行，痰不得动也。今才经吐下，理应休息数日，乘此以四七汤开其郁结，参入芳香以宣窍络。旬日之后，再用攻法。即请裁夺行之。

上川朴（一钱二分）　磨苏梗（一钱）　广玉金（三钱）　制半夏（三钱）　茯苓（四钱）　九节菖蒲（七分）　姜（二片）　枣（二枚）

又　心虚胆怯，神不自持，多疑寡断，痰火之药，无一不进，迄无应效。即心肾不济一层，亦经小试，未见寸功，几成棘手难明之局。深究其理，虚里之跳动，究系病起之根，若非宗气之泄，即是肝气之郁，可不待言。吾人肝主左升，胆主右降，肝升则化为心血，胆降则化为相火。今肝经之气，郁而不舒，则左升失其常度，而心血无以生长，当升不升，肝木愈郁而愈实。肝为藏魂之地，又为藏血之海，经行血降，郁塞稍开，神魂稍定。而木气之升泄，仍难合度，心血日少，所以心虚若怯。无理处求理，如以上所述，似与病情不能为谬。拟升泄肝木，使上化心血，而心虚或能渐复，木升则郁解，而肝实或可渐疏。苟心神可以自持，魂能安宅，便是佳境也。

柴胡（七分）　生甘草（三分）　杭白芍（二钱）　茯苓神（各二钱）　酒炒当归（二钱）　野於术（二钱）　抚川芎（一钱）　丹参（二钱）　煨姜（二片）　西血珀（五分）　上沉香（二分）　上湘军（六分，三味研细用炒茺蔚子四钱煎汤调服）

（《张聿青医案·卷八·痰火》）

【评析】

《素问·平人气象论》曰："胃之大络，名曰虚里，贯膈络肺，出于左乳下，其动应衣，脉宗气也。"虚里为宗气汇聚之处，人身气血涌动之势，胃气盛衰之象，由此可见一斑。张氏先予补益中气之品以御肝木。不效，虑病家产后不久，血虚气弱，肝木偏亢，遂有虚里跳动之象；厥阳上旋，心火不降，阳闷于中，则灼液成痰。故从补养之中加入治痰之品，旨在标本兼顾。既遵经旨，药之不效，虑肝气郁极，机窍不宣，又以四七汤开其郁结，加入芳香以宣窍络，再寻攻法。又诊，病家心虚胆怯，神不自持，多疑寡断，痰火之药不效，深究其理，症结在肝气郁结不舒，心血失于濡养。予疏肝理气、滋阴养血之品。苟心神可以自持，魂能安宅，便是佳境也。窃观此案，张氏细观其脉证，知所犯何逆，既晓痰浊之症结，又厘痰火之成因，不拘古训，剖证循理，随证治之。是启今人：理法方药，医理为先。

四十六、痰火扰神入于心包案

【医案原文】

徐（左）　阅病单皆痰火为患。痰一日不去，则火一日不宁，即神色一日不楚。邵筱村龙虎丸，内有信石之猛，询诸其弟，云服之虽解似痰非痰之物，痰即下行，神识理宜立楚，而犹呆钝如昨。此必因痰浊入于心胞络中，猛攻之药，不能屈曲搜剔故也。拟方如下。

上濂珠（一钱）　陈胆星（四分）　明玳瑁（四分）　西血珀（七分）　明雄黄（四分）　巴霜（六厘去净油）

研为细末，每服四分空心服。

（《张聿青医案·卷八·痰火》）

【评析】

痰饮即生，随一身之气流窜，外达肌肤筋骨，内入五脏六腑，无所不及。《杂病源流犀烛·痰饮源流》曰："其为物则流动不测，故其为害，上至颠顶，下至涌泉，随气升降，周身内外皆到，五脏六腑俱有。"痰浊为病，随气上逆，尤易蒙蔽清窍，扰乱心神，或见神昏谵语、呆钝失神等症。方以上濂珠镇心安神，清热坠痰；明玳瑁平肝定惊，清热解毒；西血珀镇惊安神。上皆质重沉降之品，重可镇怯，定志敛神。陈胆南星有燥湿化痰、息风定惊之功，明雄黄有燥湿祛痰、解毒之用，巴豆霜功能豁痰利咽。盖痰浊是为病根，痰浊既除，则神色可复，诸症能解。

四十七、肝火夹痰内扰心神案

【医案原文】

左　昨进化痰护神，多言呼唱，较昨稍定，然犹未能寐，腹中气满不舒。脉两关弦滑。良以肝火夹痰内扰，肝经之气，亦散漫不平，心神为之摇撼。既得应手，再守前意出入。

朱茯神　陈胆星　香附　橘红　真珠母　川楝子　制半夏　煅龙齿　当归龙荟丸（一钱）　礞石滚痰丸（二钱，二丸和合先服）　上濂珠（二分）　西血珀（二分）　辰砂（七厘，三味研末临卧服）

复诊　便解神清得寐。前方去二丸，加块辰砂竹茹。

（《张聿青医案·卷八·痰火》）

【评析】

肝火夹痰上犯，蒙蔽清窍，神明受扰，故见多言呼唱，惊悸不寐。肝郁不舒，气机不畅，故见腹中气满不舒。方用珍珠母、煅龙齿、上濂珠、西血珀、辰砂，以大队质重沉降之品重镇定志，兼朱茯神功能宁心安神。制半夏、陈胆南星燥湿化痰，香附、橘红理气活血，川楝子疏肝泄热，治肝火夹痰所致中风惊痫。当归龙荟丸、礞石滚痰丸二丸，方用苦寒、重镇、开窍之药，泻肝胆之实火，涤夹火之痰浊，佐以攻下之品，导痰火从大便而出。便解则痰浊去，肝火清，神清得寐。又加辰砂、竹茹，重镇清心、清热化痰，以固其效。

四十八、痰火交炽风温犯肺案

【医案原文】

顾（左）　向有痰饮，兹感风温，先发咽痛，风化为火，与痰相合，以致痰火交炽，肺肾之气不能相通。气喘难卧，痰声辘辘，心胸烦闷异常，常欲露胸泄闷，两颧红赤。而脉象濡细，舌苔浮红罩霉。气阴已亏，而痰火独盛，恐难以草木为功。勉拟育阴化痰，以通肺肾。即请商裁。

阿胶珠（三钱）　天冬（三钱）　灵磁石（四钱煅）　川贝（一钱五分）　茯神（三钱）　生地炭（四钱）　秋石（五分）　海蛤粉（四钱）　陈海蜇（一两）　珠粉（三分）　川贝（三分，二味研末先调服）

（《张聿青医案·卷八·痰火》）

【评析】

风温犯肺，清肃失司，肺气上逆，则气喘不定，坐卧不安；肺气不宣，气阻痰凝，风化为火，痰火交炽郁于胸中，故心胸烦闷异常，常欲露胸泄闷。邪热上乘，则两颧红赤，痰火炽盛，则见舌苔浮红罩霉。法当育阴化痰，以通肺肾。方以阿胶珠养血活血，生地黄炭滋阴凉血，秋石性寒味咸，有滋阴降火之功。海蛤粉味咸性寒，禀水中之阴气而生，有滋阴清热、化痰之功；陈海蜇甘咸性平，功能滋阴润肺，清热化痰。二药是为血肉有情之品，味咸入肾，透入阴分，滋肾阴以消痰火。天冬滋阴润肺，川贝母化痰止咳，共解病家痰阻肺喘之苦。灵磁石平肝潜阳，珍珠粉镇心益阴，茯神宁心安神，可解难卧心烦胸闷诸症。诸药相配，肺肾交通，痰火既除，气阴得养，则诸症可解。

四十九、痰火风动案

【医案原文】

张（左）　中脘渐舒，痰多脉滑。由湿生痰，由痰生火，由火生风，以知痰为火之本，风为火之媒。治病必求其本。

制半夏（一钱五分）　煨天麻（一钱五分）　广皮（一钱）　猪苓（二钱）　蚕砂（三钱，包）　陈胆星（五分）　白茯苓（三钱）　白术（二钱）　泽泻（二钱）　清气化痰丸（三钱）

（《张聿青医案·卷八·痰火》）

【评析】

痰浊属湿，其性为阴，黏着反复。痰浊阻滞肺道，则病家咳喘不愈，或生黄痰。湿浊中阻，阻遏气机，脾胃升降运化失常，或有痞闷腹胀、纳差泛恶、便溏不爽诸症。痰聚生火，由火生风，风痰上扰，可见眩晕、头痛、抽搐、震颤诸症。前方药效，中脘渐舒，当守前法，以燥湿祛痰、平息内风为要。方以半夏白术天麻汤化裁。方中制半夏、陈胆南星清热化痰，兼以清气化痰丸，共治痰热阻肺所致的咳嗽痰多、痰黄稠黏、胸腹满闷肺系诸症。白术、白茯苓、猪苓、泽泻类功用燥湿健脾，利水渗湿。脾者生痰之源，喜燥而恶湿。痰浊祛则风火除，脾运健则水湿化。煨天麻甘平而润，入肝经，善于平肝息风而止眩晕。广陈皮功能理气健脾，燥湿化痰。气机畅达，水液运化，则痰浊不生，风火无依，诸症自解。

五十、痰火扰神肝阳交炽案

【医案原文】

某　神情昏聩，言语无伦，唇朱兼紫。脉滑而弦。此痰火肝阳交炽。拟泄热化痰。

羚羊片（二钱）　菖蒲（五分）　橘红（一钱）　当归（一钱五分）　陈胆星（五分）　远志（五分）　枳实（一钱）　天麻（一钱五分）　天竺黄（三钱）　丹皮（一钱）　竹沥（一钱冲）　龙荟丸（四钱）

（《张聿青医案·卷八·痰火》）

【评析】

痰浊闭阻，郁久化火，随气上扰神明，故神情昏聩，时有谵语。又肝火炽盛，气火循经上逆于头面，更添病势，又见唇朱兼紫类火热内扰之征。方以陈胆南星、天竺黄、竹沥清化涤痰，橘红、枳实有理气化痰之功，共助痰浊之清化。天麻、羚羊片功能平肝潜阳，牡丹皮清热凉血，龙荟丸清泻肝胆实火，导肝胆火热从二便出，当归滋养阴血，以潜肝阳。远志有安神益智祛痰之功，石菖蒲有开窍豁痰、醒神益智之用，共除病家神情昏聩、言语无伦之症。诸药相配，泄热化痰，当获佳效。

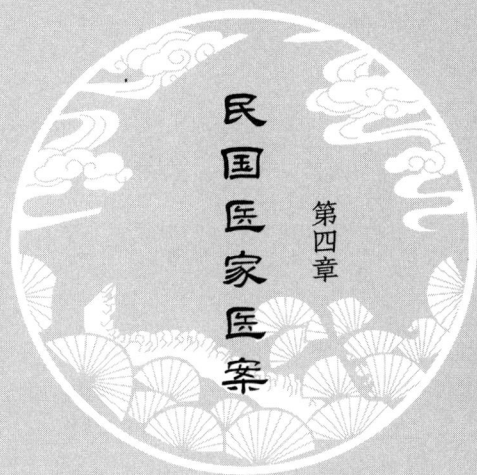

第四章

民国医家医案

第一节　丁甘仁医案

一、时疫伏温下痢不止案

【医案原文】

宣童　发热六天，临晚尤甚，热度至华氏百零四之盛，下痢日夜七八十次之多，速至圊而不能便，腹痛堕胀难忍，谷食不进，幸无呕吐，而口干欲饮，苔腻黄，脉滑数。时疫伏温，蕴蒸阳明，欲达而不能达；湿滞败浊，互阻曲肠，欲下而不能下。手足阳明为病，病情猛烈，急议表里双解，通因通用，冀望热清痢减，始有转机之幸。

粉葛根（二钱）　薄荷叶（后下，八分）　金银花（八钱）　连翘壳（四钱）酒炒黄芩（一钱五分）　炒赤芍（一钱五分）　青陈皮（各一钱）　全瓜蒌（切，四钱）　春砂壳（八分）　苦桔梗（一钱）　六神曲（三钱）　焦楂炭（三钱）　枳实导滞丸（包煎，三钱）

二诊　连投解肌通腑之剂，得汗甚多，发热较轻，白痦隐隐，布于胸膺之间，伏温之邪，有外达之机，痢下次数虽则不少，而腹痛已减，后重亦松，纳谷无味，口十欲饮，苔黄，脉滑数不静。湿热败浊，尚在曲肠之间，未得下行也。原法增减，努力前进。

原方去薄荷叶，加清水豆卷四钱。

三诊　发热渐退，痢下亦稀，腹痛后重，已减其半。谷食无味，口干不多饮，神疲色萎，苔薄黄，脉濡滑而数。阴液暗伤，湿热滞尚未清彻，肠胃气机不和。今拟理脾和胃，清化湿浊，更宜薄滋味，节饮食，恐有食复之弊，虽有虚象，不可骤补。

炒银花（五钱）　炒赤芍（一钱五分）　酒炒黄芩（一钱）　全当归（一钱五分）　陈皮（一钱）　春砂壳（八分）　苦桔梗（一钱）　焦楂炭（三钱）　焦谷麦芽

（各三钱） 全瓜蒌（切，三钱） 荠菜花炭（三钱） 香连丸（包，一钱二分）

（《丁甘仁学术经验集》）

【评析】

本案以排便次数频多，日夜七八十次，腹痛堕胀，里急后重，苔腻黄，脉滑数为特征，属湿热痢。湿热之邪壅滞肠中，气机不畅，传导失常，故腹痛里急。苔腻为湿，黄为热，脉滑为实，数是热的征象。治拟解表清热，行气化湿。方中葛根、薄荷、金银花、连翘疏散风热，清热解毒；黄芩、全瓜蒌清热燥湿化痰；赤芍清热凉血；青陈皮、春砂壳、桔梗、神曲、焦楂炭行气散结止痛；加用积实导滞丸，共奏消积导滞、清利湿热之功。药后白痦隐隐，乃湿邪从表透达之意。发热较轻，去薄荷叶，加发表之轻剂清水豆卷。连攻数日恐苦寒败胃，故加用健脾和中之焦谷麦芽。案中有"更宜薄滋味，节饮食，恐有食复之弊"句，提示痢疾瘥后饮食要节制，以防复发，医者理当明示。

二、痢下赤白案

【医案原文】

陶左　夏秋痢下，至冬不止，赤白夹杂，日夜二十余次，腹痛后重，纳谷衰少，面色萎黄，舌苔薄腻，脉象沉细而迟，此脾脏受寒，不能统血，血渗大肠，肠中湿浊，胶阻不化，延久有胀满之虑。急拟温运太阴，而化湿浊，勿因久痢骤进兜涩也。更宜节饮食，薄滋味，亦是助药力之一端。

炒潞党参（一钱） 熟附块（一钱五分） 炮姜炭（八分） 清炙草（六分）
生白术（二钱） 全当归（二钱） 炒赤白芍（各一钱五分） 软柴胡（七分） 川
桂枝（八分） 焦楂炭（三钱） 大砂仁（研、后下，一钱） 炒焦赤砂糖（三钱）

二诊　投温运太阴，而化湿浊之剂，已服三帖，下痢赤白，已减其半，纳谷衰少，神疲委顿，脉象沉细。寒浊虽则渐化，脾胃输运无权。既已获效，更进一筹。

原方去柴胡、桂枝，加炒麦谷芽各四钱、灶心黄土（包）四钱。

（《丁甘仁学术经验集》）

【评析】

本案以赤白夹杂，日夜二十余次，腹痛后重为特征，属赤白痢。寒湿之邪留着肠中，则气机阻滞，传导失常，故腹痛后重。寒湿伤于气分，故下痢赤白夹杂。寒湿中阻，运化失常，故纳谷衰少，面色萎黄。脾主统血，寒湿困脾，则脾不统血，恐有血渗大肠之患。舌苔薄腻，脉象沉细而迟，皆为寒湿内盛之征。治拟温化寒湿，方用附子理中化裁。方中熟附块、炮姜炭、桂枝温阳祛寒；生白术、砂仁健脾燥湿；潞党参益气健脾；当归、芍药活血和营；柴胡、焦楂炭行气散结止痛；炙甘草补中扶正，调和诸药。痢久脾胃虚弱，统摄无权，故加用健脾之炒谷麦芽，温中止血之灶心土。案中有"宜节饮食，薄滋味，亦是助药力之一端"句，提示痢疾瘥后要注重饮食调理，以助药力。

三、血痢治以清热导滞案

【医案原文】

靳左 痢下纯红，里急后重，腹痛纳少，苔黄，脉濡数。此湿热入营，血渗大肠，肠中滞浊互阻，煅炼而为红积也。宜清热导滞，调气行血，气调则后重自除，血行则便红自愈。

白头翁（三钱） 北秦皮（二钱） 炒黄芩（一钱五分） 全当归（一钱五分） 酒川连（五分） 炒赤白芍（各一钱五分） 桃仁（泥包，一钱五分） 杜红花（八分） 焦楂炭（三钱） 全瓜蒌（切，四钱） 春砂壳（八分） 细青皮（一钱）

（《丁甘仁学术经验集》）

【评析】

本案血痢。濡脉主湿，苔黄、脉数均为热的征象。湿热熏灼肠道，耗伤气血，故下痢纯红，里急后重。治拟清热凉血解毒，方用白头翁汤加味。方中白头翁凉血解毒为主，配合黄连、秦皮、黄芩、瓜蒌清热燥湿；当归、芍药、桃仁、红花活血和营；砂壳、青皮、山楂行气散瘀止痛。本案以行血调气之法，取血行以治红积，气行以除后重之意。由此可见，丁氏治痢灵活变通，不拘常法。

四、温清合用治痢案

【医案原文】

哈左 脾有寒，肠有湿热，痢下赤白，腹痛绵绵，舌薄黄，脉沉细。土虚木来侮之，气机窒塞不通，不通则痛。徒用攻剂，恐有流弊，今宜温运脾阳，苦化湿热。

银柴胡（八分） 清炙草（五分） 广陈皮（一钱） 酒炒黄芩（一钱五分） 金铃子（二钱） 炒白芍（二钱） 春砂壳（八分） 六神曲（三钱） 肉桂心（三分） 全当归（二钱） 苦桔梗（一钱） 焦楂炭（三钱） 荠菜花炭（三钱） 香连九（包，七分）

（《丁甘仁学术经验集》）

【评析】

腹痛绵绵，脉象沉细均为里虚证之征，苔黄为热，本案以寒湿内困脾土为本，湿热熏蒸肠道为标。此为寒热错杂、虚实夹杂之证。用肉桂温补脾阳；陈皮、金铃子、桔梗、砂仁、黄芩疏肝理气，清热燥湿；白芍、当归行血和营；银柴胡、荠菜花炭清热凉血；六神曲、焦楂炭行气散瘀止痢；炙甘草缓急止痛；再加香连丸共奏清热化湿、行气止痛之功。本案以调气和血之法，疏肝理气以除腹痛，凉血活血以治下痢。温运脾阳治其本，清肠化湿治其标。

五、久痢不止案

【医案原文】

王右　脾寒肠湿，血痢色紫，腹无痛苦，久而不止，纳少神疲，脉象沉细，苔薄黄。拟黄土汤加味，温运中阳，而清湿热，以冀火土相生，阳气得以上升，阴血不致下泄矣。

炮姜炭（三分） 生地炭（三钱） 酒炒黄芩（一钱） 当归身（二钱） 生於术（二钱） 阿胶珠（三钱） 炒赤芍（二钱） 肉桂心（三分） 清炙草（五分） 地榆炭（三钱） 灶心黄（土包，煎汤代水，一两）

（《丁甘仁学术经验集》）

【评析】

本案症见久痢不止，无腹痛，纳少神疲，脉沉细，属寒湿内生，脾阳不足。治拟温阳健脾，益阴止血，方用黄土汤去附子。方中灶心黄土温脾止血，生地黄、阿胶补血止血，三药同用，既可止外溢之血，又可补已损之血；黄芩、地榆炭、赤芍清热凉血；白术、甘草益气健脾，炮姜炭、肉桂心温助阳气，以恢复阳气统摄之权。本案温阳健脾与止血同施，标本兼治，澄本清源。下痢日久，阴血已亏，湿热犹存，恐附子助热伤阴。

六、湿热痢案

【医案原文】

黄左 湿热滞郁于肠胃，气机流行窒塞，腹痛痢下鲜血，里急后重，纳谷减少，苔黄脉数，症势沉重。拟白头翁汤加味，苦寒清热，和中涤肠。

白头翁（一钱五分） 北秦皮（一钱五分） 全当归（三钱） 银花炭（四钱） 酒炒黄芩（三钱） 川黄柏（一钱五分） 炒青陈皮（各一钱五分） 炒黑荆芥（一钱五分） 炒赤芍（二钱） 地榆炭（一钱） 春砂壳（五分） 荠菜花炭（三钱） 枳实导滞丸（四钱）

（《丁甘仁学术经验集》）

【评析】

本案以痢下鲜血，腹部疼痛，里急后重，苔黄脉数为特征，属湿热痢兼有热毒，治拟清热解毒，凉血止痢，方用白头翁汤化裁。方中以白头翁为君，清热解毒，凉血止痢；秦皮、黄芩、黄柏清热燥湿止痢；当归、赤芍养血和营；金银花炭、荆芥、地榆炭、荠菜花炭清热止血；青皮、陈皮、春砂壳理气和中；另加枳实导滞丸行气导滞，泻热止痢，乃通因通用之法。

七、噤口痢案

【医案原文】

王妪 寒热呕恶，饮食不进，腹痛痢下，日夜五六十次，赤白相杂，里急后重。舌苔腻布，脉象浮紧而数。感受时气之邪，袭于表分，湿热夹滞，互阻肠胃，噤口痢之重症。先宜解表导滞。

荆芥穗（一钱五分） 青防风（一钱） 淡豆豉（三钱） 薄荷叶（八分） 藿苏梗（各一钱五分） 仙半夏（二钱） 枳实炭（一钱五分） 苦桔梗（一钱） 炒赤芍（一钱五分） 六神曲（三钱） 焦楂炭（三钱） 生姜（二片） 陈红茶（一钱） 另玉枢丹（开水先冲服，四分）

二诊 得汗，寒热较轻，而痢下如故，腹痛加剧，胸闷泛恶，饮食不进。苔腻不化，脉象紧数。表邪虽则渐解，而湿热夹滞，胶阻曲肠，浊气上干，阳明通降失司，恙势尚在重途。书云：无积不成痢。再宜疏邪导滞，辛开苦降。

炒豆豉（三钱）　薄荷叶（八分）　吴萸（三分）　川雅连（五分，拌炒）　枳实炭（一钱）　仙半夏（二钱）　炒赤芍（一钱五分）　酒炒黄芩（一钱）　肉桂心（三分）　生姜（二片）　青陈皮（各一钱）　六神曲（三钱）　焦楂炭（三钱）　大砂仁（八分）　木香槟榔丸（包煎，三钱）

三诊　寒热已退，呕恶亦减，佳兆也。而腹痛痢下，依然如故，脘闷不思纳谷。苔腻稍化，脉转弦滑。湿热滞尚留曲肠，气机窒塞不通。仍宜寒热并用，通行积滞，勿得因年老而姑息也。

仙半夏（二钱）　川连（四分）　酒炒黄芩（一钱五分）　炒赤芍（二钱）　肉桂心（三分）　枳实炭（一钱）　金铃子（二钱）　延胡索（一钱）　六神曲（三钱）　焦楂炭（三钱）　大砂仁（研，八分）　全瓜蒌（切，三钱）　生姜（一片）　木香槟榔丸（包煎，四钱）

四诊　痢下甚畅，次数已减，腹痛亦稀，惟脘闷不思纳谷。苔厚腻渐化，脉象濡数。正气虽虚，湿热滞尚未清澈，脾胃运化无权。今制小其剂，和中化浊，亦去疾务尽之意。

酒炒黄芩（一钱五分）　炒赤芍（一钱五分）　全当归（一钱五分）　金铃子（二钱）　延胡索（一钱）　陈皮（一钱）　春砂壳（八分）　六神曲（三钱）　炒谷麦芽（各三钱）　全瓜蒌（切，四钱）　银花炭（三钱）　荠菜花炭（三钱）　香连丸（吞服，一钱）

（《丁甘仁医案》）

【评析】

本案初发寒热，下痢腹痛，苔腻为湿，脉数为热，脉浮紧为外感寒邪的征象，此为下痢兼有表证，宜和解表里，所谓逆流挽舟法，寓散于通，使表解而里滞亦除。荆芥穗、防风、淡豆豉、薄荷叶、苏梗、生姜疏散表邪；半夏、六神曲、焦楂炭燥湿化痰，止泻止痢；枳实、桔梗行气止痛；赤芍清热凉血；另加玉枢丹清热解毒，涤痰和中。二诊表邪渐轻，湿热壅滞证显，续以豆豉、薄荷、生姜疏散表邪；吴茱萸、半夏降逆止呕；肉桂辛温通结；佐以行气导滞、攻积邪热之品。三诊寒热已退，原方去豆豉、薄荷，以清肠化湿、行气化滞为主。四诊下痢次数已减，连攻数日恐苦寒败胃，故加用健脾和中之炒谷麦芽。由此可见，湿热下痢兼有表证，应解其表；里急后重，须调气和血；后期湿热证减，要注重顾护脾胃。

八、血痢旬日案

【医案原文】

洪左 血痢及旬,日夜十余次,腹痛里急,身热晚甚,口干欲饮。舌前半糙绛、中后腻黄,脉象弦数。此乃阴液素亏,津乏上承,伏温在营,血渗大肠,肠中湿浊稽留,气机痞塞不通。症非轻浅,姑拟生津达邪,清营化浊。

鲜石斛(三钱) 淡豆豉(三钱) 金银花(五钱) 连翘壳(三钱) 白头翁(三钱) 北秦皮(二钱) 酒炒黄芩(一钱五分) 炒赤芍(一钱五分) 焦楂炭(三钱) 全瓜蒌(切,四钱) 枳实炭(一钱) 苦桔梗(一钱) 活芦根(去节,一尺)

二诊 昨投药后,诸恙不减,而反烦躁不寐,舌红绛,苔糙黑无津,脉弦数。伏温化热,由阳明而传于厥少二阴。厥阴为藏血之经,内寄相火,厥阴有热,则血溢沸腾,而下迫大肠,则为血痢;少阴为水火之脏,水亏火无所济,津液愈伤,神被热扰,则烦躁而不寐也。身热晚甚者,阳明旺于申酉。阳明之温热炽盛也,温已化热伤阴,少火悉成壮火,大有吸尽西江之势!急拟黄连阿胶汤滋少阴之阴,白头翁汤清厥阴之热,银翘、花粉解阳明之温。复方图治,犹兵家之总攻击也。勇往前进,以冀弋获。

阿胶珠(二钱) 川雅连(四分) 生甘草(五分) 白头翁(三钱) 鲜石斛(四钱) 连翘壳(三钱) 生赤白芍(各一钱五分) 酒炒黄芩(一钱) 北秦皮(二钱) 金银花(四钱) 粉葛根(一钱五分) 天花粉(三钱) 活芦根(去节,一尺) 生山楂(三钱)

三诊 服药后已得安静,水火有既济之象,且有微汗,伏温有外解之势,血痢次数亦减,药已中肯,有转危为安之兆。惟阴液大伤,清津无以上供,齿垢唇燥,舌仍焦糙,口渴不欲饮,热在营分,蒸腾营气上升,故口渴而不欲饮也。脉弦数不静,守原法而出入一二,冀望津液来复,邪热退却,由里及表,由营返气,始能入于坦途耳。

原方去葛根,加粉丹皮一钱五分,鲜生地四钱。

四诊 血痢大减,临晚身热亦去其半,舌黑糙已退,转为光红,唇燥口干,不思纳谷,脉濡数。阴液伤而难复,邪热退而未净也。仍拟生津清营,以和胃气。

鲜石斛(三钱) 天花粉(三钱) 生甘草(五分) 阿胶珠(二钱) 川雅连

（三分）　白头翁（三钱）　酒炒黄芩（一钱）　赤白芍（各一钱五分）　嫩白薇（一钱五分）　炒银花（四钱）　广橘白（一钱）　生熟谷芽（各三钱）　活芦根（去节，一尺）

五诊　血痢止，潮热亦退，唇燥齿干，睡醒后口舌无津，谷食衰少，神疲委顿，脉濡数不静。阴液未复，津无上承，脾胃输化无权，生气受戕。人以胃气为本，今拟甘寒生津，养胃清热，以善其后。

西洋参（一钱五分）　鲜石斛（三钱）　生甘草（五分）　大麦冬（二钱）　炒银花（三钱）　嫩白薇（一钱五分）　广橘白（一钱）　生谷芽（四钱）　抱茯神（三钱）　生扁豆衣（三钱）　怀山药（三钱）　活芦根（去节，一尺）

（《丁甘仁医案》）

【评析】

本案初见血痢，身热夜甚，口干，舌红绛，苔糙，脉弦数，证属热入营血。里急腹痛，苔腻为湿，苔黄、脉数均为热象，此为湿热内蕴肠腑。治拟养阴和营，清肠化湿，方用黄连阿胶汤合白头翁汤加减。方中黄连、黄芩、白头翁、秦皮泻火解毒，清热化湿；阿胶、芍药、鸡子黄养血滋阴；金银花、连翘清热凉血；石斛、芦根、天花粉、葛根清热生津；山楂行气散结止痢；生甘草缓急止痛。两方合用，滋阴泻火，水火相济，使阴液得生，邪热得退。佐以健脾益气之生熟谷芽、扁豆衣、怀山药、生甘草，养胃生津，以善其后。

九、扶中厚土治痢案

【医案原文】

吕右　经闭一载，营血早亏，今下痢赤白，已延三月，腹痛后重，纳谷衰少，形瘦骨立。舌光无苔，脉象濡细。据述未病喜食水果，既病又不节食，脾土大伤，中焦变化之血渗入大肠，肠中湿浊互阻，积而为痢也。今拟温运脾胃，以和胃气，寒热并调，去其错杂。

炒潞党参（一钱五分）　熟附块（一钱）　炮姜炭（六分）　生白术（三钱）　清炙草（六分）　全当归（二钱）　炒赤白芍（各一钱五分）　肉桂心（饭丸吞服，三分）　焦楂炭（三钱）　大砂仁（研，八分）　阿胶珠（一钱）　戊己丸（包煎，二钱）　炒焦赤砂糖（三钱）

二诊 经治以来，血痢虽则轻减，而余恙如旧。舌边碎痛，恐起口糜之先端。谷食衰少，胃气索然。欲温中则阴分愈伤，欲滋养则脾胃益困，顾此失彼，棘手之症，难许完璧。专扶中土，以冀土厚火敛之意。

炒潞党（三钱） 生於术（二钱） 清炙草（五分） 炒怀山药（三钱） 炮姜炭（六分） 全当归（一钱五分） 赤白芍（炒，各一钱五分） 御米壳（炒，三钱） 炒谷芽（四钱） 驻车丸（包煎，三钱）

（《丁甘仁医案》）

【评析】

本案患者平素喜食水果，脾虚中寒，寒湿留滞肠腑，故见下痢腹痛，里急后重。下痢三月，正虚邪恋，脾胃虚弱，寒湿中阻，故饮食乏味，形瘦骨立。舌光无苔为胃虚阴亏之象，脉细濡主虚证、湿证。方中熟附块、炮姜炭、肉桂、砂仁温中健脾；潞党参、生白术、炙甘草健脾益气；当归、芍药、阿胶、赤砂糖养血和营，活血散寒；砂仁、焦楂炭化湿行气，散结止痛；再合用戊己丸泄热和胃，寒热并调。二诊舌边碎痛，胃阴虚证显，虚火上炎，去附子、肉桂，加驻车丸养阴血而清湿热。

十、通因通用治痢案

【医案原文】

滕左 暑湿夹滞，郁于曲肠，煅炼成积，气机流行窒塞，腹痛痢下，日夜数十次，赤白相杂，里急后重，纳少。舌苔腻布，脉象沉紧。先宜通因通用。

炒黑荆芥（一钱） 银花炭（三钱） 炒赤芍（五钱） 全当归（二钱） 苦桔梗（一钱） 青陈皮（各一钱） 全瓜蒌（切，三钱） 六神曲（三钱） 焦楂炭（三钱） 炒条芩（八分） 大砂仁（研，八分） 煨姜（二片） 陈红茶（一钱） 枳实导滞丸（三钱，吞服）

（《丁甘仁医案》）

【评析】

本案暑湿之邪壅滞肠中，气机不畅，传导失常，故腹痛下痢。湿热熏灼肠腑，脂络受伤，气血瘀滞，化为脓血，故下利赤白。苔腻为湿，脉沉主里，脉紧主痛证。治拟清肠化湿，调气行血。方用黑荆芥、金银花炭凉血止血；当归、炒赤芍活血和营；桔梗、青皮、陈皮、砂仁行气止痛，燥湿运脾；全瓜蒌、炒条芩清热燥湿化痰；六神曲、焦楂炭散结止痛，止泻止痢；再加枳实导滞丸共奏行气导滞、破积泄热之功。

十一、寒湿痢案

【医案原文】

罗左　寒暑湿滞，互阻肠胃，腹痛下利，次数甚多，胸闷泛恶，不能饮食，苔腻脉迟，宜温下法。

熟附块（一钱五分）　制川军（三钱）　枳实炭（一钱五分）　姜半夏（三钱）　藿香梗（一钱五分）　玉枢丹（先开水冲，四分）　青陈皮（各一钱）　白蔻仁（研，八分）　大砂仁（研，八分）　制川朴（一钱）　焦楂炭（三钱）　生姜（三片）

（《丁甘仁医案》）

【评析】

本案寒暑湿留滞肠中，则肠腑传导失司，症见下利腹痛，里急后重。脾主运化，寒湿中阻，运化失常，故胸闷泛恶，不能饮食。苔腻为湿，脉迟为寒。治拟温下法。方用熟附块温运脾阳；制大黄、枳实炭、青皮、陈皮泻下攻积，行气导滞；姜半夏、藿香梗、砂仁、白蔻仁、制川朴化湿行气，温中止呕；焦楂炭散结止痛，止泻止痢；另加玉枢丹清热解毒，涤痰和中。

十二、久痢阴伤证危案

【医案原文】

祁右　痢下匝月，次数虽少，谷食不进，里热口干，加之呃逆口糜。脉小数，舌质红，苔糜腐。痢久伤阴，木火冲胃，湿热败浊，稽留曲肠，肠膜已腐矣。危状叠见，恐难挽回。勉拟参连开噤意，聊尽人工。

西洋参（一钱五分）　川雅连（五分）　炒黄芩（一钱）　生白芍（一钱五分）　甘草（五分）　陈皮（一钱）　炒竹茹（一钱五分）　清炙枇杷叶（三钱）　柿蒂（十枚）　石莲（三钱）　焦麦芽（一钱五分）　荠菜花炭（三钱）　滋肾通关丸（包

煎，一钱五分）

（《丁甘仁医案》）

【评析】

本案症见食少，口干，口糜，舌质红，属阴虚痢。治拟益脾气、清实热、养阴血。取西洋参、石莲益气养阴；滋肾通关丸加川黄连、炒黄芩清实热而助气化；陈皮、炒竹茹、柿蒂、炙枇杷叶降逆止呕；生白芍、甘草酸甘化阴，和营止痛；焦麦芽健脾益气；荠菜花炭凉血止血。

十三、补中益气治痢疾案

【医案原文】

吴左　年五十，阴气自半。肠中干燥，喜用西法灌肠，而转为下利，色青如蓝，肛门时时堕胀，历五六日，片刻不能安适，谷食减少。舌中剥，边薄腻，脉虚弦。良由灌肠之时，风邪从肛门而入。风气通于肝，青为肝之色，风淫于肝，肝木乘脾，脾失健运之常，谷食入胃，不能生化精微，而变为败浊。风气从中鼓荡，驱败浊下注大肠，而为下利色青如蓝也。肛门坠胀者，中虚清气不升，经所谓中气不足，溲便为之变也。宜补中益气，去风化浊之治。

清炙黄芪（三钱）　炒防风（一钱）　清炙草（六分）　银柴胡（一钱）　蜜炙升麻（五分）　炒潞党（一钱五分）　全当归（二钱）　炒白芍（一钱五分）　苦桔梗（一钱）　陈皮（一钱）　炒焦赤砂糖（三钱）　山楂肉（三钱）　炒谷麦芽（各三钱）

此方一剂知，三剂已，接服归芍六君汤。

（《丁甘仁医案》）

【评析】

本案因便秘长期使用灌肠法而致肠功能紊乱，出现下利，色青如蓝，肛门坠胀，证属中气不足，脾失键运。方用补中益气汤加减，方中黄芪为君，补中益气，升阳固表；升麻、柴胡升阳举陷，以助君药升提下陷之中气；潞党参、炙甘草健脾益气；当归、白芍、赤砂糖养血和营；桔梗、陈皮理气和胃；山楂、炒谷麦芽健脾消积，止泻止痢。下利色青如蓝，青色属风，为风邪入侵，加防风祛风。佐以归芍六君汤益气补血，以善其后。

十四、和胃泻肝治痢疾案

【医案原文】

刘太太　便痢虽减未止，腹痛里急后重，口干不多饮，舌苔薄腻而黄，脉象左弦小而紧，右濡迟，谷食衰少。此乃湿热滞留未楚，肝失疏泄，太阴健运失常，阳明通降失司，气阴暗伤，湿浊不化，颇虑口糜呃逆之变。人以胃气为本，姑拟和胃化浊，泻肝理气，冀痢止能进饮食为幸，尚希明正。

银花炭（三钱）　炒赤白芍（各二钱）　全当归（三钱）　陈广皮（一钱）　春砂壳（八分）　苦桔梗（一钱）　焦楂炭（三钱）　炒谷麦芽（各三钱）　佩兰梗（钱半）　荠菜花炭（三钱）　炒扁豆衣（三钱）　金铃子（二钱）　炒延胡索（八分）　香连丸（包煎，一钱）

二诊　肠游转为溏泄黄水，日夜五六次，腹痛隐隐，内热不思饮食，口干不多饮，脉象左弦小而数右濡细，苔薄腻而黄。此脾阳胃阴两伤，肠中湿热滞留未楚，肝经气火内炽，还虑口糜呃逆之变。今宜养胃健脾，兼化湿浊，翼望泄止能进谷食，方有转机。尚希明正。

炒怀山药（三钱）　生白术（二钱）　炒扁豆衣（三钱）　赤茯苓（砂仁拌，三钱）　银花炭（三钱）　炒赤白芍（各二钱）　陈广皮（一钱）　春砂壳（八分）　苦桔梗（一钱）　炒谷芽（三钱）　炒苡仁（三钱）　戊己丸（包，一钱）　干荷叶（二角）　银柴胡（八分）　佩兰梗（钱半）

（《丁甘仁临证医集》）

【评析】

本案左脉弦而紧为肝失疏泄、气机不利之象，右脉濡迟为脾胃虚弱之征，口干苔黄此乃肝火横逆犯胃之症，故见口糜呃逆。治拟清肠化湿，佐以疏肝理脾，药用金铃子、炒延胡索之类。二诊除余热未清之症，大便溏泄，腹痛减轻突显，应健脾益气，渗湿止泻，故用参苓白术散加减，恐人参滞气碍湿，故去除。

十五、痢疾血多白少案

【医案原文】

夏奶奶　初起寒热，继则痢下，血多白少，腹痛，里急后重，口干不多饮，纳少泛恶，舌中剥边薄黄，脉象左弦小而数右滑数，客邪湿热郁于曲肠，煅炼成积；热郁血分，血渗大肠，症势非轻。姑拟白头翁汤加减。

白头翁（三钱）　北秦皮（二钱）　炒黄芩（钱半）　炒赤白芍（各二钱）　银花炭（三钱）　扁豆花（三钱）　全当归（三钱）　春砂壳（八分）　焦楂炭（三钱）　陈广皮（一钱）　苦桔梗（一钱）　戊己丸（包煎，钱半）　荠菜花炭（三钱）　竹茹（炒，钱半）

二诊　昨投白头翁汤以来，痢血次数略减，少腹痛亦轻，里急后重，口干不多饮，纳谷衰少，夜不安寐，舌花剥，苔薄腻黄。咽喉糜腐，客邪湿热郁于曲肠，气机流行窒塞，阴液暗伤，虚火上浮。恙势尚在重途，还虑呃逆之变，再宜和胃化浊，清营调气。

白头翁（三钱）　炒黄芩（钱半）　炒赤白芍（各二钱）　全当归（二钱）　银花炭（三钱）　扁豆衣（三钱）　苦桔梗（一钱）　焦楂炭（三钱）　春砂壳（八分）　陈广皮（一钱）　佩兰梗（钱半）　戊己丸（包，一钱）　荠菜花炭（三钱）

加香谷芽露、野蔷薇花露各四两，龙脑薄荷一支，剪碎泡汤漱口。

三诊　痢下两候，血虽止，次数不减，里急后重，口干不多饮，纳谷减少，舌花剥，苔薄腻而黄，咽喉糜腐渐减，脉象濡数。此阴液已伤，虚火上浮，湿热滞郁于曲肠，气机窒塞。仍宜清胃养阴，而化湿浊。

南北沙参（各二钱）　川石斛（三钱）　炒黄芩（钱半）　大白芍（二钱）　银花炭（三钱）　炒扁豆衣（三钱）　全当归（二钱）　春砂壳（八分）　生甘草（六分）　苦桔梗（一钱）　水炒川连（六分）　焦楂炭（三钱）　荠菜花炭（三钱）　苦参子（熟桂圆肉包吞，七粒）

（《丁甘仁临证医集》）

【评析】

本案湿热熏灼肠腑，脂络受损，气血瘀滞，化为脓血，故下痢赤白。赤多白少，热邪伤于血分，急须清热解毒凉血，方用白头翁汤加味。二诊湿热留着肠中，气机阻滞，热灼阴伤,虚火上浮而致咽喉糜腐、呃逆等症,以香谷芽露、野蔷薇花露和胃生津,龙脑薄荷清热解毒利咽。热盛伤津,胃阴亏虚,继以南北沙参、川石斛养阴生津,以善其后。

十六、清脾饮化裁治疟疾案

【医案原文】

马左　夏伤于暑,以营为舍,秋冒风凉,与卫并居。凉者阴邪也,阴欲入而阳拒之,阴并于阳,则阳虚而阴盛,阴盛则寒;暑者阳邪也,阳欲出而阴格之,阳并于阴,则阴虚而阳盛,阳盛则热。是以先寒栗鼓颔,而后壮热头痛,依时而作,汗出而解,日日如是,已有两旬之久。胸闷不思饮食,舌苔腻布,脉象弦滑。弦为少阳之脉,滑为痰湿之征。邪伏少阳,痰湿阻于募原,无疑义矣。今拟清脾饮加减,和解枢机,蠲化痰湿。

软柴胡(一钱)　仙半夏(二钱)　酒黄芩(一钱)　制川朴(八分)　煨草果(八分)　细青皮(一钱)　生甘草(四分)　六神曲(三钱)　鲜佩兰(二钱)　生姜(一片)

(《丁甘仁学术经验集》)

【评析】

本案症见寒战壮热,休作有时,头痛,胸闷,不欲饮食,乃疟邪侵入,伏于半表半里。苔腻、脉滑皆为痰湿之征象。疟邪为病,伏于半表半里,少阳枢机不利而见弦脉。治拟和解少阳,芳香化湿。方用清脾饮加减,方中以小柴胡汤和解表里,导邪外出;胸脘痞闷,苔腻去人参、大枣之滞气碍湿之品,加制川朴、煨草果、细青皮、鲜佩兰理气和中,芳香化湿,六神曲消食和胃。

十七、间日疟救治案

【医案原文】

陆左　间日疟先寒战而后壮热,热盛之时,烦躁、胸闷、谵语,自午后至夜半,得汗而解,已发七八次,纳少神疲,脉弦滑而数,苔薄腻而黄。伏邪痰湿互阻阳明为病,营卫循序失司。拟桂枝白虎汤加味,疏解肌邪,而清阳明。

川桂枝（八分）　陈皮（一钱）　熟石膏（打，四钱）　生甘草（一钱）　炒谷芽（四钱）　仙半夏（三钱）　川象贝（各二钱）　煨草果（八分）　肥知母（一钱五分）　佩兰（一钱五分）　生姜（两片）　红枣（四枚）　甘露消毒丹（荷叶包煎，四钱）

二诊　服桂枝白虎汤三剂，间日寒热已减大半，发时谵语亦止，惟胸闷纳少，神疲乏力，脉弦滑不静，苔薄腻，夜不安寐。伏邪痰湿未楚，胃不和则卧不安也。前法既效，率由旧章。

川桂枝（六分）　仙半夏（三钱）　熟石膏（打，二钱）　生甘草（四分）　陈皮（一钱）　茯神（朱砂拌，三钱）　川象贝（各二钱）　北秫米（包，三钱）　炙远志（一钱）　佩兰（一钱五分）　生姜（二片）　红枣（四枚）

（《丁甘仁学术经验集》）

【评析】

本案为伏邪痰湿互阻阳明为病，故见烦躁、谵语、苔黄、脉弦数等热盛于里之象。治拟清热解肌，和解祛邪，方用白虎加桂枝汤加味。方中桂枝解肌透邪；石膏清热泻火，善清阳明气分之热；知母清热泻火，滋阴润燥；陈皮、半夏、川象贝、煨草果、佩兰、炒谷芽理气和中，燥湿化痰；另加甘露消毒丹共奏利湿化浊、清热解毒之功。

十八、劳疟救治案

【医案原文】

俞左　伏邪久蕴，消耗阴液，临晚身热，至夜半而减，已延数月，咳呛咯痰不爽，纳少形肉消瘦，苔薄黄，脉弦滑而数。少阴之阴已伤，阳明之邪不解。书云：但热不寒，名曰瘅疟，久不愈，即为劳疟也。

潞党参（一钱五分）　生甘草（六分）　青蒿梗（一钱五分）　炙鳖甲（三钱）　川贝母（三钱）　熟石膏（打，三钱）　仙半夏（一钱五分）　银柴胡（一钱）　冬瓜子（三钱）　朱茯神（三钱）　嫩白薇（一钱五分）　大荸荠（五枚）　焦谷芽（四钱）

（《丁甘仁学术经验集》）

【评析】

本案疟邪久伤阴液，故致临晚身热，咳痰不爽，形肉消瘦。苔黄，脉弦数，均为热的征象。疟疾日久，正气亏虚，而疟邪未除，正不胜邪，遂成劳疟。治宜益气养血，扶正祛邪。方中潞党参、生甘草益气扶正；青蒿梗、炙鳖甲、银柴胡、白薇清虚热，滋阴血；石膏清热泻火；川贝母、仙半夏、冬瓜子、荸荠燥湿化痰；茯神宁心安神；焦谷芽健脾消食。

十九、疟疾正虚邪伏案

【医案原文】

钱左　寒热日作，已有匝月，胸脘不舒，纳少神疲，脉象弦滑无力，舌苔薄白。此正虚邪伏募原，少阳枢机为病。今拟小柴胡汤加味，扶正达邪，和胃化痰。

潞党参（一钱五分）　软柴胡（一钱）　姜半夏（二钱）　生甘草（四分）　广皮（一钱）　炒枳壳（一钱）　煨草果（八分）　川象贝（各二钱）　炒谷麦芽（各三钱）　佩兰（一钱五分）　生姜（二片）　红枣（四枚）

（《丁甘仁医案》）

【评析】

本案疟邪日作，气血耗伤，正虚邪恋，疟邪伏于半表半里，故见胸脘不舒，神疲、脉弦等少阳枢机不利的症状。治拟和解少阳，扶正祛邪，方用小柴胡汤加减。方中小柴胡汤和解表里，导邪外出；佐以陈皮、炒枳壳、煨草果、炒谷麦芽、佩兰理气和中，芳香化湿。

二十、久疟伤脾案

【医案原文】

姜童　间日疟已延月余，加之大腹时满，纳少便溏。舌苔薄腻，脉象沉弦。乃久疟伤脾，脾阳不运，浊湿凝聚募原，三焦输化无权。书所谓"诸湿肿满，皆属于脾""浊气在上，则生䐜胀"是也。表病传里，势非轻浅。亟与温运太阴，以化湿浊，和解枢机，而达经邪。

熟附片（一钱）　淡干姜（五分）　生白术（一钱五分）　连皮苓（四钱）　泽泻（一钱五分）　软柴胡（八分）　仙半夏（二钱）　生甘草（四分）　制川朴（一钱）　腹皮（二钱）　六神曲（三钱）　炒麦芽　炒苡仁（各三钱）

复诊　温运太阴，和解枢机，连服三剂，腹胀满渐见轻减，寒热又作，是陷入太阴之邪，仍欲还出阳经之佳象。胸闷纳少，腑行不实，小溲短少，脉转弦滑，痰湿留恋中焦，脾胃运化失职。前法颇合，再进一筹。

熟附片（一钱）　炮干姜（六分）　生白术（二钱）　赤猪苓（各三钱）　泽泻（一钱五分）　软柴胡（一钱）　仙半夏（二钱）　粉葛根（一钱）　生甘草（五分）　小朴（八分）　大腹皮（二钱）　六神曲（三钱）　干荷叶（一角）

（《丁甘仁医案》）

【评析】

本案疟疾日久，症见腹满、纳少、便溏等症，属寒疟。苔腻为湿，脉沉弦为寒湿内阻之象。治宜和解表里，温阳达邪，方用小柴胡汤合附子理中汤加味。方中小柴胡和解少阳之邪，去参、枣、姜之滞气碍湿，加茯苓、厚朴、大腹皮、薏苡仁等理气化湿之类；附子理中汤温阳健脾，扶正祛邪。

二十一、三日疟缠绵半载案

【医案原文】

杨右　三日疟已延半载，发时寒战壮热，历十小时始衰，纳谷渐少，面色萎黄。脉象沉弦无力，苔薄腻。此正气已虚，邪伏三阴，营卫循序失司，缠绵之症，姑拟扶正达邪，用阳和阴。

炒潞党（一钱五分）　柴胡（八分）　生甘草（六分）　仙半夏（二钱）　川桂枝（六分）　熟附片（一钱）　炙鳖甲（四钱）　青蒿梗（一钱五分）　鹿角霜（三钱）　茯苓（三钱）　陈皮（一钱）　焦谷芽（四钱）　生姜（二片）　红枣（四枚）

二诊　前方服六剂，寒热即止，接服六君子汤加草果、姜、枣。

（《丁甘仁医案》）

【评析】

本案疟邪与营卫相搏，正邪相争，入与阴争，阴盛阳虚，阳气被遏，出与阳争，阳盛阴虚。治拟小柴胡汤和解表里；桂枝、附片温阳达邪，炙鳖甲、青蒿梗、鹿角霜清虚热，滋阴血，两者共同调和阴阳。二诊以六君子汤益气健脾，燥湿化痰，以善其后。

二十二、牝疟但寒不热案

【医案原文】

屠右　但寒不热，名曰牝疟，间日而作，已有月余，汗多淋漓，纳谷减少。脉沉细而弦，舌中剥、边薄白而腻。是阳虚失于外护，不能托邪外出，痰湿困于中宫，脾胃运化失职。高年患此，勿轻视之。亟拟助阳达邪，和中化湿。

潞党参（三钱）　熟附块（二钱）　川桂枝（一钱）　软柴胡（一钱）　陈广皮（一钱）　姜半夏（三钱）　云茯苓（三钱）　鹿角霜（三钱）　煨草果（八分）　清炙草（五分）　生姜（二片）　红枣（四枚）

二诊　寒减，胸闷气逆，去参，加旋覆花（包）一钱五分，炙白苏子二钱。

三诊　牝疟寒热已减，汗多淋漓，纳少胸闷，脉沉细而弦，舌中剥边薄腻。阳虚气弱，不能托邪外出，痰湿逗留募原，皮毛开而经隧闭也。仍宜助阳达邪，和中化湿。

潞党参（三钱）　熟附片（二钱）　川桂枝（一钱）　白芍（一钱五分）　清炙草（五分）　软柴胡（八分）　仙半夏（三钱）　煨草果（一钱）　常山（一钱）　鹿角霜（三钱）　生姜（二片）　红枣（四枚）

（《丁甘仁医案》）

【评析】

本案但寒不热，属寒疟，又称牝疟。苔白腻，脉沉细而弦，为寒湿内阻之象。治拟温阳达邪，芳香化湿。方中熟附块、川桂枝、鹿角霜辛温达邪；潞党参、柴胡、姜半夏、炙甘草、生姜、红枣和解表里；广陈皮、云茯苓、煨草果理气和中，芳香化湿。二诊胸闷气逆，去滞气碍湿之潞党参，加旋覆花、苏子降逆止呕，降气化痰。

二十三、疟疾少阳阳明合病案

【医案原文】

杨左　伏邪痰湿，逗留募原，营卫失其常度，邪与营争则热，与卫争则寒，寒热日作，胸闷泛恶。舌苔薄腻，脉象弦滑。此邪在少阳，湿在阳明，少阳为半表半里之经，寒热往来，职是故也。今宜和解宣化，淡渗湿热，俾得邪从外达，湿从下趋，则营卫调和，寒热自解矣。

前柴胡（各一钱五分）　茯苓皮（四钱）　块滑石（三钱）　仙半夏（二钱）象贝母（三钱）　通草（八分）　酒炒黄芩（一钱五分）　白蔻壳（八分）　鲜藿香（一钱五分）　生姜（二片）

（《丁甘仁医案》）

【评析】

本案疟邪侵犯少阳而营卫循序失司，湿热阻于阳明而见苔腻、脉弦滑之象。治拟小柴胡汤和解少阳，去参、枣之滞气碍湿之品，加茯苓、滑石、半夏、贝母、白蔻仁、藿香等淡渗化湿治之。

二十四、疟疾太阳少阳合病案

【医案原文】

段左　间日疟先寒后热，胸闷不思饮食，舌苔白腻，脉象弦滑。客邪痰湿留恋募原，太阳少阳为病，拟柴桂各半汤主之。

软柴胡（一钱）　川桂枝（七分）　酒炒黄芩（一钱）　仙半夏（二钱）　赤茯苓（砂仁拌，三钱）　炒枳实（一钱）　制苍术（钱半）　制川朴（一钱）　煨草果（一钱）　海南子（钱半）　鲜藿香（钱半）　鲜佩兰（钱半）　炒谷麦芽（各三钱）甘露消毒丹（荷叶包煎，刺孔，四钱）

（《丁甘仁临证医案》）

【评析】

本案疟邪与营卫相搏，正邪相争，苔白腻、脉弦滑均为痰湿内阻之征。治拟和解少阳，解表化湿，方用柴胡桂枝各半汤。方中小柴胡汤和解少阳；桂枝汤调和营卫。加苍术、厚朴、草果、藿香、佩兰、茯苓、枳实、槟榔、炒谷麦芽理气和中，芳香化湿。甘露消毒丹清热化湿。

二十五、阴霍乱案

【医案原文】

罗左　触受寒疫不正之气，夹湿滞交阻，太阴阳明为病，清浊相干，升降失常，猝然吐泻交作，脉伏肢冷，目陷肉削，汗出如雨。脾主四肢，浊阴盘踞中州，阴气不能通达，脉伏肢冷，职是故也。阳气外越则自汗，正气大虚则目陷肉削。舌苔白腻，虚中夹实，阴霍乱之重症。亟拟白通四逆汤合附子理中汤加减，以期转机为幸。

熟附子块（二钱）　淡干姜（一钱）　清炙草（八分）　姜半夏（三钱）　吴萸（七分）　童便（冲服，一酒杯）　炒潞党参（三钱）　生白术（二钱）　赤茯苓（四钱）　制川朴（一钱）　川连（三分）　猪胆汁（冲服，三四滴）　灶心黄土（包煎，一两）

阴阳水煎。

（《丁甘仁学术经验集》）

【评析】

本案感寒湿秽浊之气，壅滞脾胃，阳气受遏，升降悖逆，故见清浊不分，上吐下泻。吐泻之后，津液亏耗，无以充盈皮肤组织，故见眼眶凹陷，形体瘦削。阴寒内盛，格阳于外，以致阴阳寒热隔拒，表现为手足厥冷，汗出如雨。舌苔白腻，脉伏均为阳虚阴盛之象。此为寒霍乱重症，又称阴霍乱。治拟温补脾肾，回阳救逆，方用附子理中汤合通脉四逆加猪胆汁汤加减。方中附子理中汤温中散寒，回阳救逆；恐骤予大剂辛温回阳，津液愈涸，佐以通脉四逆加猪胆汁汤，方中猪胆汁益阴生津，使辛苦相济，调和阴阳。

二十六、热霍乱案

【医案原文】

居左　疫疠之邪，夹暑湿滞互阻，太阴阳明为病，腹中绞痛，烦躁不安，上为呕吐，下为泄泻，四肢逆冷，口干欲饮，脉细欲伏，舌苔薄腻而黄。清气在阴，浊气在阳，阴阳反戾，气乱于中，遂有此变。湿遏热伏，气机痞塞，所以四肢逆冷，脉道为之不利，霍乱重症，急拟黄连解毒汤加味，辛开苦降，芳香化浊。

川雅连（八分） 淡吴萸（三分） 淡黄芩（一钱五分） 鲜竹叶（三钱） 枳实炭（一钱） 大白芍（一钱五分） 灶心土（包煎，五钱） 藿香梗（一钱五分）仙半夏（一钱五分） 六神曲（三钱） 玉枢丹（磨冲，三分）

阴阳水煎。

（《丁甘仁学术经验集》）

【评析】

本案为暑湿秽浊之气郁遏中焦，升降失司，故见清浊相混，吐泻骤作。邪正相争，气机逆乱，则见腹中绞痛。暑湿阻滞中焦，阳气受遏，不能达于四肢，故见四肢逆冷。暑热熏蒸，故口干欲饮，苔黄。苔腻为湿。此为热霍乱，治拟清热化湿，辟秽泄浊。方中黄连、吴茱萸、半夏辛开苦降，调畅气机，降逆止呕；白芍、灶心土、枳实炭温中缓急；黄连、竹叶、黄芩、神曲、藿香梗、玉枢丹清泄暑热，燥湿化浊。

二十七、绞肠痧案

【医案原文】

萧奶奶 寒中厥阴，少腹陡然绞痛，胸闷微恶，舌苔薄腻，脉象濡细而迟。此干霍乱之重症也。急拟芳香化浊，温通气机，尚希明正。

藿香梗（一钱五分） 仙半夏（二钱） 陈皮（一钱） 制川朴（一钱） 枳实炭（一钱） 大腹皮（一钱五分） 带壳砂仁（八分） 佩兰梗（一钱五分） 麦芽（三钱） 白蔻仁（后，四分） 淡吴萸（四分） 焦谷芽（四钱） 玉枢丹（开水磨服，四分）

二诊 昨投芳香化浊、温通气机之剂，脐腹绞痛较前大减，呕恶亦止，惟头眩眼花，舌质淡红，脉弦小而涩。素体血虚，肝气横逆，宿瘀未除，脾胃不和。再拟泻肝理气，和胃畅中。

大白芍（一钱五分） 金铃子（二钱） 延胡索（一钱） 朱茯神（三钱） 陈皮（一钱） 大腹皮（二钱） 制香附（一钱五分） 春砂壳（八分） 青橘叶（一钱五分） 佛手（八分） 炒谷麦芽（各三钱）

（《丁甘仁学术经验集》）

【评析】

本案少腹绞痛，胸闷微恶，欲吐不得吐，俗称绞肠痧，又称干霍乱，乃霍乱中之严重证候。寒中厥阴，气机阻滞，故见少腹绞痛；湿浊内蕴，故见苔腻、脉濡之象。治拟利气宣壅，芳香化浊。方中藿香梗、陈皮、砂仁、佩兰梗、白蔻仁、麦芽、焦谷芽芳香化浊；半夏、吴茱萸温中止痛，降逆止呕；川朴、枳实炭、大腹皮行气止痛；玉枢丹清泄暑热，燥湿化浊。二诊以头眩眼花、脉弦为主，此为肝气横逆犯胃证，加疏肝理气和胃之品。

二十八、霍乱致阳随阴脱案

【医案原文】

陈左　夏月阳外阴内，偏嗜生冷，腠理开发，外邪易袭。骤触疫疠不正之气，由口鼻而直入中道，以致寒暑湿滞，互阻中焦，清浊混淆，乱于肠胃，胃失降和，脾乏升运，而大吐大泻，挥霍撩乱。阴邪固闭于内，中阳不伸，不能鼓击于脉道，故脉伏；不能通达于四肢，故肢冷，两足转筋。一因寒则收引，一因土虚木贼也。汗多烦躁，欲坐井中之状，口渴不欲饮，是阴盛于下，格阳于上，此阴躁也。形肉陡然削瘦，脾土大伤，谷气不入，生化欲绝，阴邪无退散之期，阳气有脱离之险，脉症参合，危在旦夕间矣！拟白通四逆加人尿猪胆汁意，急回欲散之阳，驱内胜之阴，背城借一，以冀获效。

生熟附子（各三钱）　淡干姜（五钱）　炙草（一钱）　姜半夏（三钱）　吴萸（七分）　川连（三分）　赤苓（四钱）　陈皮（一钱）　陈木瓜（五钱）　童便（冲服，一杯）　猪胆汁（冲服，三四滴）

复诊　吐泻烦躁均减，脉伏肢冷依然，加炒潞党参四钱。

（《丁甘仁医案》）

【评析】

本案素体阳虚而骤感疫疠秽浊之气，以致吐泻骤作、脉伏、肢冷、转筋。此为大吐大泻而致津液亏耗、阳随阴脱之象。治拟温补脾肾，回阳救逆，急用附子、干姜辛温以回阳救逆；黄连、吴茱萸辛开苦降，降逆止呕；木瓜舒筋活络；茯苓、陈皮、甘草健脾燥湿；恐大剂辛温致阴液愈涸，加猪胆汁、童便反佐从治之法，使寒热相济，调和阴阳。

二十九、疫夹伏暑致霍乱案

【医案原文】

朱右　疫疠之邪，由口鼻而直入中道，与伏暑湿滞互阻，脾胃两病，猝然腹中绞痛，烦躁懊㤞，上为呕吐，下为泄泻，四肢厥逆，口干欲饮。脉伏，舌苔薄腻而黄。清气在下，浊气在上，阴阳乖戾，气乱于中，而为上吐下泻；湿遏热伏，气机闭塞，而为肢冷脉伏，热深厥深，霍乱重症。亟宜黄连解毒汤加减，辛开苦降，芳香化浊，冀挽回于什一。

上川连（八分）　淡吴萸（二分）　仙半夏（二钱）　枳实炭（一钱）　黄芩（一钱五分）　藿香梗（一钱五分）　六神曲（三钱）　赤猪苓（各三钱）　炒白芍（一钱五分）　玉枢丹（磨冲，四分）　阴阳水煎

二诊　昨投黄连解毒汤，吐泻渐减，脉息渐起，四肢微温，佳兆也。惟烦躁干恶，口渴喜冷饮，舌前半红绛，中后薄黄，小溲短赤。是吐伤胃，泻伤脾，脾阳胃阴既伤，木火上冲，伏暑湿热留恋不化也。今守原意，加入清暑渗湿之品。能得不增他变，可冀出险履夷。

上川连（八分）　淡吴萸（一分）　仙半夏（一钱五分）　枳实炭（八分）　黄芩（一钱五分）　炒白芍（一钱五分）　炒竹茹（一钱五分）　枇杷叶（去毛，包，四张）　柿蒂（五枚）　赤苓（三钱）　活芦根（去节，一尺）　通草（八分）　神仁丹（冲服，四分）

三诊　吐泻已止，脉起肢温，烦躁干恶亦减，惟身热口渴，欲喜冷饮，小溲短少而赤，舌红苔黄。阴液已伤，伏暑湿热蕴蒸膜原，三焦宣化失司。再拟生津清暑，苦寒泄热，淡以渗湿。

天花粉（三钱）　仙半夏（一钱五分）　银花（三钱）　六一散（包，三钱）　赤苓（三钱）　鲜石斛（三钱）　川雅连（五分）　连翘（三钱）　通草（八分）　竹茹（一钱五分）　活芦根（去节，一尺）　枇杷叶（去毛、包，四张）

（《丁甘仁医案》）

【评析】

本案感受暑湿秽浊之气，郁遏于脾胃，故见腹中绞痛，上吐下泻；浊邪壅闭，格热

于上，则烦躁懊侬，口干欲饮；阳气不能宣通，故见四肢厥逆、脉伏；苔腻而黄为湿热之征象。治拟清热化湿。方中黄连、吴茱萸、黄芩，辛开苦降，降逆止呕；枳实炭、藿香梗、六神曲、猪苓、茯苓理气和胃，芳香化湿；白芍缓急止痛；玉枢丹清热解毒，涤痰和中。二诊暑湿壅滞中焦之症显，加用清暑渗湿之品。热病后期气阴两伤，予清暑益气、养阴生津善其后。

三十、霍乱太阴阳明合病案

【医案原文】

尤左　寒暑湿滞互阻，太阴阳明为病，阴阳逆乱，清浊混淆，猝然吐泻交作，腹中绞痛，烦闷懊侬，脉沉似伏，霍乱之症，弗轻视之。亟拟芳香化浊，分利阴阳。

藿苏梗（各一钱五分）　枳实炭（一钱）　陈广皮（一钱）　姜川连（五分）大腹皮（二钱）　姜半夏（二钱）　制川朴（一钱）　白蔻仁（八分）　淡吴萸（二分）　六神曲（三钱）　炒车前（三钱）　生姜（三片）　赤猪苓（各三钱）　玉枢丹（冲，四分）

二诊　昨进正气合左金法，吐泻渐止，腹痛亦减，脉转濡数，反见身热，口干不多饮，舌苔灰腻而黄。伏邪有外达之机，里病有转表之象，均属佳境。仍守原意，加入解表，俾伏邪从汗而散。

淡豆豉（三钱）　嫩前胡（一钱五分）　苏藿梗（各一钱五分）　仙半夏（二钱）　大腹皮（二钱）　薄荷叶（八分）　制川朴（一钱）　陈广皮（一钱）　炒枳壳（一钱）　六神曲（三钱）　白蔻壳（一钱）　姜竹茹（一钱）　荷叶（一角）

三诊　恙由吐泻而起，太阴阳明为病，今吐泻虽止，而里热口渴，烦躁不寐。舌糙黑，脉细数。脾胃之阴已伤，心肝之火内炽。当宜养阴救液而清伏热。

鲜石斛（三钱）　连翘壳（三钱）　冬桑叶（三钱）　朱茯神（三钱）　细生地（三钱）　黑山栀（一钱五分）　粉丹皮（二钱）　天花粉（三钱）　生甘草（六分）活芦根（去节，一尺）

（《丁甘仁医案》）

【评析】

本案症见吐泻骤作，腹中绞痛，脉沉似伏，此乃寒霍乱重症。方用黄连、吴茱萸寒热相济，调和阴阳；藿苏梗、枳实炭、制川朴、陈广皮、大腹皮温中理气；姜半夏、白蔻仁、六神曲、车前子、茯苓、猪苓燥湿化浊；玉枢丹清热解毒，涤痰和中。二诊吐泻渐止，症见身热、口干、苔黄等热象，有里病出表之兆，加淡豆豉、前胡宣散风热。吐泻伤津，阴虚生热，加用清热养阴之类，以善其后。

三十一、热霍乱重症救治案

【医案原文】

李左　暑湿夹滞，互阻中焦，太阴阳明为病，吐泻交作，腹中绞痛，脉沉，四肢厥冷，舌灰腻微黄。此系感受疫疠之气，由口鼻而直入中道，遂致清浊混淆，升降失司。邪入于胃则为呕吐，邪入于脾则为泄泻。湿遏热伏，气道闭塞，气闭则不能通达经隧，所以四肢逆冷也。《伤寒论》曰："呕吐而利，名曰霍乱。"此重症也，急拟芳香化浊，分利阴阳。

藿苏梗（各一钱五分）　川雅连（五分）　淡黄芩（一钱五分）　炒竹叶（一钱五分）　广陈皮（一钱）　淡吴萸（二分）　炒赤芍（二钱）　大腹皮（二钱）　仙半夏（二钱）　制川朴（八分）　枳实炭（一钱）　六神曲（三钱）　炒车前（三钱）　玉枢丹（冲，四分）

（《丁甘仁医案》）

【评析】

本案暑湿秽浊之气郁遏中焦，脾胃气机升降失司，故见腹痛而吐泻交作；脾主四肢，脾阳之气不能达于四末，故四肢厥冷。苔腻为湿，色灰提示湿浊更甚，苔黄为热。此为暑湿疫，又称热霍乱。方用左金丸新开苦降，畅达脾胃气机；藿香梗、紫苏梗、陈皮、大腹皮、半夏、厚朴、枳实、神曲、车前子芳香化湿，理气和中；黄芩、竹叶、赤芍、玉枢丹清热凉血，燥湿化痰。

三十二、阴霍乱重症救治案

【医案原文】

赵右　寒疫不正之气，夹湿滞互阻，太阴阳明为病，清浊相干，升降失常，忽然吐泻交作，脉伏肢冷，目陷肉削，汗出如冰。脾主四肢，浊阴盘踞中州，阳气不能通达，肢冷脉伏，职是故也。阴无退散之期，阳有散亡之象，阴霍乱之重症，危在旦夕！勉拟通脉二四逆汤加味，驱内胜之阴，复外散之阳，未识能有挽回否？

熟附片（三钱） 姜川连（八分） 仙半夏（一钱五分） 猪胆汁（冲服，三、四滴） 淡干姜（五分） 炙甘草（五分） 赤猪苓（各三钱） 淡吴萸（三分） 制小朴（八分） 葱白头（三个）

（《丁甘仁医案》）

【评析】

本案感受寒湿秽浊而吐泻骤作，阴盛则寒，故见肢冷、脉伏；吐泻甚者，津液必伤，无以滋养充盈肢体，故见目陷肉削。治拟温阳散寒，回阳救逆，急用通脉四逆加猪胆汁汤破阴回阳。方中猪胆汁反佐治之，以防大剂辛温伤津；另加左金寒热共调，猪苓、茯苓、厚朴理气化湿，合而治之。

三十三、大头瘟案

【医案原文】

沈右 重感氤氲之邪，引动伏温，外发温毒。满面红肿，透及后脑，耳根结块，久而不消，形寒身热，逾时得汗而解，胸闷不思饮食，舌苔薄腻微黄，脉象左弦数右濡数。虑其缠绵增剧，姑拟清解伏温，而化痰瘀。

薄荷叶（八分） 硃茯神（三钱） 荆芥穗（八分） 鲜竹茹（一钱五分） 清水豆卷（四钱） 熟牛蒡（二钱） 江枳壳（一钱） 连翘壳（三钱） 大贝母（三钱） 净蝉衣（八分） 苦桔梗（一钱） 生赤芍（二钱） 板蓝根（二钱）

二诊 大头瘟复发，满面肿红焮痛，寒热日发两次，得汗而解。胸闷不思饮食，口干不多饮，耳根结块，久而不消，舌苔薄腻，脉象左弦数右濡数。伏温时气，客于少阳阳明之络，温从内发，故吴又可云：治温有汗而再汗之例，体质虽虚，未可滋养，恐有留邪之弊。昨投普济消毒饮加减，尚觉获效，仍守原法为宜。

薄荷叶（八分） 硃茯神（三钱） 金银花（三钱） 生草节（四分） 板蓝根（二钱） 熟牛蒡（二钱） 苦桔梗（一钱） 连翘壳（三钱） 生赤芍（二钱） 净蝉衣（八分） 轻马勃（八分） 鲜竹茹（二钱） 通草（八分）

三诊 大头瘟之后，头面红色未退，睡醒后时觉烘热，逾时而平，舌苔干白而腻，脉象左弦数右濡滑。余温留恋少阳阳明之络，引动厥阳升腾，所有之痰湿阻于中焦。阳明通降失司，纳谷减少，小溲短赤，职是故也。滋阴则留邪，燥湿则伤阴，有顾此失彼之弊。再拟清泄伏温为主，宣化痰湿佐之。

霜桑叶（三钱）　生赤芍（二钱）　赤茯苓（三钱）　夏枯花（一钱五分）　滁菊花（三钱）　连翘壳（三钱）　福泽泻（一钱五分）　枯碧竹（三钱）　薄荷炭（八分）　轻马勃（八分）　象贝母（三钱）　鲜竹茹（一钱五分）　金银花露（六两，后入）

四诊　昨投清泄伏温，宣化痰湿之剂，头面红色略减，烘热稍平，纳谷减少，舌干白而腻。余湿留恋阳明之络，厥阳易于升腾，痰湿互阻中焦，脾胃运输无权。已见效机，仍守原意出入。阴分虽亏，不可滋养。俾得伏温速清，则阴分自复。

冬桑叶（三钱）　象贝母（三钱）　轻马勃（八分）　碧玉散（三钱，包）　滁菊花（三钱）　生赤芍（二钱）　赤茯苓（二钱）　广橘白（一钱）　薄荷叶（八分）连翘壳（三钱）　福泽泻（一钱五分）　鲜竹茹（一钱五分）　夏枯花（一钱五分）金银花露（六两，后入）

五诊　面部红色渐退，烘热形寒，时作时止，胸闷不舒，纳谷减少，舌中微剥，后薄腻，脉象左濡小右濡滑。阴分本亏，肝经气火易升，湿痰中阻，胃失降和，络中蕴湿未楚，营卫失其常度。今拟清泄厥阳，和胃化痰，待伏温肃清后，再为滋阴潜阳可也。

冬桑叶（三钱）　硃茯神（三钱）　珍珠母（五钱）　仙半夏（一钱五分）　滁菊花（三钱）　生赤芍（一钱五分）　嫩白薇（一钱五分）　北秫米（三钱，包）碧玉散（三钱，包）　川象贝（各二钱）　通草（八分）　嫩钩钩（三钱，后入）鲜竹茹（一钱五分）　橘白络（各八分）

（《丁甘仁医案》）

【评析】

本案症见恶寒发热，头面掀痛，苔黄，脉数，属大头瘟，又称"抱火头丹"，西医学认为是由链球菌感染所致。方用普济消毒饮化裁，该方治大头瘟屡试不爽，本案贵在辨证施治，用药坚信不疑，终获良效。药后邪势稍弱，痰湿郁遏中焦之症突显，恐温燥伤阴，故佐以茯苓、泽泻、贝母清热利湿之品。待余邪清除，予北秫米、橘白络和胃生津，珍珠母、钩藤平肝潜阳，以善其后。

三十四、大头瘟重症案

【医案原文】

朱左　头面肿大如斗，寒热口干，咽痛腑结，大头瘟之重症也。头为诸阳之会，惟风可到，风为天之阳气，首犯上焦。肝胃之火，乘势升腾，三阳俱病。拟普济消毒饮加减。

荆芥穗（钱半）　青防风（一钱）　软柴胡（八分）　酒炒黄芩（钱半）　酒炒川连（八分）　苦桔梗（一钱）　连翘壳（三钱）　炒牛蒡（二钱）　轻马勃（八分）　生甘草（八分）　炙僵蚕（三钱）　酒制川军（三钱）　板蓝根（三钱）

二诊　肿势较昨大松，寒热咽痛亦减。既见效机，未便更张。

荆芥穗（钱半）　青防风（一钱）　薄荷叶（八分）　炒牛蒡（二钱）　酒炒黄芩（一钱）　酒炒川连（八分）　生甘草（六分）　苦桔梗（一钱）　轻马勃（八分）　大贝母（三钱）　炙僵蚕（三钱）　连翘壳（三钱）　板蓝根（三钱）

三诊　肿消热退，咽痛未愈。外感之风邪已解，炎炎之肝火未靖也。再与清解。

冬桑叶（三钱）　生甘草（六分）　金银花（三钱）　甘菊花（二钱）　苦桔梗（一钱）　连翘壳（三钱）　粉丹皮（钱半）　轻马勃（八分）　黛蛤散（五钱，包）　鲜竹叶（三十张）

（《丁甘仁医案》）

【评析】

本案乃大头瘟三阳俱病之证。李东垣创普济消毒饮，专治大头瘟，沿用至今，疗效显著。试观本例以此方加减，属对证施治。方中酒黄芩、酒黄连为君，泻心肺之火，祛头面风热毒邪；牛蒡子、连翘壳、炙僵蚕为臣，疏散风热，清咽利膈；马勃、板蓝根清热解毒；苦桔梗、生甘草既清利咽喉，又载药上行头面；荆芥穗、清防风、柴胡疏散风热；加酒大黄导热下行，给邪以出路。

三十五、大头瘟投承气辈无效案

【医案原文】

陶右　头面漫肿嫩红，寒热日夜交作。前医投以承气，进凡三剂，病象依然不减。夫身半以上，天之气也，为诸阳荟萃之枢，外感风温之邪，引动少阳胆火上升，充斥清窍、清阳之地，遂如云雾之乡。承气是泄胃中之实热，病在上焦，戕伐无故，所以病势有进无退。东垣普济消毒饮专为此病而设，加减与之。以观进退。

软柴胡（八分）　薄荷叶（八分）　炒牛蒡（二钱）　青防风（一钱）　生甘草（八分）　苦桔梗（一钱）　轻马勃（八分）　大贝母（三钱）　炙僵蚕（三钱）　炙升麻（三分）　酒炒黄芩（一钱）　酒炒川连（五分）　板蓝根（三钱）

（《丁甘仁医案》）

【评析】

本案为大头瘟，因风热夹毒袭于颜面所致，而承气辈专治阳明腑实，故服后病象不减，迭进清热解毒、疏风散邪之普济消毒饮，方能取效。

三十六、大头瘟火郁发之案

【医案原文】

杜左　颠顶之上，惟风可到，风温疫疠之邪，客于上焦。大头瘟头面嫩红肿痛，壮热口干，溲赤便结，苔薄腻，脉郁涓而数。风属阳，温化热，如烟如雾，弥漫清空，蕴蒸阳明。症非轻浅，亟拟普济消毒饮加味，清彻风邪，而通腑气。仿经旨火郁发之，结者散之。温病有下不嫌早之例。

薄荷（八分）　山栀（钱半）　马勃（八分）　银花（三钱）　豆豉（三钱）　大贝（三钱）　牛蒡（二钱）　生草（八分）　赤芍（钱半）　连翘（三钱）　桔梗（八分）　淡芩（钱半）　生军（八分）　板蓝根（三钱）

一剂腑通。去生军，服三剂愈。

（《丁甘仁医案》）

【评析】

本案为大头瘟之症，头为诸阳之会，位居颠顶，风热毒邪易袭阳位，故见头面焮红肿痛，壮热口干，溲赤便结，脉滑数等症。方用普济消毒饮加味，方出《东垣试效方》，专治大头瘟，意在疏风散热，清热解毒，属对证之治，故效如桴鼓。方中薄荷、豆豉、牛蒡子疏散风热；山栀子、马勃、金银花、连翘、黄芩、板蓝根清热解毒利咽；桔梗载药上行；肠腑秘实，非清解所能除，故加生大黄引毒下泄，导邪外出，病易愈也。

三十七、大头瘟治以清热生津案

【医案原文】

陈左　大头瘟头面肿红焮痛，发热甚壮，口渴欲饮，头痛如劈，入夜谵语，舌灰糙，脉洪数。此时气疫疠客于上焦，疫邪化火，传入阳明之里。津液已伤，厥阳独亢。颇虑昏厥，亟拟生津清温，以制其焰。

鲜石斛（三钱）　薄荷叶（八分）　金银花（三钱）　生甘草（八分）　鲜竹叶（三十张）　天花粉（三钱）　炒牛蒡（三钱）　连翘（三钱）　羚羊片（五分，另冲服）　生石膏（三钱）　大青叶（三钱）　轻马勃（八分）

（《丁甘仁医案》）

【评析】

本案大头瘟风热毒邪传入阳明之里，热灼真阴，津液大伤，恐阴不敛阳，治当重用清热生津之类。方中鲜石斛、鲜竹叶、天花粉、生石膏清热生津；薄荷叶、牛蒡子疏散风热；金银花、连翘、大青叶、马勃清热解毒利咽；羚羊角片滋阴潜阳，以制其焰。

三十八、麻疹正虚邪盛案

【医案原文】

钱太太　痧子不能透发，喉中痰声辘辘，舌干涸无津，脉象模糊。正虚不能达邪外出，痰火阻塞肺络，治节无权，危在旦夕！勉方冀幸，尚希明正。

真珠粉（一分）　真猴枣粉（一分）　淡竹沥（一两五钱）　枇杷叶露（一两五

钱，两味炖温冲服）

（《丁甘仁学术经验集》）

【评析】

麻疹，中医学称"痧疹"，是由感受麻毒引起的急性出疹性传染病，常见于儿童，成人亦可患此病。本案麻毒侵犯肺脏，宣降失司，痰热壅盛。麻毒为阳毒、热毒，热性炎上。咽喉为肺之门户，火热夹痰上攻咽喉，形成邪毒攻喉证，重者可致喉梗阻而致死。火热易伤津液，耗伤人体的阴气，即所谓热盛伤阴，故见舌干涸无津，脉象模糊。治拟清热解毒，化痰利咽。方中珍珠粉安神定惊，清热解毒；真猴枣粉、淡竹沥清热豁痰，开窍醒神；枇杷叶露润肺止咳，和胃下气。

三十九、麻疹欲布不布案

【医案原文】

钱太太　痧子隐隐，欲布不布，身热汗泄不畅，咳嗽喉有痰声，时时泛恶，烦躁少寐；舌苔粉白而腻，脉象濡滑而数。风温疫疠之邪，郁遏肺胃，痰浊互阻，气机窒塞不宣，症势尚在险关。再拟辛凉清解，宣肺涤痰。

薄荷叶（后下，八分）　熟牛蒡子（二钱）　净蝉衣（八分）　荆芥穗（一钱）枳实炭（一钱）　苦桔梗（一钱）　清水豆卷（四钱）　连翘壳（三钱）　川郁金（一钱五分）　光杏仁（三钱）　大贝母（三钱）　马兜铃（一钱）　鲜竹茹（一钱五分）　鲜枇杷叶（去毛、包，四张）

（《丁甘仁学术经验集》）

【评析】

本案痧疹不能及时外达，而致邪毒郁遏肺胃，气机窒塞不宣，痰火循经上攻咽喉，故见咽喉不利，时时犯恶，苔腻，脉濡滑而数；麻毒传于心，则烦躁、少寐。治拟辛凉发表以透疹，宣肺涤痰以利咽。方中薄荷叶、牛蒡子、蝉蜕、荆芥穗、连翘壳疏散肺经风热，既可透泄热毒而促使疹子透发，又能宣肺祛痰以清利咽喉；苦桔梗、清水豆卷、光杏仁、大贝母、马兜铃、鲜竹茹、鲜枇杷叶清热化痰，止咳平喘；枳壳炭、川郁金理气活血，化痰消积。

四十、麻疹透后调治案

【医案原文】

张世兄　痧子已回，身热亦退，夜不安寐，稍有咳呛，脉象濡小带数，舌质淡红。阴液已伤，虚火易升，肺胃宣化失司，今仿吴氏蒌贝养荣意，清养肺胃而化痰热，更当避风节食，则不致反复为要。

川贝母（三钱）　瓜蒌皮（二钱）　京玄参（一钱五分）　天花粉（三钱）　朱茯神（三钱）　桑叶皮（各一钱五分）　光杏仁（三钱）　生甘草（五分）　生赤芍（二钱）　冬瓜子（三钱）　嫩白薇（一钱五分）　活芦根（一尺）　枇杷叶霜（后入，四两）

（《丁甘仁学术经验集》）

【评析】

本案痧疹已透，毒随疹泄，热去伤津，肺胃阴伤，此为麻疹顺证之恢复期，属肺胃阴伤证。治拟清化痰热，益气养阴。方用蒌贝养荣汤加味，该方出自吴又可《温疫论》，具有甘润化痰、凉肺止咳之功。方中川贝母、瓜蒌皮、桑叶皮、光杏仁、冬瓜子、枇杷叶霜清肺化痰，止咳平喘；京玄参、天花粉、活芦根养阴生津；生赤芍、嫩白薇清热凉血；朱茯神宁心安神；生甘草健脾益气，祛痰止咳，清热解毒，调和诸药。取清热化痰以治其标、养阴生津以治其本之意。

四十一、麻疹透后水肿案

【医案原文】

张世兄　痧子后因饮食不慎，脾弱欠运，水谷入胃，易于生湿，水湿泛滥，灌浸腠理，以致面浮足肿，大腹胀满，小溲不多，舌质红苔黄，脉象濡滑。昨投健运分消之剂，尚觉合度，仍守原法进步。

连皮苓（三钱）　猪苓（三钱）　泽泻（三钱）　生熟苡仁（各三钱）　陈皮（二钱）　大腹皮（二钱）　水炙桑皮（一钱五分）　地枯萝（三钱）　飞滑石（包，三钱）　汉防己（三钱）　川象贝（各三钱）　肥玉竹（三钱）　冬瓜子皮（各三钱）

（《丁甘仁学术经验集》）

【评析】

本案疹后热去津伤，脾虚欠运，饮食不慎而致脾失健运，水湿在体内停聚，出现面浮足肿、腹胀满、小便不利等症，脉濡滑为痰湿之征象，故治拟健脾化湿，恐余热未清，佐以飞滑石清热泻火。

四十二、麻疹透后复感外邪案

【医案原文】

钱左　疹后复感外邪，痰滞内阻，水湿不化，太阴阳明为病，遍体浮肿，气逆难于平卧，寒热甚壮，大便溏泄，泛恶不能饮食，苔腻脉数。此氤氲之外邪，与黏腻之痰滞，交阻肺胃，肺气不能下降，脾弱不能运化，水湿易聚，灌浸腠理，泛滥横溢，无所不到，三焦决渎无权，症势危险。姑宜疏邪分消，而化痰滞，未识有效否。

淡豆豉（三钱）　川桂枝（五分）　鲜竹茹、枳实（各一钱，同炒）　大腹皮（二钱）　连皮苓（四钱）　象贝母（三钱）　淡姜皮（八分）　焦楂炭（三钱）　猪苓（三钱）　泽泻（三钱）　仙半夏（二钱）　酒炒黄芩（一钱五分）

（《丁甘仁学术经验集》）

【评析】

本例疹后复感外邪而致肺胃受损，肺失宣降，脾失健运，而见遍体浮肿，气逆难于平卧，大便溏泄，泛恶不能饮食，苔腻，脉数诸症。治拟发汗解表，降气化浊。方中淡豆豉、川桂枝发汗解表，鲜竹茹、枳实、焦楂炭、仙半夏理气和中，降逆止呕；大腹皮、连皮苓、象贝母、淡姜皮、猪苓、泽泻健脾益气，利水渗湿；酒炒黄芩清热泻火解毒。

四十三、麻疹逆证案

【医案原文】

陈奶奶　时疫疹子虽回，灼热未退，口干欲饮，曾经模糊谵语，逾时渐清，咳嗽不爽，续发白痦，布而不透，舌质红绛，脉象弦滑而数。伏邪化热，由气入营，阴液已伤，津少上承，阳明伏温未解。曾经小产，热搏营分所致。还虑变迁，急宜生津清营，清温凉气，冀营分之伏热得从气分而解为吉。

鲜生地（五钱） 京玄参（二钱） 连翘壳（三钱） 熟石膏（打，四钱） 生甘草（六分） 川象贝（各二钱） 薄荷叶（后下，八分） 铁皮石斛（四钱） 生赤芍（二钱） 天花粉（二钱） 金银花（三钱） 净蝉衣（八分） 鲜竹叶（三十张） 活芦根（一尺）

二诊 时疫痧子布而渐回，身灼热无汗，口干欲饮，神识模糊，谵语妄言，白㾦布而不透，舌质红绛，脉象洪滑而数。微有形寒之状，曾经小产，伏温化热，由阳明入于厥少，由气分而传入血分，即是热入血室。阴液已伤，邪火愈炽，颇虑风动痉厥之变。再宜生津清温，凉气清营。冀津生邪却，始能出险入夷。

羚羊角片（另煎，四分） 鲜生地（六钱） 粉丹皮（二钱） 生赤芍（二钱） 鲜石斛（六钱） 天花粉（二钱） 生石膏（打，四钱） 生甘草（六分） 银柴胡（八分） 粉葛根（二钱） 炒荆芥（一钱） 薄荷叶（四分） 鲜竹叶（三十张） 活芦根（一尺） 鲜茅根（二两）

（《丁甘仁临证医集》）

【评析】

本案为麻疹逆证。多因正气虚弱，不能驱邪外出，或因邪气较盛，邪毒内陷，化火伤阴，而致逆证或显证。本例症见神志模糊，谵语，舌质红绛，为疫毒逆传心营所致；身灼热，口干欲饮，脉象弦滑而数，热毒燔灼阳明气分。属温病气血两燔之重症，治拟清热解毒，凉血泻火。方中鲜地黄、玄参、石斛、赤芍、天花粉、芦根清营凉血解毒；连翘、金银花清热解毒，使初入营分之邪热转出气分而解，所谓"入营尤可透热转气"之理；薄荷、蝉蜕、竹叶辛凉散风热；生石膏能清阳明之实热，使热清而不伤津，冀营分之伏热得从气分而解。二诊营热不解，深陷血分，急以羚羊角直入血分，清心凉血解毒，息风止痉；生地黄清热凉血而滋阴，既助羚羊角清血分之热，又可复已耗伤之阴血；赤芍、牡丹皮清热凉血，活血散瘀；辅以鲜石斛、天花粉、生石膏、粉葛根、鲜竹叶、活芦根、鲜茅根等，相辅相成，共收凉血泻火、清热生津之功。

四十四、喉痧重症案

【医案原文】

杨左　风温疫疠之邪，引动肝胆之火，蕴袭肺胃两经，发为喉痧。痧布隐隐，身热，咽喉肿红焮痛，内关白腐，舌苔薄黄，脉象郁滑而数。天气通于鼻，地气通于口，口鼻吸受天地不正之气，与肺胃蕴伏之热，熏蒸上中二焦。咽喉为肺胃之门户，肺胃有热，所以咽喉肿痛而内关白腐也。邪势正在鸱张之际，虑其增剧。经云："风淫于内，治以辛凉。"此其候也。

净蝉衣（八分）　苦桔梗（一钱）　金银花（三钱）　京赤芍（二钱）　荆芥穗（八分）　甜苦甘草（各六分）　连翘壳（三钱）　鲜竹叶（三十张）　淡豆豉（三钱）　轻马勃（一钱）　象贝母（三钱）　白茅根（二扎，去心）　薄荷叶（八分）　黑山栀（钱半）　炙僵蚕（三钱）

二诊　丹痧虽布，身灼热不退，咽喉肿痛白腐，脉洪数，舌绛。伏温化热，蕴蒸阳明，由气入营，销烁阴液，厥少之火，乘势上亢。症势沉重，急拟气血双清，而解疫毒。

犀角尖（五分）　甘中黄（八分）　象贝母（三钱）　鲜竹叶（三十张）　鲜生地（四钱）　苦桔梗（一钱）　连翘壳（三钱）　茅芦根（各一两，去心节）　生石膏（四钱，打）　轻马勃（一钱）　黑山栀（钱半）　鲜石斛（三钱）　粉丹皮（钱半）　陈金汁（一两，冲）　枇杷叶露（四两，冲）

三诊　丹痧已回，身热不退。项颈漫肿疼痛，咽喉焮肿，内关白腐，舌薄黄，脉沉数。温邪伏热，稽留肺胃两经，血凝毒滞，肝胆火炽，一波未平，一波又起，殊属棘手。拟清肺胃之伏热，解疫疠之蕴毒。

薄荷叶（八分）　甘中黄（八分）　京赤芍（二钱）　鲜竹叶茹（各钱半）　京元参（二钱）　苦桔梗（一钱）　生蒲黄（三钱，包）　黑山栀（钱半）　连翘壳（三钱）　炙僵蚕（三钱）　淡豆豉（三钱）　象贝母（三钱）　益母草（三钱）　活芦根（一尺，去节）

（《丁甘仁医案》）

【评析】

本案喉痧发病急骤，由气入营，为喉痧重症。喉痧，又名"疫喉""疫喉痧""烂喉痧"，一般指今之猩红热，多发于冬春季节，系因感受风温疫疬毒邪，经口鼻而入，侵犯肺胃，咽喉为肺胃门户，热毒之邪上攻咽喉，故见肿红焮痛，内关白腐；热毒窜扰血络，则皮肤痧斑密布，身热。治拟疏散风热，清热解毒。二诊丹痧虽布而身灼热不退，脉洪数而舌绛，入营入血之势突显，急用气血双清之品。三诊新增项颈漫肿疼痛，治以疏风散热、解毒利咽为主。

四十五、喉痧布而不透案

【医案原文】

唐世兄　风温疫疬之邪，引动厥少之火，蕴袭肺胃两经，疫喉痧四天。痧子虽布，布而不透，身灼热无汗，咽喉肿痛白腐，妨于咽饮，烦躁懊憹，难以名状，苔薄黄，脉濡数。汗少便泄，邪有内陷之象。证势危笃，急宜辛凉疏解而化疫毒，冀疫毒之邪，能得从气分而解为幸。

薄荷叶（后下，八分）　净蝉衣（八分）　粉葛根（二钱）　荆芥穗（一钱）生甘草（八分）　苦桔梗（一钱）　金银花（五钱）　连翘壳（三钱）　生赤芍（二钱）　大贝母（三钱）　炙僵蚕（三钱）　鲜石菖蒲（八分）　鲜竹叶（三十张）　鲜竹茹（钱半）　京玄参（钱半）

（《丁甘仁临证医集》）

【评析】

本案喉痧四天，身热无汗，邪无出路，故痧子布而不透；咽喉肿痛白腐，烦躁，便泄，故云其"邪有内陷之象"。治拟清气凉血，泻火解毒。方中有赤芍、玄参凉血养阴，以及薄荷、蝉蜕、葛根、荆芥、桔梗、贝母、僵蚕等散热利咽之辈，佐以金银花、连翘、竹叶清热解毒以透邪热，促使入营之邪透出气分而解，正如叶天士所谓"入营犹可透热转气"之意。

四十六、喉痧气营两燔案

【医案原文】

苏右　喉痧八天，痧子渐回，咽喉焮痛白腐，妨于咽饮，身热晚甚。温邪疫疬化热，蕴袭肺胃两经，证势非轻，宜滋阴清肺，而解疫毒。

鲜生地（三钱） 京玄参（二钱） 薄荷叶（后下，八分） 熟石膏（打，三钱） 生甘草（五分） 川雅连（四分） 白通草（八分） 金银花（三钱） 连翘壳（三钱） 川象贝（各二钱） 鲜竹叶（三十张） 活芦根（去节，一尺） 陈金汁（冲服，一两） 淡竹沥（冲服，一两）

吹金不换、锡类散。

（《丁甘仁临证医集》）

【评析】

本案喉痧八天，症见痧子渐回，咽喉嫩痛白腐，身热夜甚，证属气营两燔。然案中方药，除有清气凉血的内服药方，还用了吹药金不换、锡类散，均具有豁痰开肺、去腐生新的功效，此乃中医救治五官科病证的特点所在。

四十七、喉痧疫毒化热生痰案

【医案原文】

郭小姐 痧子虽回，身热未退，项颈痧毒疼痛。阴液暗伤，疫疬化热生痰，蕴袭肺胃两经，还虑增剧。姑拟辛凉清解，而化痰毒。

薄荷叶（后下，八分） 京玄参（一钱五分） 荆芥穗（一钱） 熟石膏（打，三钱） 甘中黄（八分） 金银花（四钱） 连翘壳（三钱） 板蓝根（二钱） 生赤芍（三钱） 大贝母（三钱） 炙僵蚕（三钱） 凉膈散（包，四钱） 鲜竹叶（三十张） 活芦根（去节，一尺）

（《丁甘仁临证医集》）

【评析】

本案痧子虽回，但身热，项颈疼痛突出，此乃疫毒化热生痰之征。案中提及"阴液暗伤"，应有口燥、咽干、舌红、大便干燥等症，故方中用凉膈散泻火解毒，清上泻下，意在"以泻代清，急下存阴"。

四十八、喉痧愈后复感新邪案

【医案原文】

朱老太太　喉痧愈后复感新邪，袭于肺胃，初起身热，咳嗽胸闷泛恶，神识时明时昧，痧子透而暴回，大便溏泄，次数无度，四肢逆冷，口干欲饮，脉沉伏，苔薄腻。高年正不胜邪，其邪不得从三阳而解，反陷入三阴，书所谓：里气虚而表邪陷也。脉症参合，危险万分，勉拟扶正助阳，冀望转机为幸。

熟附块（一钱）　潞党参（三钱）　生白术（二钱）　云茯苓（三钱）　炒扁豆衣（三钱）　银柴胡（一钱）　煨葛根（钱半）　炙甘草（五分）　诃子皮（炒，钱半）　御米壳（炒，钱半）　灶心黄土（包煎，一两）

（《丁甘仁学术经验集》）

【评析】

本例喉痧愈后复感外邪，以致痧出暴回，此乃喉痧逆证。年老体弱，素体阳虚，正气不足，外邪趁虚而入，正不胜邪，无力托毒外出，致疫毒内陷，出现痧子透而暴回、四肢逆冷、大便溏泄、次数无度、脉沉伏等内闭外脱的证候。急须回阳救逆，扶正透痧，方中熟附块回阳救逆；潞党参、生白术、云茯苓、炒扁豆衣、炙甘草、诃子皮、御米壳、灶心黄土益气健脾，温中止泻；银柴胡、煨葛根解肌退热，透疹止泻。

四十九、白喉病势危笃案

【医案原文】

陆童　痧后失音。咽喉内关白腐，气喘鼻扇，喉有痰声，苔黄脉数。痧火蕴蒸肺胃，肺津不布，凝滞成痰，痰热留恋肺胃。肺叶已损，气机不能接续。咽喉为肺胃之门户，肺胃有热，所以内关白腐，音声不扬，会厌肉脱。症势危笃，勉拟清温解毒，而化痰热。勒临崖之马，挽既倒之澜，不过聊尽人工而已。

金银花（三钱）　京元参（三钱）　象贝母（三钱）　活芦根（一尺，去节）　连翘壳（三钱）　薄荷叶（八分）　天花粉（三钱）　淡竹油（一两，冲）　甘中黄（八分）　京赤芍（二钱）　冬桑叶（三钱）　大麦冬（二钱）

（《丁甘仁医案》）

【评析】

白喉系急性传染病，多因时行疫疠之毒，从口鼻而入，或肺胃素虚，复感风热，热毒结于咽喉所致，中医认为是一种时行险恶之疾。本案痧后肺胃阴伤，此疫疠之邪，熏蒸肺胃，痰滞交阻，凝滞成痰，故症见咽喉内关白腐，气喘鼻扇，喉有痰声，苔黄脉数等。案中"内关"即喉关之内，如咽后壁、会厌等处。治以清热解毒，化痰利咽，兼养津液。方中芦根、天花粉、麦冬滋阴养液；金银花、连翘、甘中黄、赤芍、玄参清热泻火，凉血解毒；浙贝母、淡竹油清化热痰；薄荷、桑叶清泄肺热，利咽开音。

五十、白喉气血两燔案

【医案原文】

陈左　温邪疫疠，郁而化火，肺胃被其熏蒸。心肝之火内炽，白喉腐烂焮痛，妨于咽饮。壮热烦躁，脉洪数，舌质红苔黄。经云："热淫于内，治以咸寒。"当进咸寒解毒，清温泄热。

犀角尖（四分）　甘中黄（八分）　连翘壳（三钱）　京元参（一钱五分）　鲜生地（三钱）　淡豆豉（三钱）　京赤芍（一钱五分）　大贝母（三钱）　天花粉（三钱）　薄荷炭（七分）　金银花（三钱）　生石膏（三钱打）　鲜竹叶（三十张）　白茅根（两扎，去心）

（《丁甘仁医案》）

【评析】

本案症见壮热，烦躁，脉洪数，舌质红苔黄，白喉腐烂焮痛，妨于咽饮，属气血两燔证。治拟清气泄热，凉血解毒。正如"热淫于内，治以咸寒"，所谓热为火气，耗气伤阴，咸寒味药物五行属水，故热证可治以咸寒。方中犀牛角味咸寒，功善清热凉血，配伍生地黄、赤芍，是取法犀角地黄汤，意在清热解毒，凉血散瘀。配石膏辛甘大寒，以制气分热盛，佐以其他清热生津、凉血止血之辈，共奏清气凉血之功。

第二节　殷子量医案

一、温病邪传心包案

【医案原文】

病情有增无减，邪郁不得外达，痰气互阻，热从里炽，脘闷火升，肢末不温，神志昏糊，苔薄质绛，两脉沉细无力，厥变风波，旦夕可虞。症属棘手，勉再开泄。

支　豉细生地　朱神　麦冬　菖　川贝　鲜斗　胆星　决明　苏梗　通草　牛黄清心丸

转方　去决、菖，加丹皮、夜交、杏仁。

（《七材学派之殷氏医案·七材学派第八代医家殷子量医案》）

【评析】

本案诊疗之时患者的病情已然较为严重，此前应当已有诊疗，故案首云："病情有增无减。"此前，邪在气分，治以辛开苦泄法，故案后云："勉再开泄。"然而，虽经诊疗，病邪未退。刻下痰热内郁，有邪传心包、内逼营分之势，故见"神志昏糊，苔薄质绛"。此外，邪热已伤营阴，故"两脉沉细无力"。综之，邪实正虚，病情危急。治以清营养阴、化痰开窍。石菖蒲、川贝母、胆南星、朱茯神、石决明、牛黄清心丸化痰开窍；豉细生地（淡豆豉与生地黄同打）、麦冬、鲜石斛清养营阴兼透邪外出；栀子清热泻火；苏梗宽胸透邪；通草引热从下窍而出。药后病势当已有缓和，故去石决明、石菖蒲，加牡丹皮清透营分虚热，加夜交藤安神，加杏仁通达腑气，使邪有出路。

二、湿温邪滞中焦案

【医案原文】

病经一月，真阴先损，寒热不解，痦疹已布，邪湿逗留脾胃，转增泄泻，胃气被伐，不思纳谷。顷诊，二脉濡细，重按无力，苔根糙腻，口甜，深虑日沉一日，以致变端，勉拟芳香和胃，健脾化湿。

归身　藿梗　土防　土术　土芍　益智　米仁　二陈　曲　赤苓　泻　荷蒂　谷芽

转方　去土防、荷蒂，加木香、蔻仁。

再转方　归身　土芍　土术　益智　肉果　破故纸　木香　云曲　茯苓　陈皮　泻　麦仁　谷芽　夜交

（《士材学派之殷氏医案·士材学派第八代医家殷子量医案》）

【评析】

本案湿温而见痦疹，本为邪气外透之佳兆。然而，由于"病经一月，真阴先损"，故里气亏虚，托邪无力，故在外则仍见恶寒发热之表证，在里则脾胃气虚而见泄泻、纳呆。此外，"二脉濡细，重按无力"为脾胃气血亏虚之征，"苔根糙腻，口甜"为脾湿内壅之征。综之，当治以"芳香和胃，健脾化湿"。藿梗、荷蒂和胃化湿兼以升清止泻；土防、土术、土芍为土炒之防风、白术、白芍，合陈皮为痛泻要方，健脾祛湿，疏调气机，且用土炒增其止泻之力；当归、白芍补血；泽泻利水以止泻；益智仁、薏苡仁、半夏、神曲、谷芽共奏和胃健脾祛湿之效。药后泄泻当愈，故"去土防、荷蒂"，而仍胃纳不佳，故"加木香、蔻仁"开胃化湿，后仍以此出入化裁而安。

三、湿温咳喘案

【医案原文】

湿温为病，积湿留恋，痰气凝结，不得流通，寒热有汗不解，咳呛气怯，痰多稠黏，两胁掣痛，神情疲乏，夜不得寐，顷诊脉象滑数，苔根糙白。病交六日，邪势正在发越之时，两候关头，防喘急昏陷，殊为重候，勉拟泄降。

支　豉　全福　芥子　苏子　莱菔　川贝　橘络　桑皮　杏　前　芄　香　海

转方　去支、豉、芫，加大力、炒防、枳壳。

(《士材学派之殷氏医案·士材学派第八代医家殷子量医案》)

【评析】

本案湿温为病，湿郁热伏故发热，肺卫失温故恶寒，腠理失司则汗出，湿阻气滞、肺失宣降故咳呛痰黏，肝络阻滞则两胁掣痛，邪郁正伤则"神情疲乏，夜不得寐"。"脉象滑数，苔根糙白"皆提示湿郁热伏。此时邪正交争已六日，已有邪实正虚之表现，恐痰热内闭心包以致神昏，肺失宣降以致气喘，故当以清泄肺热、降气化痰为务。栀子、淡豆豉、桑白皮宣肺泄热；全福（即旋覆花）、白芥子、紫苏子、莱菔子、川贝、杏仁、前胡降气化痰；橘络、秦艽、香附理气通络；海浮石化痰散结。其中香附、旋覆花又暗含香附旋覆花汤之意，用治湿温胁痛。药后胁痛、郁热当有缓和，故"去支、豉、芫"，"加大力、炒防、枳壳"以增强祛痰理气之功。

四、温病逆传心包案

【医案原文】

病交两候，热从里炽，邪陷难达，传入心包，神昏发舞，泛呕不纳，苔薄质绛而干，脉象细数无力，正不敌邪，厥变风波，旦夕可虞，本不施方，姑承见招之意，勉拟扶正清泄。

羚羊　洋参　支　豉　麦冬　菖　一金　胆星　朱神　丹　乔决明　竹茹　牛黄清心丸

(《士材学派之殷氏医案·士材学派第八代医家殷子量医案》)

【评析】

本案患者邪热愈增，内传心包，故见神昏发舞；邪热犯胃，胃气上逆，故见泛呕不纳；邪由气入营，营阴被伤，故见苔薄质绛而干；脉象细数无力亦是营血不足、邪热内盛之征。综之，本案邪盛正虚，病势较重，即案中所云"厥变风波，旦夕可虞"，乃温热病过程中阳热亢极的一种重危证候。其治当以清泄之法，急以凉营开窍为务。羚羊角凉营开窍，石决明、石菖蒲、郁金、牛黄清心丸息风清热、化痰开窍，朱茯神清心安神，牡丹皮清热凉血，竹茹除烦止呕，栀子、淡豆豉宣发郁热，西洋参、麦冬清养营阴。全方以凉营开窍为主，佐以化痰息风、养阴扶正之品。

五、湿温正气不支案

【医案原文】

素患癖积，肝脾自伤，暑邪内郁，寒热绵延两候，汗出过多，虚痞满布，续增咳嗽，痰艰气怯，神疲少寐，腑通不实。顷诊，脉象滑数无力，苔糙薄腻，质干口渴。体虚邪恋，就病而论，恐正气不支，以致增端，暂拟和阴轻化，润肺消痰。

鳖甲青蒿同炒　桑皮　干斛　丹皮　芍　川贝　苏子　橘红　衣杏　皮苓　益元　夜交　枇杷叶　海石

转方　去皮苓，加生米仁、香谷芽。

（《士材学派之殷氏医案·士材学派第八代医家殷子量医案》）

【评析】

本案患者因有宿疾，以致肝脾不足，故暑邪内郁难以速去，发热恶寒日久，且汗多、虚痞皆为正虚不足之征。日久伤肺，肺失宣降，气逆致咳，津失输布而停痰成饮。肺气不降，腑气不通而为腑实内结。素体本虚，汗多伤阴，故神疲少寐，脉虽滑数但按则无力，苔糙，质干口渴。综之，邪实正虚，恐邪气更进而正气更虚，以致变端丛生，故治当扶正祛邪，以"和阴轻化，润肺消痰"。鳖甲、青蒿同炒、牡丹皮、石斛养阴退热，桑白皮、紫苏子、杏仁、枇杷叶降气化痰，川贝母、橘红、海浮石化痰止咳，白芍酸敛养阴止汗，带皮茯苓健脾祛湿，夜交藤养阴祛风，益元散清热解暑。后以本方"去皮苓，加生米仁、香谷芽"，拟增强原方健脾和胃之功。

六、温病谵语不寐案

【医案原文】

新邪引动伏邪，症甫五日，热从里炽，杳无汗泄，脘闷烦躁，频频谵语，彻夜不寐，舌苔黄腻，口渴，脉象细数。

薄　大力　豉鲜生地　鲜斛　胆星　芩　乔　朱神　朱滑　朱通　郁金　竹茹蝉衣

复诊　病交一候，正虚邪恋难达，热从里炽，仍无汗泄，中脘拒按，时而攻痛，舌苔糙黄，前半质干罩灰，脉象左部沉细，重按无力，厥变风波，旦夕可虞。

洋参　鲜沙参　支　豉鲜生地　鲜斗　芩　乔　丹　知母　朱神　蝉衣　朱滑
枳实　槟　苏梗　木香

（《士材学派之殷氏医案·士材学派第八代医家殷子量医案》）

【评析】

　　本案患者本有伏邪内郁，即伏气温病之属，又因外感邪气，外邪引动伏邪，病已五日。刻下，表郁无汗，邪无从出，里热愈炽，脘闷烦躁。传入心包，故见谵语；内逼营分，故见彻夜不寐；热盛湿滞，故见舌苔黄腻；热伤阴津，故见口渴脉细。治当内外同调，外则疏散风热，内则清热化痰，兼以养阴生津以扶正。案中薄荷、牛蒡子、蝉蜕疏散风热，豉鲜生地黄、鲜石斛养阴生津兼透邪外出，胆南星、连翘、郁金、竹茹清热化痰开窍，朱茯神、朱滑石、朱木通清心利湿，黄芩清上焦热。药后表邪未解，里热更炽，痰热互结于中脘，正气为之所伤，脉见"左部沉细，重按无力"。综之，其治仍以上方为基础，加重扶正之力，以西洋参、鲜沙参、知母清养气阴；虽减薄荷、牛蒡子，仍留蝉蜕，意在透热转气，冀望邪气外达；加枳实、槟榔、苏梗、木香，调气和中，合黄芩辛开苦降，以散痞结。

七、湿温阴伤邪陷案

【医案原文】

　　湿邪为病，绵延三候，汗泄过多，热势甚炽，满布空瘄，神识昏糊，烦躁不寐，腑通不实，苔光质绛而干，脉象浮弦数大，重按无力。显着真阴已竭，邪湿内陷，不得外达，厥变风波，旦夕可虞。本不施方，拘情勉拟扶正养阴，清热化邪。

洋参　麦冬　干斗　桑叶　丹皮　芍　胆　朱神　乔　川贝　郁　朱通　竹茹
牛黄清心丸

　　转方　参须　洋参　沙参　干斗　麦冬　鲜菖蒲　胆　川贝　杏　朱神　乔
知母　至宝丹

（《士材学派之殷氏医案·士材学派第八代医家殷子量医案》）

【评析】

　　本案患者因见"满布空瘄"故云湿邪为病，然就其见症，当热多湿少。热邪炽，逼

612

津外越，故见"汗泄过多"；邪入心包，热扰神明，故见"神识昏糊，烦躁不寐"；邪热内炽，营阴被伤，故见"苔光质绛而干"；"脉象浮弦数大，重按无力"为真阴被伤，阳气外脱之征。本证正虚邪实，病情凶险，以"扶正养阴，清热化邪"姑且一试。案中西洋参、麦冬、石斛扶正养阴，胆南星、郁金、川贝母、竹茹、牛黄清心丸清热化痰开窍，牡丹皮、连翘清热凉营，桑叶和连翘透热转气以求透邪出表，朱茯神、朱通草清心利湿，白芍养阴止汗。其后以此方出入化裁治疗，加参须、沙参以增扶正养阴之功；加鲜石菖蒲，改用至宝丹以化痰开窍；加杏仁通腑降气。

八、温病危候案

【医案原文】

产甫弥月，营阴自伤，伏邪冬发，兼夹温邪，寒热绵延，近转连热，时或形寒，体布空瘔，自汗淋漓，胃液暗耗，虚火上越，舌质干光，势渐布糜，脉象浮弦，邪阻肺胃，不得外达，咳嗽痰多，深虑喘汗虚波，殊为危候，勉拟扶正养营，化痰清热。

参须　归身　桑叶　丹皮　鲜斗　白芍　川贝　乔　郁金　茯神　前芜　海石　夜交

转方　加花粉、知母、沙参。

复诊　病经月余，阴液干涸，热势时减时甚，甚则神疲模糊，自汗稍止，虚瘔略退，脉象右部仍然浮弦数大，舌苔糙黄罩灰，边布口糜，再以养阴清热，扶正化痰。

洋参　细地　青蒿　麦冬　丹　鲜斗　杏　乔　沙参　花粉　川贝　知母　海石

再转方　加玄参、石膏。

（《士材学派之殷氏医案·士材学派第八代医家殷子量医案》）

【评析】

本案患者产后一个月，因生产及哺乳耗伤营阴，引动伏邪外发，当此之时又偶染温邪，内外相合。表邪不解，故恶寒发热；迁延不愈，津液暗耗；邪渐内传，转为阳明证，故转连热；因表气亏虚，故时有形寒之感，虽有白瘔而内无津；表虚不足，且里热内炽，故津液外越而自汗淋漓；津液亏虚，胃阴不足，虚火上越，故见舌质干涸，且有发作舌糜之征；阴虚而现真气外越之象，故见脉象浮弦；邪气内郁，肺失宣降，津失输布，故咳嗽痰多。如此正虚邪实，尤恐真气外脱，以致喘汗频频，故当治以"扶正养营，化痰清热"。参须、归身、鲜石斛补养气阴，牡丹皮、郁金、秦艽、连翘凉营通络，桑叶、白芍养阴止汗，茯神、夜交藤安神，川贝母、前胡、海浮石化痰止咳。后加天花粉、知母、沙参养阴清肺。

复诊之时，患者染病已一月有余，机体阴液大亏乃至"干涸"；气随津脱，正气不支，故见"神疲模糊"；虽经诊治邪气稍退，但正虚邪恋，故"热势时减时甚……自汗稍止，虚痞略退"；"脉象右部仍然浮弦数大，舌苔糙黄罩灰，边布口糜"皆为正虚邪恋之征。综之，其治仍以上方为基础化裁，酌加养阴退热之品，生地黄、麦冬、沙参、知母、青蒿之属，后又加玄参、石膏清浮越之热。

九、温病热入营血案

【医案原文】

病交三候，热恋不解，白㾦虽布，中脘仍闷，略有咳嗽，大便溏泻，阴液干涸，邪恋难达，夜不得寐，脉象左浮右细，重按无力，舌质干绛而剥，深虑昏陷，勉拟扶正养阴，清热化邪。

羚羊　洋参　支　豉细生地　沙参　干斗　一金　前　乔　蝉衣　皮苓　荷蒂　朱通　夜交藤

转方　加生香附、苏子、衣杏仁。

（《士材学派之殷氏医案·士材学派第八代医家殷子量医案》）

【评析】

本案患者染温病已15日，邪胜正伤，虽有白㾦，邪有外透之势，然而正气不足，阴津亏损，难以投邪外出，故正虚邪恋。邪伤中气，运化失司，水饮内停，故见"中脘仍闷""大便溏泻"；肺失宣降故咳嗽；邪伤津液，营阴受损，渐次入里，热入营血，故"夜不得寐，脉象左浮右细，重按无力，舌质干绛而剥"。当此之时，尤恐神明被扰，正气大亏，当扶正祛邪。羚羊角清热息风，西洋参、豉细生地黄、沙参、石斛养阴清热，栀子合淡豆豉宣发郁热，郁金、夜交藤凉血安神，前胡降气止咳，连翘、蝉蜕清热疏风，皮茯苓、朱通草安神利尿，荷蒂补中除湿。暗含"透热转气""利小便以实大便"等经旨。后加生香附、苏子、衣杏仁，意在加重止咳化痰之力，舒畅胸膈之气。

十、湿温下痢案

【医案原文】

素患便血，肝脾营大伤，近夹温邪，寒热不解，绵延两旬有余，略有咳嗽，痰气不得流通，胸胁引痛，白痦满布，顷诊，脉细滑数，苔根薄白，表邪入腑，续增痢红，盖肺大肠相表里也，就病而论，恐正气不支，以致增端，姑拟和营泄化。

大力　归炭　丹皮　炒防　川贝　橘络　香　衣杏　芜　前　皮苓　通草　藕节　木香

转方　加桑叶、炒白芍

（《士材学派之殷氏医案·士材学派第八代医家殷子量医案》）

【评析】

本案患者平素有便血旧疾，营血本不足，肝主藏血，脾主统血，故肝脾亦伤。近来感染温病，恶寒发热不解。肺气受损，宣降失司，故见咳嗽，津失输布，饮停为痰，蓄阻脉络，故胸胁引痛。邪欲外透，故见白痦满布，然而营血不足，正虚难以托邪外达，故迁延不愈。脉细滑数亦是正虚邪实之征。湿溜下焦肠腑，故见苔根薄白，邪热亦随湿下溜，肠络被伤，故见下痢赤白。当此之时，尤恐正气大虚，邪入营血，故与"和营泄化"。当归炭、牡丹皮、藕节凉营止血，牛蒡子、川贝母、杏仁、前胡降气化痰，土炒防风、带皮茯苓、通草利湿止泻，橘络、香附、秦艽、木香疏经和络。后加桑叶、炒白芍，增上方合营止血之力。

十一、温病邪盛神昏案

【医案原文】

热势如昨，阴虚邪恋虽达，续增咳嗽，喉有痰音，神识时清时浊，寐不安神，腑浊仍然不通，苔腻稍化，前半质绛而干，脉象浮数，重按无力，症甫八日，邪势正在发越之时，两候关头，深虑传入三阴，以致昏陷变端，勉再扶正养阴，清热化痰。

洋参　细生地　蒿　丹　藿斗　川贝　杏　胆　朱神　桑皮　乔　朱滑　竹茹　血珀

转方　去竹茹、桑皮，加山支、元参、橘红。

（《士材学派之殷氏医案·士材学派第八代医家殷子量医案》）

【评析】

本案患者本有阴虚，感染温病，已八日未解，病势难明。邪郁扰肺，肺失宣降，肺气上逆而咳嗽，津失输布而饮停为痰；邪欲传营，内闭心包，故"神识时清时浊，寐不安神"；肺与大肠相表里，肺失宣降，腑气不降，湿浊内留；邪热日久，阴津更伤，正虚不足，"前半质绛而干，脉象浮数，重按无力"皆其征也。当此之时，当扶正养阴，以防邪入三阴，以致昏厥诸变。案中西洋参、生地黄、石斛扶正养阴，牡丹皮、青蒿、连翘清营透热，琥珀、朱茯神利湿安神，川贝母、杏仁、胆南星、朱滑石、竹茹、桑白皮清热降气化痰。后去竹茹、桑白皮以减泄肺之力，加栀子、玄参、橘红增强清热养阴通络之功。

十二、风温红疹隐约不透案

【医案原文】

风温为病，已延旬日，热恋不解，而无汗泄，中脘烦闷，略有咳嗽，痰出不爽，红疹隐约不透，胃不思纳，频频泛呕，顷诊，两脉滑数，苔根黄腻边绛。病由邪郁肺胃，不得外达，势将内传昏谵，急宜透达，冀其畅发瘔疹为吉。

大力　前支　豉　鲜斗　丹皮　枳实　杏仁　乔　前胡　蝉衣　竹茹　朱通
转方　加青蒿、川贝、橘红。

（《士材学派之殷氏医案·士材学派第八代医家殷子量医案》）

【评析】

本案患者风温为病已有十日，腠理闭塞，邪郁不透，故无汗；邪热内郁，肺失宣降；蒸液为痰，胸脘为之阻塞不通，故"中脘烦闷"；风温欲透而不能，故"红疹隐约不透"；邪郁痰扰，内传阳明，胃腑被扰，故"胃不思纳，频频泛呕"；"两脉滑数，苔根黄腻"皆痰热内扰之征；舌边红绛，邪热有入营之势。当此之时，其治当透邪外出为顺。案中栀子、淡豆豉、蝉蜕宣发郁热，牛蒡子、前胡、杏仁宣降肺气，石斛、牡丹皮、连翘养阴透热，枳实、竹茹理气化痰，朱通草清热利尿。后加青蒿、川贝母、橘红，增强上方化痰透热之功。

十三、湿温瘖疹屡布案

【医案原文】

热势渐退，瘖疹屡布，误服食滞，脘闷气逆，拒按作痛，自汗淋漓，神情疲乏，苔根薄腻，脉象细涩无力，营阴大伤，恐正气不支，以致变端，勉再疏中和化。

桑叶　丹　金斗　防风　枳壳　白芍　蔻　苏梗　陈　芫　通草　木香　谷芽　夜交

转方　归身　藿梗　益智　白芍　枳壳　川斗　苏梗　蔻　陈皮　芫　木瓜　泻　谷芽　夜交藤

（《士材学派之殷氏医案·士材学派第八代医家殷子量医案》）

【评析】

本案患者感染湿温，经治邪热渐退，"瘖疹屡布"乃邪透之征。然而，饮食不慎，食积内滞，致使余邪复炽，气机被阻，故而"脘闷气逆，拒按作痛"；营卫失调，故"自汗淋漓"；津伤正虚，故"神情疲乏"，湿滞肠腑，故"苔根薄腻"；湿阻津伤，故"脉象细涩无力"。当此之时，当消食和中，养阴退热。案中枳壳、蔻仁、苏梗、陈皮、木香、谷芽消食理气和中，桑叶、牡丹皮、白芍、石斛清营养阴止汗，防风、秦艽、夜交藤疏风通络透邪，通草清热利湿。后以本方出入化裁，加当归身养血和中，益智仁和中开胃，木瓜、泽泻化湿。

十四、湿温邪盛阴伤案

【医案原文】

病经三候有余，瘖疹屡布，热从内炽，气阴大伤，胃液干涸，浮火上元，神识昏糊。苔光质干布糜，脉象细浮数。症属棘手，拟育阴清养。

生洋参　鲜沙参　鲜斗　麦冬　芍　川贝　胆星　杏　橘红　木通　知母　益元　海石　竹茹

转方　去知母、胆星、竹茹，加元参、细生地、生甘草。

（《士材学派之殷氏医案·士材学派第八代医家殷子量医案》）

【评析】

本案患者感染湿温之邪已 15 日之久，刻下痦疹屡布乃邪有外透之势。然而，邪热内郁，壮火食气伤阴，三候之久，机体气阴两亏，阳明胃津不足；火热上亢，热扰神明，则神识昏糊；胃阴不足，火热上浮，故苔光质干布糜，脉象细浮数。当此之时，应养阴增液，清热化痰。案中生西洋参、鲜沙参、鲜石斛、麦冬、白芍、知母清养气阴，川贝母、胆南星、杏仁、橘红、海石、竹茹清热化痰，木通益元清热利湿。药后，神识昏糊当有好转，故"去知母、胆星、竹茹"化痰开窍之品，"加元参、细生地、生甘草"育阴清养。

第三节 殷骏生医案

一、湿温邪渐外达案

【医案原文】

神志已清，妄笑得止，汗泄众亦多，自白㾦颈项续布，里邪渐有外达之机，惟咳呛仍作，痰多不爽，里热不退，胸次尚闷，舌根转白，中心微绛，脉弦短滑，津液已伤，湿邪逗留肺胃，究恐反复增变，拟再辛凉轻泄，佐以涤痰。

牛蒡　桑叶　鲜沙参　丹皮　黑山支　鲜金斗　川贝　光杏仁　前胡　辰通草　带心翘　竹卷心

转方　去玉金，加花粉。

复诊

大力　薄荷　荆芥　山支　青蒿　杏人　豆豉　陈皮　象贝　前胡　枳壳　通草

三诊　里热渐化，咳呛痰艰带红。

桑皮　杏仁　苏子　川贝　前胡　款冬　山支　花粉　海石　蛤壳　冬瓜仁　云苓　通草（二帖）

（《士材学派之殷氏医案·士材学派第九代医家殷骏生医案》）

【评析】

本案患者应当本有邪入心包而神昏谵语之症，经治"神志已清，妄笑得止"，邪气有外达之机，故见汗出、白㾦。然而，因邪气闭郁，肺失宣降，肺气上逆，故咳嗽；津失输布，故饮停为痰；里热蒸迫，故痰多不爽；痰热相合，郁遏胸膈，故胸闷不适；湿热如阳明肠腑，故舌根转白；热伤津液，故舌质中心微绛；痰热内郁，脉络不通，故脉弦短滑。当此之时，应清热化痰，养阴透邪，以防邪气再次传入心包。案中牛蒡子、桑叶、带心连翘辛凉透邪，栀子、竹叶、辰通草清化湿热，川贝母、光杏仁、前胡清热化痰、鲜沙参、鲜石斛清养阴津，牡丹皮清热凉营。经治营阴当已恢复，唯痰热仍阻遏气分，故治以清化热痰。案中牛蒡子、薄荷、荆芥疏表透邪，栀子、淡豆豉清疏胸膈郁热，杏仁、浙贝母、前胡清热化痰，陈皮、枳壳理气化痰，青蒿清透虚热，通草利湿清热。药后邪仍未解，且有化热之势，灼伤肺络，故见痰中带血。其治当在肺，增强清热化痰之力，三诊中桑白皮、天花粉、海石、蛤壳、冬瓜仁即为此。

二、湿温形寒脘闷案

【医案原文】

湿温为病，病经一候，形寒灼热不解，中脘痞闷，苔布糙黄，口渴，脉浮小数，正处鸱张势也。发痦增剧，急宜透泄。

荆芥　山支　枯芩　豆士　只十　陈皮　连翘　丹皮　秦艽　扣仁　茵陈　赤苓　竹茹（二帖）

（《士材学派之殷氏医案·士材学派第九代医家殷骏生医案》）

【评析】

本案患者感染湿温已5日，刻下仍卫分之邪不解，故恶寒发热；邪郁胸膈，故中脘痞闷；湿热不解，津液输布失常，热伤津液，故苔布糙黄且有口渴；邪在卫气，故脉浮小数。当此之时，恐津伤热甚，故当辛凉透邪，清热化痰。案中栀子、淡豆豉、荆芥宣发郁热，黄芩、连翘、竹茹清热化痰，枳实、陈皮、蔻仁理气化湿，茵陈、赤茯苓清热利湿，牡丹皮清热凉血，秦艽清虚热。

三、湿温阴伤邪陷案

【医案原文】

温邪夹湿，病经五日，热滋内灼，积湿化燥，煎熬津液，真阴大伤，邪陷难达，神迷似寐，胸闷烦躁，略有咳嗽，大便溏薄，唇干齿板，舌光质绛无津，中有灰晕，脉右沉数，左濡软。热邪充斥三焦，不能化汗外达，势将液枯风动，有沉陷厥脱之虞，证属棘手危象，勉拟养正逐邪一法，录祈高裁。

洋参　元参　沙参　羚片　鲜地豆豉同打　鲜石斛　胆星　川贝　带心翘　朱

茯神　朱茯苓　朱通草

（《士材学派之殷氏医案·士材学派第九代医家殷骏生医案》）

【评析】

本案患者感染湿温，热重于湿，病已五日。热伤津液，故唇干齿板，舌光质绛无津；煎熬为痰，蒙蔽心窍，故神迷似寐；痰热闭阻胸膈，故胸闷烦躁，邪陷难达；肺失宣降，故见咳嗽；脾失运化，故大便溏薄。当此之时，津伤热盛，恐津液更伤，而邪热更盛，以防邪入心包而真气外脱，故当养正逐邪，以求津回邪透则安。案中西洋参、玄参、沙参、鲜石斛、鲜生地黄清养营阴，羚羊角、胆南星、川贝母清热化痰息风，豆豉、连翘疏散风热，朱茯神、朱茯苓、朱通草清热利湿。

四、湿温形寒热炽案

【医案原文】

湿温劳烦，形寒热炽无汗，脘闷不饥，头痛体酸，苔燥焦黄，脉左浮紧，右弦细而濡。病势方张，防内传劫液昏陷。

藿香　蒿　豆卷　山支　防　枯芩　陈皮　扣仁　枳壳　芄　滑石　赤苓（一帖）

复诊　汗泄得畅，热势暂缓，积湿留恋，苔仍焦黄，中脘尚闷，便结溲赤。尚非坦途，再拟清化。

蒿　山支　豆卷　淡芩　陈皮　川斗　连翘　枳壳　蒌皮　赤苓　茵陈　知母（二帖）

三诊　病后复感新邪，寒热内灼，频频鼻衄。

荆芥　带叶苏梗　青蒿　丹皮　防　陈皮　枳壳　芄　苡仁　浮石　赤苓

四诊　病后邪湿未楚，脘闷纳呆，有汗口渴，苔黄垢腻。

藿梗　青蒿梗　防　川朴　淡芩　枳壳　陈皮　苡仁　扣仁　芄　赤苓　茵陈　滑石（二帖）

五诊　寒热得退，脘腹不松，拟再泄化。

藿梗　丹皮炭　川朴　制夏　枳壳　陈皮　苏梗　扣仁　赤苓　茵陈　泽泻　鲜佛手　焦麦仁（二帖）

（《士材学派之殷氏医案·士材学派第九代医家殷骏生医案》）

【评析】

本案患者感染湿温，邪在卫分，表气不通，故恶寒发热而无汗；湿郁胸膈，故脘闷不饥；邪热上扰清窍，故头痛；湿伤阳明，故体酸；热盛伤津，故苔燥焦黄；邪郁卫分不解，故脉左浮紧；湿郁气机，故右弦细而濡。当此之时，应辛凉透邪，清热化痰，以防邪郁内闭。案中藿香、青蒿、豆卷、防风疏散风热，栀子、黄芩、秦艽清热利湿，陈皮、蔻仁、枳壳理气化痰，滑石、赤茯苓清利湿热。药后汗出热退，病势暂缓，然湿邪尚在，余热恐复燃，故当再行清化，以祛湿为重。案中青蒿、豆卷、连翘疏表透邪，栀子、黄芩、茵陈、赤茯苓清利湿热，陈皮、瓜蒌皮、枳壳理气化湿，石斛、知母养阴清热。

药后邪退病安，然而不慎复感新邪，邪仍在卫，故恶寒发热，表气闭郁太甚，邪欲外达，欲从鼻络而出，故频频鼻衄。当疏表散邪和营则安。案中荆芥、带叶苏梗、青蒿、防风疏表散邪，牡丹皮、秦艽和营透热，陈皮、枳壳、海浮石理气化痰，薏苡仁、赤茯苓清热利湿。药后表邪稍解，而湿邪郁滞较重，故脘闷、口渴、苔腻；湿郁热伏，故苔黄。仍以上方为基础，加重清利湿热之药，即案中黄芩、茵陈、滑石。药后表邪已解，故恶寒发热得退，但湿邪尚未全清，中脘为之郁遏，当再行清热化湿、理气和中之药。案中藿梗、川朴、制夏、枳壳、陈皮、苏梗、鲜佛手、焦麦仁、蔻仁皆为理气和中化湿之品，赤茯苓、茵陈、泽泻清利湿热，牡丹皮炭凉血和营。

五、湿温热炽脘闷案

【医案原文】

湿温病经五日，热炽无汗，脘闷咳呛泛恶，苔糙黄腻，脉浮滑，防变。

大力　青蒿　山支　豆士　淡芩　川朴　杏人　陈皮　枳壳　制夏　茵陈　滑石　竹茹（二帖）

复诊　汗泄得畅，㾦发得透，表热虽缓，里热仍炽，咳呛仍作，痰艰不爽，当防变逆，再以清化。

苏梗　丹皮　鲜沙参　桑皮　杏仁　象贝　陈皮　蛤壳　前胡　海石　通草　冬瓜仁（二帖）

三诊

藿香　青蒿　防　丹皮　枯芩　制夏　秦艽　陈皮　赤苓　木瓜　茵　草

（二帖）

四诊

荆芥 山支 青蒿 豆卷 淡芩 制夏 苏梗 佩梗 蔻仁 川芎 茵陈 秦艽 赤苓 鲜佛手（二帖）

（《士材学派之殷氏医案·士材学派第九代医家殷骏生医案》）

【评析】

本案患者感染湿温之邪已五日，邪在气分，故里热炽盛；表邪尚未完全入里，表气闭郁，故无汗；湿热相合，壅遏胸膈胃脘，故脘闷、泛恶；湿热伤肺，肺失宣降，气机上逆，故咳呛；湿热内郁，津液被伤，故苔糙黄腻；邪在内郁，卫气同病，故脉浮滑。治当辛凉疏表，清热利湿。案中牛蒡子、淡豆豉、栀子疏表透邪，青蒿、黄芩、茵陈、滑石清热利湿，杏仁、半夏、竹茹降气化痰，厚朴、陈皮、枳壳理气化湿。药后表郁得开，邪气外透，故汗出、白痦；里热尚在，肺气不利，津液又伤，故咳呛仍作，痰艰不爽。治当清热养阴，利湿化痰。案中牡丹皮、鲜沙参清热养阴，桑白皮、杏仁、浙贝母、海蛤壳、海浮石、前胡、冬瓜仁清热降气化痰，苏梗、陈皮理气化痰，通草清热利湿。后以此出入化裁而安，如案中三诊加藿香、萆薢、木瓜利湿和中，四诊加苏梗、佩梗、鲜佛手理气和中等。

第四节　朱少鸿医案

一、凉膈散治温毒斑疹案

【医案原文】

温毒发癍疹，时行疠气也。透之不齐，隐而太速，毒疠之气，无不内传，内传则烦躁不安，昏糊益甚。简阅前师法，犀地凉营，化斑解毒，极合病机而竟无一效。而反觉其呼吸喘粗，肢牵龂齿，舌苔干裂，稀粪旁流，两颧红而带晦，唇齿干涸无津，殆即是隔热阳升，冲犯阳明之界欤！病属棘手，闭厥须防。勉拟一方，宗凉膈散化裁，以图侥幸。

酒制锦纹（后入）　风化硝（烊入）（二钱）　生草　黑栀　淡芩　雅连（酒炒）　连翘心　双钩　射干　野慈菇汁（冲）（四钱）　竹叶

改方　原方加鲜金石斛。

复诊　用射干麻黄汤，加慈菇汁。

（《朱少鸿医案·痧疫门》）

【评析】

此案病家感受时行疠气，邪毒入里，发为斑疹，可见邪已入营血之分，然前医用犀角地黄汤凉营清热而无一取效，究其原因在于未能体会邪毒传变之机。时行疠气，究其本为外感病，外感病传经，有直中阴分者，有循经传者。此案病家虽已发斑，邪入营血分，然亦可症见呼吸喘粗、肢牵龂齿、舌苔干裂、稀粪旁流等阳明经证候。因此前医仅投犀角地黄汤，以期急下存阴清热，然上焦胸膈邪热郁蒸，自无泻下之由。澄江朱氏长于诊法，于临证过程中敏锐察觉病家阳明经证，遂拟凉膈散一方，泻下同时亦有提壶揭盖之意，以期见效。改方加用鲜金石斛，是以朱氏同乡名医柳宝诒伏气温病之学说认为温热病当"步步顾其阴液"，故加味石斛以存阴。复诊朱氏改用射干麻黄汤，虽未有案，但可凭此推测前方凉膈散加减以使营血中邪去，待用射干麻黄汤宣肺收功。

二、化斑法治暑毒发斑案

【医案原文】

南闸蒋。暑毒郁蒸，发为斑点，斑红而舌绛唇焦，是暑热毒火已陷乎营分，诚可虑也。况脉数混混不清，心胸烦躁不定，脘中痞窒，口腻作干，邪势遏伏极甚，欲透而不能速透，当不免有风动神糊之变耳。勉用化斑法，清火解毒，泄卫凉营以冀应手是幸。

头黑犀尖片（七分）　活贯仲　粉丹皮　忍冬花　炒黄芩　黑山栀　双钩　连翘心　滑石（薄荷一钱同打）　赤芍　朱茯神　箓竹叶　丝瓜叶

改方　去滑石、丝瓜叶，加知母、大青。

（《朱少鸿医案·痧疫门》）

【评析】

此案病家外感暑热，后邪毒陷入营分而发为斑疹。暑热为病，最易耗伤心神，因此症见斑疹的同时可见心神烦躁、脘中痞窒。且江南地区，暑多兼湿，因此病情缠绵，温热病以透邪为主，然因暑湿之困，欲透而不能速透。朱氏遂以化斑法清火解毒，泄卫凉营。

三、来复丹方治霍乱案

【医案原文】

河湘桥右　霍乱证，《内经》以水湿火热，木胜土负，厥气上攻之不同。推而广之，有风寒暑湿毒之由于外，因食伤气郁之由于内，因二者皆能致上吐下泻。此病夏令居多，无论内因外因，设偶有不慎，使阳气逼于外，阴寒伏于内，阴阳痞隔，清浊混淆。即便呕泻告止，而中院愈形痞结，结则痛，痛则烦躁难堪，欲思饮而不能多进。斯外有寒包，内有热伏，寒热交争，肠胃皆窒，通降失常，变为冻利，利而干恶，木乘土也。脉道将不通，苔黄厚腻，水湿遏伏已甚，火热欲透不透，呃忒之变立至，额汗之险须防。今立法以转运清浊为急，以冀清浊分，阴阳旋转，烦躁安宁，方为侥幸。

来复丹三钱（药汁送下）　川雅连（吴萸二分泡汁拌炒）　陈皮　台乌药　夏曲
川郁金　防风根　大白芍　沉香曲　干菖蒲　炒积壳　炒扁豆　干荷蒂　香稻叶

（《朱少鸿医案·痧疫门》）

【评析】

霍乱一证，《内经》将其分为水湿火热、木胜土负、厥气上攻三者，朱氏于此基础上将其归为风寒暑湿毒之外因与食伤气郁之内因，乃阴阳隔绝以至清浊不分，以致下利。此案病家脉道不通，苔黄厚腻，可见湿热深伏于下焦，邪热郁于体内而不能清达于外，因此立方以"转运清浊为急"。此方用药液送服来复丹，来复丹出自《太平惠民和剂局方》，组方为硝石、硫黄、玄晶石、五灵脂、青陈皮，皆为急下存阴之品，以期补损扶虚，救阴助阳。川雅连以吴茱萸拌炒取左金丸泻火行湿之义，兼以半夏曲、干菖蒲、炒枳壳、干荷梗等行气化湿，以郁金、白芍助阴托邪，使深伏之湿热有外达之机。此方可看出朱氏面对危急重症之标本兼顾，急下存阴以治其标，使湿热之邪出路从大便而走，以助阴托邪、养血解表之品治其本，伏邪之证当以托邪为要。

四、泄热存阴法治热郁阳明案

【医案原文】

左　秽浊之邪由口鼻吸受，蔓延中道，蓄积于胃，胃腑通降失职，清浊不分，起即上呕下泻，渐至化火动肝。《内经》以肝为风木之脏，胃为化火之腑。而今呕泻交定之余，肝火与胃火燔蒸，心灵为之震动，动则烦躁不安，神识时昧，渴欲冷饮，咽喉干痛，脉象弦数不匀，舌苔焦黄起刺。现虽内风未发，而火势燎原，深虑其风从火出，变生昏痉之危。症属掣肘已极，勉拟清阳明，泄厥阴，救少阴，略佐芳香逐秽。竭心力以图之，冀挽回于万一。

煅石膏　生甘草　炙知母　黑栀　广郁金　朱获神　毛连（酒炒）　块滑石（青黛二分拌打）　豆豉　石决明　天花粉　双钩　鲜细菖蒲　竹叶

另　牛黄清心丸一粒，以竹叶、灯心、细菖蒲，煎汤化服。

改方　去石膏、甘草、朱获神，加猪、获苓，建泽泻，炒积实，凝水石，西瓜翠衣。

二诊　挥霍扰乱之余，用泻火存阴，芳香逐秽诸则，呕泻固定，秽浊犹多，并烦躁定而神识清，舌苔之焦刺亦退，肝火与胃火已得下降，动风痉厥之危，谅可免矣。惟是霍乱之因，因乎寒，亦因乎积，原知寒是本，而火是标，火势虽熄，寒气犹存，积食犹恋，故脘犹是痞闷，少腹亦觉并痛，苔燥转腻，口中不渴。症虽大有转机，还防呃忒之变。犹幸红疹遍发，亦是转机。前方因火清凉，今则因寒辛苦，随其症而施治，幸勿道用热之不佯也。

川雅连（吴萸二分拌炒）　山栀　细芩　川、广郁金（各）　淡干姜　朱茯苓、神（各）　陈粟梗　木瓜　陈夏曲　炒积实　橘白　天水散（包）　楂炭　竹二青

三诊　进苦辛之下，胸脘畅适，烦躁定而腹痛止，疹瘖透而热势轻，表邪与里积均有化机，肝火与胃火早已下降。惟是余邪尚在，余积犹存，故脉弦虽缓，舌苔黄浊未化，夜寐亦少安和。《经》旨以胃不和，则卧不安。一经从前之大呕大泻，亦犹之兵燹之后，而纲纪法度俱已废弛，岂能骤然安堵？纵使胃纳稍增，而通降犹是失职，便欲解而不能宣畅也。姑拟和胃为先，运脾为佐，参以泄热，复入化浊。谨慎调摄，堪免复剧之忧矣。

淡豆豉　黑栀　原干金石斛　瓜蒌仁（勿）　川雅连（吴萸炒）　海南子（打）　楂炭　炒积实　淡芩　益元散（包）　木瓜　夏曲　陈粟梗　竹皮

四诊　病原本是秽浊，前经大呕大泻，迭进辛苦芳香，而诸恙告退矣。惟苔犹浊厚，盖浊者也，秽浊之余，气仍恋于阳明胃腑，而今大便鲜通，浊不能降，清不得升，清浊混淆，气化窒塞，以致吞酸嗳腐，小溲艰涩，口中干腻，种种病情，尚未能霍然即愈也。症虽逐步减松，犹当小心口腹，防其反复增剧。仍照原意，重佐转运清浊之法，二便畅通为妙。

左金九　炙内金　广郁金　陈夏曲　炒积实　木瓜　生滑石（辰砂拌打）　橘红　楂炭　车前子　瓜蒌仁　天花粉　陈粟梗　荷叶　地浆水煎药

五诊　诸恙向松，寐则安静，醒则谵语，黄浊之苔变为鲜红之色，大便之闭即用胆汁导通，胃中之秽浊虽去，而余热犹留于营分。盖营主乎心，心火上炎于肺金，则咳痰带血；心火下移于小肠，则小溲艰涩。以小肠为心之腑，小溲通利则心火熄而神识清；心为肝之子，神识清明则肝火熄而津自生，肺金亦不受其克伐。现虽胃纳稍增，更当小心口腹，防其复剧之虞。

真西毛珀（研末调服）　鲜生地　紫丹参　粉丹皮　潼木通　朱茯神　石决明　木猪苓　生滑石　炒山栀　上京川　细子芩　藕节　草本竹叶

六诊　病退之余，而余热不肯清，仍蔓延于营分。营血为热所蒸，变为红疹，咳痰带血，神识沉迷嗜卧，小溲艰涩难通，心营热而小肠未必不热，以表里相应故也。热既燔燎，而肺胃受侮，胃液伤肺阴亦耗，故痰腻如胶，苔黄边红，大便

燥坚。种种病情，反复而至也，若再动风，必至瘛疭。今拟凉营泄热，兼以清肃肺胃，以冀热退，方许无变。

上乌犀尖（镑，先煎二炷香之久）（五分），丹皮　朱茯苓、神（各）　黑栀　淡芩　赤芍　碧玉散（包）　南沙参　石决明　广郁金（各）　忍冬藤　鲜生地（蛤粉三钱同打）　黛灯心　卷心竹叶

（《朱少鸿医案·痧疫门》）

【评析】

此案病家因感受秽浊之邪以至呕泻，热在阳明，因此脉弦数、苔焦黄起刺。一诊以清阳明为要，兼以息风清热，以防热盛惊厥之变，故在服汤药同时兼服牛黄清心丸，以竹叶、灯心草、细石菖蒲煎汤化服。一诊余，阳明腑实之标渐减，朱氏究之霍乱之本乃由寒积而起，故随病家之症以治其本，以辛苦之法投药。二诊余，霍乱之症渐除，然余邪郁而不发，此时用药应主养阴透邪，然病家霍乱之伤未复，朱氏故先以和胃为先，调摄二剂，以复生机。因此后几诊朱氏于案中已道明病机，然用药步步小心。直至六诊之时，病家病退，只留余邪为清，遂放手施治，以犀角、鲜生地黄清营分之热，以黑栀、黄芩等药清肺卫之热，以郁金托邪，以沙参养阴。纵观朱氏诊治此案，始终围绕"泄热存阴"一法，温热病为患，易化燥伤阴，因此同乡名医柳宝诒指出治疗温热病当"步步顾其阴液"，且伏邪在内，要使邪有出路，当视具体情况而定。初诊时热在阳明，邪热可随大便从下焦而走，而后为防邪热不入阴分，当助其托邪，而犀角、地黄养阴清热之品有碍脾胃之功，吐泻之后脾胃虚损，因此朱氏调摄诸诊，于六诊方投是药，以防滋腻之品有伤脾胃，使病情绵延反复。

五、小柴胡加减治疟疾案

【医案原文】

脉弦迟，疟发间日，邪伏少阳也。《内经》以少阳为枢，半表半里之界，药到此经者甚少，惟柴胡可以直达。但柴胡非疟邪药，不过足少阳之正药也。姑拟小柴胡加减，专此和解为法，勿至延成伏暑幸甚。

软柴胡　姜夏　生姜　淡子芩　陈皮　川朴　赤苓　炙知母　天花粉　炒枳壳　炒甘菊　荷叶

（《朱少鸿医案·疟疾门》）

【评析】

此案疟疾，病在少阳，朱氏以小柴胡汤为底方，作引经之用。后记"勿至延成伏暑"，可推此案疟疾或为暑虐，因此当以清热化湿、解暑生津为要，故方用川朴、赤茯苓、荷叶、枳壳以行水湿，知母、天花粉、甘菊以清暑热。

第五节　朱莘农医案

一、风温案

【医案原文】

朱家麟先生。风温之邪，首先犯肺，而后传入阳明，熏蒸不已，炼浊为痰；痰即从而和之，相并相蒸，激动肝阳风火，于是上升为伍，肃降之令由是失职。是以热发于内，口渴咳嗽，头部觉痛，目赤有眵，脘中觉闷，苔黄抽心，两边红赤，脉细滑数，唇齿觉燥也。夜不得寐，寐即乱梦，痰热与火内蒙而扰心神，势有内陷神糊之虑。姑拟清肃法中，参以化痰安神之品。

鲜金石斛（四钱）　橘红盐水炙（一钱半）　朱茯苓神（各四钱）　牡丹皮（二钱）　钩藤（四钱）　知贝母（各二钱）　滑石辰砂（二分拌）　广郁金明矾（二分拌）（一钱半）　黑山栀（三钱）　连翘壳（二钱）　杏仁（四钱）　鲜金丝菖蒲（八分）

二诊　进以清肃法中，参以化痰安神之品。服药后，头痛将愈，目赤未退，内热依然，口犹作渴，咳不爽利，脘尚觉闷，舌苔抽心渐愈，而黄苔未化，边尖尚红，咽喉觉形干痛，夜分犹是不寐，寐即依然乱梦，小溲混浊不清。温热痰火未能泄降，依然郁蒸肺胃之分，扰及心神不得安舍。所虑脉细滑数不扬，当脐按之筑动，根本亏虚，恐内陷致剧，犹勿轻视。治从前法，增入咸苦寒之品。

知贝母（各三钱）　连翘心（二钱）　川黄连盐水炒（五分）　川黄柏盐水炒（二钱半）　朱茯苓神（各三钱）　牡丹皮（二钱）　广郁金明矾拌（一钱半）　黑山栀（三钱）　钩藤（四钱）　滑石辰砂（二钱拌，四钱）　橘红盐水炙（一钱半）　车前子盐水炒（四钱）　射干（一钱半）　朱灯芯（三尺）

另　牛黄抱龙丸一粒、牙皂一分，共研末调服。

三诊　昨进泄热化痰、清火安神之法。再诊头痛已愈，热势减，目赤略淡，溲混渐清，脘闷较释，夜寐稍安，咽犹觉痛，咳仍未稀，大便未行，苔黄未化，视之尚燥，脉犹细滑而数。温热犹未尽泄，痰火亦未能降，而积滞亦未下达，心神之所以犹未尽安也。当脐筑动，根本固虚，犹不暇顾，治从前法为是。

知贝母各（三钱）　川黄连盐水炒（五钱）　瓜蒌皮（三钱）　广郁金明矾（二分拌，一钱半）　竹沥制半夏（一钱半）　炒枳实（一钱半）　橘红盐水炙（一钱半）　黑山栀（三钱）　朱茯苓神（各三钱）　朱灯芯（三尺）　焦山楂炭（四钱）　川黄柏盐水炒（一钱半）　牡丹皮（二钱）　滑石辰砂（二分拌，四钱）　生内金（三钱）

四诊　两进清泻痰火，苦泄浊热，兼以安神之法。服药后，热势虽减，脘闷虽释，而咽喉犹觉干痛，咳嗽便秘，唇齿尚燥，眼白淡红，夜仍不寐，寐则乱梦，口犹作渴，并觉甜腻。阳明腑气未通，缘于积滞浊热内阻，浊热既蒸于内，而痰火自难下降，心神自难安舍，津液自难上承。脉弦滑数者，其症也。当脐筑动，根本亏虚，虚不可顾，仍当理实。

知贝母（各二钱）　川黄连盐水炒（五钱）　川黄柏盐水炒（一钱半）　牡丹皮（二钱）　山楂炭（四钱）　朱茯苓神（各三钱）　元精石（六钱）　橘红盐水炙（一钱半）　黄芩（一钱半）　芦根　白金碗（一钱半）　滑石青黛（二分拌，四钱）　黑山栀（三钱）　瓜蒌仁（四钱）　朱灯芯（三尺）

五诊　甘寒苦寒参以咸寒，以泄浊热痰火，再复入安神之品。服药后，口渴咽喉干痛将愈，眼之红亦淡，口甜将除，热减未清，夜仍不寐，唇齿尚燥，大便未行，咳逆未止，脐跃未藏，苔黄质红，脉弦滑数。痰火虽有下降之意，而浊滞与热尚有蕴蒸之弊，气阴故难骤复，心神故难骤安，冲脉故难骤藏。治从前法增损。

鲜生地（六钱）　肥知母（三钱）　元精石（四钱）　牡丹皮（二钱）　朱灯芯（三尺）　朱茯苓神（各三钱）　益元散（四钱）　川黄柏盐水炒（一钱半）　山楂炭（四钱）　篾竹叶（廿片）　土贝母（二钱）　黑山栀（三钱）　瓜蒌仁（四钱）　橘红盐水炙（一钱半）

六诊　大便已行，行下坚多，阳明之积热已能下达。唇燥渐润，齿尚觉燥，口渴渐愈，夜寐渐安，咳逆未止，脐跳较缓，目之红筋渐退，冲肝之火渐能下降，而肺胃之阴尚未尽回，心藏之神亦未尽安。当予清养法中，参入安神润燥之品。

干金石斛（三钱）　肥知母（三钱）　牡丹皮（二钱）　瓜蒌仁（四钱）　朱灯芯（三尺）　抱木茯神（四钱）　土贝母（二钱）　黑山栀（三钱）　元参（二钱）　竹茹（一钱半）　滑石辰砂（二分拌，四钱）　柏子仁（三钱）　赤茯苓（四钱）

桑皮盐水炙（二钱）

七诊　进以清养法中，参以安神润燥之品。服药后，口渴将除，唇燥较润，咳稀渐爽，夜寐较安，齿犹未润，目之红筋未尽退，大便欲行而不得，近增耳内鸣响。心肝之气渐有肃降之令，阳明之燥热尚有留恋之弊，津液故未尽回，虚阳复又上越，脉之滑数带弦未尽和，舌之边红中苔尚黄者，职是故也。治从前法增损为是。

千金石斛（三钱）　刺蒺藜盐水炒（四钱）　黑山栀（三钱）　元精石（四钱）朱灯芯（三尺）　珍珠母（四钱）　牡丹皮（二钱）　瓜蒌仁（三钱）　桑皮盐水炙（二钱）　知贝母（各二钱）　元参（二钱）　石决明（八钱）　地骨皮（二钱）

八诊　清金以制木，育阴以静阳。是法投后，诸恙逐步退舍，并有思食之态，肺胃有肃降之能，阳火有下降之机，燥热渐能解除，津液渐能来复矣。是法与肺病不悖，刻下毋庸更张，仍从原议推求可也。

千金石斛（三钱）　石决明（六钱）　牡丹皮（二钱）　肥玉竹（二钱）　紫口蛤壳（四钱）　知贝母（各二钱）　白蒺藜盐水炒（四钱）　黑山栀（二钱）　海浮石（四钱）　橘红盐水炙（一钱半）　元参（二钱）　赤茯苓（四钱）　朱灯芯（三尺）　竹茹盐水炒（一钱半）

九诊　咳嗽将止，夜寐能熟，心肺之气下降；大便行下甚坚，腑气渐能润利；齿唇转润，津液有来复之态；知饥欲食，食而有味，胃气有醒豁之象矣。治守前法为是。

千金石斛（三钱）　知贝母（各二钱）　紫口蛤壳（四钱）　石决明（四钱）荷叶（一方）　元参（二钱）　南沙参（二钱）　天花粉（一钱半）　牡丹皮（二钱）赤茯苓（三钱）　橘白（一钱半）　野蔷薇花（八分）　生熟苡仁（各四钱）

（《朱莘农医案·风温》）

【评析】

此案病家外感风温，由表入里。首诊之时传入阳明，故症见"口渴咳嗽，头部觉痛，目赤有眵，脘中觉闷，苔黄抽心，两边红赤，脉细滑数"。温邪化燥伤阴，灼津成痰，因此清热之于化痰亦为首要，故朱氏拟方化痰安神。方中牡丹皮、知母、山栀、连翘等味清肺胃热，橘红、滑石、石菖蒲等味化痰，茯神、郁金等味安神，另佐以石斛养阴补液。二诊之时诸症稍缓，然热象仍盛，此处脉案提到"所虑脉细滑数不扬，当脐按之筑动，根本亏虚"。脐腹诊乃江南医家常用之诊法，通过按压脐腹，感受肾间动气，判断肾气之强弱，朱氏脐腹诊亦是江苏省非物质文化遗产。因此二诊之时，朱氏于前法之中加入咸苦之品。三诊随前法。四诊时，病家热势虽减然痰浊未清，故于方中更加清痰宽中之品。六诊后，阳明热势已减，当以养阴安神、顾护肾气为主，随症加减至九诊而安。

纵观朱氏辨治外感风温，其根本之法同其兄朱少鸿，以"泄热存阴"为大法，然莘农于其基础上更加咽喉诊、脐腹诊之判断，强调顾护肾气之重。

二、发热咳嗽案

【医案原文】

发热咳嗽，甚则呕恶，脉数不扬，风邪郁于肺胃，不得外达。防陷。

牛蒡子　杏仁　黑山栀　钩藤　桑叶　制半夏　白前　大贝母　炙橘红　炙苏子　鸡苏散　枇杷叶

（《朱莘农医案·风温》）

【评析】

此案病家外感风邪，脉数不扬，外邪尚未入里，故以清热解表为主，更加托邪之品以防外邪传变入里。方用牛蒡子、桑叶等解表，以栀子清热，佐以杏仁、白前、贝母、橘红、枇杷叶等润肺化痰之品，更兼通降中焦。

三、郁邪化火案

【医案原文】

郁邪化火，肺胃暗伤，内热咳嗽，唇燥舌红，脉弦带数。清肃之法不可缓矣。

金石斛　南沙参　黑山栀　杏仁　瓜蒌皮　炙桑皮　盐水炙橘红　知母　盐半夏　竹茹

（《朱莘农医案·风温》）

【评析】

此案病家外感风邪，入里化热，郁于中焦，故施以清肃之法。方中栀子清热，橘红、半夏、竹茹等品清热化痰以除痰热，再投以石斛、沙参等品养阴补液。

四、秋温化燥案

【医案原文】

秋温化燥，伤阴动肝，肝火夹燥热上炎，阳络以致不静。热重口渴，鼻衄痰血，头昏肢震，苔黄前绛，脉形弦数，种种见症，交相而至。至于神识时糊，燥火内陷宫城，诚棘手症也。

乌犀尖　羚羊角　鲜生地　牡丹皮　黑山栀　大白芍药　上川贝　连翘　石决明　川广郁金　银花炭　侧柏炭　茅针花　藕节　牛黄抱龙丸灯芯汤下

改方　去犀角、羚羊角、牛黄抱龙丸，加川黄连、川石斛。

另　牛黄二分、西毛珀三分，研末调服。

【评析】

此案病家秋温化燥，伤阴动肝，故于清热养阴中更加疏肝镇惊之犀角、羚羊角、牛黄抱龙丸等品。待神识稍清，即去诸药，加石斛、黄连等清热养阴之品。

第六节　张锡纯医案

石膏粳米汤治温病案

【医案原文】

沈阳县知事朱霭亭夫人，年五旬。于戊午季秋，得温病甚剧求为诊治，见其以冰囊作枕，复悬冰囊，贴面之上侧。合目昏昏似睡，大声呼之，毫无知觉。其脉洪大无伦，按之甚实。生石膏四两（轧细）、余生粳米八钱，煎取清汁四茶杯，徐徐温灌下，约历十点钟，将药服尽，周身皆汗出，豁然顿醒。后又用知母、花粉、玄参、白芍诸药，少加连翘以清余热，服两剂痊愈。

（《医学衷中参西录前三期合编第六卷·治伤寒瘟病同用方·石膏粳米汤》）

【评析】

此案为阳明热盛，外治以冰，徒治其标，无济于事。柯韵伯指出："火炎土燥，终非苦寒之味所能治。经曰甘先入脾，又曰以甘泻之，以是知甘寒之品乃泻胃火生津液之上剂也。"故重用石膏，甘寒以清阳明经热。石膏同粳米煎汤，取白虎汤意，大寒之性恐伤胃气，用粳米养胃气，乘热饮之，俾石膏寒凉之性，随热汤发散之力，化为汗液尽达于外。继用知母、天花粉等清其余热，滋其阴液。穷寇除而热邪平，证入坦途。

第七节　方仁渊医案

一、温病表解津伤案

【医案原文】

玺　嗜好之体，肺肾两虚，一受温邪，最易劫津伤阴，刻诊表热退清，脉象急无胃，少阴涸而舌焦裂，太阴竭而胁痛气喘，邪热夹木火内燔，阴伤液津两烁，危险在迩。当前之际，必欲外御其侮，究偏肺所能，惟有顾其根本，亟亟阴阳并补，或能邀幸于万一。

大熟地（一两）　山萸肉（一钱）　山药（四钱）　丹皮（五钱）　泽泻（三钱）栀子（四钱）　麦冬（四钱）　淡苁蓉（四钱）　五味子（一钱）　阿胶　麻仁　炙草　紫石英（各八钱）

复诊　从左归复脉汤出入，舌津略润，气逆胁痛大平，病情似有转机，但脉仍数急无情，郑声撮空，忌象迭见，良由阴精阳气消耗，难复杯水车薪之效，未能有恃无恐也。仍拟峻补阴阳，收拾元气，冀其根本有所依赖，不至喘脱为幸。

大熟地（一两）　归身（三钱）　炙草（一钱）　洋参（三钱）　麦冬（四钱）五味子（五钱）　阿胶（五钱）　枸杞（四钱）　淡苁蓉（四钱）　叭杏仁（四钱）

三诊　连进纯甘壮水之品，挽回精气稍有把握。但舌灰不退，脉仍数急无情，未为稳当。王太仆云：寒之不寒，是无水也。阅从前所服诸方，治以清火彻邪之不应者，以真水亏尔。壮水以制阳光，为虚者合治。即与相宜，仍从此意，更佐以清养肺阴。

原方去阿胶、紫石英、叭杏仁，加元参、川贝、萎皮、鲜沙参。

四诊　舌灰垢大化，脉数急渐和，病机大有生色矣。《内经》谓：精不足者，补之以味；形不足者，补之以气。而张氏又谓：气因精而虚者，应补精以化气，其法似殊，而其理即《内经》求本之意也。治虚无速效，王道无近功，仍守其法。

贞元饮　生脉散　加枸杞　元参　川贝　鲜沙参　海浮石　燕窝屑

五诊　面赤戴阳，下虚故也。神倦气弱，皆属不足之象，大病而逢节发，宜其如此。拟纳养之中，参以潜阳救液法，过冬至不剧，方许一阳来复。

大熟地（八钱）　龟板（七钱）　萸肉（五钱）　炙草（一钱）　五味（一钱）麦冬（四钱）　枸杞（四钱）　川贝（三钱）　麻仁（三钱）　沉香汁（二分）　鲜沙参（七钱）　鲜石斛（七钱）

六诊　戴阳已退，脉急亦和，知饥思纳，休美迭臻，昨议既合，宗之加减。

照前方去石斛、麦冬，加茯苓、元参。

七诊　舌润津回，脉急大缓，临崖勒马，已入坦途，拟补养金水，醒胃调元。

西洋参　大熟地　麦冬　炙草　五味　枸杞　金石斛　谷芽　鲜沙参　鲜橘皮

（《倚云轩医案医话医论·倚云轩医案·外感寒热门》）

【评析】

此案病家肺肾两虚，外感温邪，灼伤阴液。刻下表热已退，温邪由表入里，灼烧阴分。方氏治病求本，阴阳并补。故方用熟地黄、山萸肉、山药等滋补肾阴之品，兼用肉苁蓉、紫石英等补养肾阳之品，又以牡丹皮、泽泻清热利水，使邪有出路，更进麦冬、五味子等品养阴生津。

复诊病家略有好转，然脉仍数急无情，阴阳亦耗，仍须峻补阴阳，故方用熟地黄、阿胶、枸杞子、肉苁蓉等品。

三诊之时，病家精气稍回，然温热之邪灼烧阴液，故在原方基础上清养肺阴。

此后诸诊，均秉持清养之法，遂收全功。

二、温邪陷入厥阴案

【医案原文】

徐　温邪发及两候，神蒙好睡，齿黑舌缩，左关尺数大无伦，种种见证，俱属邪入厥少，阴精告竭之象，危险已甚。惟思外邪入里，阳明为冲要之区，少阴将涸，阳明阳土必裂，少阴更虚，阳明更旺，此必然之势也。欲救少阴之阴，不得不先清阳明之热，勉拟景岳玉女煎合犀角地黄出入，以冀万一。

大麦冬（六钱）　磨生石膏（一两）　大生地（一两二钱）　知母（四钱）　犀角（一钱）　甘皮（三钱）　连翘心（六钱）　赤芍（四钱）　生甘草（四钱）　山栀

（三钱）　元参（六钱）　杏仁（三钱）　鲜沙参（一两）

复诊　舌略润，脉稍敛，证情似有转机。然厥少阴津告匮，譬之赤地千里，时雨一过，未可恃也。诊得斑疹欲透不透，矢气频转，诚以胃家实热蕴遏，邪气欲达不能。昨方为扬汤止沸，今参以釜底抽薪，未识有当否。

照前方去杏仁、沙参，加凉膈散六钱，大青叶三钱。

三诊　舌缩得伸，津液渐润，神情颇见爽朗，症交两候，似有转机。惟脉虽敛而仍数，液虽回而仍燥，炽热减而未尽，亟亟乘胜进攻，勿以小效而忽诸。

大生地（一两）　生石膏（四两四钱）　麦冬　元参　羚羊　丹皮　薄荷叶　赤芍　连翘　甘草　山栀　黄芩　大青叶　知母

四诊　阴津回而未足，便下黑垢甚多，热滞得寻路而出，大是善候。诊两脉仍数大，温邪未熄，尚未坦途也。温病总以存阴泄热为主，阴津存得一分即得一分生机。宗之立方，谅能应手。

大生地（五钱）　鲜石斛（一两）　麦冬（四钱）　丹皮（五分）　羚羊（五分）　瓜蒌（四钱）　枳实（五分）　连翘（三钱）　山栀（二钱）　茅芦根（各六钱）

五诊　里热较昨渐退，知饥思纳，胃气已有醒机矣。余热尚盛，仍以养阴熄热为主。

大生地　洋参　鲜石斛　鲜沙参　玉泉散　元参　连翘　火麻仁　黑山栀　丹皮　薄荷叶　茅芦根

六诊　诊两尺仍弦大有力，里热化之甚迟，昨亦良兄所谓灰中之火未熄耳。夫尺属下焦部分热化之迟，无乃下焦之热垢未尽乎！存阴泄热之中，参以调胃通腑之法。

细生地（四钱）　连翘（三钱）　山栀（三钱）　元参（三钱）　鲜斛（一两）　丹皮（二钱）　麦冬（三钱）　制军（三钱）　元明粉（冲，三钱）　生甘草（一钱）　芦根（一两）　薄荷叶（八分）

（《倚云轩医案医话医论·倚云轩医案·外感寒热门》）

【评析】

此案方氏记述颇为详细，此处不再赘述。此证乃外邪入里，与柳氏伏温由内达外相异，可为互参。

第八节　章巨膺医案

一、春温发热案

【医案原文】

沈男，住中山路德润坊。初诊十九年二月六日。

发热有汗，头痛，肢酸，咳嗽，喉痒，脉数，舌红，是春温之候，当以辛凉解表。

葛根（一钱五分）　秦艽（一钱五分）　连翘（三钱）　桑叶（三钱）　杏仁（三钱）　防风（一钱）　羌活（八分）　淡芩（一钱）　薄荷后下（一钱）　象贝（三钱）　桔梗（一钱）

再诊，二月七日。热减轻，头痛肢酸亦稍瘥，咳嗽喉痒依然，前方中肯，药力尚未及彀。

葛根（一钱五分）　杏仁（三钱）　桔梗（一钱）　薄荷后下（一钱）　淡芩（一钱）　象贝（三钱）　桑叶（三钱）　连翘（三钱）　茅根去心（五钱）　防风（八分）

三诊，二月九日。热退尚未净，肢酸头痛已除，咳瘥减，脉象舌色渐渐平正，病将瘥。

茅根去心（五钱）　杏仁（三钱）　橘红（一钱五分）　枇杷叶（去毛，炙，包三钱）　象贝（三钱）　桑叶（三钱）　炙草（八分）

（《章巨膺临证医案》）

【评析】

此案病家春温发热，邪在表，故章氏拟法辛凉解表。全方11味药，均为轻清之品，其中葛根退热，生津止渴；秦艽清湿热，止痹痛；连翘清热解毒，疏风散热；桑叶疏风散热，清肺润燥；杏仁降气平喘；防风祛风解表，胜湿止痛；羌活解表散寒，祛风除湿；黄芩清热燥湿，泻火解毒；薄荷疏散风热，清利头目；贝母清热润肺，化痰止咳；桔梗宣肺利咽，祛痰排脓。诸药合用，共奏清热解表之功。至二诊时，诸症稍缓，然咳嗽咽痒仍在，说明表邪未尽，仍宗前法。三诊时，热尚有，然诸症渐消，随诊加减。

二、温邪发热案

【医案原文】

刘男，住宝山路宝光里十七号。初诊，年六月廿九日。

发热一候，有汗不解。初起形寒畏冷，现在但恶，热口渴索饮甚多，胸脘痞闷，小溲短赤，脉象弦数，舌苔红润，此属温邪，当清之。

葛根（一钱五分） 淡芩（一钱） 薄荷后下（一钱） 芦根（一两） 赤猪苓（各三钱） 川连（四分） 连翘（三钱） 法夏（一钱五分） 车前炒（三钱） 天花粉（一钱五分）

再诊，六月三十日。昨予葛根芩连汤，热依然如昨，只胸脘稍觉舒畅，此外诸症无出入，当守原方。

前方加茅根去心五钱。

三诊，七月一日。再进葛根芩，连热不解如故。脉数，苔红，口渴，溲少，依然前日光景，汗多而热不从汗解。拟于前方中参用白虎汤意。

葛根（一钱五分） 川连（四分） 生石膏（四钱） 淡芩（一钱） 茅根去心（五钱） 知母（二钱） 炙草（六分） 赤猪苓（各三钱）

四诊，七月二日。热减轻，胸闷亦解，脉数较和，舌色转淡，温邪将解。前方中肯，当减轻其制再进。

葛根（一钱五分） 连翘（三钱） 芦根（一两） 茅根去心（五钱） 炙草（八分） 淡芩（一钱） 薄荷后下（一钱） 知母（二钱） 猪苓（三钱）

五诊，七月三日。热退已清，胸脘腹部无所苦，是表里均和，脉象舌色平正，当养营调理。

归身（三钱） 炙草（一钱） 细生地（三钱） 白芍（三钱） 云苓（三钱）

（《章巨膺临证医案》）

【评析】

此案病家温邪发热，症见"热口渴索饮甚多，胸脘痞闷，小溲短赤，脉象弦数，舌苔红润"，已有入里之象，故以清热为主，葛根芩连汤中更加车前子、猪苓、芦根等品，一以针对小溲短赤，二以使入里之邪从小便而走，使邪有出路。至三诊时，高热不退，故更方白虎汤。四五诊时，高热已退，方中更加阳阴扶正之品以收全功。

三、温邪在表发热案

【医案原文】

黄女，住青云路恒裕里三十二号。初诊，十九年八月四日。

发热稍觉形寒，头痛骨楚，脉浮数，舌白润，口渴。是温病在表之侯，当予疏解。

荆芥（一钱）　防风（一钱）　秦艽（一钱五分）　蔓荆（一钱炒）　羌活（一钱）　淡芩（一钱）　葱白（二个）　葛根（一钱五分）　连翘（三钱）　薄荷后下（一钱）

再诊，八月六日。药后得汗，形寒已解，热退未净，头痛骨楚均差减，余波未净，还当药。

葛根（一钱五分）　薄荷后下（一钱）　防风（一钱）　枳实（一钱）　连翘（三钱）　秦艽（一钱五分）　羌活（一钱）

（《章巨膺临证医案》）

【评析】

此案病家温邪在表，然头痛明显，故于葛根芩连汤中加荆芥、防风、蔓荆子等清利头目之品。二诊诸症稍缓，随前法拟方即瘥。

第九节　曹颖甫医案

一、发热咳嗽案

【医案原文】

火车站赵左，发热咳嗽，溲赤足肿，脉濡数。当从肺治，猪苓汤主之。

猪苓（二钱）　滑石（四钱）　桔梗（一钱）　阿胶（二钱）　云苓（三钱）　通草（五分）　炙款冬（二钱）　紫菀（二钱）

二诊　服猪苓汤，咳嗽已，足肿退，刻诊脉象虚细而滑，湿未全去，仍宜前法加减。

猪苓（三钱）　阿胶（二钱）　滑石（五钱）　扁豆（四钱）　冬瓜仁（三钱）　瓜蒌皮（二钱）　象贝母（三钱）　炒泽泻（三钱）　桔梗（二钱）

（《曹颖甫医案》）

【评析】

此案病家发热咳嗽，亦见溲赤足肿，脉濡数，可知乃湿热为患，清热之余更当除湿，故曹氏方用猪苓汤。猪苓汤为仲景经典方，具有利水、养阴、清热之功效，主治水热互结证。方中猪苓为君，淡渗利水；泽泻、茯苓为臣，以助猪苓利水之力，泽泻亦可泄热，茯苓亦可健脾以助运湿；佐以滑石利水清热，阿胶滋阴润燥。曹氏于猪苓汤基础上，更加桔梗宣肺利咽祛痰，通草清热利尿，款冬花、紫菀润肺止咳。二诊诸症皆缓，故随前方加减。曹氏擅用仲景方，且以经解经，往往一帖药即可起沉疴，故有"曹一帖"之赞誉。

二、葛根汤治太阳温病案

【医案原文】

葛根汤方治取效之速，与麻黄汤略同，且此证兼有渴饮者。予近日在陕州治夏姓一妇见之。其症太阳穴剧痛，微恶寒，脉浮紧，口燥，予用

葛根（六钱）　麻黄（二钱）　桂枝（三钱）　白芍（三钱）　生甘草（一钱）天花粉（四钱）　枣（七枚）

按诊病时已在南归之前晚，亦未暇问其效否。及明日，其夫送至车站，谓夜得微汗，症已痊愈矣。予盖因其燥渴，参用栝蒌桂枝汤意。吾愿读经方者，皆当临证化裁也。

（《曹颖甫医案·太阳温病》）

【评析】

此案曹氏以葛根汤辨治太阳温病。葛根汤以恶寒发热恶寒、项背拘急不舒为辨证要点。此案病家太阳穴剧痛，为太阳经证，微恶寒可见有一分表证，口燥可见有热，故葛根汤中以天花粉代生姜，更为贴切。

三、夹阴伤寒案

【医案原文】

予昔在西门内中医专校授课，无暇为人治病，故出诊之日常少。光华眼镜公司有袁姓少年，其岁八月，卧病四五日，昏不知人。其兄欲送之归，延予诊视以决之。余往诊，日将暮。病者卧榻在楼上，悄无声息。余就病榻询之，形无寒热，项背痛，不能自转侧。诊其脉，右三部弦紧而浮，左三部不见浮象，按之则紧，心虽知为太阳伤寒，而左脉不类。时其兄赴楼下取火，少顷至。予曰：乃弟沉溺于酒色者乎？其兄曰：否，惟春间在汕头一月，闻颇荒唐，宿某妓家，挥金且甚巨。予曰：此其是矣。今按其左脉不浮，是阴分不足，不能外应太阳也。然其舌苔必抽心，视之，果然。予用

葛根（二钱）　麻黄（八分）　桂枝（一钱）　炙甘草（一钱）　红枣（五枚）　白芍（二钱）　生姜（三片）

予微语其兄曰：服后，微汗出，则愈。若不汗，则非予所敢知也。临行，予又恐其阴液不足，不能达汗于表，令其药中加粳米一酒杯，遂返寓。明早，其兄来，求复诊。予往应之，六脉俱和。询之，病者曰：五日不曾熟睡，昨服药得微汗，不觉睡去。比醒时，体甚舒展，亦不知病于何时去也。随请开调理方。予曰：不须也，静养二三日足矣。闻其人七日后，即往汉口经商云。

（《曹颖甫医案·太阳温病》）

【评析】

此案颇具争议，笔者认为此案并非太阳温病，实则夹阴伤寒。曹氏后人姜佐景于此案后有案语，现摘录于下：

《素问·金匮真言论》曰："夫精者，身之本也。故藏于精者，春不病温。"《素问·生气通天论》曰："冬伤于寒，春必病温。"此数语也，凡习中医者类能道之。然而议论纷纷，每悖经旨。佐景不敏，请以本案袁姓少年病为《内经》之注释可也。简言之，袁姓少年宿妓荒唐，不藏于精，故生温病。治之以葛根汤，应手而起者，以葛根汤为温病之主方故也。夫精者，津之聚于一处者也。津者，精之散于周身者也。故精与津原属一而二，二而一之物。其人平日既不藏精，即是津液先伤，及其外受邪风之侵，乃不为太阳中风，亦不为太阳伤寒，而独为太阳温病，乃不宜乎桂枝汤，亦不宜乎麻黄汤，而独宜乎葛根汤。此《内经》《伤寒》之可以诵释者也。

抑尤有当知者，藏精之要，初不必限于冬时，然尤以冬时为甚。故《伤寒例》曰："冬时严寒，万类深藏。君子固密，则不伤于寒，触冒之者，乃名伤寒耳。"温病之成，初不必限于春日，观袁姓少年之呻吟于仲秋可知，然尤以春日为甚。盖春继冬来，于时为迩，冬不闭藏，使扰乎阳，则春不发陈，无能随天地万物以俱生荣也。精之泄，初不必限于男女之间，凡志勤而多欲，心怵而常惧，形劳而致倦，高下必相慕，嗜欲伤目，淫邪惑心者，是皆不藏于精之类也，然尤以直耗肾精为甚。故吾人可作结论曰："冬不藏精，春必病温。"必，犹言多也。此经旨之所当达观者也。

虽然，余走笔至此，窃不禁凛然有所惧焉。所惧者何？曰：人将以本案为根据，而伸其温病伏少阴之说，盖所谓少阴云者，指足少阴经肾言也。余曰：肾精亏耗者，全身津液不足，一旦外受邪风之侵，无能祛邪，反易化热，此犹为抽象之言，差近于是，犹曰：平素肠胃虚寒者易患桂枝汤证，同不失为平正之论。若必欲一口咬定温病之邪气久伏于肾，则犹曰中风证之邪气必久伏于肠胃，其可通乎？不特此也，小儿天真烂漫，肾精不耗，为何患麻疹等一类温病特多？盖为其纯阳之体，长育之日，需津既亟，化热自易，初不关肾

644

家事也。奈何温病伏于少阴，发于他经之说，竟亦风行医林，斯乃不可解者。

谓此证初起，即宜人参白虎汤及竹叶石膏汤，使其热势渐杀或当挽救一二。门人刘仲华治安徽林振羽病亲见之。始由某医误汗误下，诸症皆备，刘用白虎汤加西洋参、生地、犀角，二剂后始有转机，十余日方见霍然，治法差谬，生死攸关，是不可以不慎也。又按犀角、生地能清脑中上冲之热血。恽铁樵治王鹿萍子脑中热痛，用之奏效，亦其一证也。

以上为曹氏后人姜佐景按语，其于第一段将该案定为太阳温病，然并未给出充分解释。随后想以此案阐释《内经》"冬伤于寒，春必病温""冬不藏精，春必病温"等条文。姜氏对该条文理解与澄江柳宝诒不同，姜氏认为冬不藏精之"精"，非指肾精，而指人体全身之津液，津液亏虚，感受外邪则不能驱邪外达，反易化热，将之与"正气存内，邪不可干"类比，此种解释亦不无道理。且其所论"冬伤于寒，春必病温"与柳宝诒伏温解释亦有相同之处。

然其后又论，切不可将此案引申为温病伏少阴之说，未免有失偏颇。凡对伏温之论略有通晓之人，必不可将此案归为伏温，为何？且不谈伏温，但究温病，其特点有二：其一为热像偏盛，其二为化燥伤阴。从曹颖甫脉案观之，病家形无寒热，未见热象，亦未见伤阴，何以为温病，何以为伏温？

回到此案是否为太阳温病一题，原案中曹颖甫已明确指出此案为"太阳伤寒"，与温病何干？若对夹阴伤寒有所见闻，即可知此案根本在于夹阴伤寒，见症于太阳，何也？夹阴伤寒，首见于明代陶华《伤寒全生集》，曰："若脉沉，足冷、面赤、身热或燥，此盖夹阴伤寒也，急用麻黄附子细辛汤温里散寒。"指出夹阴伤寒是由"欲事劳伤，肾经虚损，复感寒邪"所致。后世医家多沿陶氏之说，虽有医家提出异议，但普遍都认为夹阴伤寒是因遗泄或房事后外感风寒引起的病证。因此，从曹颖甫脉案观之，此案实为夹阴伤寒。夹阴伤寒之病程，曹永康将其分为四期，第一期主要表现则为恶寒头痛，腰酸神怠，嗜睡懒言，腹部弦急，溲溺不爽，渴饮喜热，苔白厚腻，脉弦紧而沉细，治法宗仲景麻附辛汤，以辛温扶阳，温经祛邪。

此案病家即属夹阴伤寒第一期，只见症稍易，见太阳经项背痛，故曹颖甫将之称为"太阳伤寒"并无不妥，然姜氏将之归为"太阳温病"则实属无稽之谈。

因此曹颖甫于治法上，以葛根汤立论，方中麻黄、桂枝、生姜亦是辛温扶阳之药，更加葛根解太阳伤寒。

此案虽非温病，然姜氏佐景将其归为太阳温病，亦有其理之原，故笔者将此案及姜氏按语皆列于此，以供读者辨析。

第十节　郭柏良医案

一、风温蕴伏案

【医案原文】

邓宝宝

初诊　风温痰热，蕴伏不清，肺胃之气失降。身热舌白，咽关哽痛。治以肃肺清胃。

桑叶（三钱）　薄荷叶（一钱二分）　赤芍（一钱半）　防风（一钱）　金锁匙（钱半）　制天虫（三钱）　山豆根（四钱）　玄参（三钱）　活芦根（一两）　板蓝根（四钱）　煅中白（四钱）

二诊　风温痰热渐化，咽关哽痛已减，肺胃之气未降，舌红脉细数。再投肃肺清胃。

桑叶（三钱）　小豆根（三钱）　紫马勃（五分）　赤芍（钱半）　板蓝根（三钱）　云茯苓（三钱）　丹皮（钱半）　制天虫（三钱）　金银花（钱半）　金锁匙（钱半）　活芦根（一两）

（《近代中医珍本集·医案分册·郭柏良先生医案》）

【评析】

此案患儿外感风温，蕴伏于肺胃，以致肺胃气机失调，法当肃肺清胃。方中桑叶、薄荷清热解表，赤芍、玄参清热凉血，防风祛风解表，金锁匙清热利水，白僵蚕祛风化痰，山豆根、板蓝根清热解毒，芦根清热泻火、生津止渴，人中白清热降火。

二、风邪痰热困于肺胃案

【医案原文】

杨幼

初诊 温邪痰热，困于肺胃。先咳嗽而后壮热，继而泄泻，痰多舌白。质小症重，慎防变迁。

淡豆豉（三钱） 光杏仁（三钱） 枇杷叶（三片） 荆芥穗（钱半） 焦麦芽（三钱） 南楂炭（三钱） 薄荷叶（一钱） 扁豆衣（三钱） 梗通草（五分） 象贝（三钱） 车前子（三钱） 焦六曲（三钱）

二诊 温邪逗留不已，肺胃之气失降。咳呛鼻塞，身热退而未尽，舌白脉濡数，便泄。症势尚防变。

炒香豉（三钱） 白前（三钱） 云茯苓（三钱） 鸡苏散（三钱） 冬瓜子（三钱） 梗通草（五分） 光杏仁（三钱） 枇杷叶（三片） 南楂炭（三钱） 射干（钱半） 象贝（三钱） 炒米仁（三钱）

三诊 温邪伏而不化，发为丹痧，头面胸腹遍布，色淡不鲜，咳呛颇剧，痰不易达，慎防内陷生变。

炒香豉（三钱） 光杏仁（三钱） 白蒺藜（三钱） 射干（钱半） 白前（三钱） 天将散（五分包） 荆芥穗（钱半） 冬瓜子（三钱） 枇杷叶（三片） 小前胡（钱半） 云茯苓（三钱） 芫荽子（一钱） 玉桔梗（钱半）

四诊 身热已退，丹痧头面胸腹已回，惟咳呛颇剧，痰不易达，舌白脉数，再投疏化。

小前胡（钱半） 冬瓜子（三钱） 焦麦芽（三钱） 玉桔梗（钱半） 白前（三钱） 丝瓜络（二钱） 射干（钱半） 梗通草（五分） 忍冬藤（钱半） 白蒺藜（三钱） 茯苓（三钱） 枇杷叶（三片） 光杏仁（三钱）

（《近代中医珍本集·医案分册·郭柏良先生医案》）

【评析】

此案与前案相比，均为风温蕴伏于肺胃，然此案热象偏盛，且有泄泻，故疏泄之余亦加神曲等顾护胃气之品。至三诊时，温邪伏而不化，发为丹痧，故应解表托邪，以防内陷。

三、温邪疬毒蕴伏肺胃案

【医案原文】

王右

初诊　温邪疬毒，蕴伏肺胃，壮热五日，丹痧遍布，咽关赤肿，腐烂舌红，口渴。症势沉重，防生变迁。

淡豆豉（三钱）　牛蒡子（三钱）　黑玄参（钱半）　荆芥穗（钱半）　金银花（三钱）　煅中白（四钱）　薄荷叶（一钱）　连翘（二钱）　鸡苏散（三钱）　玉桔梗（钱半）　丹皮（钱半）　活芦根（一两）

二诊　温邪蕴伏肺胃，夹疬气交阻阳明、太阴，丹痧遍布，身部已显，头面隐约，壮热五日不解，咽关赤肿腐烂，舌红脉数，口渴。症势仍在险途，尚防变迁，方候高明酌政。

炒豆豉（三钱）　炒赤芍（钱半）　煅中白（三钱）　荆芥穗（一钱）　炒丹皮（钱半）　活芦根（一两）　川贝母（三钱）　银花（三钱）　连翘（钱半）　桑叶（三钱）　黑玄参（三钱）　生草（三分）　牛蒡子（三钱）

三诊　伏温痰热，因于肺胃，身热不退，丹痧渐回，咽腐烂稍减，哽痛未已，脉象滑数。邪热蕴伏，再投消肃余邪，尚防变化。

桑叶（三钱）　银花（钱半）　川贝母（三钱）　荆芥穗（钱半）　赤芍（钱半）　黑玄参（三钱）　薄荷叶（一钱）　丹皮（钱半）　煅中白（钱半）　六一散（四钱）　板蓝根（三钱）　金锁匙（钱半）　活芦根（一两）

四诊　伏温渐化，痰热不清，肺气尚未肃降，频频作咳，痰不易达，咽关腐烂已止，哽痛亦退。肺胃之气未清，再投清肃肺胃。

桑叶（三钱）　象贝母（三钱）　板蓝根（三钱）　炒丹皮（钱半）　黑玄参（三钱）　白前（三钱）　炒赤芍（钱半）　鸡苏散（四钱）　冬瓜子（三钱）　银花（钱半）　云茯苓（三钱）　扁豆花（三钱）　枇杷叶（三片）

（《近代中医珍本集·医案分册·郭柏良先生医案》）

【评析】

此案与前案三诊时颇为相似，均是温邪蕴伏，发为丹痧，故用药思路亦同。然此案热势较前案更盛，故方中用牛蒡子、玄参等清热润肠之品。

四、温邪伏于太阴案

【医案原文】

黄宝宝

初诊　温邪痰热，伏于太阴，肺气失降。身热暮炽，咳呛不爽，慎防连热生变。

淡豆豉（三钱）　广郁金（一钱）　小前胡（钱半）　射干（钱半）　大力子（三钱）　鸡苏散（三钱）　光杏仁（三钱）　白前（三钱）　荆芥（钱半）　玉桔梗（钱半）　橘络（一钱）　丝瓜络（钱半）　枇杷叶（三片）

二诊　温邪痰热，困于肺胃，身热六日，退而未尽，咳呛渐畅，脉数舌红，再投疏化。

炒香豉（三钱）　飞滑石（四钱）　象贝母（三钱）　射干（钱半）　牛蒡子（三钱）　白前（三钱）　光杏仁（三钱）　小前胡（钱半）　冬瓜子（三钱）　云茯苓（三钱）　白蒺藜（三钱）　丝瓜络（钱半）　枇杷叶（三片）

三诊　温邪逗遛不化，肺气失降，咳呛，肺气尚未清肃下降，舌苔白根厚，再投肃肺化痰浊。

桑叶（二钱）　光杏仁（三钱）　白前（三钱）　小前胡（二钱）　大力子（三钱）　射干（钱半）　象贝母（三钱）　冬瓜子（三钱）　云茯苓（三钱）　丝瓜络（钱半）　枇杷叶（三片）

四诊　温邪渐化，肺气得清，痰浊逗遛，舌白已化，邪滞渐退，再投清肃。

桑叶（三钱）　大力子（三钱）　生紫菀（钱半）　小前胡（钱半）　橘络（一钱）　光杏仁（三钱）　射干（钱半）　白前（三钱）　白蒺藜（二钱）　云茯苓（三钱）

（《近代中医珍本集·医案分册·郭柏良先生医案》）

【评析】

此案病家外感温邪伏于太阴，郭柏良亦为近代澄江医家，受同乡伏温大家柳宝诒影响，用药亦可见助阴托邪之思路。此案可明显观伏温之病程，由三阴外托之三阳，其处方之变化，于柳氏医案处已有详细论述，此处不再赘述。

五、温邪痰热困于太阴案

【医案原文】

邵幼

初诊　温邪痰热，困于太阴，肺气不肃。咳呛胸闷，泛恶舌白，脉数。症重，防变迁。

淡豆豉（三钱）　小前胡（一钱五分）　白前（三钱）　荆芥穗（一钱五分）象贝母（三钱）　飞滑石（四钱）　玉桔梗（一钱五分）　光杏仁（三钱）　南楂炭（三钱）　射干（一钱五分）　白蒺藜（三钱）　云茯苓（三钱）　枇杷叶（三片）

二诊　秋温化而不清，身热退而不尽，痰滞逗留，咳嗽不爽。再投清肃余邪。

淡豆豉（三钱）　光杏仁（三钱）　白蒺藜（三钱）　飞滑石（三钱）　白前（三钱）　橘络白（各一钱）　小前胡（一钱五分）　牛蒡子（三钱）　冬瓜子（三钱）　射干（一钱五分）　云茯苓（三钱）　丝瓜络（一钱五分）　枇杷叶（三片）

（《近代中医珍本集·医案分册·郭柏良先生医案》）

【评析】

此案与前案"温邪伏于太阴案"相近，病机一致，仅临床见症略有不同，助阴托邪法随症加减，不再赘述。

六、湿邪温热困于中宫案

【医案原文】

冯左

初诊　湿邪温热，困于中宫。身热形寒，热势不扬，胸痞舌白，脉濡。症重，防生变迁。

苏藿梗（各三钱）　制半夏（一钱五分）　大腹皮（三钱）　佩兰梗（一钱五分）　陈皮（一钱五分）　赤白苓（各三钱）　白蔻仁（一钱八分）　佛手片（一钱五分）　泽泻（三钱）　炒米仁（三钱）　焦六曲（三钱）　光杏仁（三钱）　淡干姜（八分）

二诊　咳呛喉痒，音哑，肺气不利，阴分素亏，外感表邪，症势虽浅，慎防症重。

小前胡（一钱五分）　广郁金（一钱五分）　冬瓜子（三钱）　射干（一钱五分）　挂金灯（三钱）　白前（三钱）　光杏仁（三钱）　金锁匙（一钱五分）　云茯苓（三钱）　丹皮（一钱五分）　丝瓜络（二钱）　橘络核（一钱）　枇杷叶（三片）

（《近代中医珍本集·医案分册·郭柏良先生医案》）

【评析】

湿邪温热郁于中宫，脾喜燥而恶湿，故脾运化功能失司，以致水液代谢不畅，温邪灼津成痰，更增湿困。因此法当清热化痰，健脾理气。

七、湿温化而未清案

【医案原文】

江幼

初诊　湿温化而未清，痰滞逗留中宫，肺气不肃，舌黄根腻，热退不尽。症势前途，尚防变迁。

广藿梗（三钱）　焦茅术（五分）　赤苓（三钱）　白蔻仁（一钱五分）　生石膏（三钱）　炒米仁（三钱）　飞滑石（四钱）　光杏仁（三钱）　福泽泻（四钱）　淡黄芩（二钱）　射干（一钱五分）　橘络（一钱）　枇杷叶（三片）

二诊　湿温渐化，余热不尽，咳呛渐爽，肺气尚未肃降，舌布薄白。再投清肺化痰浊。

桑白皮（三钱）　冬瓜子（三钱）　白蒺藜（一钱五分）　象贝母（三钱）　光杏仁（三钱）　橘络（一钱）　白前（三钱）　云茯苓（三钱）　丝瓜络（一钱五分）　梗通草（六分）　枇杷叶（三片）

（《近代中医珍本集·医案分册·郭柏良先生医案》）

【评析】

此案与前案"湿邪温热困于中宫案"相近，然此案湿邪更盛，故于前法中更加健脾化湿之品，如茅术、石膏、滑石等品。

八、湿邪温热困而未化案

【医案原文】

梁右

初诊　湿邪温热，困而未化，身热形寒，脉象濡数。故投芳香达邪。

广藿梗（三钱）　陈皮（一钱五分）　大腹皮（一钱五分）　川朴花（一钱五分）　制半夏（一钱五分）　白蔻仁（一钱五分）　大豆卷（三钱）　焦麦芽（三钱）赤白苓（各三钱）　建泽泻（三钱）　梗通草（五分）　炒米仁（四钱）　佩兰梗（一钱五分）

二诊　身热形寒，退而不尽，脾胃之气，升降失司，舌干口渴，不多饮，脉象濡数。再投疏和为治。

苏藿梗（三钱）　大腹皮（一钱五分）　焦麦芽（三钱）　佩兰梗（一钱五分）白蔻仁（一钱五分）　飞滑石（三钱）　鲜佛手（一钱五分）　光杏仁（三钱）　炒米仁（四钱）　赤白苓（各三钱）　泽泻（三钱）　扁豆衣（三钱）　焦六曲（三钱）

三诊　身热形寒，已退未尽，脾胃之气，运行失职，胸痞头晕，纳少脉濡，舌白。再投和中化邪。

广藿梗（三钱）　白蔻仁（一钱五分）　焦麦芽（二钱）　佩兰梗（一钱五分）滑石块（四钱）　赤白苓（各三钱）　大腹皮（三钱）　光杏仁（三钱）　梗通草（五分）　泽泻（三钱）　扁豆衣（三钱）　生米仁（四钱）　鲜佛手（一钱五分）

四诊　身热形寒渐退，脾胃运行未复，神疲乏力，纳少胸痞，舌白不渴。再投和化。

苏藿梗（三钱）　滑石块（四钱）　扁豆衣（三钱）　川朴花（一钱五分）　赤白苓（各三钱）　光杏仁（三钱）　佩兰梗（一钱五分）　炒米仁（四钱）　焦麦芽（三钱）　白蔻仁（一钱五分）　泽泻（三钱）　大腹皮（三钱）　鲜佛手（一钱五分）

五诊　身热不扬，形寒颇剧，邪在太阴、阳明，脉濡舌白不浊。再以和化为治。

小桂枝（五分）　佩兰梗（一钱五分）　焦六曲（三钱）　东白芍（一钱五分）白蔻仁（一钱五分）　大腹皮（一钱五分）　云茯苓（三钱）　光杏仁（三钱）　制半夏（一钱五分）　苏藿梗（三钱）　佛手片（一钱五分）　陈皮（一钱五分）

六诊　表热形寒，退而不尽，脾胃之气，运行失司，脉濡舌白，渴不多饮。再与和中化邪。

川桂枝（五分）　白蔻仁（一钱五分）　焦麦芽（三钱）　东白芍（一钱五分）光杏仁（三钱）　橘红（一钱五分）　广藿梗（三钱）　焦六曲（三钱）　佛手片（一钱五分）　佩兰梗（一钱五分）　大腹皮（一钱五分）　泽泻（三钱）　扁豆衣（三钱）

（《近代中医珍本集·医案分册·郭柏良先生医案》）

【评析】

此案初起与前两案亦有相似之处，均为湿热之邪困于中焦，故遣方用药一也。然此案湿邪更盛，病程绵延，病程后期，郭氏加入桂枝、芍药，取桂枝汤意，渐复脾胃升阳之气。

九、温邪夹湿滞于阳明案

【医案原文】

顾小姐

初诊　温邪夹湿滞，交阻阳明。身热六日，头痛颇剧，唇焦谵语，渴不欲饮，舌薄黄腻，脉沉数。邪伏不化，症势沉重，慎防厥逆变迁，方候指正。

淡豆豉（三钱）　飞滑石（三钱）　佛手片（一钱五分）　焦山栀（一钱五分）橘红（一钱）　赤白苓各（三钱）　光杏仁（三钱）　大腹皮（一钱五钱）　南楂炭（三钱）　生鸡金（一钱五分）　焦麦芽（三钱）　焦六曲（三钱）

二诊　温邪逗留不清，积滞阻于阳明，胃气不降，唇焦谵语，渴饮不多，舌薄黄腻，脉象沉数。症势尚未脱险，慎防厥逆变迁，方候指正。

淡豆豉（三钱）　大腹皮（一钱五分）　扁豆衣（三钱）　生山栀（一钱五分）楂炭（三钱）　生苡仁（四钱）　象贝母（三钱）　麦芽（三钱）　滑石（四钱）　光杏仁（三钱）　瓜蒌（四钱）　佛手（一钱五分）　枇杷叶（三片）

（《近代中医珍本集·医案分册·郭柏良先生医案》）

【评析】

湿热交阻阳明，症见身热、头痛、谵语、渴不欲饮，法当清疏。伏邪郁于阳明不化，可托邪外达。两法合用，前者治其标，后者治其本，以奏全功。

第十一节　薛文元医案

一、伏邪湿热郁阻案

【医案原文】

冯左

初诊　伏邪湿热郁阻，寒热起伏，小溲色赤似血，夜不安寐。先以泄化。

香青蒿（二钱）　淡子芩（二钱）　泽泻（二钱）　荷梗（一支）　六一散（三钱）　海金砂（三钱）　连翘（三钱）　姜半夏（三钱）　赤苓（三钱）　佩兰梗（二钱）

二诊　寒热起伏，小溲色赤，夜不安寐，脉形滑数。伏邪湿热内蕴，当以疏泄。

鸡苏散（三钱）　赤苓（三钱）　白梗通（一钱）　荷梗（一尺）　香青蒿（三钱）　泽泻（二钱）　江枳壳（一钱半）　连翘（三钱）　生米仁（三钱）　竹茹（二钱）

三诊　寒热退未清楚，小溲不爽色赤。湿热郁伏，治以泄化。

鸡苏散（三钱）　海金砂（三钱）　生米仁（四钱）　佩兰叶（二钱）　赤苓（三钱）　白梗通（一钱）　连翘（三钱）　泽泻（二钱）　炒车前（三钱）

四诊　大肠湿热郁阻，大便带血，小溲不利，而遗泄时发，脉形沉滑。当以清泄。

炒川柏（二钱）　茯苓（三钱）　地榆炭（二钱）　藕节（四个）　焦茅术（一钱）　槐花炭（二钱）　当归炭（二钱）　泽泻（二钱）　广郁金（二钱）　炒枯芩（钱半）

五诊　遗泄已止，而大便带血，肠风。湿热郁阻，当以清泄和化。

防风炭（钱半）　侧柏炭（二钱）　茯苓（三钱）　藕节炭（四个）　黑地榆

（二钱）　焦茅术（一钱）　菟丝子（三钱）　泽泻（二钱）　广郁金（钱半）　怀山药（二钱）

六诊　大肠湿热不化，便血，小溲不能畅行，寒热时发，脉滑数。法当清泄。

荆芥炭（钱半）　泽泻（二钱）　连翘（三钱）　荷叶炭（三钱）　黑地榆（二钱）　银花炭（三钱）　广郁金（钱半）　炒侧柏（钱半）　炒枯芩（钱半）　茯苓（三钱）

七诊　便血较减，小溲亦爽。大肠湿热未清，再当清泄治之。

生地炭（三钱）　槐花（钱半）　泽泻（二钱）　荷叶炭（三钱）　黑地榆（钱半）　广郁金（钱半）　甘草梢（八分）　焦茅术（钱半）　炒川柏（二钱）　茯苓（三钱）

（《薛文元先生医案》）

【评析】

此案病家初诊伏邪湿热郁阻，小溲色赤似血，夜不安寐，薛氏急则治其标，利尿通淋为先，亦可使伏邪从小便而走。此后数诊，薛氏均从此法。后又见便血，故于利尿通淋之中加入止血之品。

二、风邪湿热郁阻案

【医案原文】

刘右

初诊　风邪湿热郁阻，喉蛾胀痛，肢倦软，带多。法当疏化。

鸡苏散（三钱）　桔梗（一钱）　茯苓（三钱）　竹茹（钱半）　连翘（三钱）射干片（一钱）　泽泻（二钱）　象贝母（三钱）　赤苓（三钱）　粉萆薢（三钱）

二诊　喉蛾肿胀渐消，胸闷，带多。湿热风邪郁阻，当以疏泄。

制僵蚕（二钱）　赤芍（钱半）　泽泻（二钱）　山豆根（三钱）　桔梗（一钱）生米仁（三钱）　连翘（三钱）　生草（八分）　赤苓（三钱）

（《薛文元先生医案》）

【评析】

此案与前之"伏邪湿热郁阻案"两异，伏邪郁阻，病位在里，此案风邪郁阻，尚未入里，病位在表，故用药相异，可与前案互参。

三、风邪湿阻中宫案

【医案原文】

叶右

初诊　风邪逗留，湿阻中宫。咳呛气急，腹胀，两腿浮肿，脉形浮滑。先以泄降。

汉防己（三钱）　光杏仁（三钱）　焦米仁（四钱）　佛手（一钱）　白术皮（二钱）　泽泻（二钱）　大腹皮（三钱）　川朴花（钱半）　带皮苓（三钱）　枳壳（钱半）

二诊　寒湿郁阻，脾阳失运，咳呛气急，腹胀，两腿浮肿，脉形浮细。症势颇重，法当温化通阳。

川桂枝（八分）　炙草（一钱）　汉防己（三钱）　生姜皮（四分）　炙麻黄（四分）　象贝母（三钱）　焦米仁（四钱）　乌附块（二钱）　带皮苓（三钱）　大腹皮（三钱）

三诊　昨投温化通阳，腹胀、两腿浮肿、咳呛气急，诸恙皆已轻减，脉形浮细。风寒湿阻，脾阳不运，肺气不降。再以原意加减。

川桂枝（八分）　白术皮（二钱）　泽泻（二钱）　生姜皮（四分）　炙麻黄（四分）　炙甘草（八分）　西砂仁（八分）　乌附块（钱半）　汉防己（三钱）　大腹皮（三钱）

四诊　腹胀咳嗽气急，较前日松，两腿浮肿坚硬。湿痰郁阻，脾阳失运。再以温化降气。

川桂枝（八分）　煅磁石（四钱）　带皮苓（四钱）　生姜皮（四分）　乌附块（二钱）　汉防己（三钱）　焦米仁（三钱）　白术皮（二钱）　炙甘草（八分）　陈皮（钱半）

（《薛文元先生医案》）

【评析】

此案病家外感风邪，又兼湿邪阻于中焦，故症见咳呛、腹满，法当健脾利水为先。故方用防己、大腹皮行水，薏苡仁、白术、茯苓等品健脾利湿，佛手、枳壳等品疏利中焦。二诊时寒湿郁阻明显，故于前方中更加温阳之品，此后随症加减收功。

四、风邪郁于肺胃案

【医案原文】

张右

初诊　风邪湿热郁于肺胃，胸闷头昏，鼻流腥涕，带红，脉形浮滑。当以清疏。

杭甘菊（三钱）　辛夷仁（一钱）　生米仁（三钱）　桑叶（二钱）　白蒺藜（三钱）　象贝母（三钱）　白梗通（一钱）　黑山栀（三钱）　连翘（三钱）　竹茹（钱半）

二诊　鼻流腥涕，头胀而昏。风邪湿热，郁于肺经。法当清泄为治。

荆芥（钱半）　炒枯芩（钱半）　连翘（三钱）　桑叶（三钱）　杭甘菊（三钱）辛夷仁（一钱）　赤苓（三钱）　黑山栀（三钱）　生米仁（三钱）　白梗通（一钱）

三诊　前投清泄，鼻流腥涕渐减，头昏，纳食无味。肺胃湿热不化，再以清泄为治。

杭甘菊（三钱）　苦桔梗（一钱）　江枳壳（钱半）　桑叶（钱半）　辛夷仁（一钱）　连翘（三钱）　赤苓（三钱）　炒大力（二钱）　象贝母（三钱）　生米仁（四钱）

（《薛文元先生医案》）

【评析】

此案为外感风邪郁于肺胃，故症见胸闷头昏，鼻流腥涕，带红，脉形浮滑，故薛氏拟法清疏，以清热、疏利肺胃。随后几诊于此法上随症加减。

五、风邪遏肺案

【医案原文】

沈右

初诊　风邪遏肺，寒热入夜为甚，咳呛咽痛，脉形浮滑。当以疏泄为治。

薄荷叶（一钱）　光杏仁（三钱）　生草（八分）　桑叶（二钱）　大力子（二

657

钱）　象贝母（三钱）　赤苓（三钱）　桔梗（一钱）　射干（八分）　马勃（八分）

二诊　寒热退未清楚，咳嗽咽痛，四肢酸软。风邪遏肺，法当疏泄。

薄荷叶（八分）　桔梗（一钱）　象贝母（三钱）　桑叶（钱半）　牛蒡子（二钱）　连翘（三钱）　赤芍（钱半）　制僵蚕（二钱）　光杏仁（三钱）　马勃（一钱）

三诊　寒热已退，喉蛾肿痛不消，头痛，不思纳食。风热郁肺，法当疏泄。

黑玄参（二钱）　光杏仁（三钱）　白梗通（一钱）　桑叶（钱半）　炙牛蒡（二钱）　象贝母（三钱）　连翘（三钱）　山豆根（三钱）　桔梗（一钱）　赤芍（钱半）

（《薛文元先生医案》）

【评析】

此案与前案"风邪郁于肺胃案"相比，虽同为外感风邪，然病位轻浅，故较之前方更加解表之品。两则医案可前后互参，以探究用药之细微。

六、风热内蕴肺胃案

【医案原文】

郭右

初诊　风热内蕴肺胃，咽痛而有寒热，脉形浮滑，先以清疏。

净蝉衣（八分）　连翘（三钱）　光杏仁（三钱）　桑叶（二钱）　薄荷叶（八分）　射干片（八分）　白梗通（一钱）　荆芥（钱半）　象贝母（三钱）　竹茹（钱半）

二诊　咽喉红肿，较前略减，寒热夜甚，头昏，不思纳食，脉形浮滑。风邪湿热内蕴，再以清疏。

净蝉衣（八分）　焦山栀（三钱）　象贝母（三钱）　桑叶（二钱）　荆芥（钱半）　射干片（八分）　赤苓（三钱）　连翘（三钱）　桔梗（一钱）　白梗通（一钱）

（《薛文元先生医案》）

【评析】

此案较之前两案又有不同，该案热象更盛，故于清疏法中更加清热之药。

七、温邪上犯案

【医案原文】

徐女孩

昨日，身热暴壮，骤然狂躁，两目直视，色红颈强，时有反张之势，口渴，大便闭结，脉象弦数，舌苔焦黑而干。证属温邪上受，由肺经直入心包两经，西医打针，未见稍效。拟芳香透达，以救阴液。病危，方候明哲正之。

羚羊片（一钱）　嫩钩藤（三钱）　广郁金（一钱半）　鲜生地（八钱）　豆豉（三钱同打，带心）　连翘（三钱）　赤苓（三钱）　黑山栀（二钱）　天花粉（三钱）　赤芍（二钱）　天竺黄（一钱）　局方至宝丹（一粒，开水化服）

二诊　昨服芳香透达，神志略清，而壮热依然，言语不能出声，两目直视，颈强反张之势如昨，大便闭结，口干多饮，脉象弦数，舌苔干黑。心包温邪未化，昨方既见小效，再踵原意加减，翼其大便通行，神志转清，乃有出死入生之望。方候高明正之。

羚羊片（一钱）　全瓜蒌（四钱）　带心连翘（三钱）　鲜生地（八钱）　豆豉（三钱，同打）　广郁金（一钱）　赤芍（一钱半）　黑山栀（二钱）　川贝母（二钱）　天竺黄（二钱）　局方至宝丹（一粒开水化服）

三诊　两投芳香透达，已得大便，神志顿安，壮热亦退，象三弦数，黑苔渐化，渐露绛红。温邪内化，而阴液大伤，法当救阴邪热，翼其再见转机乃古。方候哲正。

鲜生地（一两）　带心连翘（三钱）　天花粉（三钱）　鲜石斛（五钱）　肥知母（二钱）　淡子芩（一钱半）　黑山栀（二钱）　川贝母（二钱）　生甘草（三分）　鲜竹茹（二钱）　淡芦根（二尺）

四诊　热退，神志渐见安宁能睡，黑苔尽化，舌质红润，脉静。温邪得达，可望出险，乃从养阴泄肺为主。

鲜石斛（四钱）　象贝母（二钱）　白蒺藜（三钱）　甜仁杏（三钱）　生甘草（四分）　茯苓（三钱）　瓜蒌皮（三钱）　肥知母（一钱半）　竹茹（一钱半）　冬

桑叶（一钱半）

五诊　诸恙次第相安，昨晚又觉发热，咳嗽头胀，时且形寒无汗，脉来浮数，舌苔红润。此里邪外达，由肺而出，非感受新邪也。

炒豆豉（三钱）　大贝母（二钱）　生甘草（四分）　熟牛蒡（一钱半）　黑山栀（二钱）　川石斛（三钱）　南沙参（三钱）　光杏仁（三钱）　生谷芽（三钱）　冬桑叶（一钱半）

六诊　服宣解肺经余夏，身热得退，而咳嗽殊甚，脉静，苔薄白。足征里邪从肺经外达无疑，宜和养泄肺，以善其后。

南沙参（三钱）　川象贝（各一钱半）　川石斛（三钱）　熟牛蒡（一钱半）生甘草（四分）　白蒺藜（三钱）　光杏仁（三钱）　炒扁衣（二钱）　生谷芽（一钱）　鲜枇杷叶（去毛）

（《一瓢砚斋医案》）

【评析】

薛氏师从同乡柳宝诒高徒邓养初，故亦传柳氏伏温思想。此案即可窥之一二。此案病家身热暴壮，骤然狂躁，两目直视，色红颈强，时有反张之势，口渴，大便闭结，脉象弦数，舌苔焦黑而干，一派热盛亡阴之象。无论外感还是伏温，见此症者皆已热入阴分，养阴为首，其次排邪外出。故薛氏以助阴托邪之法，鲜生地黄、淡豆豉两味助托要药，随症加减镇静安神药、养阴药、清热药。此后诸诊，皆从此法，遂获全效，不再赘述。

第十二节　姜德清医案

温疫昏厥

【医案原文】

姜德清（住平度北七里河）

病者　官忠学，年五十岁，住平度城北花园。

病名　温疫昏厥。

原因　辛酉年八月染疫，前医叠次攻下而无效。

证候　初起恶寒头痛，四肢酸痛，叠经误治，遂致舌胀满口，不能言语，昏不识人，呼之不应，小便自遗，便闭，旬余大小腹胀，按之板硬。

诊断　六脉洪大，齿垢紫如干漆。脉症合参，此极重之温疫昏厥也。医者不明病源，发表数次，大耗其液，温补药多，更助其火，火炽液伤，上蒸心脑，下烁胃肠，病之所以酿成坏象也。

疗法　汤丸并进，因重用生石膏直清阳明，使其敷布十二经，退其淫热为君，犀角、川连、黄芩、连翘泄心肺之火为臣，元参、生地、知母抑阳扶阴，泄其亢甚之火而救欲绝之水为佐，丹皮、赤芍、栀子泄肝经之火为使。令其先用利便糖衣丸五粒，接服蓖麻油一两。服后约一时许，大便自下，大小腹俱软。速并汤药两剂头煎，调服安宫牛黄丸两颗。

处方　生石膏（八两，研细）　真犀角（四钱）　小川连（四钱）　黄芩（四钱）　青连翘（三钱）　元参（一两）　鲜生地（一两）　知母（八钱）　丹皮（三钱）　赤芍（三钱）　焦栀子（三钱）　生绿豆（二两）　鲜竹叶（五钱，煎汤代水）

安宫牛黄丸方

犀角末（一两）　小川连（一两）　黄芩（一两）　焦栀子（一两）　广郁金（一两，生打）　明雄黄（一两）　飞辰砂（一两）　珍珠（五钱）　台麝香（二钱

半） 真冰片（二钱半）

共为细末，炼蜜为丸，赤金为衣，每丸重三分，金银花、薄荷煎水送。

次诊 六脉和而略大，齿垢净尽，舌尚干，能言语，惟昏谵未净除，是余热未清。原方减其用量，再进两服，间用安宫牛黄丸一颗，药汤调服。

次方 生石膏（四两，研细） 真犀角（二钱） 小川连（二钱） 黄芩（二钱） 青连翘（三钱） 元参（六钱） 鲜生地（八钱） 知母（六钱） 粉丹皮（三钱） 赤芍（二钱） 焦吐栀（三钱） 生绿豆（一两） 鲜竹叶（三钱）

安宫牛黄丸一颗（研细，药汤调服）

三诊 六脉和平，舌苔退而微干，时有错语。仿增液汤意，令其连进两剂，间用万氏牛黄丸一颗，药汤调下。

三方 仿增液汤意。

生石膏（二两，研细） 细生地（八钱） 知母（六钱） 连心麦冬（四钱） 万氏牛黄丸（一颗，研细，药汤调下）

万氏牛黄丸方

西牛黄（五分） 小川连（一两） 黄芩（二钱） 广郁金（四钱） 生山栀（六钱） 飞辰砂（三钱） 共为细末，神曲糊丸。

效果 八日即能起坐，旬余胃健而愈。

廉按 病则温疫昏厥，药则中西并进，方则从余氏师愚、吴氏鞠通两家择用，清矫雄健，卓尔不群，真胆识兼全之验案也。

（《全国名医验案类编》）

【评析】

本案是民国医家姜德清治温疫昏厥，初起恶寒头痛，继则舌胀满口，不能言语，昏不识人，呼之不应，小便自遗，便闭，此为温疫昏厥。医者不明病源，发表数次，耗伤津液；此时应汤丸并进，重用生石膏退热，犀角、黄连泻心肺之火，玄参、生地黄、知母抑阳扶阴，牡丹皮、赤芍、栀子泻肝经之火。汤丸并用，调服安宫牛黄丸两颗。本品可清热解毒，镇惊开窍。用于热病，邪入心包，高热惊厥，神昏谵语；中风昏迷及脑炎、脑膜炎、中毒性脑病、脑出血、败血症见上述证候者。三诊三方配合牛黄丸后，患者即能起坐，半月后胃健而愈。

第十三节　胡剑华医案

温疫发斑案

【医案原文】

壶仙胡剑华（住景德镇毕家同）

病者　孙云山，年三十一岁，酱园柜员，住景德镇。

病名　温疫发斑。

原因　夏历八月，斑症流行，平素嗜酒，起居不慎，故易于传染。

证候　面部浮肿，四肢酥麻，恶寒发热，脊强无汗，口渴嗜茶，腹内不安，荐骨痛甚，斑发隐隐。

诊断　舌根淡黄少津，脉浮而数，浮为外越之象，数主高热之征。脉症合参，断为阳明热郁发斑之候。

疗法　斑宜外达，必汗先泄而斑随之出，故用麻杏甘石汤鼓其外出，仍虑力薄，复加防风、独活，助其发汗排泄之力也。

处方　净麻黄（八分）　防风（一钱）　生甘草（六分）　生石膏（八钱）　独活（八分）　苦杏仁（二钱）

效果　服一剂，汗出而寒热退，二剂身痒斑出，三剂荐骨痛止，四剂痊愈。

（《全国名医验案类编》）

【评析】

本案根据患者面部浮肿，恶寒发热，脉浮数，皆是表郁之象，诊断为温疫发斑。治疗以麻杏石甘汤解表清里，透疹发斑，考虑发汗力薄，加用防风、独活，帮助其排泄。本方出自张仲景的《伤寒论》，为解表剂，具有辛凉宣泄、清肺平喘的功效，主治外感风邪、邪热壅肺证。本方中麻黄开宣肺气以平喘、开腠解表以散邪，石膏清泄肺热以生津、辛散解肌以透邪。二药一辛温、一辛寒；一以宣肺为主，一以清肺为主，且都能透邪于外，合用相反之中寓有相辅之意。四药合用，解表与清肺并用，以清为主；宣肺与降气结合，以宣为主。全方合用，四剂痊愈。

第十四节　丁佑之医案

温疫闭证案

【医案原文】

丁佑之（住南通东门）

病者　赵大兴，年四十二岁，商界，住县城。

病名　温疫闭证。

原因　疫毒内伏血分。

证候　面色清淡，四肢逆冷，呕泻兼作，昏聩如迷。

诊断　六脉细数沉伏，舌色紫赤。良由热伏于内而不发露于外，渐伏渐深，入脏即死，不俟终日，此温疫之最烈者。

疗法　宜内外兼治，先刺曲池、委中以泄营分之毒，再以紫雪清透伏邪，使其外越。

处方　紫雪丹五分，新汲水调下。

效果　一剂知，二剂效。如斯大症，不十日而瘥。后治多人，均应手而愈，虽不敢夸验案，然亦不敢自秘。

（《全国名医验案类编》）

【评析】

本案患者出现面色清淡，四肢逆冷，呕泻兼作，昏聩如迷，此为疫毒内伏血分所致的温疫闭证。此案医者使用针药结合，外用刺法放血，使疫毒从血分排泄，再用紫雪丹清热开窍。紫雪一名最初见于唐代葛洪的《肘后备急方》，后在《太平惠民和剂局方》有明确记载，是著名的凉开三宝之剂。本方为温热病发展过程中，热邪炽盛，内陷心包，伤及津液，引动肝风所致，其中热邪炽盛为首要病因。方中石膏、滑石、寒水石清热泻火；羚羊角凉肝息风；犀角清心凉血解毒；升麻、玄参、炙甘草清热解毒；朴硝、硝石清热散结；麝香开窍醒神；木香、丁香、沉香宣通气机，以助开窍；朱砂、磁石、金箔重镇安神。

第十五节 钟翊乾医案

时疫温毒案

【医案原文】

钟翊乾（住瑞安鲍田）

病者 戴女，年十五岁，住清泰乡。

病名 时疫温毒。

原因 冬寒潜伏膜原，至首夏外感时毒而发。

证候 身热口渴，两足酸痛，不能起立，神昏谵语，面青晦浊。

诊断 脉沉细似伏。由病机遏不能达，故阳证而见阴脉，刘河间所谓蓄热内甚，脉道不利，反致沉细欲绝也。

疗法 泄热解毒，以两石、芩、连、山栀为君，银花、连翘为臣，但清凉无涤秽之功，故佐以玉枢丹芳香辟秽，陈金汁以浊泄浊，使以茹、络、冬藤疏通脉络。

处方 生石膏五钱（研细） 飞滑石四钱（包煎） 焦山栀二钱 银花三钱 连翘三钱 淡黄芩钱半（酒炒） 小川连四分（酒炒） 淡竹茹三钱 丝瓜络三钱 金汁一两（冲） 鲜忍冬藤四钱 玉枢丹五粒（研细，药汤调下）

效果 初方连服二剂，足痛瘥，谵语减。于原方减石膏、金汁，加番泻叶钱半、人中黄二钱、板蓝根二钱。服后便溏，色黑如酱，头面反肿，口不能开，咽微痛。又将番泻叶加足三钱、鲜大青叶五钱、鲜生地六钱、金果榄二钱，服后再解黑溏粪颇多，夹有燥矢，病遂愈。

（《全国名医验案类编》）

【评析】

本案患者冬寒潜伏膜原，至首夏外感时毒而发，症见身热口渴，两足酸痛，不能起立，神昏谵语，面青晦浊，诊断为时疫温毒。本案医者治以清热解毒泻火，以石膏、滑石、栀子、金银花、连翘、黄芩、黄连清热解毒为主，佐以玉枢丹化痰开窍，避秽解毒。

第十六节 严绍岐医案

温毒发颐案

【医案原文】

严绍岐（住绍兴昌安门外官塘桥）

病者 张三义，年二十五岁，住塘湾。

病名 温毒发颐。

原因 暮春病温，感染时毒，病经五日由于失下。

证候 耳下两颐肿硬且痛，连面皆肿，喉赤肿痛，壮热口渴，便闭四日。

诊断 脉数且大，按之浮沉俱盛，舌苔黄厚。脉症合参，此由温热时毒夹少阳相火，阳明燥火，势如燎原而上攻，刘松峰《说疫》所谓疙瘩瘟也。

疗法 内外并治，外敷三黄二香合水仙膏，内服普济消毒饮加减，使在上焦之温毒，疏而逐之，在中焦之温毒，攻而逐之，皆速为消解之意，恐缓则成脓而为害。

处方 苏薄荷（钱半） 牛蒡子（二钱，杵） 济银花（三钱） 青连翘（三钱） 鲜大青（五钱） 粉重楼（二钱） 元参（三钱） 白芷（一钱） 生川军（三钱，酒洗） 陈金汁（二两，分冲） 漏芦（钱半） 鲜荷钱（一枚）

外治方 三黄二香散

川黄连（一两） 川黄柏（一两） 生大黄（一两） 明乳香（五钱） 净没药（五钱）

上为极细末，初用细茶汁调敷，干则易之，继则用香油调敷。

水仙膏方 水仙花根不拘多少，剥去老赤皮与根须，入石臼捣如膏，敷肿处，中留一孔出热气，干则易之，以肌肤上生黍米大小黄疮为度。

效果 连服两煎不应。原方生川军改为五钱，又加元明精三钱，泻血两次，诸症大减，惟口渴引饮，小便不通。改用白虎汤（生石膏八钱、知母四钱、生甘草梢八分）去粳米，加瓜蒌皮五钱、鲜车前草二两、鲜茅根二两、鲜荸荠草一两，小溲如注，而诸症遂解。

（《全国名医验案类编》）

【评析】

本案患者症见耳下两颐肿硬且痛，连面皆肿，喉赤肿痛，壮热口渴，此病属刘奎《松峰说疫》所谓疙瘩瘟也，其症发如瘤，遍身流走，旦发夕死。本案证属温热时毒夹少阳，医者采用内外合治法，外敷三黄二香合水仙膏，内服普济消毒饮加减，然而两剂无效。后在原方基础上加减，再改用白虎汤清热，最后诸症皆解。

第十七节　周小衣医案

风痧窜筋案

【医案原文】

周小衣（住无锡）

病者　黄韵笙，忘其年，住无锡。

病名　风痧窜筋。

原因　素因遗泄，甲辰患风痧时病之后，足软无力，以商业事繁，煎方不便，来求长方。

证候　春夏阳升之候，每患遗泄，神倦呵欠，足胫痿软乏力。

诊断　脉大少和，苔薄白。脉证合参，良由阴液内耗，风痧余热，窜走筋络，以致两足痿软。然苟非精血不足，风阳何能入里耶，久延恐成痿躄。

疗法　育阴荣筋为主，补气佐之。

处方　大生地（六两）　沙苑子（三两）　菟丝子（三两）　覆盆子（三两）制首乌（六两）　白归身（三两）　生白芍（三两）　熟玉竹（四两）　金毛狗脊（三两）　桑葚（三两）　潞党参（三两）　生绵芪（三两）　广橘络（三钱）　虎骨胶（一两）　川断（二两）　线鱼胶（一两）　阿胶（一两）　鸡血藤（一两）

（《全国名医验案类编》）

【评析】

本案患者素体亏虚，春夏阳升时，每患遗泄，神倦呵欠，足胫痿软乏力。诊其脉大少和，实为虚劳之疾，诊断为风痧窜筋，治疗以育阴荣筋为主，补气佐之。本方选用生地黄、玉竹、沙苑子、菟丝子、覆盆子等养阴，配合党参、黄芪补气。全方合用，治疗两足痿软无力。

第十八节　吴兴南医案

时行冬瘟案

【医案原文】

病者　刘姓女，年二十岁，辽阳县人，住玉嘉沟。

病名　时行冬瘟。

原因　民国六年八月望后至二十三等日，天气似烟非烟，似雾非雾，昏迷岚瘴，日为之赤，昼为之暝，别有一种气氛是女为人拾棉，早出暮归，感染斯疫，伏至冬初病作。

证候　四肢酸软，头目昏眩，目眦如血，胸满气喘，神昏谵语，甚则抽搐，两目天吊，牙关紧闭。

诊断　脉来洪大有力，人迎气口尤盛，呼吸之间，脉约八至，满舌浊苔直断为时行冬瘟，不可误认作伤寒。

疗法　先用双甲重按其少商两穴，抽搐顿止，以通关散通其肺窍，少时得嚏。次用芒针，量病人中指中节横纹为度，刺其左右两鼻孔，令血盈盂；又刺颊车、曲池，泻合谷，病者能言矣；次泻廉泉、玉英、手之三里，并中冲、劳宫，心包络经得开；刺左期门，泄肝经邪热；刺右章门，劫肺窍温毒。又次用刮法，顺刮其两胁与两尺泽，如刮痧状，均令黑紫，两腿犹言紧急。又取承山、鱼腹、委中等穴刺之，病觉稍安。此急则治标之法用药以解毒活血，新加羚羊角汤，方用羚羊角为君，性善解毒，直清肺肝，安神定魄，镇风定抽，双花重用解毒，红花、桃仁专行破血，菊花为清洁之品，得秋肃之气，花开于顶，其香清馨，不杂浊味，能清头风，人共知之，能辟瘟毒，人鲜知焉，重用三钱以清温解毒，根朴、槟片、枳壳，吴又可达原饮曾用之，其槟榔一名劫瘴丹，生于热带烟岚之地，治瘟疫生用，大得效力，土瓜根即天花粉，能荡平胸中实热，性擅解毒，尤专止渴。

处方 羚羊角（二钱）（磨服） 金银花（五钱） 南红花（三钱） 甘菊花（三钱） 土瓜根（三钱） 生桃仁（二钱）（去皮） 钩藤钩（三钱） 坚榔片（三钱） 川根朴（二钱） 炒枳壳（二钱） 生甘草（一钱） 净连翘（二钱）

效果 服二帖，诸症大减，惟尚有谵语，又予自配牛黄安宫丸二丸，服之神清。嗣用清养法调理月余而痊，然已发落甲脱，自己尝言重生也。

（《全国名医验案类编》）

【评析】

本案患者症见四肢酸软，头目昏眩，目眦如血，胸满气喘，神昏谵语，甚则抽搐，两目天吊，牙关紧闭。治疗以清肝热、解血毒为主。针药结合，先刺络放血，泻火解毒，后用药解毒活血，方选羚羊角汤，服二帖后仍有谵语，自配安宫牛黄丸两颗服，服之神清。

第十九节 袁桂生医案

烂喉疫痧案

【医案原文】

袁桂生（住镇江京口）

病者 金平卿哲嗣，年八岁，住本镇。

病名 烂喉疫痧。

原因 体质素瘦，今年三月出痧，痧后又生疮疮，至六月初旬，又病喉痧，发热咽痛。初由西医蒋某治之，用冷水浸毛巾罨颈项，又用水浴法，及服安知必林，与盐剥水漱喉等法，均无效。病势益剧，其岳家童姓荐予治，时六月十五日也。

证候 身热，咽喉两旁上下，皆溃烂腐秽，口渴溲黄。

诊断 脉息软数，舌红无苔。盖阴液大亏，热邪燔灼于上焦也。热不难解，惟咽喉全部腐烂，而阴液亏耗，断非实证可比。危险已极，幸神不昏，呼吸不促，不烦躁，尚可挽救。

疗法 内服以加味增液汤为主，外以吹喉锡类散频频吹之。先用淡盐汤漱喉，漱后吹药。金君自以体温计，置病人口中验热度，已有一百零五度之高。予谓体温计虽能验热度之高下，然不能分虚实，万不可泥以论病。若只准体温计所验之热度以定治法，则当用三黄白虎。然就脉象舌色而论，则不独三黄白虎不可误投，即西药中之退热剂，亦非所宜。否则危亡立见，噬脐无及矣。金君韪之，遂以予方煎服焉。

处方 鲜生地（一两） 原麦冬（三钱） 元参（三钱） 金银花（三钱） 肥知母（一钱） 鲜石斛（三钱） 天花粉（二钱） 黄芩（一钱） 青连翘（三钱） 生甘草（六分）

次诊 十六日复诊，四肢不热，身热亦轻，舌色红艳而光，毫无苔垢，大便通利，溲色黄浊，言语多，口不渴，彻夜不寐，喉烂如故，脉息虚数。原方去黄芩、花粉、知母、鲜生地，加西洋参、枣仁、茯神、百合等品。

次方　西洋参（钱半）　炒枣仁（三钱）　朱拌茯神（三钱）　原麦冬（三钱）干地黄（五钱）　鲜石斛（三钱）　元参（三钱）　青连翘（三钱）　生甘草（六分）金银花（三钱）

先用百合一枚，煎汤代水煎药。

三诊　十七日复诊，舌上红色转淡，夜间能睡一二时，谵语亦减，咽喉上部腐烂较退。惟下部及隔帘等处，仍然腐烂，精神疲惫，脉息虚细无神，是气血大虚之候也。急宜培补，拟方以大补元煎合增液汤法，惟吹药仍用锡类散，日吹数次。

三方　西洋参（二钱）　炒熟地炭（四钱）　干地黄（四钱）　怀山药（三钱）　元参（二钱）　鲜石斛（二钱）　朱染茯神（四钱）　麦门冬（二钱）　人中黄（四分）

四诊　十八日复诊，夜寐甚安，谵语亦止，稍能进粥汤，喉烂减退大半，脉息仍细弱无神。仍用原方加味。

四方　西洋参（二钱）　炒熟地（四钱）　干地黄（四钱）　朱茯神（四钱）怀山药（三钱）　元参（二钱）　鲜石斛（二钱）　原麦冬（二钱）　人中黄（四分）湘莲（三钱）　女贞子（三钱）

五诊　十九日复诊，喉烂全退。用毛笔蘸水拭之，腐物随笔而出，全部皆现好肉，不比前数日之黏韧难拭矣。脉息亦较有神，而现滑象，舌色仍淡无苔，小便清，能进薄粥。仍用原方加减。

五方　西洋参（二钱）　炒熟地（三钱）　干地黄（四钱）　朱茯神（四钱）元参（二钱）　湘莲（三钱）　原麦冬（二钱）　怀山药（三钱）　人中黄（四分）女贞子（三钱）　扁豆（三钱）

六诊　二十日复诊，饮食较多，乃以原方减轻其剂。接服两日，眠食俱安。但忽又发热，或轻或重，而热之时间又不一致。金君复以体温计验之，仍在一百零五度及零三四度之间，甚以为忧。予曰：无恐也，此气血未能复原，营卫未能调和，而邪热之内伏者，仍不免有余蕴耳。且现在喉烂痊愈，眠食俱安，种种生机，与七日以前之危险现状，相去不啻天渊。乃以前方去熟地，酌加青蒿、佩兰、苡仁、地骨皮等药。接服两剂，遍身发出白㾦，如水晶，如粟米，而热遂退，饮食亦渐多。但仍不能起床行立，嘱以饮食培养，如鸡鸭汤粥饭之类尽量食之，自是遂不服药。

效果　越数日，为其祖母诊病。此儿犹未能起床，但饮食甚多，每日夜须食六七餐。至半月后，始稍能行动，一月后，始能出卧室。可以想见其病之危，体之虚矣。当其未能出卧室之时，亦间有发热便秘，面目浮肿诸现状，皆未以药治之。此为病后应有之现象，一俟气血精神恢复原状，则自瘥矣。此病得瘥，固由病家始终坚信，旁无掣肘之人，而夏君子雨赞助之力亦足多焉。予用熟地时，病家不敢服，虑其补也，赖夏君为之解说，盖夏与金固旧交，而亦精于医者也。

（《全国名医验案类编》）

【评析】

本案是医家袁桂生治疗烂喉痧疫案。烂喉疫痧，是疫病的一种，即烂喉痧，现称猩红热。患者体质素瘦，痧后又生疱疮，又病喉痧，发热咽痛。他医多次治疗无效，遂由袁氏接诊。内服以加味增液汤为主，外以吹喉锡类散频频吹之，以滋阴为主，佐以解毒。多诊多方，最后痊愈。

第二十节　燕庆祥医案

时疫霍乱案

【医案原文】

燕庆祥（住永修官塘区）

病者　吴相水，年三十余岁，江西永修人。

病名　时疫霍乱。

原因　其人素系中寒，春伤于风，兼感山岚瘴气，故至六月热盛之时发为呕泄霍乱，大论曰：岁土不及，民病飧泄。

证候　身热微寒，渴不喜饮，少腹微痛，呕泄并行，手足拘挛。

诊断　六脉沉伏，脉症合参，是土郁发为霍乱也。愚谓此等证候，须以风木为本，以阴寒为标，以少阳之火热为中见，而其所以然者，三阴至太阴为阴之已极，故不从本而从中见。治者能平其木以扶中土，未有不验者。且手足所以拘挛，是即转筋之名，然非木之克土而何？盖手足乃脾胃所司，土受木克，何怪乎手足拘挛。若兼制其肝木，则病虽危，亦可挽回。

疗法　用藿香正气散加减，方以藿香为君，白术为臣，加吴茱萸以除阴寒而降肝逆，木瓜扶脾伐肝以舒筋。

处方　藿香（钱半）　焦野术（一钱三分）　广皮（八分）　桔梗（八分）　大腹皮（一钱）　紫苏（八分）　川朴（八分）　香白芷（一钱）　仙半夏（八分）　茯苓（三钱）　吴茱萸（一钱）　木瓜（钱半）

次诊　服两剂，呕泻痉愈，热亦退，手足亦不拘挛，处善后方而归。

效果　嘱其禁米七日。用香砂六君子汤，二剂即复原矣。

（《全国名医验案类编》）

【评析】

本案患者为时疫霍乱，素系中寒，春伤于风，兼感山岚瘴气，症见身热微寒，渴不喜饮，少腹微痛，呕泄并行，手足拘挛。四诊合参，断为霍乱。治疗以藿香正气散加减，此方首见于唐代孙思邈的《千金翼方》，具有解表化湿、理气和中之功效。主治外感风寒、内伤湿滞证。恶寒发热，头痛，胸膈满闷，脘腹疼痛，恶心呕吐，肠鸣泄泻，舌苔白腻，以及山岚瘴疟等。本案患者呕吐泄泻痊愈后，再加两剂香砂六君子汤顾护脾胃。

第二十一节 李伯鸿医案

时疫霍乱案

【医案原文】

李伯鸿（住汕头仁安里）

病者 花月娥，年十八岁，词女，住汕头。

病名 时疫霍乱腹痛，泻而不吐，大热似寒证。

原因 平日嗜食油炸脍，每日必啖数枚，以致伏火内发，陡变霍乱。

证候 腹痛暴泻，精神错乱，面白目昏，泻时有声，四肢筋抽酸痛，视物不见。

诊断 两手脉沉伏而微，惟久之则有一跃弹指。按脉微乃腹痛所致，泻时肛门有声响，试以手按其腹，病觉痛，脉微中有一跃弹指。而面白目昏，虽似虚寒，经云：大热似寒，其为火郁无疑。前医施以附桂理中，所以不能治标也。然此伏火霍乱，未易辨矣。

疗法 《内经》云"火郁发之"。遵是义先施以加味火郁汤，后以加减竹叶石膏汤、加减平胃汤。

处方 柴胡（二钱） 防风（二钱） 葛根（三钱） 升麻（七分） 羌活（二钱） 白芍（四钱） 炙草（二钱） 生甘草（二钱） 葱白（四株） 苍术（三钱）

二方 竹叶（三钱） 生石膏（四钱，研细） 六一散（二钱 包煎） 薄荷（二钱） 生白芍（三钱） 花粉（三钱） 赤茯苓（一两） 原麦冬（二钱）

三方 苍术（二钱） 陈皮（钱半） 贡朴（二钱） 甘草（一钱） 木瓜（二钱） 乌梅（二枚） 山楂（二钱） 麦芽（二钱）

效果 翌日火发，口渴痛减，面红唇焦。服竹叶石膏后，渴泻均止，惟胃未开不思食。最后服加味平胃汤，食进而病痊。

（《全国名医验案类编》）

【评析】

本案患者平日嗜食油炸脍，每日必啖数枚，以致伏火内发，陡变霍乱。症见腹痛暴泻，精神错乱，面白目昏，泻时有声，四肢筋抽酸痛，视物不见。医家遵《内经》"火郁发之"，施以加味火郁汤，后以加减竹叶石膏汤、加减平胃汤。治疗上先透发郁火，继清胃养阴，后健脾燥湿理气，食进而病痊。